王英武医案选集

王英武◎著

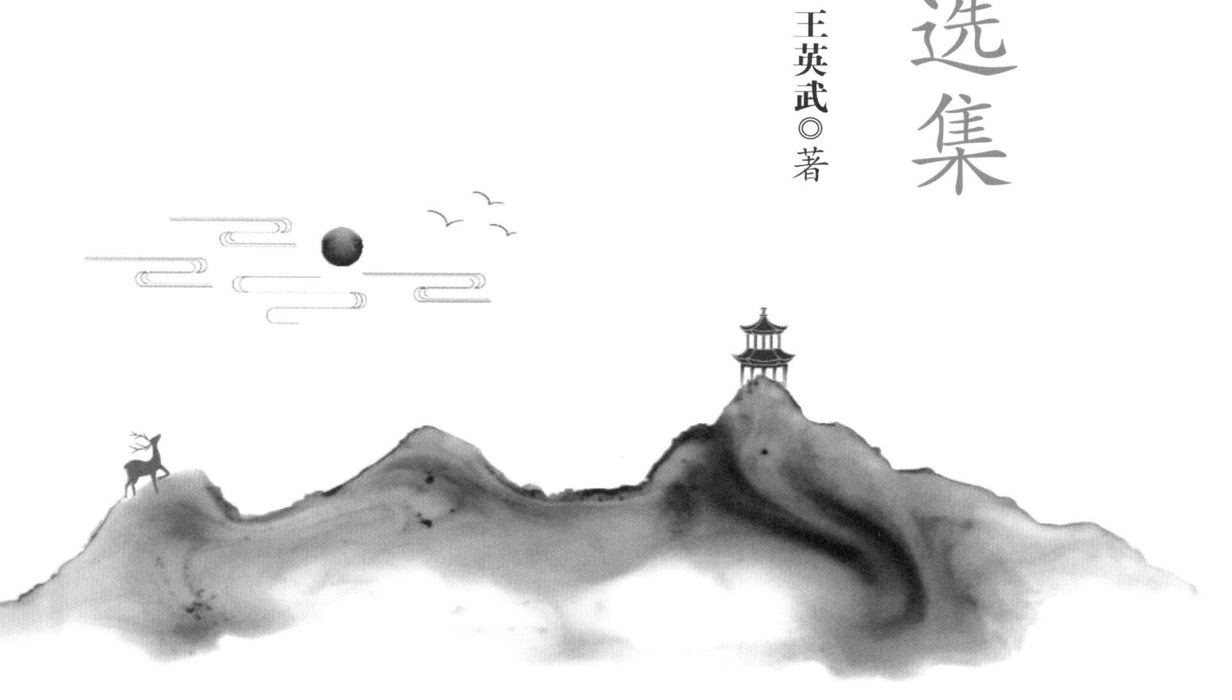

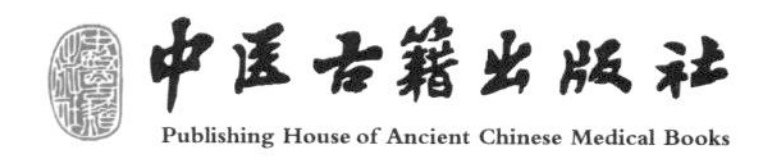

中医古籍出版社
Publishing House of Ancient Chinese Medical Books

图书在版编目（CIP）数据

王英武医案选集 / 王英武著 .—北京：中医古籍出版社，2022.12

ISBN 978-7-5152-2497-8

Ⅰ .①王… Ⅱ .①王… Ⅲ .①医案—汇编—中国—现代 Ⅳ .① R249.7

中国版本图书馆 CIP 数据核字（2022）第 091862 号

王英武医案选集

王英武　著

策划编辑　李　淳

责任编辑　李美玲

封面设计　蔡　慧

出版发行　中医古籍出版社

社　　址　北京市东城区东直门内南小街 16 号（100700）

电　　话　010-64089446（总编室）010-64002949（发行部）

网　　址　www.zhongyiguji.com.cn

印　　刷　廊坊市靓彩印刷有限公司

开　　本　787mm×1092mm　1/16

印　　张　21　　彩插 0.5

字　　数　495 千字

版　　次　2022 年 12 月第 1 版　2022 年 12 月第 1 次印刷

书　　号　ISBN 978-7-5152-2497-8

定　　价　88.00 元

作者简介

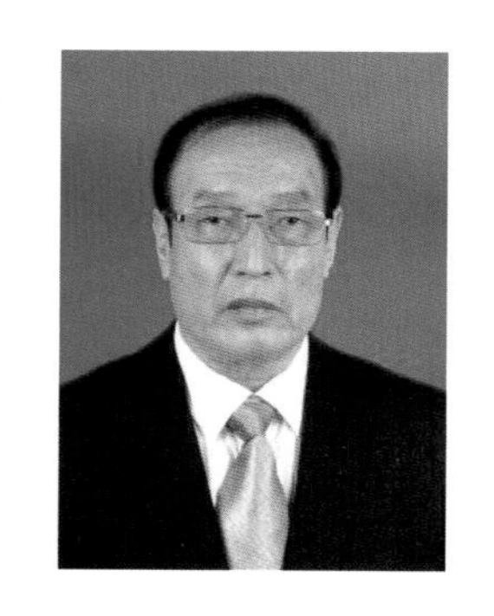

王英武，生于1955年，陕西省渭南市澄城县人，中医学教授，主任医师，铭瑞堂中医第五代传人，从事中医临床和教育工作40余年。先后担任中华中西医学会常务副会长；“首届中国西部特色医疗名医论坛”组委会执行主席；中宣部“传承与弘扬中国优秀传统文化目前存在问题”中医调研组专家顾问；陕西省老年医药卫生工作者协会常务理事；陕西省老教授协会医疗卫生专业委员会常务理事、副秘书长，协会卫生技术人员高级职称评审委员会副主任、中医专家组组长、首席专家委员，协会《医疗专家通讯》总编辑；《中华中西医学杂志》副总编辑；《中国健康月刊》副总编辑；《消费者导报》首席健康顾问；广东东莞和乐中医研究院院长，传统医学师承指导老师。其医疗事迹被健康导报社、陕西网、搜狐网、中医点评网等多家媒体报道。先后发表《恶性肿瘤放化疗后的中医辨证施治》《乙型肝炎的中医分型施治与中西医结合的探讨》《浅谈脑血管病的针刺治疗时机》等中医论文30余篇，撰有《王英武教授中医临床理论与实践丛书——中医临床施治之学术准备》。

温馨提示：

为确保患者用药安全，本书药方请在注册执业医师指导下使用，以免产生不良后果。

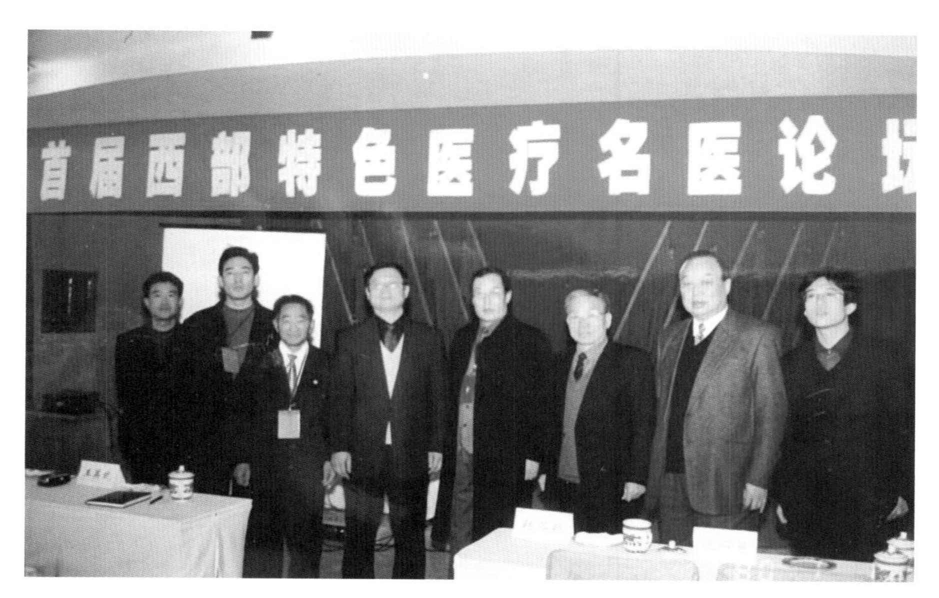

王英武教授（右四，任首届西部特色医疗名医论坛执行主席），国医大师张学文（右二），第四军医大学原校长、政委赵长伶少将（右三），中国军事医学科学院张伟京教授（左四）

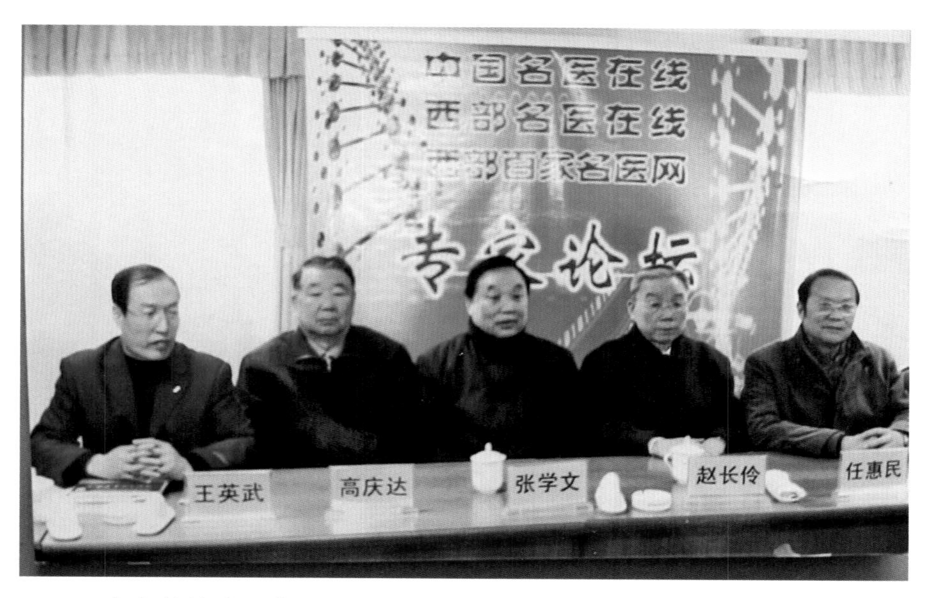

王英武教授（任中国三大名医网络传媒总编辑）与国医大师张学文教授，第四军医大学原校长、政委赵长伶少将，西安医科大学校长任惠民教授等参加专家论坛

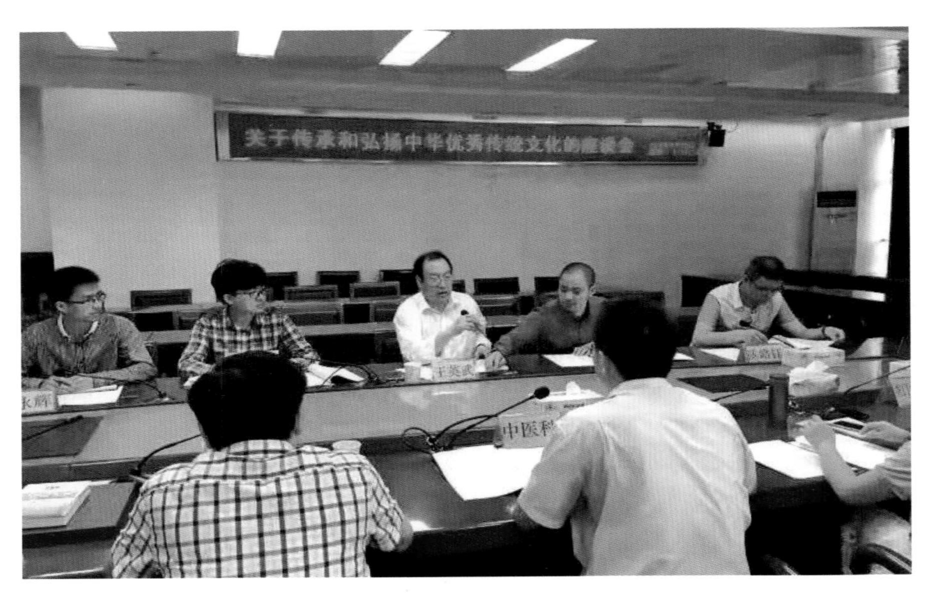

王英武教授（右三）出席中宣部关于传承和弘扬中华优秀传统（中医）文化座谈会

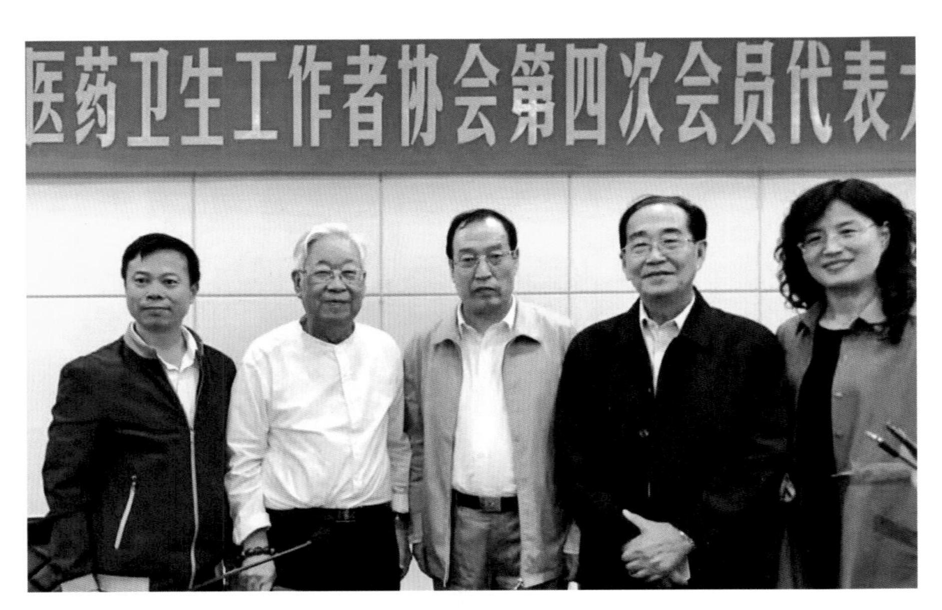

王英武教授（中间，任陕西省老年医药卫生工作者协会常务理事）与国医大师雷忠义主任（左二）、第四军医大学原校长鞠名达教授（右二）等出席陕西省中医药卫生工作者协会第四次会员代表大会

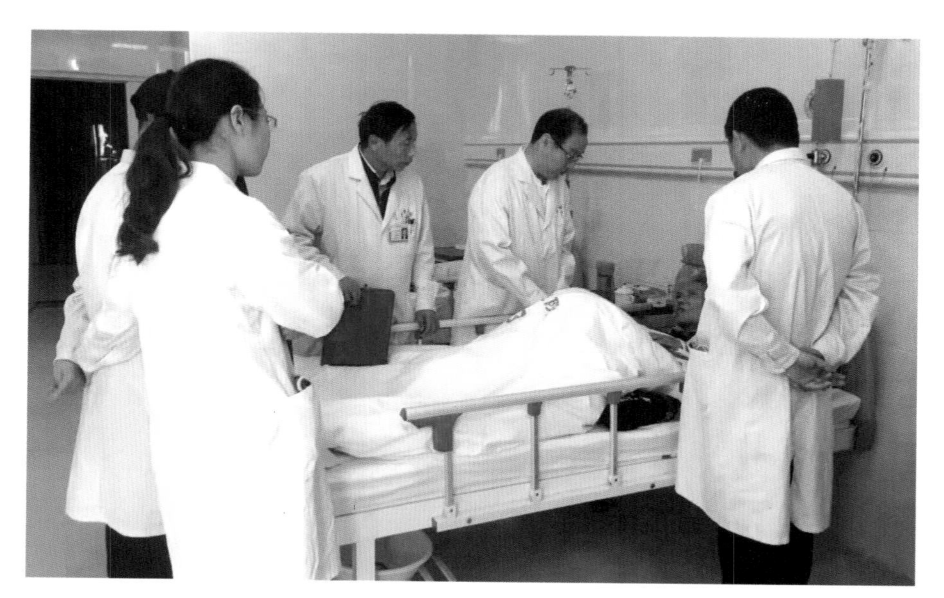

王英武教授认真查房，细心观察患者

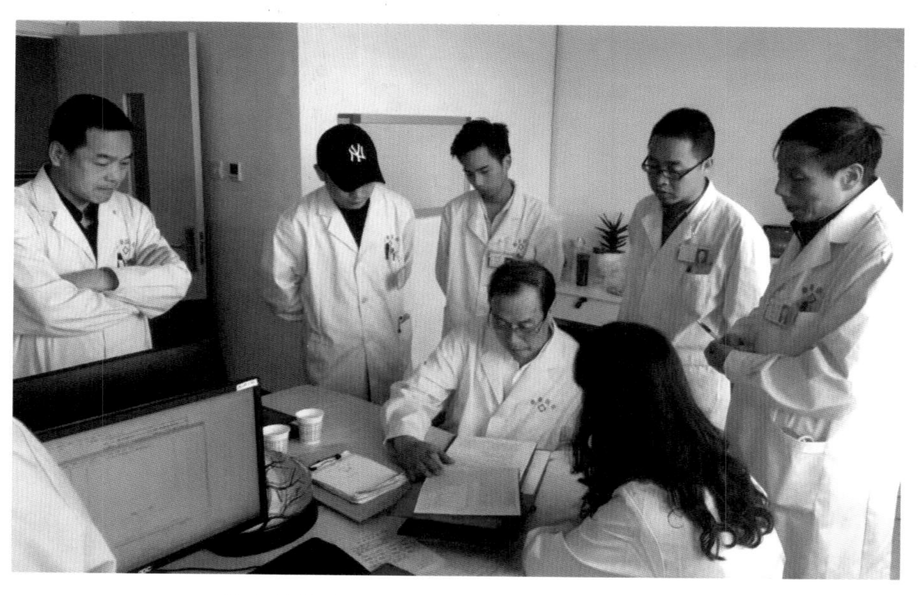

王英武教授指导临床医生为患者制定治疗方案

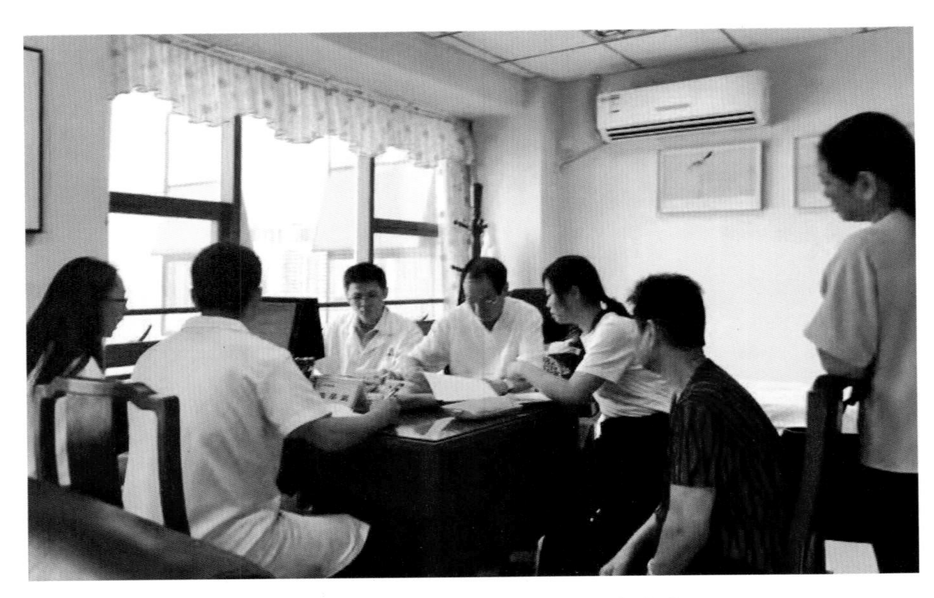

王英武教授指导学生治疗疑难病患者

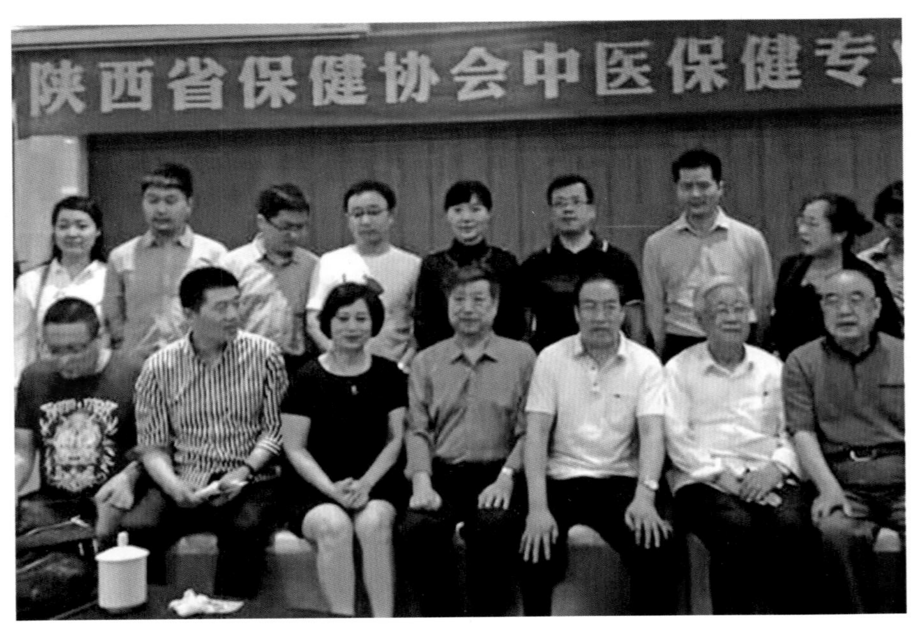

王英武教授（前排右三）出席陕西省保健协会中医保健专业委员会大会

序

十年前，我口腔溃疡反复发作，寝食难安，非常痛苦，偶有机缘，得同学介绍，认识了王英武教授。记得经过望闻问切之后，王教授很平常地说病在脾胃，溃疡只是表象，按照处方抓药吧。我倒是有点不信，因为此前几年不下十个医生给我医治，有说贫血的，有说阴虚火旺的，有说膀胱气化不利的，开过维生素、三黄片、黄连阿胶汤、天王补心丹之类药物，但不是毫无效果，就是偶见疗效复发更严重，所以我有点怀疑他的诊断和处方，便问多长时间能见效。王教授微笑着说："病程长了，得两三个月。"我抱着试试看的心态，从劳动节开始喝汤药，两个月用了几个方子，先是藿香正气散，接着是香砂六君子汤，再是八珍汤，到七月，我就忘了我有舌头和嘴唇，高高兴兴到上海学习去了。在沪期间接到王教授电话问最近怎样，我说口腔溃疡完全好了，饭量大了，还能喝点酒。王教授又笑了，说上海天热，饭量大了，多吃鱼虾，还喝了酒，估计溃疡还会来。果不其然，从上海回到西安，口腔溃疡又犯了，王教授给我开了保和丸，继之以藿朴夏苓汤。从那之后，我几乎没再遭受过口腔溃疡迁延不愈、反复发作的痛苦，即使偶发，不过几天也就好了。

因为有这样的经历，我和王教授建立了彼此信任的医患关系，我介绍了不少亲朋好友向王教授求医。王教授用葛花解醒汤帮我的同学甲戒了酒，用肾气丸加针灸治好了同学乙的强直性脊柱炎（疑似），用附子理中汤治好了我同事的慢性胃炎，用乌梅汤治好了我母亲的溃疡性结肠炎，用五皮散治好了我爷爷不明原因的下肢水肿。我对王教授非常敬佩，王教授大概也觉得我不是坏人，而且能跟他说得上话，我们长相往来，慢慢就成了忘年交。曾记得我刚毕业工作时，王教授常常问我缺不缺钱，如果手头紧了，可以开口。逢年过节，王教授邀我到他家里，闲话聊天，喝茶饮酒。家事工作，王教授对我都不回避，大概是把我当自家人对待。

跟王教授相处时间长了，我开始有意识地向王教授学医，同时常常听到关于他的一些轶事。就像一位二十年前曾患严重肝硬化但经王教授救治现在仍然在世的病人说的那样："王英武，有两把刷子！治了陕西的病，又治广东的病，了不起！"另有一位病人说，三十年前王教授曾给他治过咳嗽。他那咳嗽，连绵不绝，痰涎不断，几个月下来，咳得头晕胸痛。原因不明，不是肺结核，多方治疗无效，却被王教授一个方子七剂药就治好了。后来他擅自抄方给有相同症状的病人，效果大多竟然都不错。听到这里，我当然担心他们不经辨证随便吃药，病人却很得意，说他怕处方损坏，还专门粘到袼褙上，直到袼褙磨损得实在厉害，文字都看不清了，十几年后又来问王教授当年给他开的“秘方”。王教授说早忘了，哪有什么秘方。病人说记得有个金沸草，王教授说那就是金沸草散，然后叮嘱了一句别自己乱吃药。咸阳来的一个病人说，西府有个老太太病危，一家儿女早做好了准备，只等老太太咽下最后一口气，请王教授出诊象征性地看一下。王教授看过后开了几剂药，灌下去，老太太竟活过来了。我自己碰到的一件事是，在西大街同仁堂坐诊的一个大夫从王教授诊室拿着一张处方走了，我问护士他来干什么，护士说来看病。

最近几年，王教授陆续整理了他四十多年的临床医案，形成了一部《王英武医案选集》(以下简称《选集》)。王教授医术之精、医德之高，在他人传说、我之经历之外，更可见诸白纸黑字。

王英武教授熟精中医经典，对《黄帝内经》《伤寒论》《金匮要略》《千金方》《温病条辨》等用力甚深，直到现在，虽年届古稀，而于经典条文，张口即来，毫无舛误，这是他早年勤学苦读打下的深厚童子功。尤其是《伤寒论》所载之方、证，王英武教授几乎可以倒背如流。其实对于中医经典的熟悉，不单是记诵的问题，而且是培养中医思维的重要方式。对经典烂熟于心，知识内化为本能，临床上自然就会用经典的眼光去分析病证。经典条文文字虽然简约，但是所含信息量丰富，像《伤寒论》，每则条文不过几句，但大多对病因、病机、病症、辨证、处方、预后等有极准确的描述，要言不烦，一字千金，本身就体现了张仲景“抓主证”的思想。在“胸痹，高热不退”一案中，面对心脏病人支架手术后不明原因的高热不退之危症，王英武教授没有受到病人繁杂病症的影响，而是抓住病人寒热往来、口苦口干的少阳证和舌红苔黄腻、大便不解的阳明证表现，精准地辨为少阳阳明合病，疏以大柴胡汤，药到热退，堪称神效，这有赖于他对《伤寒论》的精熟。

《选集》中的病患常有病因不明、病程长、病症杂、病情重者，且大多曾多方求治而罔效，此时王英武教授应用六经辨证并处方，往往能删繁就简，直中病机，收获奇效。这说明王英武教授对经典不仅是熟悉，更有精深的钻研。同时，王英武教授以经方为主加减化裁或合并时方处置病患的本领也堪称一绝。现今常有所谓“经方派”医师对经方的尊重达到了亦步亦趋、墨守成规、不敢越原方一步的地步，这与毫无章法、胡乱处置的“江湖郎中”相比，是走到了另一个极端。殊不知《伤寒论》本来就是一部承前启后的著作，张仲景既总结了先贤的经验，又自出机杼，开创一套观察病患的思维框架——六经辨证，针对每一经证确立了治疗的主方，主方加减变化，又有变方。从主方到变方，就是医圣对如何在临床上随证变化、灵活处置的示范。所以，经方并非一成不变，用经方也并不排斥用时方，经方更可以与时方合方并用。《选集》中有“瘤癌，癥瘕积聚，虚劳，黄疸”一案，病患为西医诊断为结肠癌肝转移Ⅳ期、肝周少量积液、左肾积液、淋巴结炎性增生、慢性肺炎并多发小结节、胆囊息肉等，病体沉重，十分凶险，虽多方诊治但无疗效。王英武教授辨其证为“肝失疏泄，气滞血瘀，邪毒内蕴，脾虚湿滞，气血亏虚”，以柴胡疏肝散合大黄䗪虫丸（出自张仲景《金匮要略》）为主方治之，疗程长达四年，其间病人病势未增，已是不易，身体状况逐渐好转，更属难得。《选集》中又有“癥瘕积聚”一案，患者为十八岁女大学生，青春年少，但长期月经错后，就诊时已闭经三个月，西医诊断为多囊卵巢综合征，多方治疗少效。王教授四诊合参，将其辨证为肝郁化火，痰瘀互结，癥聚胞宫，以桂枝茯苓丸（出自张仲景《金匮要略》）合丹栀逍遥散为主方治疗，疗程四个多月，随症加减化裁，使患者月经、子宫体及双侧卵巢恢复正常，疾病得以痊愈。可见，王英武教授对经方之加减变化、灵活运用，深有心得，由此若说王英武教授是真正的“经方派”高手，不算过誉。

当然，王英武教授的医术不是“经方派”所能概括的。六经辨证以外，卫气营血辨证、三焦辨证、气血津液辨证，王教授都能根据病患的情况，随时变化运用。《选集》中病案处方，有经方，更有时方。千金方、局方、金元四大家方、温病方，乃至近人王清任、张锡纯，今人蒲辅周、秦伯未等名医验方，皆能为其所用。像七味白术散、参苓白术散、柴胡疏肝散、逍遥散、升阳益胃汤、藿朴夏苓汤、血府逐瘀汤、补阳还五汤等名方都是王教授的常用方。其中如藿朴夏苓汤原是治疗暑邪致病、湿温初起之邪在气分、湿重于热的方剂，王教授常出诊岭南，而岭南湿邪较北方重，一年四季有三季为湿热天气，加之现代生活条件改善，人们多食肥甘厚味，故在向其求治的岭南患者中，湿困脾胃、痰湿中阻者占比不小，王教授常以藿朴夏苓汤为基础方，随症加减，着手回春，此方的治疗潜能可以说被王教授发挥得淋漓尽致。

除此之外，王英武教授又有自创新方。《选集》中“瘤癌术后，虚劳”一案患者，宫颈癌术后身体虚弱，疾病多发，西医诊断病种多达十一项。王教授将其辨证为“癌毒结聚，气血两虚，脾胃失和，正虚邪实”，自拟“扶正祛瘀汤”，益气养血以扶正气、解毒散结以祛瘀毒、调和脾胃以护其本、收敛止血以治其标，前后治疗长达一年，患者最终诸症得消，一如常人。细味扶正祛瘀汤一方，思路开阔，立法严谨，充分体现了中医诊疗的整体观念和辨证观念。此方不但可以作为同类病证的基础治方，其立方之法也对临床组方有示范意义。

王英武教授不但医术精湛，医德亦极高尚。医术与医德是医者人格的一体两面，两者互相影响，不可分割，孙思邈将其概括为“精”与“诚”。精者，医术；诚者，仁心。其实，行医者若非有一颗活人之心、恻隐之心，是不会在医术上深入钻研下去的；仁爱不忍之心是医者医术精深的内在动力和先决条件。王教授行医，但以治病救人为先，而无论病患之贵贱。普通百姓和高官名人在他的诊室里会享受相同的待遇。王教授为人宽厚，接待病患言语温醇，望之蔼如，虽日诊数十人而不改和颜悦色。病人常常为其态度所感动，增强了治疗康复的信心，这是王教授治疗重病危症常有良效的一个重要原因。王教授的口碑也因此传播广远，慕名求诊的患者遍及全国各地，甚至有常年在东南亚某国工作的年轻人，因偶发面瘫，一定要回国请王教授治疗。

王教授的医德在这部《选集》中也有集中体现。其他不论，单说《选集》中医案写作的态度，就是值得我们学习借鉴的。每个医案都有详细的诊疗记录，从一诊到十诊、二十诊，每诊都不厌其详地记录并分析患者的症状，大到立法拟方，小到药物煎服，都一丝不苟，有些医案还附有治疗前后的检查、化验单。更为可贵的是每案之后的按语，剖析病情、辨证思路，高屋建瓴，详略得当，理论与临床相结合，是王教授数十年行医心得之精华，而他能将之和盘托出、毫无保留，实在是金针度人，泽被苍生。

郎晓

2021.12.12

注：作者为文学博士、西北大学副教授、王英武教授学生、中医传承人。

自序

谷雨既过，春雨既渥。庭前桃杏，结子青青。而余倾悬壶四十余年之心得，治三十万言之医案，历时三载，亦甫告竣，知余心为何如哉！

曩者，余于攻读《内经》《伤寒》之余，颇喜搜览历代先贤医案。青灯黄卷，千古相接，时有会心，信可乐也。今结是集，何敢续貂于前贤，但求裨益于来者耳。

嗟乎！余何人哉？生于渭北贫寒之家，饥馑之年，犯顽疾而不及治，拖残终身。有志为良医，而发蒙叩圣之宝典何求，传道解惑之名师安在？于是乎背四百味于割草之雨沟，诵诸汤诀于编荆之月庭。偶得一《伤寒》残卷，虽不能解，志在必得。以此为肇始，四方求师，兀兀自攻，艰辛颠连，何堪回首。

拜时代之所赐，酬宿志于盛年，岂意有今日哉。夫自渭北至岭南，自长安至京城，解患者之痛，拯生命之溺，所得信赖，何其富也。而司职国家级杂志，足谓显也。登坛授课，学子环绕，是有尊也。身荷文化传承之职，复蒙专家顾问之聘，岂非荣欤？

清夜扪心，余有今日，纵有得于昔年之苦读，亦为天意之眷顾。则竭吾之所有，尽吾之余年，治病救人之外，何以为报？曰：教授学子六七，以传薪火；学步先贤一二，完此医案。

望闻问切，对症治方，日数十人至上百人，大半世矣。今日之吾，名头虽多，所乐在斯也。活用古方，祛病之灵，回春之验，虽南面王乐，无以加也。择其尤有心得者二百余则，敝帚自珍，分类记之，爰得此编。

中医文化，重光有日。余行年古稀，尚思发愤忘食不知老之将至以自励，而尤寄厚望于后生焉。此编倘能为有志后生助以滴水之溉，跬步之登，则幸甚至哉。

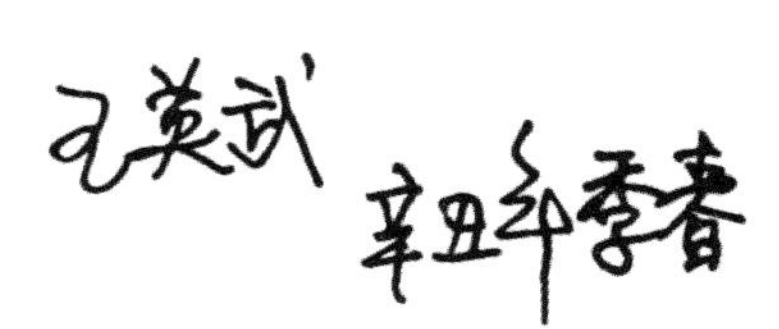

目录

肺病篇

心病篇

脑病篇

脾胃病篇

肝胆病篇

肾病篇

气血津液病篇

肢体经络病篇

瘤癌篇

妇科篇

儿科篇

男科篇

五官及皮肤科篇

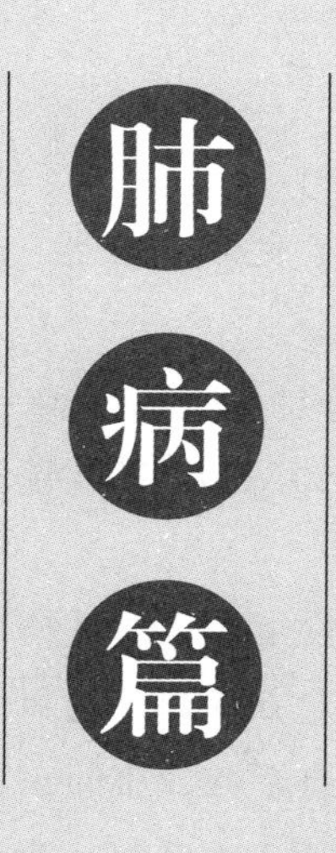
肺
病
篇

一、风温——风热犯肺，肺气不宣案

何某某，女，43 岁，干部，广东省东莞市南城人，2017 年 1 月 17 日初诊。

主诉：发热咳嗽 3 日。

现病史：患者 3 日前觉发热，汗出而无恶寒，周身关节酸痛，疲乏，头痛，咽干口渴，偶有咳嗽，无痰，小便黄。为求中医药诊治，遂至本门诊部就诊。

刻下症见：发热，汗出，无恶寒，关节酸痛不适，鼻塞喷嚏，咽干咽痛，口干口苦，偶有咳嗽，无痰。查体可见：体温 39.2℃，咽后壁潮红，双侧扁桃体Ⅱ度肿大，舌淡，苔白腻略黄，脉浮数。

西医诊断：上呼吸道感染。

中医诊断：风温。

辨证：风热犯肺，肺气不宣。

治法：辛凉解表，宣肺清热。

方药：银翘散加减。

金银花 30 克，连翘 30 克，淡竹叶 12 克，荆芥穗 15 克，防风 15 克，牛蒡子 12 克，淡豆豉 12 克，薄荷 12 克（后下），桔梗 12 克，芦根 15 克，甘草 10 克，板蓝根 15 克，柴胡 15 克，黄芩 12 克。

用法：3 剂，上药凉水浸泡 30 分钟，武火煎沸后文火煎 20 分钟，放入后下之薄荷煎煮 10 分钟，倒出药液；翻煎 30 分钟，2 次药液混合约 500 毫升，分 2 次饭后温服，日 1 剂。

医嘱：注意休息，清淡饮食，忌食生冷、油腻及刺激性食物。

2017 年 1 月 20 日二诊：患者服上方 3 剂，已无发热，关节酸痛亦减，疲乏、头痛、咽痛减轻，稍觉咽干口苦、口渴，偶有干咳，小便黄，舌淡，苔略黄，脉浮数。查体：咽后壁潮红，双侧扁桃体Ⅰ度肿大。继用上方 3 剂，煎服法、医嘱同上。3 日后随访，诸症皆消，痊愈。

【按语】患者发热，不恶寒，汗出，鼻塞喷嚏，咽干咽痛，口干口苦，脉浮数，属温病有渐入少阳之虞无疑，治以银翘散辛凉解表，宣肺清热。银翘散出自《温病条辨》，“本方谨遵《内经》‘风淫于内，治以辛凉，佐以苦甘；热淫于内，治以咸寒，佐以甘苦’之训，又宗喻嘉言芳香逐秽之说，用东垣清心凉膈散，辛凉苦甘。病初起，且去入里之黄芩，勿犯中焦；加银花辛凉，芥穗芳香，散热解毒；牛蒡子辛平润肺，解热散结，疏风利咽，皆手太阴药也……此方之妙，预护其虚，纯然清肃上焦，不犯中下，无开门揖盗之弊，有轻以去实之能，用之得法，自然奏效”。此案以银翘散为先锋折其精锐，以小柴胡做后防，攻防兼施，望后学能见微知著，深知“履霜，坚冰至”之理，不拘泥于书，亦不失于大理，故加柴胡、黄芩，取小柴胡之意，则病止于少阳。

二、风寒感冒——风寒闭肺，肺气不宣案

李某某，男，52岁，农民，陕西省渭南市澄城县冯原镇人，1982年10月25日初诊。

主诉： 发热畏寒3日。

刻下症见： 发热畏寒，体温38.8℃，无汗，头痛、身痛、咽喉痛，咳嗽吐白痰，纳食不佳，口干喜热饮，二便正常，舌淡，苔薄白而润，脉浮紧而滑。

西医诊断： 上呼吸道感染。

中医诊断： 风寒感冒。

辨证： 风寒闭肺，肺气不宣。

治法： 辛温解表，宣肺化痰。

方药： 麻黄汤加减。

麻黄12克，苦杏仁12克，桂枝12克，陈皮12克，半夏12克，紫苏叶12克，炙甘草10克，生姜3片。

用法： 2剂，上药凉水浸泡30分钟，武火煎沸后文火煎30分钟，倒出药液；翻煎30分钟，2次药液混合约500毫升，分2次饭后温服，日1剂。

医嘱： 注意休息，清淡饮食，忌辛辣刺激性食物。

1982年10月27日二诊：患者服药后发热、畏寒、咳嗽、咳痰均减，头痛、身痛减轻，微汗出，仍纳差不思食，舌淡，苔白，脉缓无力。此时风邪虽减，但肺胃不和，治宜散寒解表兼和肺胃。方药：紫苏叶12克，苦杏仁12克，防风12克，荆芥12克，陈皮12克，半夏12克，焦三仙各12克，炙甘草10克，生姜3片。2剂，煎服法、医嘱同上。

1982年10月29日三诊：患者已不畏寒，体温正常，已无头身困痛，纳食较前增加，咳嗽减轻，有少量白痰，舌淡，苔薄白，脉沉缓。仍肺胃未和，脾不健运，治宜清肺化痰，健脾和胃。方药：紫苏叶12克，陈皮15克，半夏12克，茯苓15克，苦杏仁12克，炒枳壳10克，砂仁12克（后下），焦三仙各12克，枇杷叶12克，炙甘草12克，生姜3片。3剂，煎服法、医嘱同上，服后告知痊愈。

【按语】 风寒束肺，卫阳被郁，故畏寒发热无汗；络脉失和则头痛身痛；风寒上扰，肺气不宣则咽痛咳嗽痰多；寒为阴邪，故口渴喜热饮；舌苔薄白而润，脉浮滑，俱为表寒之象。风寒束表，虽发热但仍畏寒，不宜见热清热，如清凉抑遏，反使表邪不易透达而传里。故《内经》云“体若燔炭，汗出而散”，但“汗多伤津”，宜掌握投药发汗剂量，以免过汗伤阳。治宜辛温解表，宣肺化痰，方选麻黄汤加减。方中麻黄汤加紫苏叶辛温解表，宣肺化痰；加半夏、陈皮化痰理气。二诊时仍纳差不思食，舌淡，苔白，脉缓无力。此时风邪虽减，但肺胃不和，故用杏苏散加减，散寒解表兼和肺胃。三诊时仍有少量白痰，舌淡，苔薄白，脉沉缓。仍肺胃未和，脾不健运，故用杏苏散加二陈汤再加炒枳壳、枇杷叶、砂仁、焦三仙以清肺化痰，健脾和胃，药后热退而诸症皆消。

三、风寒感冒兼湿——外感风寒，内伤湿滞案

王某某，女，31岁，工人，广东省东莞市东城人，2017年12月11日初诊。

主诉：发热、咳嗽2日。

现病史：患者2日前出现发热畏寒，鼻塞流涕，咳嗽白痰，全身酸痛，疲倦不适，遂至当地医院诊断为上呼吸道感染，用感冒灵颗粒、阿莫西林胶囊（具体用量不详）治疗；仍发热，咳嗽，全身酸痛，为求中医药治疗，遂到本门诊部就诊。

刻下症见：恶寒发热（体温39.5℃），无汗，周身酸痛，胸膈痞闷，头晕、头痛、项痛，鼻塞流涕，咳嗽白痰，纳欠佳，二便常，舌淡红，苔白腻，脉浮滑。

西医诊断：上呼吸道感染。

中医诊断：风寒感冒兼湿。

辨证：外感风寒，内伤湿滞。

治法：发汗解表，散风祛湿。

处方：荆防败毒散加味。

荆芥15克，防风15克，羌活12克，独活12克，前胡12克，枳壳12克，桔梗12克，茯苓15克，川芎10克，薄荷12克（后下），生姜10克，柴胡15克，葛根15克，炙甘草12克。

用法：3剂，上药凉水浸泡30分钟，武火煎沸后文火煎20分钟，放入后下之薄荷煎煮10分钟，倒出药液；翻煎30分钟，2次药液混合约500毫升，分2次饭后温服，日1剂。

2017年12月14日二诊：患者已无恶寒发热，体温正常，未见周身酸痛、胸膈痞闷、头晕、头痛、项痛、鼻塞流涕，轻微咳嗽，少量白痰，纳食、二便正常，舌淡红，苔薄白，脉浮滑。继用上方3剂，巩固疗效。3日后患者告知，诸症皆消痊愈。

【按语】本案西医诊断为“上呼吸道感染”，中医辨证论治，其以恶寒发热、无汗、咳嗽有白痰、周身酸痛、胸膈痞闷、鼻塞流涕为主要特征，恶寒发热、鼻塞流涕为外感风寒所致，周身酸痛、有痰则是湿邪内蕴之故，头晕、头痛、项痛乃风邪遏阻经络所致。故方选荆防败毒散加减。方中荆防败毒散发汗解表，散风祛湿，加葛根解肌退热，达“一剂知、二剂已”之效。

四、急乳蛾——风热犯肺，热毒犯咽案

张某某，男，10岁，学生，陕西省渭南市澄城县人，1994年4月18日初诊。

主诉：高热，寒战，咽痛3日。

现病史：患儿于3日前因受凉而发热，咽痛，口干渴喜冷饮，头痛，鼻塞流涕，咳嗽，痰少难咯出。口服阿莫西林颗粒1天，发热加重，体温39℃，静脉滴注氨苄西林而退热，次日发热加重，始来我门诊诊疗。

刻下症见：面色红赤，发热，体温39.2℃，头痛咽痛，大便2日未行，咽后壁潮红，

扁桃体Ⅱ度肿大、充血、有白色脓点，舌边尖红，苔薄黄，脉浮数。化验血常规：白细胞计数 148.36×10^9/L，中性粒细胞百分比 0.75%。

西医诊断：急性扁桃体炎。

中医诊断：急乳蛾。

辨证：风热犯肺，热毒犯咽。

治法：疏风清热，利咽解毒。

方药：银翘散加减。

金银花 15 克，连翘 15 克，荆芥 10 克，牛蒡子 6 克，桔梗 6 克，芦根 15 克，淡竹叶 6 克，薄荷 6 克，淡豆豉 6 克，甘草 6 克，天花粉 10 克，木蝴蝶 10 克。

用法：2 剂，上药凉水浸泡 30 分钟，武火煎沸后文火煎 30 分钟，倒出药液；翻煎 30 分钟，2 次药液混合约 300 毫升，分 2 次饭后温服，日 1 剂。

医嘱：作息规律，注意口腔卫生，清淡饮食，忌辛辣刺激性食物。

1994 年 4 月 20 日二诊：患儿药后咽痛减轻，扁桃体白色脓点减退，咽后壁仍潮红，体温 38℃，咳嗽有少量黄痰，大便 1 次，舌边尖红，苔薄黄，脉浮数。继用上方加桑叶 10 克，菊花 10 克。2 剂，煎服法、医嘱同上。

1994 年 4 月 23 日三诊：患儿体温正常，仍稍有咽痛，扁桃体Ⅰ度肿大，白色脓点消失，无头痛咳嗽，舌淡红，苔薄白，脉浮。继用上方 3 剂，随访痊愈。

【按语】小儿乃纯阳之体，易受风热外邪侵扰。风热犯肺则发热，热毒上逆搏结于喉而形成急性乳蛾；肺卫失于宣扬则咳嗽痰少、难以咯出；阳邪蒸于肌表，故发热；风热上扰则头痛鼻塞流涕；阳从火化，最易伤阴，故大便不解、口干渴而喜冷饮；舌红，苔黄，脉浮数，皆为风热犯肺、热毒犯咽之象。治宜疏风清热，利咽解毒，故用银翘散加减。方中银翘散宣肺解表，清热解毒；加天花粉、木蝴蝶清热泻火，生津止渴，消肿排毒。二诊时仍咳嗽，有少量黄痰，加桑叶、菊花清肺止咳。药证相符，切中病机，收效迅捷。

五、肺炎喘促——痰热闭肺，肺失宣肃案

李某某，男，6 岁，陕西省渭南市澄城县人，1998 年 9 月 20 日初诊。

主诉：发热，咳嗽，喘促 5 日。

现病史：患儿于 5 日前突然发热，咳嗽，喘促，经静脉滴注头孢曲松钠 3 日，仍发热咳嗽喘促。经某医院胸片检查诊断为支气管肺炎，化验白细胞计数 140.28×10^9/L，中性粒细胞百分比 78%。运用抗生素治疗，仍发热咳喘，始来我门诊寻求中医治疗。

刻下症见：面色红赤，发热（体温 38.9℃），咳嗽喘促，咯痰不利，恶心欲吐，不思饮食，腹胀，大便 2 日未行，舌质红，苔黄燥，脉浮滑而数。

西医诊断：支气管肺炎。

中医诊断：肺炎喘促。

辨证：痰热闭肺，肺失宣肃。

治法：宣肺清透，化痰通腑。

方药：五虎汤合葶苈大枣泻肺汤加减。

桑白皮10克，炙麻黄6克，炙苦杏仁6克，生石膏12克（先煎），全瓜蒌12克，炒枳壳10克，炒莱菔子6克（包煎），葶苈子6克（包煎），生甘草3克，大枣1枚。

用法：2剂，上药凉水浸泡30分钟，先煎生石膏30分钟，放入浸泡好的药物，武火煎沸后文火煎30分钟，倒出药液；翻煎30分钟，2次药液混合约300毫升，分2次饭后温服，日1剂。

医嘱：注意休息，清淡饮食，忌食生冷、油腻、辛辣之品。

1998年9月22日二诊：患儿服药后，面色已不红赤，高热已退（体温37.6℃），第1日晚上大便1次，便稀秽臭有硬块，已无腹胀、恶心，喘促减但仍咳嗽。第2日咳嗽减轻，舌淡红，苔薄黄，脉浮滑数。继用上方去炒枳壳、炒莱菔子、葶苈子、大枣。3剂，煎服法、医嘱同上。

1998年9月25日三诊：患儿未再发热（体温37.1℃），稍有咳嗽，少量痰，纳食不佳，舌淡，苔薄白，脉浮滑。继用上方去全瓜蒌、桑白皮，加焦三仙、陈皮、半夏。方药：炙麻黄6克，炙苦杏仁6克，生石膏（先煎）10克，炙甘草6克，焦三仙各10克，陈皮10克，半夏6克。3剂，煎法服、医嘱同上。

1998年9月29日四诊：患儿体温正常，未见咳嗽喘促，纳食明显好转，舌淡，苔薄白，脉滑。继用上方2剂，巩固疗效。

【按语】患儿感受风热外邪，犯肺蕴热，故高热不退；肺气不宣则咳嗽喘促，咯痰不利；肺与大肠相表里，腑气不通则腹胀、大便不通而恶心欲吐，纳食不佳。治宜宣肺清透，化痰通腑，故以五虎汤合葶苈大枣泻肺汤加减治疗。方中五虎汤清热宣肺，止咳平喘；葶苈大枣泻肺汤泻肺行水，下气平喘；加全瓜蒌、炒枳壳、炒莱菔子清热化痰，宽胸散结。二诊时患儿服药后高热已退（体温37.6℃），第1日晚上大便1次，便稀秽臭有硬块，已无腹胀、恶心，喘促减但仍咳嗽；第2日咳嗽减轻，舌淡红，苔薄黄，脉浮滑数；故去炒枳壳、炒莱菔子、葶苈子、大枣。三诊时患儿未再发热（体温37.1℃），稍有咳嗽，少量痰，纳食不佳，舌淡，苔薄白，脉浮滑，此时肺炎喘促好转，脾胃之气未复，故去全瓜蒌、桑白皮，加焦三仙、陈皮、半夏健脾和胃；邪祛正复，故乃痊愈。

六、肺炎喘促——邪滞少阳，痰浊蕴肺案

张某某，男，2岁3个月，陕西省西安市碑林区人，2020年11月6日初诊。

主诉：咳嗽喘促，反复发热22天。

现病史：患儿于22天前因发热、咳嗽喘促，入住西安市某医院，经胸部CT检查报告示：支气管肺炎，右肺为著。化验肺炎支原体IgM阳性，诊断为喘息性支气管肺炎，EB病毒感染；给予头孢曲松钠他唑巴坦钠抗感染、更昔洛韦抗病毒、氨溴索化痰及雾化平喘等治疗7天，发热稍退，复又发热，咳嗽喘促未见明显好转。后检查降钙素原0.077 ng/mL，呼吸道感染病原体IgM八项联检示抗乙型流感病毒抗体IgM弱阳性；生化、新冠病毒核酸检测、尿常规、便常规大致正常；胸部平片示双肺纹理增粗。修正诊断为：

1. 支气管肺炎；2. 中性粒细胞减少症。给予甲强龙抗炎平喘、头孢硫脒抗感染、氨溴索化痰及雾化平喘、地榆升白片升粒细胞等治疗。治疗 7 天，肺部听诊喘鸣音仍明显，停用头孢硫脒，调整为头孢哌酮钠舒巴坦钠抗感染治疗。第 8 天复查血常规：白细胞计数 11.73×10^9/L，红细胞计数 4.86×10^{12}/L，血红蛋白浓度 129 g/L，血小板计数 340×10^9/L，中性粒细胞百分比 17.30%，中性粒细胞计数 2.02×10^9 g/L，中性粒细胞绝对值正常，嘱停止口服地榆升白片。用药 7 天，患儿体温时高时低，最高体温 38.5℃，咳嗽喘促，痰多不易咯出，纳差食少，故寻求中医进一步治疗。

刻下症见：面色㿠白，精神不佳，先恶寒后发热，每天午后发热（体温在 37.5℃至 38.6℃之间），咳嗽喘促，痰多不易咯出，时恶心欲吐，纳呆食少，口唇干燥，舌红，苔黄腻，脉滑数。

西医诊断：喘息性支气管肺炎，EB 病毒感染，中性粒细胞减少症。

中医诊断：肺炎喘促。

辨证：邪滞少阳，痰浊蕴肺。

治法：和解少阳，化痰止咳。

方药：小柴胡汤加减。

柴胡 10 克，姜半夏 3 克，人参 6 克，黄芩 6 克，苦杏仁 3 克，全瓜蒌 10 克，川贝母 3 克，陈皮 6 克，紫苏子 3 克（包煎），白芥子 3 克（包煎），炒莱菔子 3 克（包煎），葶苈子 3 克（包煎），生姜 3 克，大枣 1 枚。

用法：3 剂，上药凉水浸泡 30 分钟，武火煎沸后文火煎 30 分钟，倒出药液；翻煎 30 分钟，2 次药液混合约 300 毫升，分 5 ～ 6 次温服，日 1 剂。

医嘱：定时定量用餐，忌生冷、油炸食品。

2020 年 11 月 9 日二诊：患儿服上方 3 剂，恶寒发热逐日减轻，咳嗽喘促明显好转，恶心呕吐减轻，纳食增加，口唇已不干燥，大便干燥，舌红，苔黄，脉滑数。此属少阳邪解而阳明未和，继用上方加大黄 3 克（后下），枳实 3 克。3 剂，上药凉水浸泡 30 分钟，武火煎沸后文火煎 20 分钟，放入后下之大黄煎煮 10 分钟，倒出药液；翻煎 30 分钟，2 次药液混合约 300 毫升，分 5 ～ 6 次温服，日 1 剂，医嘱同上。

2020 年 11 月 12 日三诊：患儿服上方 3 剂，未再出现恶寒发热，已无咳嗽喘促、恶心呕吐，纳食尚可，大便通利，舌淡红，苔白略腻，脉沉细。守上方继服 3 剂，煎服法、医嘱同上。

2020 年 11 月 15 日四诊：患儿诸症皆消，唯精神不佳，舌淡红，苔薄白，脉沉细。此乃久病正气未复，治宜益气养血健脾，方选香砂六君子汤加玉屏风散加味。方药：人参 10 克，白术 10 克，茯苓 6 克，陈皮 6 克，姜半夏 3 克，炙黄芪 12 克，防风 3 克，当归 6 克，炙甘草 3 克，生姜 3 克，大枣 1 枚。7 剂，上药凉水浸泡 30 分钟，武火煎沸后文火煎 30 分钟，倒出药液；翻煎 30 分钟，2 次药液混合约 300 毫升，分 5 ～ 6 次温服，日 1 剂，医嘱同上。

1 个月后随访，小儿身体健康，纳食活动正常。

【按语】此案患儿西医诊断为喘息性支气管肺炎、EB病毒感染、中性粒细胞减少症，运用抗生素、抗病毒、激素、化痰雾化等治疗，历时20余日，未见明显好转而寻求中医治疗。因其恶寒发热，寒热往来，咳嗽喘促痰多，恶心欲吐，纳呆食少，按少阳证辨证。《伤寒论》云："上焦得通，津液得下，胃气因和。"故投小柴胡汤加三子养亲汤、葶苈大枣泻肺汤调和解表，宣肺化痰，止咳平喘而收效迅捷。二诊时诸症减轻，但大便干燥，此属少阳邪解而阳明未和，故加大黄、枳实通腑泻热。四诊时诸症皆消，而以玉屏风散合香砂六君子汤健脾益气固表而收功。

七、咳嗽——痰湿蕴肺，肺气不宣案

孔某某，女，60岁，教师，广东省东莞市南城人，2017年1月11日初诊。

主诉：反复咳嗽4个月余。

现病史：患者患有慢性支气管炎数年，每至天气变冷或着凉后加重。4个月前受凉后开始咳嗽，有黄白痰，痰多黏稠，伴胸闷胸痛，无发热、恶寒，就诊于当地社区门诊，诊断为慢性支气管炎急性发作。经治疗病情稍有好转，具体用药不详，后反复发作，咳嗽加重，多次治疗后效果欠佳，为求中医药治疗，遂至本门诊部就诊。

刻下症见：咳嗽痰多，咳声重浊，咳痰黄白相间，夜间咳甚，伴胸闷疼痛，不思饮食，夜寐不宁，倦怠乏力，大便不畅，小便短少，舌红，苔白腻，脉濡滑。

西医诊断：慢性支气管炎急性发作。

中医诊断：咳嗽。

辨证：痰湿蕴肺，肺气不宣。

治法：健脾燥湿，化痰止咳。

方药：二陈汤合三子养亲汤、瓜蒌薤白半夏汤加减。

法半夏12克，陈皮15克，茯苓15克，生姜12克，炙甘草10克，白芥子12克（包煎），莱菔子10克（包煎），紫苏子12克（包煎），全瓜蒌30克，薤白12克，炙紫菀12克，炙百部12克，葶苈子12克（包煎），红枣15克，焦三仙各12克。

用法：7剂，上药凉水浸泡30分钟，武火煎沸后文火煎30分钟，倒出药液；翻煎30分钟，2次药液混合约500毫升，分2次早晚饭后温服，日1剂。

医嘱：清淡饮食，忌食辛辣、油腻、海鲜等食物。

2017年1月18日二诊：患者服上方7剂，咳嗽减轻，咳声重浊，痰量减少，咳痰黄白相间，夜间咳嗽减轻，仍胸闷疼痛，不思饮食，夜寐不宁，倦怠乏力，大便不畅，小便短少，舌红，苔白腻，脉滑数。辨证治法同前，上方加川贝母10克。7剂，煎服法、医嘱同上。

2017年1月26日三诊：患者服上方7剂，咳嗽明显减轻，痰量明显减少，咳白色痰，夜间咳嗽明显减轻，胸闷疼痛减轻，纳食增加，精神好转，睡眠改善，二便正常，舌红，苔薄白，脉滑。继用上方7剂，煎服法、医嘱同上。

2017年2月3日四诊：患者已无咳嗽、咳痰；诸症皆消，纳食、睡眠、二便正常，舌淡红，苔薄白，脉滑。继用上方7剂，巩固疗效，不适随诊。

【按语】肺为清肃之脏，不能容有异物。此案患者有慢性支气管炎多年，每至天气变冷或着凉后则加重；其年老体弱，脾肺功能减退，脾失健运，不能运化水湿，痰湿内生，上犯于肺；肺气本虚，肺失宣降，不能通调水道，水液代谢功能受损，进一步加重痰湿；“脾为生痰之源，肺为贮痰之器”，因此肺部痰湿尤重，痰湿互结，悬饮将成，势必愈发阻碍气机运行，加重咳嗽，损耗肺气，如此恶性循环，正气更弱，势必虚实夹杂。是故急则治其标，以二陈汤、三子养亲汤健脾化湿，降气化痰；又以葶苈大枣泻肺汤泻肺逐饮，预防其形成悬饮之证。中医所谓“湿”“痰”“饮”，名称虽异，本质则同，皆为人体水液代谢失调产生的病理产物，在临床上三者可同时出现。此案患者病程日久，痰湿必重，急性发作期则易成悬饮（胸腔积液），因此治疗时除降气化痰、行气化湿外，还须以葶苈大枣泻肺汤泻其水饮，否则悬饮一旦形成，病情则重矣。

八、喘证，胸痹——痰浊壅肺，肺失宣肃，胸阳不振，痰瘀交阻案

陈某某，女，79岁，工人，广东省东莞市南城人，2016年9月21日初诊。

主诉：发作性喘息30年，近日加重。

现病史：患者患发作性喘息30年，时轻时重，不规律治疗，未能痊愈。2个月前咳嗽痰喘加重伴双下肢浮肿，于2016年7月23日就诊于东莞市人民医院，检查后诊断为：1.支气管哮喘急性发作期；2.COPD（慢性阻塞性肺病）；3.双肺肺炎；4.支气管扩张症（右肺上叶舌段）；5.高血压病Ⅲ级（极高危）；6.主动脉瓣钙化；7.慢性心功能不全；8.低蛋白血症；9.脂肪肝；10.胆囊多发结石；11.右眼闭角型青光眼；12.白内障；13.胸椎骨质增生。住院1周，运用消炎、止咳平喘、强心利尿等治疗，治疗后症状缓解。出院后病情再次发作，喘息不止，胸闷难舒，为寻求中医治疗，遂就诊于本门诊部。

刻下症见：面色晦暗，呼吸喘促，难以平卧，胸闷难舒，喉间痰鸣，伴咳嗽，痰多黏腻色白，咳唾不利，面目及双下肢浮肿，倦怠乏力，头痛头晕，纳差，恶心欲吐，口黏不渴，大便溏稀，小便短少，舌质黯淡，苔白腻，脉弦细。血压185/115 mmHg，心率89次/分。

西医诊断：1.支气管哮喘急性发作期；2.COPD；3.双肺肺炎；4.支气管扩张症（右肺上叶舌段）；5.高血压病Ⅲ级（极高危）；6.主动脉瓣钙化；7.慢性心功能不全；8.低蛋白血症；9.脂肪肝；10.胆囊多发结石；11.右眼闭角型青光眼；12.白内障；13.胸椎骨质增生。

中医诊断：喘证，胸痹。

辨证：痰浊壅肺，肺失宣肃，胸阳不振，痰瘀交阻。

治法：祛痰降逆，宣肺平喘，通阳泄浊，豁痰开结。

方药：二陈汤合三子养亲汤加瓜蒌薤白半夏汤加减。

陈皮15克，姜半夏15克，茯苓15克，紫苏子12克（包煎），炒莱菔子6克（包煎），白芥子12克（包煎），全瓜蒌15克，薤白12克，苍术12克，厚朴15克，人参12克，白

术 15 克，葶苈子 12 克，桃仁 10 克，丹参 15 克，红枣 3 枚。

用法：5 剂，上药凉水浸泡 30 分钟，武火煎沸后文火煎 30 分钟，倒出药液；翻煎 30 分钟，2 次药液混合约 500 毫升，分 2 次早晚饭后温服，日 1 剂。

医嘱：作息规律，注意防寒保暖，避免感冒，清淡饮食，忌生冷、辛辣、鱼腥发物及油腻食物。

2016 年 9 月 26 日二诊：患者服上方 5 剂，呼吸喘促较前明显好转，能适当卧床休息，胸闷较前减轻，痰鸣减少，可以咯出白痰，头痛头晕较前减轻，纳食较前增多，未再恶心呕吐，口黏改善，仍咳嗽，面色晦暗，面目及双下肢浮肿，倦怠乏力，大便溏稀，小便短少，舌质黯淡，苔白腻，脉弦细。血压 166/105 mmHg，心率 86 次 / 分。继用上方去炒莱菔子，加焦三仙各 12 克。7 剂，煎服法、医嘱同上。

2016 年 10 月 4 日三诊：患者呼吸喘促较前明显好转，能适当卧床休息，胸闷较前明显减轻，未再有痰鸣、头痛头晕，纳食较前明显增多，未再恶心呕吐，已无口黏，咳嗽减轻，面色晦暗、面目及双下肢浮肿改善，精神较前好转，大便溏稀改善，小便正常，舌质黯淡，苔白腻，脉弦细。血压 152/98 mmHg，心率 83 次 / 分。继用上方 10 剂，煎服法、医嘱同上。

2016 年 10 月 16 日四诊：患者服上方 10 剂，呼吸喘促明显好转，能卧床休息，稍有胸闷，未再有痰鸣、头痛头晕，纳食较前明显增多，未见恶心呕吐，未再出现口黏，咳嗽减少，面色晦暗、面目及双下肢浮肿明显改善，精神好转，大便已不溏稀，小便正常，舌质黯淡，苔白略腻，脉弦细。血压 150/98 mmHg，心率 80 次 / 分。继用上方去葶苈子，加大人参量至 15 克。10 剂，煎服法、医嘱同上。

2016 年 10 月 27 日五诊：患者面色稍红润，稍有呼吸喘促，能正常卧床休息，未见胸闷、痰鸣、头痛头晕，正常饮食，偶有咳嗽，面目及双下肢已不浮肿，精神明显好转，二便正常，可自行就医，舌质黯淡，苔白略腻，脉弦细。血压 150/96 mmHg，心率 80 次 / 分。继用上方 10 剂，煎服法、医嘱同上。

2016 年 11 月 8 日六诊：患者服上方 10 剂，面色稍红润，偶有呼吸喘促，可正常卧床休息，未见胸闷、痰鸣、头痛头晕，正常饮食，偶有咳嗽，面目及双下肢已不浮肿，精神明显好转，二便正常，自行就医，舌质淡，苔薄白，脉弦滑。血压 148/94 mmHg，心率 82 次 / 分。继用上方 10 剂，煎服法、医嘱同上。

2016 年 11 月 19 日七诊：患者不再呼吸喘促，可正常卧床休息，纳食、二便正常，自行就医，舌质淡，苔薄白，脉弦滑。血压 146/94 mmHg，心率 82 次 / 分。继用上方 10 剂，巩固疗效，不适随诊。

【按语】此案西医诊断为：1. 支气管哮喘急性发作期；2. COPD；3. 双肺肺炎；4. 支气管扩张症（右肺上叶舌段）；5. 高血压病Ⅲ级（极高危）；6. 主动脉瓣钙化；7. 慢性心功能不全；8. 低蛋白血症；9. 脂肪肝；10. 胆囊多发结石；11. 右眼闭角型青光眼；12. 白内障；13. 胸椎骨质增生。根据证候属中医“喘证”“胸痹”范畴。《仁斋直指附遗方论 · 喘嗽》曰：“惟夫邪气伏藏，痰涎浮涌，呼不得呼，吸不得吸，于是上气促急……有肺虚挟塞而喘者，有肺实挟热而喘者，有水气乘肺而喘者……如是等类，皆当审证而主治之。”《金匮要略·胸痹心痛短气病脉证治》曰：“胸痹之病，喘息咳唾，胸背痛，短气，寸口脉沉而迟，关上小紧数……”患者痰浊与瘀血并见，由于痰浊壅肺，肺失宣肃，故呼吸喘促，难以平卧，喉间痰鸣，伴咳嗽，痰多黏腻色白，咳唾不利；痰浊盘踞，胸阳失展，故胸闷难舒；阴盛于内，阳气不宣，故面色晦暗；痰浊困脾，脾不健运，水湿内停，故面目及双下肢浮肿，倦怠乏力，口黏不渴，大便溏稀，小便短少；胃失和降则纳差，恶心欲吐；痰瘀交阻，瘀血阻络，故头痛头晕；舌质黯淡，苔白腻，脉弦细，皆为痰浊壅肺、肺失宣肃、胸阳不振、痰瘀交阻之象。治宜祛痰降逆，宣肺平喘，通阳泄浊，豁痰开结，方选二陈汤合三子养亲汤加瓜蒌薤白半夏汤加味。方中二陈汤和三子养亲汤化痰下气平喘；瓜蒌薤白半夏汤豁痰开结，通阳泄浊；加苍术、厚朴、人参、白术健脾益气，以助化痰；加葶苈大枣泻肺汤泻肺行水，下气平喘；加丹参、桃仁活血化瘀。二诊时仍大便溏稀，舌质淡，苔白腻，脉弦细，故去炒莱菔子，加焦三仙健脾和胃。四诊时呼吸喘促明显好转，能卧床休息，故去葶苈子，加大人参用量以扶正益气。诸药合用，共奏祛痰降逆、宣肺平喘、通阳泄浊、豁痰开结之功。痰去则气机通畅，瘀去则血脉通利，故头痛头晕得到缓解，血压也随之下降，药证相符，故获良效。

九、咯血——肝火犯肺，肺络受损案

金某某，男，39岁，工人，陕西省宝鸡市人，2009年5月9日初诊。

主诉： 咯血3天。

现病史： 患者3天前因与家人发生争吵后咳吐鲜血，继则咳嗽阵作，痰中带血，血色鲜红，胸闷胁胀，烦躁易怒，口干口苦，进食无味，大便干结，小便黄。胸部X线片检查提示无特异性病变，化验血常规正常；诊断为支气管毛细血管破裂出血。使用抗血纤溶芳酸、头孢曲松钠静脉滴注，咯血未见好转，始来我门诊部诊疗。

刻下症见： 咳嗽阵作，痰中带血、血色鲜红，胸闷胁胀，烦躁易怒，口干口苦，进食无味，面红目赤，头晕耳鸣，大便干结，小便黄，舌质红，苔薄黄，脉弦数。

西医诊断： 支气管毛细血管破裂出血。

中医诊断： 咯血。

辨证： 肝火犯肺，肺络受损。

治法： 清肝泻肺，凉血止血。

方药： 丹栀逍遥散加减。

牡丹皮12克，栀子12克，当归12克，白术12克，白芍12克，柴胡12克，茯苓12克，炙甘草10克，薄荷12克（后下），炮姜10克，黄芩12克，生地黄15克，白茅根15克，大蓟15克，小蓟15克，桑白皮12克，青黛12克。

用法： 3剂，上药凉水浸泡30分钟，武火煎沸后文火煎20分钟，放入后下之薄荷煎煮10分钟，倒出药液；翻煎30分钟，2次药液混合约500毫升，分2次饭后温服，日1剂。

医嘱： 调畅情志，注意休息，清淡饮食，忌烟酒、辛辣等刺激性食物。

2009年5月13日二诊：患者服上方3剂，咳嗽减少，痰中有少量血丝，余症减轻，二便正常，舌质红，苔薄黄，脉弦数。继用上方3剂，煎服法、医嘱同上。

2009年5月17日三诊：患者已无咳嗽、咯血，余症皆除，纳食、二便正常，舌质红，苔薄白，脉弦。继用上方3剂，巩固疗效。

【按语】 肝为刚脏，喜条达舒畅，恶抑郁。今暴怒伤肝，肝火上逆犯肺，肺失清肃，肺络受伤，故咳嗽阵作，痰中带血，血色鲜红，胸闷胁胀，烦躁易怒，口干口苦，进食无味，大便干结，小便黄，面红目赤，头晕耳鸣，舌质红，苔薄黄，脉弦数，皆为肝火犯肺、肺络受损之象。治宜清肝泻肺，凉血止血，方选丹栀逍遥散加减。方中丹栀逍遥散清肝泻火，加黄芩、桑白皮、青黛泻肺清热，加生地黄、白茅根、大蓟、小蓟凉血止血；诸药合用，共奏清肝泻肺、凉血止血之功。血有所归，咯血自止。

十、肺痨——脾肺两虚，气阴耗伤案

侯某某，男，38岁，干部，陕西省西安市莲湖区人，2016年4月10日初诊。

主诉： 咳嗽，痰中带血3个月。

现病史： 患者于3个月前开始咳嗽，但痰不多，不易咳出，痰中带有血丝。曾在社区卫生中心按上呼吸道感染治疗，症状仍不减轻。后在西安某医院检查胸片示双肺多见散在的粟粒状阴影，病灶大小相似，密度分布均匀；化验血沉42 mm/h，红细胞3.2×10^{12}/L，白细胞3.6×10^{9}/L，血白蛋白31.8 g/L，血小板356×10^{9}/L；结核菌素试验为阳性，诊断为血行播散型肺结核。用抗结核四联治疗，服后出现恶心呕吐，大小便异常，故停用抗结核药物，为寻求中医治疗，始来我门诊就诊。

刻下症见： 面色㿠白，两颧发红，形体消瘦，腰酸肢软，倦怠乏力，语声低微，咳嗽无力，痰中带血丝，血色淡红，纳差食少，午后潮热，自汗盗汗，大便溏薄，小便清长，舌红，苔白、花剥，脉细数无力。

西医诊断： 血行播散型肺结核。

中医诊断： 肺痨。

辨证： 脾肺两虚，气阴耗伤。

治法： 健脾补肺，益气养阴。

方药： 保真汤加减。

当归12克，人参15克，生地黄15克，熟地黄15克，白术15克，炙黄芪30克，赤茯苓12克，白茯苓12克，天冬12克，麦冬12克，赤芍12克，白芍15克，知母12克，黄柏12克，五味子10克，柴胡12克，地骨皮12克，甘草12克，陈皮12克，厚朴12克，白及15克，紫菀12克，百部12克，三七粉6克（冲服），鳖甲15克（先煎），仙鹤草12克，白扁豆12克，炒薏苡仁15克，生姜10克，大枣3枚。

用法： 10剂，上药凉水浸泡30分钟，先煎鳖甲30分钟，放入浸泡好的药物，武火煎沸后文火煎30分钟，倒出药液；翻煎30分钟，2次药液混合约500毫升，用药液冲服三七粉，分2次饭后温服，日1剂。

医嘱：调畅情志，注意休息，合理饮食，避免感冒。忌烟酒，忌辛辣、油腻、生冷等刺激性食物。

2016年4月21日二诊：患者服上方10剂，咳嗽减轻，痰中血丝较前减少，午后潮热、自汗盗汗较前改善，仍面色皖白，两颧发红，形体消瘦，腰酸肢软，倦怠乏力，语声低微，纳差食少，大便溏薄，小便清长，舌红，苔白、花剥，脉细数无力。继用上方15剂，煎服法、医嘱同上。

2016年5月7日三诊：患者服上方15剂，咳嗽明显减轻，痰中偶有血丝，午后潮热、自汗盗汗较前明显改善，腰酸肢软、倦怠乏力、大便溏薄较前改善，仍面色皖白，两颧发红，形体消瘦，语声低微，纳差食少，小便清长，舌红，苔白、花剥，脉细数无力。继用上方加焦三仙各12克。15剂，煎服法、医嘱同上。

2016年5月23日四诊：患者服上方15剂，偶有咳嗽，痰中未见血丝，午后潮热、自汗盗汗消失，腰酸肢软、倦怠乏力、面色皖白、两颧发红、形体消瘦较前明显改善，大便已不溏薄，纳食增加，语言较前有力，小便正常，舌淡红，苔白，脉细数较前有力。继用上方20剂，煎服法、医嘱同上。

2016年6月14日五诊：患者偶尔轻微咳嗽，痰中未见血丝，未再出现午后潮热、自汗盗汗，腰酸肢软、倦怠乏力、面色皖白、两颧发红、形体消瘦较前明显改善，纳食明显增加，二便正常，舌淡红，苔白，脉细数较前有力。继用上方20剂，煎服法、医嘱同上。

2016年7月7日六诊：患者偶尔轻微咳嗽，痰中未见血丝，精神明显好转，腰酸肢软、面色皖白、两颧发红、形体消瘦较前明显改善，纳食、二便正常，舌淡红，苔白，脉沉细。继用上方20剂，煎服法、医嘱同上。

2016年7月28日七诊：患者面色稍红润，两颧已不发红，未再咳嗽，痰中未见血丝，精神明显好转，体重增加，纳食、二便正常，舌淡红，苔薄白，脉沉细。7月26日在西安某医院检查，化验血常规正常，血沉9.5 mm/h；胸片示胸肺膈未见明显异常。继用上方20剂，巩固疗效。

【按语】此案西医诊断为血行播散型肺结核，属中医“肺痨”“虚劳”“虚损”范畴。《素问·玉机真藏论》曰：“大骨枯槁，大肉陷下，胸中气满，喘息不便，内痛引肩项，身热，脱肉破䐃。”《医学入门》曰：“潮、汗、咳嗽，或见血，或遗精，泄分轻重，轻者六症间作，重者六症兼作。”患者脾肺同病，阴伤气耗，清肃失司，肺气虚损，故咳嗽无力；肺络受伤，则痰中带血丝、血色淡红；脾虚不健，运化失司，故纳差食少，大便溏薄，小便清长；虚热蒸逼，津液外泄，则两颧发红，午后潮热，自汗盗汗；脾肺虚弱，气血不足，则面色皖白，形体消瘦；腰酸肢软，倦怠乏力，语声低微，舌红，苔白、花剥，脉细数无力，皆为脾肺两虚、气阴耗伤之象。治宜健脾补肺，益气养阴，方选保真汤加减。方中保真汤健脾补肺，益气养阴；加白及、三七粉、鳖甲、仙鹤草补气养阴，收敛止血；加紫菀、百部止咳杀虫；加白扁豆、炒薏苡仁甘淡健脾。三诊时仍纳差食少，大便溏薄，故加焦三仙健脾和胃。全方合用，共奏健脾补肺、益气养阴、止咳杀虫、收敛止血之功。经过4个多月的治疗，标本兼顾，肺痨痊愈，体质恢复。

十一、肺痨——气阴亏损，肺脾两虚案

贾某某，男，69岁，农民，陕西省渭南市澄城县人，2001年3月2日初诊。

主诉：咳嗽短气，痰中带有血丝，疲乏无力5年余。

现病史：患者患肺结核病5年，一直服用抗结核四联药物利福平、异烟肼、吡嗪酰胺、乙胺丁醇治疗，活动性结核病症状已得到明显控制，但仍觉咳嗽短气，痰中带有血丝，疲乏无力，气短声低，潮热，盗汗，纳食不佳。1年前拍摄胸片示：双上肺斑片状模糊影，部分边界不清，右上肺见一直径2.0 cm的空洞。结核病专科医院诊断为耐药性空洞型肺结核，现仍用以上抗结核药物，每日1次巩固治疗，多次拍片检查空洞迟迟不愈，为寻求中医治疗，始来我门诊求治。

刻下症见：面色㿠白，两颧潮红，形体消瘦，咳嗽短气，咳痰不利，痰中夹有少量血丝、血色黯淡，午后潮热，自汗盗汗，倦怠乏力，心悸心慌，纳食不佳，大便溏薄，小便清长，舌淡体胖、边有齿痕，苔薄白，脉细弱而数。

西医诊断：耐药性空洞型肺结核。

中医诊断：肺痨。

辨证：气阴亏损，肺脾两虚。

治法：益气养阴，补肺健脾，止血愈洞。

方药：补肺愈洞汤（自拟）加减。

人参15克，熟地黄15克，白术15克，生黄芪50克，蛤蚧15克，百合15克，川贝母12克，当归12克，麦冬12克，白芍12克，知母12克，黄柏12克，五味子12克，银柴胡12克，地骨皮12克，甘草10克，陈皮10克，厚朴10克，炒山药15克，白及30克，炒茜草12克，仙鹤草12克，三七6克，天花粉15克，桔梗15克，丹参10克，鳖甲15克（先煎），紫菀12克，百部12克，生姜10克，大枣3枚。

用法：10剂，上药凉水浸泡30分钟，先煎鳖甲，沸后煎煮30分钟，放入浸泡好的药物，武火煎沸后文火煎30分钟，倒出药液；翻煎30分钟，2次药液混合约500毫升，分2次饭后温服，日1剂。

医嘱：调畅情志，注意休息，避免劳累，合理饮食，避风寒，忌烟酒及辛辣、油腻、生冷等刺激性食物。

2001年3月13日二诊：患者服上方10剂，咳嗽短气稍有好转，痰中血丝较前减少，仍面色㿠白，两颧潮红，咳痰不利，午后潮热，自汗盗汗，倦怠乏力，心悸心慌，纳食不佳，大便溏薄，小便清长，舌淡体胖、边有齿痕，苔薄白，脉细弱而数。继用上方15剂，煎服法、医嘱同上。

2001年3月29日三诊：患者服上方15剂，咳嗽短气较前明显好转，痰中血丝较前明显减少，午后潮热、自汗盗汗较前改善，仍面色㿠白，两颧潮红，倦怠乏力，心悸心慌，纳食不佳，大便溏薄，小便清长，舌淡体胖、边有齿痕，苔薄白，脉细弱而数。继用

上方15剂，煎服法、医嘱同上。

2001年4月14日四诊：患者服上方15剂，咳嗽短气明显好转，痰中未见血丝，午后潮热、自汗盗汗较前明显改善，仍面色皖白，两颧潮红，倦怠乏力，心悸心慌，纳食不佳，大便溏薄，小便清长，舌淡体胖，苔薄白，脉细弱。继用上方去炒茜草、仙鹤草、三七、丹参，加焦三仙各12克。15剂，煎服法、医嘱同上。

2001年4月30日五诊：患者稍觉咳嗽，短气较前明显好转，痰中未再出现血丝，稍有午后潮热、自汗盗汗，精神好转，面色皖白、心悸心慌较前明显改善，两颧已不潮红，纳食增加，大便已不溏薄，小便正常，舌淡体胖，苔薄白，脉细弱。继用上方15剂，煎服法、医嘱同上。

2001年5月16日六诊：患者稍觉咳嗽短气，痰中未再出现血丝，已无午后潮热、自汗盗汗，精神明显好转，面色皖白、心悸心慌较前明显改善，两颧已不潮红，纳食明显增加，二便正常，舌淡，苔薄白，脉细弱。停用抗结核药物，上方改为水丸剂，每次10克，每日2次，连服3个月。

2001年8月25日七诊：患者持X线胸片来诊室，激动地说："空洞已经好了！"其胸片示：双上肺有少许斑片状影，密度均匀，边界清楚，未见空洞。已不觉咳嗽短气，未见午后潮热、自汗盗汗、心悸心慌，精神明显好转，面色红润，两颧已不潮红，纳食、二便正常，舌淡红，苔薄白，脉沉细较明明显有力。继用上方水丸剂，每次10克，每日2次，继服2个月，巩固治疗。

【按语】此案西医诊断为耐药性空洞型肺结核，属中医"肺痨""虚劳""虚损"范畴。《内经》对本病的临床特点，已有记载，如《素问·玉机真藏论》说："大骨枯槁，大肉陷下，胸中气满，喘息不便，内痛引肩项，身热，脱肉破䐃……肩髓内消。"患者患肺结核数年，经用抗结核四联药物治疗，活动性结核病症状已得到明显控制，但仍觉咳嗽短气，痰中带有血丝，肺中空洞迟迟不愈，中医辨证属气阴亏损，肺脾两虚。肺脾同病，清肃失司，肺不主气，故咳嗽短气，咳痰不利；肺虚络损，则痰中夹有少量血丝、血色黯淡；气虚不能卫外，阳陷入阴，故倦怠乏力，心悸心慌；气阴亏损，故面色皖白，两颧潮红，形体消瘦，午后潮热，自汗盗汗；脾虚不健，则纳食不佳，大便溏薄，小便清长；舌淡体胖边有齿痕，苔薄白，脉细弱而数，皆为气阴亏损、肺脾两虚之象。治宜益气养阴，补肺健脾，止血愈洞，方选自拟补肺愈洞汤加减。方中补肺愈洞汤补气养阴，止血愈洞，兼清脾热，补益脾肺之气；加炒山药健脾益气；加炒茜草、仙鹤草、三七、丹参益气摄血，活血祛瘀；加鳖甲补阴配阳，清热除蒸；加紫菀、百部温润止嗽，补肺杀虫；重用白及色白入肺，补肺收敛，生肌消肿，又可止血；重用生黄芪性味甘温，功能补肺益气，益血强筋，排脓止痛，生肌长肉，不但能补虚固表，又能升举胸中之大气，使肺脏有所寄托；加天花粉伍黄芪，排毒解脓，生肌长肉，并化热痰；加桔梗开胸利壅，祛痰排脓，为群药之舟楫，引诸药渡达病所。四诊时痰中已未见血丝，故去炒茜草、仙鹤草、三七、丹参；仍纳食不佳，大便溏薄，故加焦三仙健脾和胃。经过5个多月的治疗，患者仅双上肺有少许斑片状影，密度均匀，边界清楚，未见空洞，症状消失，体质恢复，而达痊愈。

十二、肺痈——肺阴耗损，脓毒不尽案

侯某某，男，68岁，陕西省西安市莲湖区人，2017年9月16日初诊。

主诉：咳吐脓血3个月。

现病史：患者约3个月前，因患感冒突然发热、咳嗽、胸痛，初时咳吐黄稠痰，喉间常有腥味，在当地社区医院治疗2周，高热不退，继则咳吐大量脓血，入住西安市某医院，经检查诊断为肺脓疡。住院21天，高热已退，咳吐脓血减少。出院后，不规律服用抗生素和退烧药（用药不详），经常低热，仍咳吐脓血痰，胸胁隐痛，纳食不佳，为寻求中医治疗，始来我门诊部就诊。

刻下症见：面色皖白无华，形体消瘦，精神萎靡，午后及夜间发热（最高体温38.3℃），咳嗽气喘，咳吐脓血，痰稠腥臭，咯出不利，胸胁隐痛，难以久卧，气短乏力，心烦自汗，口干咽燥，纳食不佳，小便黄少，大便干燥，2～3日一行，舌红，无苔，脉细数无力。

西医诊断：肺脓疡。

中医诊断：肺痈（溃脓恢复期）。

辨证：肺阴耗损，脓毒不尽。

治法：养阴清肺，排脓解毒。

方药：沙参清肺汤合桔梗杏仁煎加减。

北沙参15克，黄芪30克，太子参12克，白及12克，甘草10克，桔梗12克，薏苡仁20克，冬瓜仁15克，麦冬12克，百合12克，苦杏仁10克，阿胶6克（烊化），金银花15克，连翘15克，象贝母12克，枳壳15克，大血藤15克，夏枯草12克，鱼腥草20克，败酱草20克，天花粉12克，炒栀子12克，白茅根15克，三七10克，大黄10克（后下）。

用法：7剂，上药凉水浸泡30分钟，武火煎沸后文火煎20分钟，放入后下之大黄煎煮10分钟，倒出药液；翻煎30分钟，2次药液混合约500毫升，分2次饭后温服，日1剂。

医嘱：调畅情志，注意休息，清淡饮食，忌油腻、辛辣等刺激性食物。

2017年9月24日二诊：患者服上方7剂，午后及夜间发热减轻（最高体温37.8℃），咳嗽气喘、胸胁隐痛减轻，咳吐脓血减少，较易咯出，仍形体消瘦，精神萎靡，面色皖白无华，痰稠腥臭，难以久卧，气短乏力，心烦自汗，口干咽燥，纳食不佳，小便黄少，大便干燥较前改善，2日一行，舌红，无苔，脉细数无力。继用上方7剂，煎服法、医嘱同上。

2017年10月2日三诊：患者已无发热，咳嗽气喘、胸胁隐痛较前明显减轻，咳吐少量脓血，痰稀易咯出，痰质变稀、已无腥臭气味，心烦自汗、口干咽燥较前明显改善，精神、面色、气短乏力较前好转，睡眠改善，仍形体消瘦，纳食不佳，小便黄少，大便干燥

改善，2日一行，舌红，少苔，脉细数较前稍有力。继用上方加大太子参量至15克，加炒山药15克。10剂，煎服法、医嘱同上。

2017年10月13日四诊：患者未再发热、胸胁隐痛，稍觉咳嗽气喘，已不咳吐脓血，少量稀痰易咯出，已不觉心烦自汗、口干咽燥，精神、面色、气短乏力较前明显好转，睡眠改善，形体稍丰，纳食较前好转，二便正常，舌红，苔薄白，脉细数。此时脓毒已尽，正气未复，治宜益气养阴，补肺健脾。方药：养阴清肺汤合六君子汤加减。生地黄15克，麦冬12克，玄参12克，川贝母10克，牡丹皮12克，薄荷10克（后下），炒白芍12克，白术15克，半夏12克，陈皮12克，茯苓12克，人参15克，黄芪30克，炒山药15克，炙甘草10克，大枣3枚。10剂，上药凉水浸泡30分钟，武火煎沸后文火煎20分钟，放入后下之薄荷煎煮10分钟，倒出药液；翻煎30分钟，2次药液混合约500毫升，每日分2次饭后温服，日1剂。医嘱同上。

2017年10月24日五诊：患者面色稍红润，偶觉咳嗽气喘，未见咳吐脓血，有少量稀痰易咯出，已不觉心烦自汗、口干咽燥，精神、体力明显恢复，纳食、睡眠、二便正常，舌淡红，苔薄白，脉细滑。继用上方10剂，巩固疗效，不适随诊。

【按语】此案西医诊断为“肺脓疡”，属中医“肺痈”范畴。《金匮要略·肺痿肺痈咳嗽上气病脉证治》曰：“咳而胸满振寒，脉数，咽干不渴，时出浊唾腥臭，久久吐脓如米粥者，为肺痈。”患者形体消瘦，精神萎靡，面色㿠白无华，午后及夜间发热（最高体温38.3℃），咳嗽气喘，咳吐脓血，痰稠腥臭，咯出不利，胸胁隐痛，难以久卧，气短乏力，心烦自汗，口干咽燥，纳食不佳，小便黄少，大便干燥，2～3日一行，舌红，无苔，脉细数无力；此时脓毒不尽，邪恋正虚，属溃脓恢复期。《医门法律·肺痿肺痈门》曰：“凡治肺痈病，以清肺热，救肺气，俾其肺叶不致焦腐，其生乃全。故清一分肺热，即存一分肺气，而清热必须涤其壅塞，分杀其势于大肠，令秽浊脓血日渐下移为妙。”故以养阴清肺、排脓解毒为法，扶正与祛邪并举，选沙参清肺汤合桔梗杏仁煎加减。方中沙参清肺汤益气养阴，清肺化痰；桔梗杏仁煎养肺滋阴，兼清脓毒；加鱼腥草、败酱草、天花粉清热解毒排脓；炒栀子、白茅根清热止血；三七祛瘀止血；因患者大便干燥，2～3日一行，肺与大肠相表里，故加大黄不致腑热上攻，以利肺气宣降，热毒之邪得从大便而解。三诊时仍形体消瘦，纳食不佳，故加大太子参量，加炒山药补气健脾。四诊时脓毒已尽，正气未复，故以养阴清肺汤合六君子汤加减益气养阴，补肺健脾，达补土生金之妙。全程法随证转，药证相宜，邪祛正复，乃得痊愈。

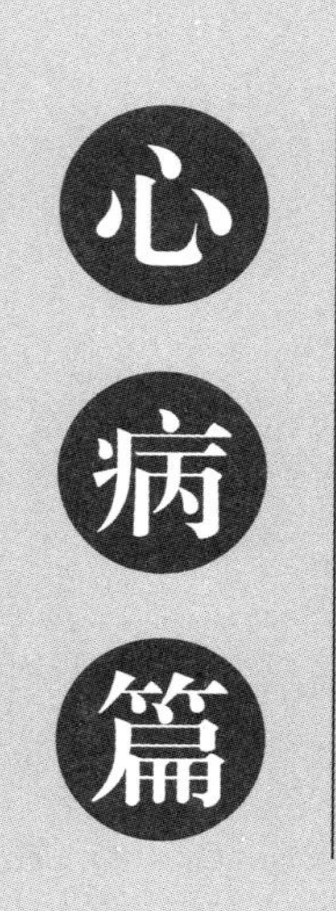
心病篇

一、心悸——肝郁化火，热扰心神案

周某某，女，35岁，教师，陕西省西安市未央区人，2009年9月26日初诊。

主诉：头晕、心悸、汗多5个月余。

现病史：患者于5个月前开始出现头晕、心悸、汗多，继而出现五心烦热，心神不宁，肢体疼痛，口燥咽干，潮热盗汗，不思饮食，倦怠乏力。经多家医院检查心电图、心脏B超、头颅CT示无明显器质性病变，诊断为“心脏自主神经功能失调”。经多处治疗，曾服用脑心通口服液、复方丹参片、谷维素及中药补益剂，症状不减，始来我门诊诊疗。

刻下症见：面色晦暗，头晕耳鸣，心悸气短，心胸憋闷，胁下不舒，心烦意乱，夜寐不宁，五心烦热，肢体酸困，倦怠乏力，潮热盗汗，不思饮食，大便干燥，3～4日一行，小便黄，舌质红，苔黄，脉弦细数。

西医诊断：心脏自主神经功能失调。

中医诊断：心悸。

辨证：肝郁化火，热扰心神。

治法：疏肝清热，养心安神。

方药：丹栀逍遥散加减。

牡丹皮12克，栀子12克，柴胡12克，当归12克，白芍15克，白术12克，茯苓15克，薄荷12克（后下），炮姜10克，炒酸枣仁12克，炒柏子仁12克，远志12克，生龙骨15克（先煎），生牡蛎15克（先煎），麦冬12克，生地黄12克。

用法：7剂，上药凉水浸泡30分钟，先煎生龙骨、生牡蛎，煎沸30分钟，放入浸泡好的药物，武火煎沸后文火煎20分钟，放入后下之薄荷煎煮10分钟，倒出药液；翻煎30分钟，2次药液混合约500毫升，分2次饭后温服，日1剂。

医嘱：调畅情志，注意休息，清淡饮食，忌油腻、辛辣等刺激性食物。

2009年10月4日二诊：患者服上方7剂，头晕耳鸣、心胸憋闷、胁下不舒、心烦意乱减轻，心悸气短次数减少，仍面色晦暗，夜寐不宁，五心烦热，肢体酸困，倦怠乏力，潮热盗汗，不思饮食，大便干燥，3～4日一行，小便黄，舌质红，苔黄，脉弦细数。继用上方10剂，煎服法、医嘱同上。

2009年10月15日三诊：患者服上方10剂，头晕耳鸣、心胸憋闷、胁下不舒、心烦意乱明显减轻，心悸气短次数明显减少，面色晦暗、夜寐不宁、五心烦热、肢体酸困、潮热盗汗较前改善，仍倦怠乏力，不思饮食，大便干燥，3～4日一行，小便黄，舌质红，苔黄腻，脉弦细数。上方去麦冬、生地黄，加枳实、焦三仙、陈皮、青皮。10剂，煎服法、医嘱同上。

2009年10月26日四诊：患者稍有头晕耳鸣、心胸憋闷、胁下不舒、心烦意乱、心悸气短，面色晦暗、夜寐不宁、五心烦热、肢体酸困、潮热盗汗较前明显改善，精神较前好转，纳食较前明显增加，大便干燥较前改善，1～2日一行，小便黄，舌质红，苔薄黄，脉弦细。继用上方10剂，煎服法、医嘱同上。

2009年11月6日五诊：患者偶有头晕耳鸣、心胸懑闷、胁下不舒、心烦意乱、心悸气短，面色淡红，睡眠好转，已无五心烦热、肢体酸困、潮热盗汗，精神好转，纳食、二便正常，舌淡红，苔薄白，脉弦细。继用上方10剂，巩固疗效，不适随诊。

【按语】此案西医诊断为心脏自主神经功能失调，属中医“心悸”范畴。患者肝气郁结，郁久化热，热扰心神，故心悸气短，心烦意乱，五心烦热，夜寐不宁，潮热盗汗；肝不疏泄，气机不畅，故心胸懑闷，胁下不舒，肢体酸困；肝火上扰，则头晕耳鸣；气滞血瘀，则面色晦暗；肝气横逆犯脾犯胃，脾失健运，胃失和降，则倦怠乏力，不思饮食；大便干燥，3～4日一行，小便黄，舌质红苔黄，脉弦细数，皆为肝郁化火、热扰心神之象。治宜疏肝清热，养心安神，方选丹栀逍遥散加减。方中丹栀逍遥散疏肝清热，加炒酸枣仁、炒柏子仁、远志、生龙骨、生牡蛎、麦冬、生地黄养心安神。三诊时仍倦怠乏力，不思饮食，大便干燥，故去麦冬、生地黄等腻膈之品，加枳实、焦三仙、陈皮、青皮疏肝理气，健脾和胃。药证相符，随症加减，取得满意效果。

二、胸痹，高热不退——痰浊闭阻，少阳经气不利案

郭某某，男，62岁，农民，陕西省渭南市澄城县人，1992年4月20日初诊。

主诉：胸胁胀痛，痰多气短，发热12日。

现病史：患者于12日前觉畏寒发热，全身关节疼痛，头晕头痛，按感冒治疗5日仍高热不退，入住某医院，诊断为病毒性心肌炎、糖尿病、高脂血症。用抗生素、抗病毒、解热止痛药治疗，用时热退，随后复热，每日体温最高40.5℃，仍胸胁胀痛，痰多气短，遂邀余诊治。

刻下症见：胸胁胀痛，痰多气短，寒热往来，口苦口干，恶心欲吐，不思饮食，头晕神疲，小便黄赤，大便2日未解，舌红，苔黄腻，脉弦滑数。

西医诊断：病毒性心肌炎，糖尿病，高脂血症，高热待查。

中医诊断：胸痹，伤寒少阳证。

辨证：痰浊闭阻，少阳经气不利。

治法：通阳泄浊，和解少阳。

方药：柴胡枳桔陷胸汤加减。

全瓜蒌30克，薤白12克，柴胡30克，黄芩15克，黄连12克，桔梗12克，枳壳12克，半夏12克，党参15克，炙甘草10克，生姜10克，大枣3枚。

用法：2剂，上药凉水浸泡30分钟，武火煎沸后文火煎30分钟，倒出药液；翻煎30分钟，2次药液混合约500毫升，分3次温服，4小时服1次，日1剂。

医嘱：调畅情志，注意休息，清淡饮食。

1992年4月21日二诊：患者昨夜体温降至37.5℃，大便1次，小便黄，胸胁胀痛、痰多气短、口苦口干、恶心欲吐减轻，能食稀粥，头晕神疲改善，舌红，苔黄腻，脉弦滑数。继用上方2剂，煎服法、医嘱同上。

1992年4月23日三诊：患者昨日白天未再发热，晚6时复又发热，体温38.5℃，今

早体温恢复至37℃；胸胁胀痛、痰多气短、口苦口干、恶心欲吐明显减轻，纳食较前增加，精神好转，小便黄，大便干，舌红，苔黄腻，脉弦滑。继用上方加枳实12克，炒莱菔子12克。2剂，煎服法、医嘱同上。

1992年4月25日四诊：患者2日内未再发热，稍有胸胁胀痛，痰多气短、口苦口干、恶心欲吐明显减轻，纳食增加，精神好转，小便黄、大便干较前改善，舌红，苔黄腻，脉弦滑。继用上方3剂，煎服法、医嘱同上。

1992年4月29日五诊：患者未再发热，未见胸胁胀痛，已无痰多气短、口苦口干、恶心欲吐，纳食增加，精神好转，二便正常，舌红，苔薄黄，脉弦滑。此乃邪气已退，正气未复，用小柴胡汤合六君子汤加黄芪，柴胡20克，黄芩12克，半夏12克，太子参15克，白术15克，茯苓15克，陈皮12克，炙甘草10克，炙黄芪30克，枳实15克，生姜10克，大枣3枚。7剂，上药凉水浸泡30分钟，武火煎沸后文火煎30分钟，倒出药液；翻煎30分钟，2次药液混合约500毫升，分3次温服，4小时服1次，日1剂。嘱清淡饮食，注意休息，避免受凉。

1992年5月13日六诊：患者未再出现发热、胸胁胀痛，纳食、二便正常，舌淡红，苔薄白，脉滑。继用上方7剂，巩固疗效，不适随诊。

【按语】此案患者胸胁胀痛，痰多气短，发热10余日，病邪由表及里，虽有西医“病毒性心肌炎”之诊断，但不宜以寒治热、独守清热解毒。患者症见寒热往来，胸胁胀痛，痰多气短，口苦口干，恶心欲吐，不思饮食，头晕神疲，脉弦滑数，属中医胸痹、痰浊闭阻，伤寒少阳证，皆由邪在半表半里、经气不利、郁而化热所致。邪不在表，也不在里，“汗”“吐”“下”三法皆不适宜，故以通阳泄浊、和解少阳为法，选柴胡枳桔陷胸汤加减治疗。初诊时胸胁胀痛，痰多气短为著，以小陷胸汤加枳壳、桔梗、薤白通阳泄浊，豁痰开结；合小柴胡汤和解少阳，调和解热。诸药合奏，邪气得解，少阳得和，上焦得通，津液得下，胃气得和，故胸胁胀痛减轻，高热消退。三诊时仍小便黄，大便干，乃胃肠腑气不畅，故加枳实、炒莱菔子以通畅肠胃。五诊时邪气已退，正气未复，以小柴胡汤合六君子汤加黄芪和解少阳，健脾和胃益气，邪祛正复，乃得痊愈。

三、胸痹，高热不退——少阳阳明合病案

陈某某，男，67岁，干部，陕西省西安市高新区人，2008年7月25日初诊。

主诉：发热15天。

现病史：患者于2008年6月15日因胸痛入住西安某医院，检查诊断为“心肌梗死”“多发性脑梗死”，放置支架2处，仍有2处不全梗死，住院10天。出院返家后15天突然高热，每日最高体温达40.5℃，入住西安某医院，住院治疗12天体温仍高，每日早起稍降，午后又发热，最高体温41℃，检查血常规、抗链球菌溶血素“O”、血沉均正常，甘油三酯3.1 mmol/L，血压140/90 mmHg，心率105次/分，经西医专家会诊考虑支架排异反应，用头孢曲松钠、地塞米松、布洛芬等药，高热稍退复起，遂邀余合治。

刻下症见：寒热往来，头晕目眩，胸胁胀闷，恶心呕吐，不欲饮食，口苦口干，腹胀

痞硬，小便黄赤，大便4日未解，舌红，苔黄腻，脉弦滑数。

西医诊断：心肌梗死，高血压，多发性脑梗死，心脏支架术后高热。

中医诊断：胸痹，高热不退。

辨证：少阳阳明合病。

治法：和解少阳，内下热结。

方药：大柴胡汤加减。

柴胡30克，黄芩15克，大黄12克（后下），枳实12克，半夏12克，白芍12克，厚朴15克，炒莱菔子12克（包煎），炙甘草10克，生姜10克，大枣3枚。

用法：2剂，上药凉水浸泡30分钟，武火煎沸后文火煎30分钟，放入后下之大黄煎10分钟，倒出药液；翻煎30分钟，2次药液混合约500毫升，分3次温服，6小时服1次，日1剂。

医嘱：调畅情志，注意休息，清淡饮食。

2008年7月27日二诊：患者于昨日大便1次，便量较多，晚上高热已退。至今日12点未再高热，能进稀粥，进后未有呕吐，胸胁胀闷、腹胀痞硬减轻，仍头晕目眩，口苦口干，小便黄赤，舌红，苔黄略腻，脉弦略数。继用上方加减，柴胡15克，黄芩12克，大黄10克（后下），枳实10克，半夏10克，白芍12克，厚朴12克，炒莱菔子10克（包煎），炙甘草10克，生姜10克，大枣3枚。2剂，煎服法、医嘱同上。

2008年7月27日三诊：患者未再高热，昨日大便1次，纳食好转，胸胁胀闷明显减轻，无腹胀痞硬，轻微口苦口干，头晕目眩，小便正常，舌淡，苔薄白，脉弦细。此时邪气已去，正气未复，改用小柴胡汤合六君子汤，柴胡15克，半夏12克，黄芩10克，人参15克，白术15克，茯苓15克，陈皮12克，炙甘草10克，生姜10克，大枣3枚。5剂，上药凉水浸泡30分钟，武火煎沸后文火煎30分钟，倒出药液；翻煎30分钟，2次药液混合约500毫升，分2次饭后温服，日1剂。嘱调畅情志，注意休息，清淡饮食。

2008年8月5日四诊：患者未再发热，余症皆消，纳食、二便正常。继用上方5剂，巩固疗效。

【按语】《伤寒论》第256条云："阳明少阳合病，必下利，其脉不负者，为顺也。负者，失也，互相克贼，名为负也。脉滑而数者，有宿食也，当下之，宜大承气汤。"此案患者高热10余日，寒热往来，胸胁胀闷，腹胀痞硬，恶心呕吐，不欲饮食，头晕目眩，口苦口干，大便秘结不解，小便黄赤，舌红，苔黄腻，脉弦滑数，皆为病邪已入阳明、化热成实之候。往来寒热不解，表明病变部位仍未离少阳；恶心呕吐，不欲饮食，则较小柴胡汤证之心烦喜呕为重，说明病邪已进入阳明，有化热成实的热结之象；宿食内结，大便不下利而反为秘结不解，是为未达热结旁流之时。故以和解少阳、内下热结为法，以大柴胡汤为主方，加厚朴、炒莱菔子以增强通腑泻热之功。二诊时热退，大便已通，则减柴胡、黄芩、大黄、枳实、炒莱菔子量以避伤正气。三诊时邪气已退，正气未复，故用小柴胡汤合六君子汤以使邪祛正复，效果良好。

四、胸痹心痛——肝气郁结，心血瘀阻案

谢某某，男，58岁，干部，陕西省西安市灞桥区人，2006年4月28日初诊。

主诉：心前区憋闷疼痛1年，加重10天。

现病史：患者心前区憋闷疼痛1年，加重10天。疼痛发作时有刺痛感，连及胁肋、左肩背，每日数次，发作时间较长，精神抑郁，睡眠不宁，常于情志不舒后发作，在市中心医院行心电图检查显示冠状动脉供血不足，Ⅱ、Ⅲ、aVF、V5导联ST段下移，V5 T波低平；诊断为冠心病心绞痛。不规律运用西药扩血管、降脂、镇静等治疗，症状时轻时重，始来我门诊寻求中医诊治。

刻下症见：心前区憋闷疼痛，疼痛发作时有刺痛感，连及胁肋、左肩背，每于情志不舒后发作，精神抑郁，善太息，夜寐不宁，舌紫黯、有瘀斑，苔薄白，脉弦细。

既往史：高血压病史5年，不规律服用降压药。

西医诊断：冠心病心绞痛。

中医诊断：胸痹心痛。

辨证：肝气郁结，心血瘀阻。

治法：疏肝理气，活血化瘀。

方药：柴胡疏肝散加减。

柴胡10克，全瓜蒌15克，桂枝12克，枳壳12克，赤芍15克，川芎12克，香附12克，陈皮12克，桔梗10克，郁金12克，甘草12克，丹参30克，桃仁12克，红花12克，三七粉6克（冲服），当归12克，川牛膝12克，首乌藤15克，水蛭10克。

用法：7剂，上药凉水浸泡30分钟，武火煎沸后文火煎30分钟，倒出药液；翻煎30分钟，2次药液混合约500毫升，用药液冲服三七粉，分2次饭后温服，日1剂。

医嘱：调畅情志，饮食有节，忌油腻食物。

2006年5月6日二诊：患者服上方7剂，心前区憋闷疼痛减轻，疼痛发作时有刺痛感，连及胁肋、左肩背，每于情志不舒后发作，精神抑郁，善太息，夜寐不宁，舌紫黯、有瘀斑，苔薄白，脉弦细。继用上方10剂，煎服法、医嘱同上。

2006年5月17日三诊：患者服上方10剂，心前区憋闷疼痛明显减轻，无明显刺痛感，已不连及胁肋、左肩背，精神较前好转，睡眠改善，舌紫黯、有瘀斑，苔薄白，脉弦细。继用上方10剂，煎服法、医嘱同上。

2006年6月28日四诊：患者偶有心前区憋闷疼痛，无明显刺痛感，精神明显好转，睡眠可，舌紫黯，苔薄白，脉弦细。继用上方10剂，煎服法、医嘱同上。

2006年7月9日五诊：患者已无心前区憋闷疼痛，症状消失，精神状况可，睡眠佳，舌略紫，苔薄白，脉弦细。继用上方10剂，巩固疗效，不适随诊。

【按语】《血证论》云："以肝属木，木气充和条达，不致遏郁，则血脉通畅。"《薛氏医案》亦指出："肝气通则心气和。"肝与心为母子关系，可以认为肝为起病之源，心为传病之所。《素问·脏气法时论》云："心病者，胸中痛，胁支满，胁下痛，膺背肩甲间痛，

两臂内痛。”文中所涉及的胸、胁、背、肩、臂等部位，也是肝胆经络循行之处。察其始末标本，知其病因病理。此案患者情志失调，则肝气郁结，疏泄失常，气悖胸中，血行不畅，心血瘀阻，遂致胸痹心痛，故心前区憋闷疼痛，疼痛发作时有刺痛感，连及胁肋、左肩背，每于情志不舒后发作，精神抑郁，善太息，夜寐不宁，舌紫黯、有瘀斑，苔薄白，脉弦细，皆为肝气郁结、心血瘀阻之象。治宜疏肝理气，活血化瘀，选柴胡疏肝散加减。方中柴胡疏肝散疏肝理气，活血化瘀，使气郁得疏，瘀血得清；加瓜蒌、桂枝、郁金宽胸理气，温通心阳；加丹参、桃仁、红花、三七粉、当归、水蛭、川牛膝、首乌藤活血化瘀通络。全方合用，共奏疏肝理气、活血化瘀之功，肝气疏，心血通，乃得收效。

五、胸痹心痛——痰浊壅滞，气血不足，心脉失养案

陈某某，男，46岁，工人，陕西省西安市港务区人，2021年2月15日初诊。

主诉：反复胸闷胸痛40余天。

现病史：患者于2021年1月1日3时许，休息时突感胸闷胸痛，疼痛位于心前区，持续3～5分钟缓解；就诊某医院住院治疗3天。查心电图示窦性心动过缓，I、AVL、V4～6导联ST段改变，AVL导联T波倒置；心肌损害三联正常；胸部CT未见异常。诊断为心肌梗死，口服阿司匹林肠溶片等药物治疗，症状不减。后转至他院，做心脏彩色超声检查示：二维超声心动图大致正常；二尖瓣、三尖瓣轻度关闭不全；升主动脉、主动脉弓、降主动脉起始段内径正常，血流通畅。查心肌损伤标志物示：TnI <0.010 ng/mL，CKMB <2.0 ng/mL，Myo 62 ng/mL，NT-proBNP <70 ng/mL，D-dimer 277 ng/mL。心脏造影示：LCX近段狭窄程度40%，狭窄长度约15 mm；LCX中段狭窄程度30%，狭窄长度约10 mm；D2近段狭窄程度50%，狭窄长度约15 mm；PCA近段狭窄程度50%，狭窄长度约15 mm；PCA中段狭窄程度60%；造影结论为冠心病。诊断为：1. 冠状动脉粥样硬化性心脏病；2. 不稳定性心绞痛；3. 慢性胃炎。给予抗血小板聚集、调脂稳斑、保护血管内皮、改善微循环等对症治疗。治疗后出院，症状时轻时重，反复发作，始来我门诊寻求中医治疗。

刻下症见：颜面晦滞，口唇青紫，胸闷胸痛，心前区压榨痛，向双上肢及肩背放射，胃脘胀痛，头晕心悸，肢体无力，眼睛干涩，夜寐不宁，纳差无味，大便溏薄不成形，舌紫黯，苔白略腻，脉沉细缓。

西医诊断：1. 冠状动脉粥样硬化性心脏病；2. 不稳定性心绞痛；3. 慢性胃炎。

中医诊断：胸痹心痛。

辨证：痰浊壅滞，气血不足，心脉失养。

治法：豁痰泄浊，通阳复脉，养心安神。

方药：瓜蒌薤白半夏汤合人参养荣汤加减。

全瓜蒌30克，薤白12克，半夏15克，人参15克，白术15克，茯苓15克，炙甘草15克，当归15克，川芎12克，熟地黄15克，炙黄芪30克，五味子12克，炙远志12克，桂枝12克，砂仁12克（后下），厚朴12克，生姜6克，大枣3枚。

用法：7剂，上药凉水浸泡30分钟，武火煎沸后文火煎20分钟，放入后下之砂仁煎煮10分钟，倒出药液；翻煎30分钟，2次药液混合约500毫升，分2次饭后温服，日1剂。

医嘱：避免情绪激动及过劳，适当活动，饮食有节，低盐低脂饮食，忌油腻、辛辣等刺激性食物。

2021年2月23日二诊：患者服上方7剂，胸闷胸痛、胃脘胀痛减轻，未再出现双上肢及肩背放射性疼痛，头晕心悸较前好转，仍颜面晦滞，口唇青紫，肢体无力，眼睛干涩，夜寐不宁，纳差无味，大便溏薄不成形，舌紫黯，苔白略腻，脉沉细缓。继用上方10剂，煎服法、医嘱同上。

2021年3月5日三诊：患者服上方10剂，胸闷胸痛、胃脘胀痛明显减轻，头晕心悸较前明显改善，肢体较前有力，大便成形，仍颜面晦滞，口唇青紫，眼睛干涩，夜寐不宁，纳差无味，舌紫黯，苔白略腻，脉沉细缓。继用上方加炒酸枣仁12克，炒柏子仁12克。10剂，煎服法、医嘱同上。

2021年3月16日四诊：患者服上方10剂，面色较前改善，口唇已不青紫，偶发胸闷胸痛、痛感较前明显减轻，未再出现胃脘胀痛、头晕心悸，肢体较前明显有力，眼睛干涩、夜寐不宁较前明显改善，纳食增加，舌淡黯，苔薄白，脉沉缓。继用上方15剂，煎服法、医嘱同上。

2021年4月2日五诊：患者面色已不晦滞，口唇已不青紫，未再出现胸闷胸痛、胃脘痛，纳食、睡眠、二便正常，舌淡红，苔薄白，脉沉。继用上方15剂，巩固疗效，不适随诊。

【按语】此案西医诊断为冠状动脉粥样硬化性心脏病、不稳定性心绞痛、慢性胃炎，属中医“胸痹心痛”范畴，证属虚实夹杂。《金匮要略》云：“胸痹不得卧，心痛彻背者，瓜蒌薤白半夏汤。”患者痰浊盘踞，胸阳失展，阻滞脉络，故胸闷胸痛，心前区压榨痛，并向双上肢及肩背放射；痰浊困脾，脾气不升，则胃脘胀痛，肢体无力，纳差无味，大便溏薄不成形；胸痹日久，气血两虚，气虚则无以行血，血虚则脉络不利，心失所养，故头晕心悸，眼睛干涩，夜寐不宁，颜面晦滞，口唇青紫；舌紫黯，苔白略腻，脉沉细缓，皆为痰浊壅滞、心脉失养之象。治宜豁痰泄浊，通阳复脉，养心安神，方选瓜蒌薤白半夏汤合人参养荣汤加减。方中瓜蒌薤白半夏汤通阳泄浊，豁痰开结；人参养荣汤益气养血，通阳复脉，养心安神；加砂仁、厚朴健脾和胃。三诊时仍眼睛干涩，夜寐不宁，纳差无味，颜面晦滞，口唇青紫，故加炒酸枣仁、炒柏子仁养心安神。全方攻补兼施，豁痰泄浊，通阳复脉，养心安神，健脾和胃，痰浊壅滞得清，心脉得以通利，心气心血得以供养，效果满意。

六、胸痹心痛，眩晕——心血瘀阻，络脉不通，痰浊中阻案

刘某某，男，57岁，干部，陕西省西安市碑林区人，2020年12月29日初诊。

主诉：胸闷刺痛20天。

现病史： 患者于2020年12月9日夜间出现胸闷刺痛，就诊于某医院，超声检查诊断为：室间隔略增厚；主动脉硬化；左室舒张功能减低，收缩功能正常；彩色血流示主动脉瓣根部反流（少量）。CT检查示：冠状动脉3段起始部钙化斑，相应管腔狭窄约40%；扫及右肺中叶内侧段及左肺散在纤维灶。诊断为：冠状动脉粥样硬化性心脏病，不稳定性心绞痛，高血压病Ⅲ级（极高危）。经降血压、抗血小板聚集、调脂稳斑、保护血管内皮、改善微循环等对症治疗，症状稍有减轻。出院后服用阿司匹林肠溶片，每日1次；硫酸氢氯吡格雷片，每日1次；尼可地尔片，每日1次；富马酸比索洛尔片，每日1次；胸闷刺痛时作时止，经他人介绍，始来我门诊寻求中医治疗。

刻下症见： 面色晦滞，口唇紫绀，胸部刺痛、固定不移，胸闷如窒，以夜间尤甚，疼痛放射至手臂，头痛头晕，手足麻木，心悸气短，喘息咳唾，纳差食少，夜寐不宁，舌紫黯、有瘀斑，苔白腻，脉沉细涩。血压168/108 mmHg，心率83次/分。

西医诊断： 冠状动脉粥样硬化性心脏病，不稳定性心绞痛，高血压病Ⅲ级（极高危）。

中医诊断： 胸痹心痛，眩晕。

辨证： 心血瘀阻，络脉不通，痰浊中阻。

治法： 活血化瘀，通络止痛，祛痰化浊。

方药： 血府逐瘀汤合半夏白术天麻汤加减。

当归15克，赤芍15克，川芎12克，桃仁12克，红花12克，柴胡10克，枳壳10克，桔梗10克，川牛膝12克，天麻12克，半夏12克，白术15克，陈皮12克，茯苓15克，丹参15克，延胡索12克，炙甘草10克。

用法： 7剂，上药凉水浸泡30分钟，武火煎沸后文火煎30分钟，倒出药液；翻煎30分钟，2次药液混合约500毫升，分2次饭后温服，日1剂。

医嘱： 注意调摄精神，避免情绪激动及过劳；劳逸结合，坚持适当活动；饮食有节，低盐低脂，食勿过饱，多吃水果及富含纤维食物，保持大便通畅；忌烟酒、油腻、辛辣等刺激性食物。

2021年1月6日二诊：患者服上方7剂，胸部刺痛、胸闷如窒减轻，疼痛未再放射至手臂，头痛头晕较前改善，手足麻木减轻，仍面色晦滞，口唇紫绀，喘息咳唾，纳差食少，心悸气短，夜寐不宁，舌紫黯、有瘀斑，苔白腻，脉沉细涩。血压156/96 mmHg，心率78次/分。继用上方加全瓜蒌30克，白豆蔻12克（后下）。10剂，上药凉水浸泡30分钟，武火煎沸后文火煎20分钟，放入后下之白豆蔻煎煮10分钟，倒出药液；翻煎30分钟，2次药液混合约500毫升，分2次饭后温服，日1剂，医嘱同上。

2021年1月17日三诊：患者服上方10剂，胸部刺痛、胸闷如窒、手足麻木明显减轻，头痛头晕、心悸气短、喘息咳唾较前明显改善，纳食增加，仍面色晦滞，口唇紫绀，夜寐不宁，舌紫黯、有瘀斑，苔白腻，脉沉细涩。血压150/92 mmHg，心率78次/分。继用上方10剂，煎服法、医嘱同上。

2021年1月28日四诊：患者服上方10剂，面色较前改善，口唇稍有紫绀，胸部刺痛发作次数较前明显减少，胸闷如窒、头痛头晕、喘息咳唾明显减轻，偶有手足麻木、心悸气短，纳食增加，睡眠好转，舌紫黯，苔白腻，脉沉细。血压148/96 mmHg，心率80次/分。继用上方10剂，煎服法、医嘱同上。

2021年2月8日五诊：患者面色较前明显改善，口唇已不紫绀，偶发胸部刺痛、头痛头晕，未再出现胸闷如窒、手足麻木、心悸气短、喘息咳唾，纳食正常，睡眠明显好转，舌淡略紫黯，苔白略腻，脉沉细。血压142/90 mmHg，心率76次/分。继用上方10剂，煎服法、医嘱同上。

2021年2月20日六诊：患者面色较前明显改善，口唇已不紫绀，未再出现胸部刺痛、头痛头晕，睡眠好转，纳食正常，舌淡略紫，苔薄白，脉沉细。血压140/86 mmHg，心率76次/分。继用上方10剂，煎服法、医嘱同上。

2021年3月3日七诊：患者面色、口唇颜色正常，诸症皆消，纳食、睡眠、二便正常，舌淡红，苔薄白，脉沉。血压138/90 mmHg，心率76次/分。继用上方15剂，巩固疗效，不适随诊。

【按语】此案西医诊断为冠状动脉粥样硬化性心脏病、不稳定性心绞痛、高血压病，属中医"胸痹心痛""眩晕"范畴，瘀血与痰浊交互为患。患者瘀血内停，络脉不通，血脉凝滞，故见胸部刺痛，固定不移，疼痛放射至手臂；血属阴，夜亦属阴，故夜间尤甚；瘀血阻塞，心失所养，故心悸气短，夜寐不宁；痰浊盘踞，胸阳失展，故胸闷如窒，头痛头晕，手足麻木，喘息咳唾；脾失健运，则纳差食少；面色晦滞，口唇紫绀，舌紫黯、有瘀斑，苔白腻，脉沉细涩，皆为心血瘀阻、络脉不通、痰浊中阻之象。治宜活血化瘀，通络止痛，祛痰化浊，方选血府逐瘀汤合半夏白术天麻汤加减。方中血府逐瘀汤活血化瘀，通络止痛；半夏白术天麻汤祛痰化浊。二诊时仍喘息咳唾，纳差食少，心悸气短，夜寐不宁，面色晦滞，口唇紫绀，舌紫黯、有瘀斑，苔白腻，脉沉细涩，故加全瓜蒌开胸中痰结，加白豆蔻通阳化浊，温中健脾，收效甚捷。

七、胸痹心痛——心阳虚衰，瘀血内阻案

叶某某，女，85岁，农民，陕西省西安市未央区人，2017年5月25日初诊。

主诉：间断胸闷、气短20余年，复发5天。

现病史：患者罹患高血压、冠心病20余年，经常胸闷头晕，不规则口服降压药、扩血管药，症状时轻时重。5天前觉胸闷胸痛，呼吸困难加重，入住某医院，查心电图示：异位心律，心房颤动，完全性右束支传导阻滞，继发性T波改变，胸导低电压，心电轴右偏。胸部CT示：双肺间质性改变，心影增大，心包少量积液，主动脉及冠状动脉钙化，右侧叶间胸膜及双侧胸腔积液。尿常规示尿胆素（+）。诊断为：1. 冠状动脉粥样硬化性心脏病，缺血性心肌病，心律失常——永久性心房颤动，完全性右束支传导阻滞，心功能Ⅲ级；2. 高血压病Ⅲ级（极高危）；3. Ⅱ型呼吸衰竭，呼吸性酸中毒、代谢性碱中毒；4. 胸腔积液；5. 心包积液；6. 低蛋白血症。给予单硝酸异山梨酯、硝普钠、硝酸甘油扩血管，极化液、环磷腺苷、左卡尼汀营养心肌，芪苈强心胶囊、丹参多酚酸盐改善微循环，肺脑合剂、精氨酸纠正酸碱平衡紊乱，泮托拉唑、雷贝拉唑抑酸，人血白蛋白纠正低蛋白

血症，呋塞米、螺内酯、利尿合剂利尿，阿司匹林肠溶片抗血小板聚集，瑞舒伐他汀钙片调酯，替米沙坦片降压等治疗出院。出院后口服阿司匹林肠溶片，100 mg，每日 1 次；瑞舒伐他汀钙片，10 mg，每日 1 次；替米沙坦片，40 mg，每日 1 次；芪苈强心胶囊，1.2 g，每日 3 次；呋塞米片，20 mg，每日 1 次；螺内酯片，20 mg，每日 1 次；单硝酸异山梨酯缓释胶囊，50 mg，每日 1 次。病情时轻时重，始来我门诊寻求中医治疗。

刻下症见：面色苍白，口唇青紫，胸闷胸痛，放射至后背部，时轻时重，心悸气短，虚汗时出，重则喘息，不能平卧，倦怠懒言，畏寒肢冷，纳差食少，大便干结，3 ～ 4 日一行，小便短少，舌紫黯，苔薄白，脉细弱无力。

西医诊断：1. 冠状动脉粥样硬化性心脏病，缺血性心肌病，心律失常——永久性心房颤动，完全性右束支传导阻滞，心功能Ⅲ级；2. 高血压病Ⅲ级（极高危）；3. Ⅱ型呼吸衰竭，呼吸性酸中毒、代谢性碱中毒；4. 胸腔积液；5. 心包积液；6. 低蛋白血症。

中医诊断：胸痹心痛。

辨证：心阳虚衰，瘀血内阻。

治法：益气温阳，活血通络。

方药：参附汤合真武汤加减。

人参 15 克，川附片 15 克（先煎），茯苓 15 克，白芍 15 克，白术 15 克，炙黄芪 30 克，丹参 15 克，三七 10 克，水蛭 10 克，生姜 10 克，大枣 3 枚。

用法：3 剂，上药凉水浸泡 30 分钟，先煎川附片，沸后煎 30 分钟（以煎至口服无麻感为度），放入浸泡好的药物，武火煎沸后文火煎 30 分钟，倒出药液；翻煎 30 分钟，2 次药液混合约 500 毫升，分 2 次饭后温服，日 1 剂。

医嘱：调畅情志，避免情绪激动，卧床休息，饮食有节，低盐低脂，食勿过饱，多吃水果及富含纤维食物，避免受凉感冒，保持大便通畅，忌油腻、辛辣等刺激性食物。

2017 年 5 月 28 日二诊：患者服上方 3 剂，胸闷胸痛、心悸气短减轻，胸痛时仍放射至肩背部，仍面色苍白，口唇青紫，虚汗时出，重则喘息，不能平卧，倦怠懒言，畏寒肢冷，纳差食少，大便干结，3 ～ 4 日一行，小便短少，舌紫黯，苔薄白，脉细弱无力。继用上方加桂枝 12 克。5 剂，煎服法、医嘱同上。

2017 年 6 月 2 日三诊：患者服上方 5 剂，胸闷胸痛、心悸气短明显减轻，疼痛已不放射至肩背部，虚汗较前减少，喘息较前好转，已能平卧，仍面色苍白，口唇青紫，倦怠懒言，畏寒肢冷，纳差食少，大便干结，3 ～ 4 日一行，小便短少，舌紫黯，苔薄白，脉细弱无力。继用上方加厚朴 12 克，枳壳 12 克，火麻仁 15 克。5 剂，煎服法、医嘱同上。

2017 年 6 月 8 日四诊：患者服上方 5 剂，面色稍红润，口唇青紫改善，胸闷胸痛、心悸气短明显减轻，疼痛未再放射至肩背部，虚汗较前明显减少，喘息较前明显好转，精神好转，畏寒肢冷改善，纳食增加，大便干结改善，1 ～ 2 日一行，小便较前增多，舌紫黯，苔薄白，脉细弱。继用上方 7 剂，煎服法、医嘱同上。

2017 年 6 月 16 日五诊：患者面色稍红润，口唇已不青紫，偶发胸闷胸痛、心悸气短，少量虚汗，轻微喘息，精神明显好转，畏寒肢冷明显改善，纳食增加，大便已不干结，1～2日一行，小便较前明显增多，舌紫黯，苔薄白，脉细弱较前有力。继用上方7剂，煎服法、医嘱同上。

2017年6月24日六诊：患者面色基本正常，口唇已不青紫，偶发胸闷胸痛、心悸气短，发作时症状轻微，不再出现虚汗、喘息，精神明显好转，稍有畏寒肢冷，纳食增加，大便正常，小便较前明显增多，舌略紫黯，苔薄白，脉沉细较前有力。继用上方7剂，煎服法、医嘱同上。

2017年7月2日七诊：患者面色基本正常，口唇已不青紫，未再出现胸闷胸痛、心悸气短，未见虚汗、喘息，精神明显好转，已不觉畏寒肢冷，纳食、二便正常，舌淡红，苔薄白，脉沉细较前有力。继用上方10剂，煎服法、医嘱同上。

2017年7月14日八诊：患者面色基本正常，口唇已不青紫，未再出现胸闷胸痛、心悸气短，未见虚汗、喘息，精神明显好转，已不觉畏寒肢冷，纳食、二便正常，舌淡红，苔薄白，脉沉细较前有力。继用上方10剂，巩固疗效，不适随诊。

此后5年内偶有复发，即按心气虚衰、瘀血内阻辨证，用上方加减，每获良效。2021年3月随访，患者已88岁，精神状态良好，生活自理，家人非常欣喜，感激不尽。

【按语】此案西医诊断为：1.冠状动脉粥样硬化性心脏病，缺血性心肌病，心律失常——永久性心房颤动，完全性右束支传导阻滞，心功能Ⅲ级；2.高血压病Ⅲ级（极高危）；3.Ⅱ型呼吸衰竭，呼吸性酸中毒、代谢性碱中毒；4.胸腔积液；5.心包积液；6.低蛋白血症。本病属中医“胸痹心痛”范畴，辨证为心气虚衰，瘀血内阻。《类证制裁·胸痹》曰：“胸痹，胸中阳微不运，久则阴乘阳位而为痹结也。其症胸满喘息，短气不利，痛引心背，由胸中阳气不舒，浊阴得以上逆，而阻其升降，甚则气结咳唾，胸痛彻背。夫诸阳受气于胸中，必胸次空旷，而后清气转运，布息展舒。胸痹之脉，阳微阴弦，阳微知在上焦，阴弦则为心痛，此《金匮》《千金》均以通阳主治也。”患者阳气虚衰，胸阳不运，故见胸闷胸痛，疼痛放射至肩背部，时轻时重；气机痹阻，血行瘀滞，则面色苍白，口唇青紫；心气虚衰，心阳不振，故见心悸气短，虚汗时出，甚则喘息，不能平卧；心肾阳气虚衰，故见倦怠懒言，畏寒肢冷，小便短少；累及脾阳，脾不健运，胃失和降，故纳差食少，大便干结，3～4日一行；舌紫黯，苔薄白，脉细弱无力，皆为心阳虚衰、瘀血内阻之象。治宜益气温阳，活血通络，方选参附汤合真武汤加减。方中参附汤益气温阳，真武汤温阳化气，加炙黄芪、大枣补气生阳，加丹参、三七、水蛭活血通络。二诊时仍虚汗时出，重则喘息，不能平卧，倦怠懒言，畏寒肢冷，面色苍白，口唇青紫，纳差食少，大便干结，3～4日一行，小便短少，故加桂枝温通阳气。三诊时仍倦怠懒言，畏寒肢冷，面色苍白，口唇青紫，纳差食少，大便干结，3～4日一行，小便短少，故加厚朴、枳壳行气消积；加火麻仁补气养阴，润肠通便。药证合拍，随症加减，效果满意。

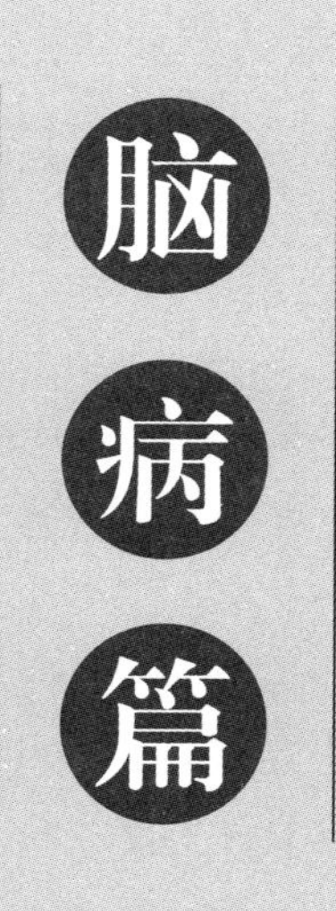
脑
病
篇

一、头痛，眩晕——肝阳上亢，肝风上扰案

曾某某，男，42岁，广东省东莞市南城人，2018年1月16日初诊。

主诉：头痛、眩晕2个月余。

现病史：患者喜好烟酒、嗜食肥甘厚腻食物，工作繁忙，时常通宵熬夜。2个月前出现头痛，以头顶处为著，呈阵发性胀痛，同时出现头晕目眩，无恶心呕吐、视物模糊、肢体麻木，遂至当地社区门诊就诊，检查血压162/112 mmHg，后连续3天监测血压，收缩压波动于150～160 mmHg之间，舒张压波动于90～115 mmHg之间，初步诊断为高血压病。未服用降压药，欲寻求中医药治疗，遂至本门诊就诊。

刻下症见：面红目赤，头痛头胀、头晕目眩、以头顶为甚，严重时觉站立不稳，烦躁易怒，口苦口干，夜寐不宁，乱梦烦扰，二便如常，舌质红，苔黄，脉弦数。血压168/115 mmHg。

西医诊断：高血压病。

中医诊断：头痛，眩晕。

辨证：肝阳上亢，肝风上扰。

治法：平肝潜阳，活血息风。

方药：天麻钩藤饮加减。

天麻15克，钩藤12克（后下），石决明30克（先煎），栀子12克，生杜仲30克，桑寄生15克，川牛膝15克，黄芩12克，首乌藤15克，茯神15克，益母草15克，炙甘草10克，丹参15克。

用法：7剂，上药凉水浸泡30分钟，先煎石决明30分钟，放入浸泡好的药物，武火煎沸后文火煎20分钟，放入后下之钩藤煎煮10分钟，倒出药液；翻煎30分钟，2次药液混合约500毫升，分2次饭后温服，日1剂。

医嘱：调畅情志，注意休息，清淡饮食，忌辛辣、油腻、海鲜类食物。

2017年1月24日二诊：患者服上方7剂，面红目赤、头痛头胀、头晕目眩、烦躁易怒、口苦口干较前减轻，仍夜寐不宁，乱梦烦扰，二便如常，舌质红，苔黄，脉弦数。血压156/105 mmHg。继用上方加炒酸枣仁15克，柏子仁15克，煅龙骨30克（先煎）。10剂，上药凉水浸泡30分钟，先煎石决明、煅龙骨30分钟，放入浸泡好的药物，武火煎沸后文火煎20分钟，放入后下之钩藤煎煮10分钟，倒出药液；翻煎30分钟，2次药液混合约500毫升，分2次饭后温服，日1剂，医嘱同上。

2017年2月5日三诊：患者服上方10剂，面红目赤、头痛头胀、头晕目眩、烦躁易怒、口苦口干较前明显减轻，睡眠多梦较前改善，二便如常，舌质红，苔薄黄，脉弦数。血压140/96 mmHg。继用上方10剂，煎服法、医嘱同上。

2017年2月16日四诊：患者面色正常，已无头痛头胀、头晕目眩，诸症悉除，二便正常，舌淡红，苔薄白，脉滑。血压130/82 mmHg。继用上方15剂，巩固疗效，1个月后回访血压正常。

【按语】此案西医诊断为“高血压病”，属中医“头痛”“眩晕”范畴。然中医精髓在于辨证论治，理法方药，不拘泥于西医高血压病。患者以头痛头胀、头晕目眩为主症，口干口苦、烦躁易怒、睡眠欠佳为次症，舌质红，苔黄，脉弦数，证属肝阳上亢，肝风上扰。究其病之所成，乃因长期作息无常、通宵达旦，嗜好烟酒，嗜食肥甘厚腻食物，饮食不节，以致肝热内生，日久则伤阴，阴虚则阳亢，亢盛而风动。肝阳上亢，血随亢盛之阳郁于上，故头痛头胀；阳亢盛极，引动肝风而致头晕目眩，站立不稳。治疗上，须知“乙癸同源”，亦谓“肝肾同源”，水能涵木，肝阳上亢日久，肝阴必损，久之累及肾，即子病及母。综上所述，急需平肝潜阳，活血息风，以天麻钩藤饮加减佐以活血化瘀之品。二诊时仍夜寐不宁，乱梦烦扰，故加炒酸枣仁、柏子仁、煅龙骨以养心安神。用药1个月余，诸症悉除，收效令人满意。

二、头痛——肝郁化火，上扰清窍案

何某某，女，46岁，教师，陕西省西安市新城区人，2002年10月3日初诊。

主诉：间断性头痛3年，加重1个月。

现病史：患者于3年前出现间断性头痛，每因情绪紧张、生气引发加重，头痛呈阵发性，每次持续1～2小时，痛时服用索米痛片，稍有缓解，在西安某医院经头颅CT、脑血流图检查无异常。近1个月因工作不顺，情绪焦虑，头痛复又发作，症状较前加重，始来我门诊诊疗。

刻下症见：头痛头胀，眩晕耳鸣，心烦易怒，口苦口干，失眠多梦，舌红，少苔，脉弦细数。

西医诊断：紧张性头痛。

中医诊断：头痛。

辨证：肝郁化火，上扰清窍。

治法：疏肝泻热，解郁止痛。

方药：丹栀逍遥散加减。

牡丹皮12克，栀子12克，当归12克，白芍12克，柴胡12克，茯苓12克，白术12克，甘草10克，薄荷12克(后下)，炮姜12克，天麻12克，白芷12克，蜈蚣3条，菊花10克，石决明12克(先煎)，川芎12克，细辛3克。

用法：7剂，上药凉水浸泡30分钟，先煎石决明30分钟，放入浸泡好的药物，武火煎沸后文火煎20分钟，放入后下之薄荷煎煮10分钟，倒出药液；翻煎30分钟，2次药液混合约500毫升，分2次饭后温服，日1剂。

针灸：取风池、行间、百会、太溪、合谷、血海、太阳、头维、丝竹空、悬颅、率谷、颔厌等穴位针刺，每日1次，留针30分钟。

医嘱：调畅情志，注意休息，清淡饮食，忌辛辣、油腻、生冷等刺激性食物。

2002年10月11日二诊：患者服上方7剂，头痛头胀、眩晕耳鸣减轻，心烦易怒较前改善，仍口苦口干，失眠多梦，舌红，少苔，脉弦细数。继用上方7剂，煎服法、针灸、医嘱同上。

2002年10月19日三诊：患者服上方7剂，头痛头胀、眩晕耳鸣较前明显减轻，心烦易怒较前明显改善，口苦口干减轻，睡眠较前改善，舌红，少苔，脉弦细数。继用上方7剂，煎服法、针灸、医嘱同上。

2002年10月27日四诊：患者稍有头痛头胀、眩晕耳鸣，已无心烦易怒，口苦口干明显减轻，睡眠较前明显改善，舌淡红，少苔，脉弦细。继用上方7剂，煎服法、医嘱同上，停止针灸。

2002年11月7日五诊：患者已无头痛头胀、眩晕耳鸣，无心烦易怒、口苦口干，睡眠正常，舌淡红，苔薄白，脉弦。继用上方7剂，巩固疗效，半年后随访未再复发。

【按语】紧张性头痛是一种发作性头部血管舒缩功能不稳定及体内某些化学物质暂时性改变引起的疾病，是临床上常见的慢性头痛之一，属中医“头痛”范畴。《袖珍论》曰：“头圆象天，故居人之上，为诸阳之会。头痛之疾，非止一端”“怒气伤肝，及肝气不顺，上冲于脑，令人头痛”。此案患者乃情志所伤，疏泄失职，气机郁滞，日久化火，循经上扰清窍，故头痛头胀，眩晕耳鸣，口苦口干；热扰心神，则心烦易怒，失眠多梦；舌红，少苔，脉弦细数，皆为肝郁化火、上扰清窍之象。治宜疏肝泻热，解郁止痛，方选丹栀逍遥散加减。方中丹栀逍遥散疏肝泻热，加天麻、白芷、蜈蚣、菊花、石决明、川芎、细辛，并配合针灸治疗，清肝通络止痛。诸药合用，共奏疏肝泻热、解郁止痛之功。肝郁解，肝火清，则头痛痊愈。

三、头痛——湿遏清阳，蒙蔽清窍案

吴某某，男，52岁，教师，陕西省西安市高新区人，2008年5月6日初诊。

主诉：间断性头痛2年余，加重1周。

现病史：患者间断性头痛2年余，加重1周。头痛发作频繁，以前额、颠顶为甚，伴头重昏沉，如物裹首，恶心呕吐，心悸胸闷，纳差不欲食。在西安某医院行CT检查示头颅未见异常，TCD提示脑血管痉挛，诊断为间断性头痛。平常发作时服用阿司匹林、布洛芬、曲马多等西药，疼痛稍有缓解。经用中药天麻钩藤饮、通窍活血汤、半夏白术天麻汤等治疗少效，始来我门诊治疗。

刻下症见：头痛发作频繁，以前额、颠顶为甚，伴头昏、头重如裹，恶心欲吐，心悸胸闷，倦怠乏力，纳差食少，昏沉嗜睡，大便溏稀，小便清长，舌淡、有齿痕，苔白厚腻，脉细缓。

西医诊断：间断性头痛。

中医诊断：头痛。

辨证：湿遏清阳，蒙蔽清窍。

治法：升清降浊，通络开窍。

方药：藿香正气散加通气散加减。

藿香15克，陈皮12克，半夏曲12克，茯苓12克，白术15克，桔梗12克，白芷

12克，大腹皮15克，紫苏12克，厚朴12克，川芎15克，香附12克，柴胡12克，炙甘草10克。

用法：7剂，上药凉水浸泡30分钟，武火煎沸后文火煎30分钟，倒出药液；翻煎30分钟，2次药液混合约500毫升，分2次饭后温服，日1剂。

医嘱：调畅情志，注意休息，合理饮食，忌油腻、辛辣、咖啡等刺激性食物。

2008年5月14日二诊：患者服上方7剂，头痛减轻、发作次数减少，前额、颠顶疼痛稍减轻，头昏、头重如裹、恶心欲吐、心悸胸闷改善，仍倦怠乏力，纳差食少，昏沉嗜睡，大便溏稀，小便清长，舌淡、有齿痕，苔白厚腻，脉细缓。上方加焦三仙各30克。7剂，水煎服，医嘱同上。

2008年5月22日三诊：患者头痛，前额、颠顶疼痛明显减轻，发作次数减少，头昏、头重如裹、恶心欲吐、心悸胸闷、昏沉嗜睡明显改善，精神好转，纳食增加，大便已不溏稀，小便正常，舌淡，苔白腻，脉细缓。继用上方7剂，煎服法、医嘱同上。

2008年5月30日四诊：患者稍有头痛、头昏、头重如裹，已无恶心欲吐、心悸胸闷，纳食、睡眠、二便正常，舌淡，苔薄白，脉缓。继用上方7剂，煎服法、医嘱同上。

2008年6月8日五诊：患者未再出现头痛，诸症皆消，纳食、睡眠、二便正常，舌淡红，苔薄白，脉滑。继用上方7剂，巩固疗效，不适随诊。

【按语】《丹溪心法·头痛》曰："头痛多主于痰，痛甚者火多，有可吐者，可下者。"《临证指南医案·头痛》邹时乘按："头痛一证，皆由清阳不升，火风乘虚上入所致。"此案患者脾胃虚弱，运化失职，水湿内阻，上蒙清窍。前医用平肝潜阳、活血化瘀、化痰止痛诸方未效，然未知其清阳不升，浊气不降，故头痛发作频繁，以前额、颠顶为甚，伴头昏、头重如裹；浊阴不降，胃气上逆，则恶心欲吐，纳差食少；湿阻中焦，气机不利，则心悸胸闷，倦怠乏力，昏沉嗜睡；大便溏稀，小便清长，舌淡、有齿痕，苔白厚腻，脉细缓，皆为湿遏清阳、蒙蔽清窍之象。治宜健脾祛湿，升清降浊，通络开窍，方选藿香正气散加通气散加减。方中藿香正气散健脾祛湿，升清降浊，通气散通络开窍。二诊时仍倦怠乏力，纳差食少，故加焦三仙健脾和胃。药证相符，诸症皆消，头痛乃愈。

四、偏头痛——肝郁气滞，瘀血阻络，脾胃痰湿案

苗某某，女，40岁，干部，陕西省渭南市人，2003年6月22日初诊。

主诉：右侧偏头痛5年。

现病史：患者5年前无明显诱因出现右侧偏头痛，时作时休，每因情志改变或者劳累而加重，经常服索米痛片，曾多方求医，服用中药（药物不详）治疗，收效甚微。现每次发作时索米痛片已服至4～5片，方能止痛，头颅CT检查未见异常。3天前，因工作不顺心，加之劳累致偏头痛又作，服索米痛片也不缓解，始来我门诊诊疗。

刻下症见：右侧额颞部闷痛，疼痛严重时有针刺感，疼痛连及右侧眼部、耳后和牙齿，伴恶心欲吐、纳呆寐差，口干而不欲饮，舌黯，苔白腻，脉细弦。

西医诊断：偏头痛。

中医诊断：偏头痛。

辨证：肝郁气滞，瘀血阻络，脾胃痰湿。

治法：疏肝理气，活血止痛，健脾化痰。

方药：柴胡疏肝散加减。

柴胡12克，枳壳12克，赤芍15克，陈皮12克，香附12克，川芎15克，丹参15克，桃仁12克，红花12克，细辛3克，地龙15克，蜈蚣3条，半夏10克，天麻15克，白术12克，茯苓15克，竹茹10克，砂仁12克（后下），炙甘草6克。

用法：7剂，上药凉水浸泡30分钟，武火煎沸后文火煎20分钟，放入后下之砂仁煎煮10分钟，倒出药液；翻煎30分钟，2次药液混合约400毫升，分2次饭后温服，日1剂。

医嘱：调畅情志，饮食有节，避免过劳、生气，注意休息。

2003年6月30日二诊：患者服上方7剂，右侧额颞部闷痛减轻，已无疼痛针刺感，疼痛未再连及右侧眼部、耳后和牙齿，仍恶心欲吐、纳呆寐差，口干而不欲饮，舌红，苔白腻，脉弦滑。继用上方7剂，煎服法、医嘱同上。

2003年7月7日三诊：患者服上方7剂，右侧额颞部闷痛明显减轻，无恶心欲吐，纳食增加，睡眠改善，仍口干而不欲饮，舌红，苔白腻，脉弦滑。继用上方加苍术12克。7剂，煎服法、医嘱同上。

2003年7月16日四诊：患者偶有右侧额颞部闷痛，纳食、睡眠正常，舌淡红，苔薄白，脉弦滑。继用上方7剂，煎服法、医嘱同上。

2003年7月24日五诊：患者未再出现头痛，诸症皆除，纳食正常。继用上方10剂，巩固疗效，不适随诊。

【按语】此案患者精神抑郁，长期劳累，导致肝失条达，肝阳偏亢，循肝胆二经上扰清窍，故右侧额颞部闷痛；久痛入络，瘀血内停，脉络不畅，则疼痛严重时有针刺感，疼痛连及右侧眼部、耳后和牙齿；肝气横逆，犯脾犯胃，以致脾不健运、胃失和降，则伴恶心欲吐，纳呆寐差，口干而不欲饮；舌黯，苔白腻，脉细弦，皆为肝郁气滞、瘀血阻络、脾胃痰湿之象。治以疏肝理气，活血止痛，健脾化痰，故方选柴胡疏肝散加减。方中柴胡疏肝散疏肝理气，活血化瘀；加丹参、桃仁、红花、地龙、蜈蚣、细辛化瘀通络止痛；加半夏、天麻、白术、茯苓、竹茹、砂仁健脾和胃化痰。三诊时仍口干而不欲饮，舌红，苔白腻，故加苍术健脾祛湿。诸药合用，共奏疏肝理气、活血止痛、健脾化痰之效，达到治病求本、标本兼治的目的，从而获得较好的疗效。

五、瘀血性头痛——气虚血瘀，阻滞经脉案

张某某，女，42岁，陕西省西安市未央区人，2006年3月9日初诊。

主诉：左侧头痛反复发作3年。

现病史：患者于3年前因头部受到撞击，外伤痊愈后1个月开始出现左侧头痛，疼痛呈刺痛、连及眼眶或前额部，伴恶心呕吐，可持续数小时或一两天，劳累和夜间、天气变

化时容易发作，发作过后头晕，失眠，倦怠乏力。曾于多家医院检查CT、眼底、脑电图、脑血流图，诊断为血管性头痛。运用脑细胞生长因子、维生素B1、谷维素、麦角注射液等治疗少效，此次正值发作期，始来我门诊诊治。

刻下症见：形体消瘦，面色晦滞，左侧头痛如刺，连其眼眶及前额部，恶心呕吐，头晕耳鸣，纳差食少，倦怠乏力，失眠多梦，视物模糊，舌紫黯、有瘀斑，苔薄白，脉沉细涩。

西医诊断：血管性头痛。

中医诊断：瘀血性头痛。

辨证：气虚血瘀，阻滞经脉。

治法：益气活血，通络止痛。

方药：补阳还五汤加减。

生黄芪60克，当归尾12克，桃仁12克，红花12克，川芎12克，地龙12克，赤芍12克，水蛭6克，丹参15克，全蝎12克，细辛3克。

用法：7剂，上药凉水浸泡30分钟，武火煎沸后文火煎30分钟，倒出药液；翻煎30分钟，2次药液混合约500毫升，分2次饭后温服，日1剂。

医嘱：调畅情志，注意休息，清淡饮食，忌油腻、辛辣等刺激性食物。

2006年3月17日二诊：患者服上方7剂，左侧头痛如刺减轻，眼眶及前额部未再疼痛，仍形体消瘦，面色晦滞，恶心欲吐，头晕耳鸣，纳差食少，倦怠乏力，失眠多梦，视物模糊，舌紫黯、有瘀斑，苔薄白，脉沉细涩。上方加焦三仙各30克，紫苏叶10克，竹茹10克。7剂，煎服法、医嘱同上。

2006年3月25日三诊：患者服上方7剂，左侧头痛如刺明显减轻，已无眼眶及前额部疼痛，未再恶心欲吐，头晕耳鸣减轻，纳食增加，精神好转，失眠多梦、视物模糊较前改善，仍形体消瘦，面色晦滞，舌紫黯、有瘀斑，苔薄白，脉沉细涩。继用上方7剂，煎服法、医嘱同上。

2006年4月3日四诊：患者未再出现左侧头痛如刺，头晕耳鸣明显减轻，纳食增加，精神明显好转，失眠多梦、视物模糊、形体消瘦、面色晦滞较前明显改善，舌紫黯、有瘀斑，苔薄白，脉沉细涩。继用上方7剂，煎服法、医嘱同上。

2006年4月11日五诊：患者面色已不晦滞，稍有头晕耳鸣，纳食正常，精神明显好转，失眠多梦、视物模糊、形体消瘦明显改善，舌淡红略紫，苔薄白，脉沉细。继用上方7剂，煎服法、医嘱同上。

2006年4月19日六诊：患者形体基本恢复，面色稍红润，已无头晕耳鸣，纳食、精神、睡眠正常，视物已不模糊，舌淡红略紫，苔薄白，脉沉细。继用上方15剂，巩固疗效，随访半年未再复发。

【按语】此案西医诊断为血管性头痛，属于中医“偏头痛”。《医林改错》云：“元气即虚，必不能达于血管，血管无气，必停留而瘀。”患者左侧头痛如刺，连及眼眶及前额部，恶心呕吐，头晕耳鸣，纳差食少，倦怠乏力，失眠多梦，形体消瘦，面色晦滞，视物模糊，舌紫黯、有瘀斑，苔薄白，脉沉细涩，此属气虚血瘀，阻滞经脉。气虚为本，血瘀为标。治宜益气活血，通络止痛，方选补阳还五汤加减。方中补阳还五汤补气活血，加水蛭、丹参、全蝎、细辛祛瘀通络止痛。二诊时仍形体消瘦，面色晦滞，恶心呕吐，头晕耳鸣，纳差食少，倦怠乏力，失眠多梦，视物模糊，故加焦三仙、紫苏叶、竹茹健脾和胃，升清降浊。药证合拍，收效满意。

六、头痛——肝郁气滞，瘀血阻络案

刘某某，女，49岁，干部，陕西省西安市未央区人，2007年10月3日初诊。

主诉：头痛半年。

现病史：患者反复发作性头痛半年，呈搏动性跳痛，疼痛部位不固定，情志刺激时头痛加重，月经不规律，常2～3月一行，量少色黯有血块。在西安某医院行颅脑CT及多普勒超声检查排除颅内占位病变，不规律服用止痛药、镇静药，症状时轻时重，时发时止，否认头部外伤史，无高血压病史，始来我门诊诊疗。

刻下症见：头痛，呈搏动性跳痛，疼痛部位不固定，胁肋、乳房胀痛，烦躁易怒，口苦口干，纳差食少，夜寐不宁，多汗，大便秘结，2～3日一行，月经衍期，舌红，苔白，脉弦细。

西医诊断：围绝经期头痛。

中医诊断：头痛。

辨证：肝郁气滞，瘀血阻络。

治法：疏肝解郁，通络止痛。

方药：柴胡疏肝散加减。

柴胡12克，白芍12克，香附10克，川芎12克，枳壳10克，当归10克，栀子12克，牡丹皮15克，炙甘草5克，丹参15克，桃仁12克，红花12克，地龙10克，藁本12克。

用法：7剂，上药凉水浸泡30分钟，武火煎沸后文火煎30分钟，倒出药液；翻煎30分钟，2次药液混合约500毫升，分2次饭后温服，日1剂。

医嘱：调畅情志，注意休息，合理饮食，忌油腻、辛辣等刺激性食物。

2007年10月11日二诊：患者服上方7剂，头痛症状减轻，发作次数减少，胁肋、乳房胀痛减轻，烦躁易怒、口苦口干较前改善，仍纳差食少，夜寐不宁，多汗，大便秘结，2～3日一行，舌红，苔白，脉弦细。上方加焦三仙各15克，大黄10克（后下）。10剂，上药凉水浸泡30分钟，武火煎沸后文火煎20分钟，放入后下之大黄煎煮10分钟，倒出药液；翻煎30分钟，2次药液混合约500毫升，分2次饭后温服，日1剂，医嘱同上。

2007年10月22日三诊：患者服上方10剂，头痛及胁肋、乳房胀痛明显减轻，发作次数明显减少，烦躁易怒、口苦口干较前明显改善，纳食增加，睡眠改善，出汗减少，大便秘结改善，1～2日一行，舌红，苔白，脉弦细。继用上方10剂，煎服法、医嘱同上。

2007年12月3日四诊：患者稍有头痛，未再出现胁肋、乳房胀痛，精神好转，已无口苦口干，纳食、睡眠正常，出汗明显减少，大便正常，日一行，舌红，苔白，脉弦细。继用上方去大黄。10剂，煎服法、医嘱同上。

2007年12月14日五诊：患者已无头痛，无胁肋、乳房胀痛，诸症皆消，纳食、睡眠、二便正常，月经正常，舌淡红，苔薄白，脉滑。继用上方10剂，巩固疗效。以后跟踪随访，绝经期间头痛未再出现。

【按语】《素问·上古天真论》曰："女子七岁，肾气盛，齿更发长；二七而天癸至，任脉通，太冲脉盛，月事以时下，故有子……七七任脉虚，太冲脉衰少，天癸竭，地道不通，故形坏而无子也。"这是女性生长衰老的自然规律，多数妇女可以顺利度过，但部分妇女由于体质、产育、疾病、营养、劳逸、社会环境、精神因素等方面的原因，不能很好地调节这一生理变化，使得阴阳失调而导致诸症。此案患者绝经期间出现头痛，胁肋、乳房胀痛，月经不规律，烦躁易怒，口苦口干，纳差食少，夜寐不宁，多汗，大便秘结，2～3日一行，舌红，苔白，脉弦涩，皆为经断前后肝郁气滞、瘀血阻络之征。治宜疏肝解郁，通络止痛，方选柴胡疏肝散加减。方中柴胡疏肝散疏肝解郁，加栀子、牡丹皮疏肝散火，加丹参、桃仁、红花、地龙、藁本活血通络止痛。二诊时纳差食少、大便秘结，故加焦三仙、大黄，健脾和胃，泻热通便。四诊时大便正常，日一行，故去大黄。诸药合用，疏肝解郁，通络止痛，健脾和胃，泻热通便，故收获甚佳。

七、头痛——瘀血阻脑，络脉不通案

辛某某，男，36岁，农民，陕西省渭南市白水县人，1986年6月3日初诊。

主诉：头痛伴恶心呕吐5个月。

现病史：患者于5个月前骑自行车时不慎摔倒，头部着地，当时昏迷不醒，即至当地卫生院治疗1天，昏迷苏醒后1周出院。此后经常觉头痛，转至县人民医院住院，经检查诊断为蛛网膜下腔出血，颅内压增高。住院12天，运用降颅压、镇静止痛治疗，症状略有缓解。出院后仍头痛，时发时止，痛剧时恶心呕吐，反复住院多次，症状时轻时重，为寻求中医治疗，始来我门诊就诊。

刻下症见：面色晦滞，神疲乏力，少气懒言，头痛以午后及夜间发作为多，发作时头痛剧烈，以头后左侧为著，痛处不移，有针刺样感，每日发作1～2次，伴恶心呕吐，纳差，夜寐不宁，大便4日未解，小便黄，舌紫黯、有瘀斑，苔薄黄，脉弦细涩。

西医诊断：蛛网膜下腔出血，颅内压增高。

中医诊断：头痛。

辨证：瘀血阻脑，络脉不通。

治法：祛瘀活血，通络止痛。

方药：通窍活血汤加减。

麝香1克(冲服)，川芎12克，赤芍15克，桃仁12克，红花12克，丹参15克，地龙12克，细辛3克，全蝎10克，蜈蚣3条，大黄12克(后下)，老葱根15克，黄酒15克(分兑)，大枣3枚。

用法：3剂，上药凉水浸泡30分钟，武火煎沸后文火煎20分钟，放入后下之大黄煎煮10分钟，倒出药液；翻煎30分钟，2次药液混合约500毫升，兑入黄酒，用药液冲服麝香，分2次饭后温服，日1剂。

医嘱：调畅情志，注意休息，不宜用脑过度，饮食有节，忌烟酒，忌辛辣、煎炒、油炸等不易消化刺激性食物。

1986年6月6日二诊：患者服上方3剂，头痛发作次数减少，症状较前减轻，每日发作1次，仍面色晦滞，神疲乏力，少气懒言，头痛时仍伴恶心呕吐，纳差，夜寐不宁，大便已解1次，小便黄，舌紫黯、有瘀斑，苔薄黄，脉弦细涩。继用上方去大黄。7剂，上药凉水浸泡30分钟，武火煎沸后文火煎30分钟，倒出药液；翻煎30分钟，2次药液混合约500毫升，兑入黄酒，用药液冲服麝香，分2次饭后温服，日1剂。

1986年6月14日三诊：患者服上方7剂，头痛发作次数明显减少，症状较前减轻，2日发作1次，发作时轻微恶心，未再呕吐，仍面色晦滞，神疲乏力，少气懒言，纳差，夜寐不宁，大便干燥，小便黄，舌紫黯、有瘀斑，苔薄黄，脉弦细涩。继用上方加黄芪、人参、当归、厚朴、枳壳。方药：麝香1克（冲服），川芎12克，赤芍15克，桃仁12克，红花12克，丹参15克，地龙12克，细辛3克，全蝎10克，蜈蚣3条，老葱根15克，黄酒15克（分兑），黄芪30克，人参15克，当归15克，厚朴15克，枳壳15克，大枣3枚。10剂，煎服法、医嘱同上。

1986年6月25日四诊：患者头痛发作次数明显减少，约3～5日发作1次，症状较前明显减轻，发作时已无恶心呕吐，面色晦滞、神疲乏力、少气懒言较前明显改善，纳食增加，睡眠改善，二便正常，舌紫黯，苔薄白，脉弦细。继用上方10剂，煎服法、医嘱同上。

1986年7月6日五诊：患者面色已不晦滞、稍红润，未再出现头痛，精神好转，纳食、二便正常，舌淡红，苔薄白，脉滑。继服上方10剂，巩固疗效，不适随诊。

【按语】此案西医诊断为蛛网膜下腔出血、颅内压增高，属中医“头痛”范畴。患者因头部外伤，损伤脑脉，瘀阻脉道，经脉不通，故面色晦滞，头痛剧烈，以头后左侧为著，痛处不移，有针刺样感；血属阴，夜亦属阴，故头痛以午后及夜间发作为主，每日发作1～2次；瘀血阻脑，清阳不升，浊阴不降，阻碍气机，以致脾不运化，胃失和降，腑气不通，故恶心呕吐，纳差，大便干燥，数日不解，小便黄；病程日久，气血不足，则见神疲乏力，少气懒言；夜寐不宁，舌紫黯、有瘀斑，苔薄黄，脉弦细涩，皆为瘀血阻脑、络脉不通之征。治宜祛瘀活血，通络止痛，方选通窍活血汤加减。方中通窍活血汤祛瘀活血，加丹参、地龙、细辛以活血通络；加全蝎、蜈蚣以增强活血通络之功；因大便4日未解，故加大黄通腑泄浊。二诊时大便已通，故减大黄。三诊时仍面色晦滞，神疲乏力，少气懒言，纳差，睡眠不宁，此时瘀血渐去，病程日久，气血不足，加黄芪、人参、当归益气养血活血，加厚朴、枳壳健脾和胃。瘀血得去，气血得充，脾升胃降，药证相符，故得疗效。

八、眩晕，耳鸣——心脾两虚，清窍失养案

周某某，女，29岁，职员，陕西省咸阳市乾县人，2017年7月19日初诊。

主诉：眩晕5个月。

现病史：患者为银行职员，工作繁忙，生活不规律。5个月前开始出现眩晕，伴头痛，恶心欲吐，耳鸣，纳差食少，心悸，失眠多梦，月经延后、量少，经后腹痛。曾在当地医院行CT、核磁共振等检查，没有明显阳性体征，诊断为神经性耳鸣、耳源性眩晕。用养血清脑颗粒、甲钴胺、维生素B1、地芬尼多、六味地黄丸等药物治疗，症状无明显好转，经他人介绍来我门诊诊治。

刻下症见：面色萎黄，眩晕耳鸣、劳累后加剧，纳差食少，心悸少寐，神疲自汗，倦怠懒言，大便溏薄，小便清长，舌淡，苔薄白，脉沉细缓。血压96/60 mmHg，心率61次/分。

西医诊断：耳源性眩晕，耳鸣。

中医诊断：眩晕，耳鸣。

辨证：心脾两虚，清窍失养。

治法：健脾养心，益气补血。

方药：归脾汤加味。

白术15克，人参15克，黄芪30克，当归15克，甘草12克，茯神15克，远志12克，酸枣仁12克，木香6克（后下），龙眼肉12克，薏苡仁15克，白扁豆12克，泽泻10克，生姜10克，大枣3枚。

用法：7剂，上药凉水浸泡30分钟，武火煎沸后文火煎20分钟，放入后下之木香煎煮10分钟，倒出药液；翻煎30分钟，2次药液混合约500毫升，分2次饭后温服，日1剂。

医嘱：调畅情志，注意休息，清淡饮食，忌生冷、辛辣刺激性食物，避免咖啡等饮料。

2017年7月27日二诊：患者服上方7剂，眩晕耳鸣、头痛稍减轻，仍面色萎黄，心悸少寐，神疲自汗，倦怠懒言，纳差食少，大便溏薄，小便清长，舌淡，苔薄白，脉沉细缓。血压108/74 mmHg，心率63次/分。继用上方10剂，煎服法、医嘱同上。

2017年8月8日三诊：患者眩晕耳鸣、头痛减轻，心悸少寐、面色萎黄、神疲自汗较前改善，精神好转，仍纳差食少，大便溏薄，小便清长，舌淡，苔薄白，脉沉细缓。血压110/68 mmHg，心率67次/分。继用上方加焦三仙各12克，砂仁12克（后下）。10剂，上药凉水浸泡30分钟，武火煎沸后文火煎20分钟，放入后下之木香、砂仁煎煮10分钟，倒出药液；翻煎30分钟，2次药液混合约500毫升，分2次饭后温服，日1剂，医嘱同上。

2017年8月19日四诊：患者眩晕、耳鸣明显减轻，已不头痛，心悸少寐、面色萎黄、神疲自汗明显改善，精神明显好转，纳食增加，大便溏薄改善，小便正常；8月16日月经来潮，经量较前增多，小腹微痛；舌淡红，苔薄白，脉沉细。血压112/70 mmHg，心

率76次/分。上方加益母草12克。7剂，煎服法、医嘱同上。

2017年8月27日五诊：患者面色正常，已无眩晕耳鸣、头痛，未再出现心悸少寐，精神明显好转，纳食正常，大便成形，每日1次，小便正常。此次月经8月21日已净，经期6天，经量正常，舌淡红，苔薄白，脉沉。血压110/70 mmHg，心率76次/分。继用上方去益母草，10剂，巩固疗效，不适随诊。

【按语】《景岳全书·眩运》曰："眩运一证，虚者居其八九，而兼火兼痰者，不过十中一二耳。"《灵枢·口问》曰："故上气不足，脑为之不满，耳为之苦鸣，头为之苦倾，目为之眩。"此案患者饮食无节，生活无常，久则心脾失养，气虚清阳不升，血虚脑失所养，故眩晕耳鸣，劳累后加剧，神疲自汗，倦怠懒言；心主血脉，其华在面，血虚则面色萎黄无华；血不养心则心悸少寐；脾气虚弱则纳差食少，大便溏薄，小便清长；月经延后、量少，经后腹痛，舌淡，苔薄白，脉沉细缓，皆为心脾两虚、气血不足、清窍失养之象。治宜健脾养心，益气补血，方选归脾汤加味。方中归脾汤健脾养心，补气养血，加薏苡仁、白扁豆、泽泻健脾助运。三诊时仍纳差食少，大便溏薄，小便清长，此乃脾气虚弱，运化无力，故加焦三仙、砂仁健脾和胃。四诊时月经已至，小腹微痛，故加益母草养血活血。五诊时经期已完，故去益母草，继用前方巩固疗效。诸药合用，健脾养心，益气补血，则眩晕、耳鸣得以治愈，精神好转，月经正常。

九、眩晕，消渴，痛风——痰浊中阻，蒙蔽清窍，淫溢四肢案

张某某，男，46岁，军人，广东省东莞市人，2016年6月3日初诊。

主诉：头痛头晕2年余，加重3个月，伴有肢体疼痛，难以行走。

现病史：患者自诉2年前开始出现头痛头晕，发作时恶心甚至呕吐，视物旋转，时有胸闷，手脚麻木疼痛，四肢关节稍有肿大，难以行走。平时口服降压、降糖、降血脂药物。近3个月发作频繁，症状加剧，经治效差，遂来门诊就诊。查血压162/104 mmHg；化验示总胆固醇6.2 mmol/L，甘油三酯12.6 mmol/L，餐前血糖9.6 mmol/L，餐后2小时血糖17.12 mmol/L，尿酸723 μmol/L。

刻下症见：头痛头晕，视物旋转，恶心呕吐，纳差不欲食，口干口苦，时有胸闷气短，手足肿胀、麻木疼痛，四肢关节稍有肿大，行走困难，大便溏稀不成形，舌淡，苔浊腻，脉弦滑。

西医诊断：高血压病，糖尿病，高胆固醇血症，高尿酸血症。

中医诊断：眩晕，消渴，痛风。

辨证：痰浊中阻，蒙蔽清窍，淫溢四肢。

治则：化痰息风，健脾祛湿，通络止痛。

方药：半夏白术天麻汤加减。

半夏15克，白术15克，天麻15克，茯苓15克，陈皮15克，钩藤12克（后下），胆南星12克，薏苡仁30克，丹参15克，山楂30克，鸡内金15克，地龙12克，鸡血藤30克，秦艽12克，木瓜12克，细辛3克。

用法：10剂，上药凉水浸泡30分钟，武火煎沸后文火煎20分钟，放入后下之钩藤煎煮10分钟，倒出药液；翻煎30分钟，2次药液混合约500毫升，分2次饭后温服，日1剂。

医嘱：调畅情志，注意休息，清淡饮食，忌烟酒，忌油腻、辛辣等刺激性食物。

2016年6月14日二诊：患者服上方10剂，头痛头晕、视物旋转、恶心呕吐较前减轻，大便溏稀较前改善，仍纳差不欲食，口干口苦，时有胸闷气短，手足肿胀、麻木疼痛，四肢关节稍有肿大，行走困难，小便黄，舌淡，苔浊腻，脉弦滑。继用上方加焦三仙各15克，苍术12克，黄柏12克，川牛膝15克。10剂，煎服法、医嘱同上。

2016年6月25日三诊：患者服上方10剂，头痛头晕、视物旋转、恶心呕吐较前明显减轻，大便溏稀较前明显改善，纳食增加，口干口苦减轻，稍有胸闷气短，手足肿胀、麻木疼痛减轻，四肢关节稍有肿大，行走困难，小便正常，舌淡，苔浊腻，脉弦滑。继用上方15剂，煎服法、医嘱同上。

2016年7月11日四诊：患者服上方15剂，稍有头痛头晕，已无视物旋转，偶尔恶心呕吐，大便已不溏稀，纳食明显增加，已不口干口苦，偶有胸闷气短，手足肿胀、麻木疼痛较前明显减轻，四肢关节稍有肿大，行走困难较前明显改善，舌淡，苔白腻，脉弦滑。继用上方15剂，煎服法、医嘱同上。

2016年7月27日五诊：患者服上方15剂，偶见头痛头晕，未再出现视物旋转、恶心呕吐、口干口苦，已不胸闷气短，稍有手足肿胀、麻木疼痛，四肢关节轻微肿大，行走活动较前明显改善，纳食、二便正常，舌淡，苔白腻，脉弦滑。继用上方20剂，煎服法、医嘱同上。

2016年8月18日六诊：患者未再出现头痛头晕、视物旋转，无恶心呕吐、口干口苦、胸闷气短，手足、关节已不肿胀麻木疼痛，行走活动正常，纳食、二便正常，舌淡红，苔薄白，脉滑。检查血压140/88 mmHg，总胆固醇4.8 mmol/L，甘油三酯1.9 mmol/L，餐前血糖6.6 mmol/L，餐后2小时血糖12.18 mmol/L，尿酸436 μmol/L。继用上方20剂，巩固疗效，不适随诊。

【按语】此案西医检查化验示血压162/104 mmHg，总胆固醇6.2 mmol/L，甘油三酯12.6 mmol/L，餐前血糖9.6 mmol/L，餐后2小时血糖17.12 mmol/L，尿酸723 μmol/L；诊断为高血压病、糖尿病、高胆固醇血症、高尿酸血症，属中医“眩晕”“消渴”“痛风”范畴。《素问·六节藏象论》曰：“天食人以五气，地食人以五味。五气入鼻，藏于心肺，上使五色修明，音声能彰；五味入口，藏于肠胃，味有所藏，以养五气，气和而生，津液相成，神乃自生。”《丹溪心法》云：“无痰不作眩。”患者痰浊中阻，蒙蔽清窍，发为眩晕，故见头痛头晕，视物旋转；脾失运化，胃失和降，痰湿阻滞中焦，则纳差不欲食，恶心呕吐，时有胸闷；清气不升，浊气不降，中焦气机不畅，故口干口苦，时有胸闷气短，大便溏稀不成形；痰阻经络，侵淫四肢，则手足肿胀、麻木疼痛，四肢关节稍有肿大，行走困难；舌淡，苔浊腻，脉弦滑，皆为痰浊中阻、蒙蔽清窍、淫溢四肢之征。治宜化痰息风，健脾祛湿，通络止痛。痰浊头痛，非半夏不能疗；眼黑头晕，风虚内作，非天麻不能除，方选半夏白术天麻汤加减。方中半夏白术天麻汤加胆南星、薏苡仁、鸡内金、山楂、钩藤化痰息风，健脾祛湿；加丹参、鸡血藤活血祛瘀；加地龙、秦艽、木瓜、细辛通络止痛。二诊时仍纳差不欲食，故加焦三仙、苍术健脾燥湿；加黄柏清热燥湿；加川牛膝补肝肾，祛风湿，引药下行。诸药合用，共奏化痰息风、健脾祛湿、通络止痛之功。痰浊去，清阳升，脉络通，故诸症皆消，效果良好。

十、眩晕，头痛，胁痛——肝经郁热，风阳上扰案

赵某某，男，45岁，工人，陕西省西安市灞桥区人，2003年4月2日初诊。

主诉：头痛头晕，胸胁胀闷疼痛7年，加重半年。

现病史：患者患高血压病7年，时常头痛头晕，胸胁胀闷疼痛，肢体麻木，心悸，纳差。近半年来由于家事不顺，郁闷不乐，在区医院检查血压158/105 mmHg，诊断为高血压病Ⅲ级（极高危）。坚持服用硝苯地平片、苯磺酸氨氯地平片等降压药，症状时轻时重，血压不稳定。为寻求中医治疗，始来我门诊就诊。

刻下症见：颜面潮红，目赤，头痛头晕，胸胁胀闷疼痛，肢体麻木，心悸，纳差，烦躁易怒，夜寐不宁，口苦口干，大便干结，小便黄，舌质红，苔黄燥，脉弦数。血压160/112 mmHg。

西医诊断：高血压病Ⅲ级（极高危）。

中医诊断：眩晕，头痛，胁痛。

辨证：肝经郁热，风阳上扰。

治法：疏肝化火，潜阳息风。

方药：柴胡疏肝散合天麻钩藤饮加减。

柴胡12克，白芍15克，川芎12克，枳壳12克，香附12克，陈皮12克，黄芩12克，天麻15克，钩藤12克（后下），栀子12克，首乌藤15克，石决明30克（先煎），川牛膝15克，生杜仲15克，益母草15克，桑寄生12克，茯神15克，甘草10克。

用法：10剂，上药凉水浸泡30分钟，先煎石决明30分钟，放入浸泡好的药物，武火煎沸后文火煎20分钟，放入后下之钩藤煎10分钟，倒出药液；翻煎30分钟，2次药液混合约500毫升，分2次饭后温服，日1剂。

医嘱：调节情志，饮食有节，忌烟酒，忌生冷、油腻、辛辣等刺激性食物。

2003年4月13日二诊：患者服上方10剂，头痛头晕、胸胁胀闷疼痛减轻，仍颜面潮红，目赤，肢体麻木，心悸，纳差，烦躁易怒，夜寐不宁，口苦口干，大便干结，小便黄，舌质红，苔黄燥，脉弦数。血压155/106 mmHg。继用上方加龙胆12克，水蛭6克，地龙12克。15剂，煎服法、医嘱同上。

2003年4月29日三诊：患者服上方15剂，颜面潮红较前改善，稍有目赤，头痛头晕、口苦口干、烦躁易怒明显减轻，胸胁胀闷疼痛消失，纳食增加，仍肢体麻木，心悸，夜寐不宁，大便改善，小便稍黄，舌质红，苔黄燥，脉弦数。血压150/95 mmHg。继用上方15剂，煎服法、医嘱同上。

2003年5月16日四诊：患者颜面已不潮红，已无目赤，偶觉头痛头晕、口苦口干，未再出现胸胁胀闷疼痛、心悸、烦躁易怒，稍觉肢体麻木，纳食、睡眠、二便正常，舌质红，苔薄黄，脉弦。血压146/90 mmHg。继用上方15剂，煎服法、医嘱同上。

2003年6月2日五诊：患者诸症消失，纳食、睡眠可，二便正常，舌淡红，苔薄白，脉弦滑。血压130/90 mmHg。继用上方15剂，巩固疗效，不适随诊。

【按语】高血压是一种以体循环动脉压增高为主要特点的临床综合征。其病因迄今未明，目前认为是在遗传的基础上，多种致病因素使正常血压调节机制失常所致，本案属中医“眩晕”“头痛”“胁痛”范畴。中医认为肝为刚脏，体阴而用阳，“诸风掉眩，皆属于肝”。本案患者肝气郁结，气郁化火，风阳扰动，则头痛头晕，目赤，颜面潮红；火郁于内，则胸胁胀闷疼痛，烦躁易怒；肝风内动，筋失所养，则肢体麻木；火扰心神则心悸、夜寐不宁；郁火犯胃，胃气不降，腑气不通，则纳差，口苦口干，大便干结，小便黄；舌质红，苔黄燥，脉弦数，皆为肝经郁热、风阳上扰之象。治宜疏肝化火，潜阳息风，方选柴胡疏肝散合天麻钩藤饮加减。方中柴胡疏肝散疏肝理气，活血化瘀；天麻钩藤饮平肝息风，清热活血。二诊时仍颜面潮红，目赤，肢体麻木，心悸，纳差，烦躁易怒，夜寐不宁，口苦口干，大便干结，小便黄，故加龙胆清肝泻火，加水蛭、地龙活血通络。诸药合用，共奏疏肝化火、潜阳息风之功。肝郁解，肝火清，肝风平，脉络通，则诸症皆消，血压随之下降。

十一、眩晕，头痛——肝经实火，肝火上逆案

高某某，男，42岁，工人，陕西省西安市高新区人，2006年3月1日初诊。

主诉：反复头晕头痛10年，近日加重。

现病史：患者反复头晕头痛10年，常因情志不遂、劳累过度、作息不规律而加重。血压波动在120～180/90～140 mmHg之间。曾在西安多家医院检查，诊断为高血压病Ⅲ级（极高危）。不规律服用非洛地平、厄贝沙坦、苯磺酸氨氯地平、硝苯地平等降压药治疗，血压忽高忽低，症状时轻时重。2天前又因情绪激动而头痛头晕加重，夜寐不宁，服降压药（用药不详）及艾司唑仑无效，始来我门诊求治。

刻下症见：面红目赤，头晕目眩，头痛如掣，胁肋疼痛，口苦咽干，烦躁易怒，夜寐不宁，大便干燥，小便黄赤，舌红，苔黄，脉弦数。血压180/110 mmHg。

家族史：其父患有高血压病，因脑出血病亡。

西医诊断：高血压病Ⅲ级（极高危）。

中医诊断：眩晕，头痛。

辨证：肝经实火，肝火上逆。

治法：清肝泻火，平肝潜阳。

方药：龙胆泻肝汤加减。

龙胆12克，黄芩12克，栀子12克，木通10克，车前子12克（包煎），当归10克，生地黄15克，柴胡10克，泽泻12克，甘草6克，天麻15克，钩藤15克（后下），菊花

12克，白蒺藜12克，首乌藤15克，石决明30克（先煎）。

用法：7剂，上药凉水浸泡30分钟，先煎石决明30分钟，放入浸泡好的药物，武火煎沸后文火煎20分钟，放入后下之钩藤煎煮10分钟，倒出药液；翻煎30分钟，2次药液混合约500毫升，分2次饭后温服，日1剂。

医嘱：调畅情志，注意休息，合理饮食，忌烟酒，忌油腻食品。

2006年3月9日二诊：患者服上方7剂，头晕目眩、头痛、胁肋疼痛减轻，仍面红目赤，口苦咽干，烦躁易怒，失眠多梦，大便干燥，小便黄赤，舌红，苔黄，脉弦数。血压180/100 mmHg。继用上方加夏枯草15克。10剂，煎服法、医嘱同上。

2006年3月20日三诊：患者服上方10剂，稍有面红目赤，头晕目眩、头痛、胁肋疼痛明显减轻，口苦咽干、睡眠较前改善，已无烦躁，大便已不干燥，小便正常，舌红，苔黄，脉弦数。血压170/96 mmHg。继用上方10剂，煎服法、医嘱同上。

2006年4月2日四诊：患者已无面红目赤、头晕目眩、头痛、胁肋疼痛，口苦咽干明显改善，睡眠可，二便正常，舌淡红，苔薄黄，脉弦数。血压150/90 mmHg。继用上方10剂，煎服法、医嘱同上。

2006年4月13日五诊：患者未再出现头晕目眩、头痛、胁肋疼痛，已无口苦口干，纳食、睡眠、二便正常，舌淡红，苔薄白，脉弦滑。血压140/86 mmHg。继用上方15剂，巩固疗效，不适随诊。

【按语】高血压是临床常见疾病，属于中医“眩晕”“耳鸣”“头痛”等范畴。此案患者肝经实火，肝火上逆，上扰头面，故头晕目眩，头痛如掣，面红目赤；肝居胁下，肝气横逆，胆腑不宁，则胁肋疼痛，口苦咽干；热扰心神，心神不宁，则烦躁易怒，失眠多梦；大便干燥，小便黄赤，舌红，苔黄，脉弦数，皆为肝经实火、肝火上逆之象。治宜清肝泻火，平肝潜阳，选龙胆泻肝汤加减。方中龙胆泻肝汤清利肝胆实火，加天麻、钩藤、菊花、白蒺藜、首乌藤、石决明平肝潜阳，以使肝火得清，不再上逆，肝气得疏，不再化火。二诊时仍面红目赤，口苦咽干，烦躁易怒，失眠多梦，大便干燥，小便黄赤，故加夏枯草清泻肝火。全方合用，共奏清肝泻火、平肝潜阳之功。肝火清，肝阳平，则眩晕、耳鸣、头痛得愈。症状消失，血压也随之下降。

十二、眩晕，胁痛——湿热蕴阻，清阳不升案

张某某，女，45岁，职员，陕西省西安市新城区人，2006年4月12日初诊。

主诉：眩晕反复发作1年余，加重3个月。

现病史：患者平素嗜好荤腥食物，运动较少，形体肥胖。1年前出现眩晕，近3个月加重。发作时头晕目眩，视物旋转，如坐舟车，恶心呕吐，口苦咽干，胸胁疼痛，每因情绪紧张或激动则发作尤甚。曾在西安市多家医院诊治，做颈椎CT未见异常，五官科检查诊断为耳源性眩晕。治疗少效，遂来我门诊诊疗。

刻下症见：形体肥胖，头晕目眩，胁肋疼痛，耳鸣耳聋，恶心呕吐，口苦咽干，纳差食少，烦躁易怒，少寐多梦，大便干燥，小便黄少，舌红，苔黄腻，脉弦滑数。

西医诊断： 耳源性眩晕。

中医诊断： 眩晕，胁痛。

辨证： 湿热蕴阻，清阳不升。

治法： 清肝泻火，升清降浊。

方药： 龙胆泻肝汤合半夏白术天麻汤加减。

龙胆 12 克，当归 12 克，生栀子 12 克，黄芩 12 克，柴胡 12 克，木通 10 克，生地黄 12 克，车前子 12 克（包煎），泽泻 12 克，法半夏 10 克，陈皮 12 克，茯苓 12 克，天麻 15 克，白术 15 克，甘草 10 克。

用法： 7 剂，上药凉水浸泡 30 分钟，武火煎沸后文火煎 30 分钟，倒出药液；翻煎 30 分钟，2 次药液混合约 500 毫升，分 2 次饭后温服，日 1 剂。

医嘱： 调畅情志，注意休息，清淡饮食，忌油腻、辛辣等刺激性食物。

2006 年 4 月 20 日二诊：患者服上方 7 剂，头晕目眩、胁肋疼痛、恶心呕吐、烦躁易怒、耳鸣耳聋减轻，仍口苦咽干，纳差食少，少寐多梦，大便干燥，小便黄，舌红，苔黄腻，脉弦滑数。继用上方加炒莱菔子 12 克，黄连 12 克。7 剂，煎服法、医嘱同上。

2006 年 4 月 28 日三诊：患者服上方 7 剂，头晕目眩、胁肋疼痛、恶心呕吐、烦躁易怒、耳鸣耳聋明显减轻，稍有口苦咽干，纳食增加，睡眠改善，大便干燥较前改善，小便黄，舌红，苔薄黄，脉弦滑。继用上方 10 剂，煎服法、医嘱同上。

2006 年 5 月 9 日四诊：患者稍有头晕目眩，已不觉胁肋疼痛，无恶心呕吐、烦躁易怒、耳鸣耳聋，偶有口苦咽干，纳食正常，睡眠、二便正常，舌淡红，苔薄白，脉弦滑。继用上方 10 剂，煎服法、医嘱同上。

2006 年 5 月 20 日五诊：患者已无头晕目眩，未再出现胁肋疼痛，诸症皆消，纳食、睡眠、二便正常，舌淡红，苔薄白，脉弦滑。继用上方 10 剂，巩固疗效。3 个月后随访，眩晕、胁痛未再发作。

【按语】《素问·至真要大论》云："诸风掉眩，皆属于肝。"《丹溪心法·头眩》亦云："无痰则不作眩，痰因火动，又有湿痰者，有火痰者。"此案患者形体肥胖，又嗜肥甘，运动较少，痰湿素盛，加之情绪激动，肝气郁结，郁久化火，肝胆湿热阻滞气机，清气不升，浊气不降，则头晕目眩，烦躁易怒，胁肋疼痛，耳鸣耳聋；肝气横逆犯胃，胃气不降，则恶心呕吐，口苦咽干，纳差食少；肝火上逆，火扰心神，则少寐多梦；大便干燥，小便黄少，舌红，苔黄腻，脉弦滑数，皆为湿热蕴阻、清阳不升之象。治宜清肝泻火，升清降浊，方选龙胆泻肝汤合半夏白术天麻汤。方中龙胆泻肝汤清肝泻火；半夏白术天麻汤化痰祛湿，升清降浊。二诊时口苦咽干，纳差食少，少寐多梦，大便干燥，小便黄，加炒莱菔子通腑泻热，加黄连清泻心火。药随证转，切中病机，诸症皆消。

十三、眩晕——气虚血瘀，络脉阻滞案

杨某某，男，56 岁，教师，陕西省西安市未央区人，2008 年 7 月 6 日初诊。

主诉： 阵发性头晕 1 年，加重 1 个月。

现病史：患者于1年前开始出现阵发性头晕，头位变动时可导致头晕发作或加重，严重时头晕与恶心呕吐伴随，曾在多家医院治疗，症状时轻时重。CT检查示：第2～6颈椎骨质增生。经用牵引、针灸、按摩、口服颈复康颗粒治疗，效果欠佳。近日症状加剧，始来我门诊诊疗。

刻下症见：头晕头痛，不能点头、仰头、转头，猛然转头则头晕、恶心，甚至呕吐，手臂麻木无力，颈部疼痛僵硬，纳差食少，倦怠乏力，夜寐不宁，舌紫黯、有齿痕，苔白腻，脉沉缓。

西医诊断：颈椎骨质增生。

中医诊断：眩晕。

辨证：气虚血瘀，络脉阻滞。

治法：补气活血，通经活络。

方药：补阳还五汤合桂枝葛根汤加减。

生黄芪90克，当归尾10克，川芎10克，赤芍10克，桃仁10克，红花10克，地龙10克，葛根12克，桂枝12克，透骨草15克，甘草10克，生姜10克，大枣3枚。

用法：7剂，上药凉水浸泡30分钟，武火煎沸后文火煎30分钟，倒出药液；翻煎30分钟，2次药液混合约500毫升，分2次饭后温服，日1剂。

医嘱：调畅情志，注意休息，忌烟酒，忌油腻、辛辣等刺激性食物。

2008年7月14日二诊：患者服上方7剂，头晕头痛减轻，稍微能点头、仰头、转头，猛然转头时仍头晕、恶心，手臂麻木无力、颈部疼痛僵硬较前减轻，仍纳差食少，倦怠乏力，夜寐不宁，舌紫黯、有齿痕，苔白腻，脉沉缓。上方加焦三仙各12克，陈皮12克，半夏12克。7剂，煎服法、医嘱同上。

2008年7月22日三诊：患者服上方7剂，头晕头痛明显减轻，已能点头、仰头、转头，猛然转头时稍有头晕、恶心，手臂麻木无力、颈部疼痛僵硬较前明显减轻，纳食增加，倦怠乏力、夜寐不宁较前改善，舌紫黯、有齿痕，苔白腻，脉沉缓。继用上方7剂，煎服法、医嘱同上。

2008年7月30日四诊：患者稍有头晕头痛，已能正常点头、仰头、转头，猛然转头时已不头晕、恶心，手臂麻木无力、颈部疼痛僵硬明显减轻，纳食正常，精神好转，睡眠明显改善，舌紫、有齿痕，苔薄白，脉沉缓。继用上方7剂，煎服法、医嘱同上。

2008年8月7日五诊：患者偶有头晕头痛，完全能点头、仰头、转头，猛然转头时未再出现头晕、恶心，精神明显好转，稍有手臂麻木，颈部已不疼痛僵硬，纳食正常，睡眠正常，舌红，苔薄白，脉沉。继用上方10剂，煎服法、医嘱同上。

2008年8月18日六诊：患者已无头晕头痛、手臂麻木，纳食、睡眠正常，舌淡红，苔薄白，脉沉。继用上方10剂，巩固疗效，半年后随访未见复发。

【按语】此案西医诊断为颈椎骨质增生，属中医“眩晕”“头痛”“血痹”等范畴。《景岳全书·眩运》曰：“眩运一证，虚者居其八九，而兼火、兼痰者不过十中一二耳。”患者头晕头痛，不能点头、仰头、转头，猛然转头则头晕、恶心，甚至呕吐，手臂麻木无力，颈部疼痛僵硬，纳差食少，倦怠乏力，夜寐不宁，舌紫黯、有齿痕，苔白腻，脉沉缓，辨证属气虚血瘀、络脉阻滞证，故用补阳还五汤合桂枝葛根汤加减。方中重用黄芪大补元气，当归尾活血养血，气旺血畅，驱动血行；赤芍、川芎、桃仁、红花活血祛瘀；地龙通经活络；加葛根、桂枝、透骨草升阳解肌，通络养筋，舒筋活血，又可引药直达项背部。二诊时仍纳差食少，倦怠乏力，夜寐不宁，故加焦三仙、陈皮、半夏健脾和胃。药证合拍，故奏效较捷。

十四、眩晕——痰湿内蕴，上蒙清窍案

郑某某，女，55岁，企业领导，黑龙江省哈尔滨市人，2009年7月2日初诊。

主诉：反复头晕1个月。

现病史：患者于1个月前，因患急性肠胃炎住院3天，经治疗肠胃炎好转。出院后出现反复头晕，自觉天旋地转，伴胸闷，恶心呕吐，耳鸣，耳胀闷感，纳差食少，口干不欲饮水。在西安某医院行CT检查，头颅未见异常；颈椎X线片未见异常；诊断为梅尼埃病。服用异丙嗪、地西泮、氟哌利多等西药治疗，效果不著，后改用中药镇肝熄风汤、半夏白术天麻汤治疗少效，始来我门诊诊疗。

刻下症见：形体肥胖，反复头晕，天旋地转，头重如蒙，胸闷，恶心欲吐，耳鸣，耳胀闷感，纳差食少，倦怠乏力，口干不欲饮水，大便溏稀不成形，小便清长，舌淡体胖大，苔白厚腻，脉濡滑。

西医诊断：梅尼埃病。

中医诊断：眩晕。

辨证：痰湿内蕴，上蒙清窍。

治法：健脾化湿，升清降浊。

方药：藿香正气散加减。

藿香15克，陈皮12克，半夏曲12克，茯苓12克，白术15克，桔梗12克，白芷12克，大腹皮15克，紫苏12克，厚朴12克，天麻15克，钩藤12克（后下），炙甘草10克。

用法：7剂，上药凉水浸泡30分钟，武火煎沸后文火煎20分钟，放入后下之钩藤煎煮10分钟，倒出药液；翻煎30分钟，2次药液混合约500毫升，分早晚2次饭后温服，日1剂。

医嘱：调畅情志，注意休息，减少盐分摄入，避免咖啡、巧克力、辛辣、肥腻等食物。

2009年7月10日二诊：患者服上方7剂，头晕、天旋地转减轻，头重如蒙改善，胸闷减轻，恶心欲吐、耳鸣、耳胀闷感改善，仍纳差食少，倦怠乏力，口干不欲饮水，大便溏稀不成形，小便清长，舌淡体胖大，苔白厚腻，脉濡滑。上方加焦三仙各15克。7剂，煎服法、医嘱同上。

2009年7月18日三诊：患者服上方7剂，头晕、天旋地转明显减轻，头重如蒙明显

改善，已无胸闷、恶心欲吐，耳鸣、耳胀闷感、口干不欲饮水较前明显改善，纳食增加，精神好转，大便已不溏稀，小便正常，舌淡体胖大，苔白腻，脉濡滑。继用上方7剂，煎服法、医嘱同上。

2009年7月26日四诊：患者已无头晕、天旋地转，稍有头重如蒙、耳鸣、耳胀闷感，未再出现胸闷、恶心欲吐，已无口干不欲饮水，纳食正常，精神好转，二便正常，舌淡，苔薄白，脉濡滑。继用上方7剂，煎服法、医嘱同上。

2009年8月4日五诊：患者未再出现头晕、天旋地转，诸症皆消，纳食、二便正常，舌淡红，苔薄白，脉滑。继用上方7剂，巩固疗效，不适随诊。

【按语】《丹溪心法·头眩》曰："头眩，痰挟气虚并火，治痰为主，挟补气药及降火药。无痰则不作眩，痰因火动，又有湿痰者，有火痰者。"此案前医以肝风和痰湿辨证，运用镇肝熄风汤、半夏白术天麻汤治疗少效。其未查患者形体肥胖，痰湿内蕴，复又饮食失节，损伤脾阳，以致中焦湿浊更著；上蒙清窍，清阳不升，浊阴不降，则反复头晕，天旋地转，头重如蒙，耳鸣、耳胀闷感；湿阻中焦，气机不利，则胸闷，恶心欲吐；脾不健运，则纳差食少，倦怠乏力；津液不能上承则口干不欲饮水；大便溏稀不成形，小便清长，舌淡体胖大，苔白厚腻，脉濡滑，皆为痰湿内蕴、上蒙清窍、浊阴不降之象。"上焦如雾""治上焦如羽"，故以健脾化湿、升清降浊为法，方选藿香正气散加减。方中藿香正气散健脾化湿，升清降浊，加天麻、钩藤平肝息风。二诊时仍纳差食少，加焦三仙健脾和胃。诸药合用，使清阳得升，浊阴得降，阴湿之邪消散，故眩晕诸症皆除。

十五、中风——痰湿阻络，清窍失聪案

张某某，女，60岁，陕西省西安市鱼化寨人，2016年10月5日初诊。

主诉：左侧上下肢无力，言语不清7天。

现病史：患者素有高血压病史15年，住院检查右侧颌叶脑梗死。2013年曾患中风偏瘫，治疗后基本恢复正常。前几日因家庭琐事争吵，即觉头晕头痛，随即晕倒，卧床休息后，觉左侧上下肢无力，左手不能持物，不能起床，言语不清，始来我门诊诊疗。

刻下症见：形体肥胖，意识清楚，反应迟钝，左侧肢体活动不利，唇黯，面色潮红，口眼㖞斜，吞咽困难，舌謇语涩，烦躁，大便干燥，小便黄，舌红，苔厚而糙，脉弦滑数，血压170/110 mmHg。

西医诊断：高血压，脑梗死。

中医诊断：中风。

辨证：痰湿阻络，清窍失聪。

治法：息风化痰，祛瘀通络。

方药：芩连温胆汤加味。

黄芩12克，川黄连12克，陈皮15克，姜半夏15克，茯苓15克，枳实12克，竹茹12克，天麻15克，钩藤12克（后下），石菖蒲15克，胆南星12克，天竺黄12克，珍珠粉12克。

用法：7剂，上药凉水浸泡30分钟，武火煎沸后文火煎20分钟，放入后下之钩藤煎煮10分钟，倒出药液；翻煎30分钟，2次药液混合约500毫升，分2次早晚饭后服用，日1剂。

医嘱：调畅情志，清淡饮食，注意休息，忌辛辣、油腻、生冷等刺激性食物。

2016年10月12日二诊：患者服上方7剂，语言问答清楚，肢体活动改善，进食尚可，大便干燥，小便黄，舌红，苔腻，脉弦滑。血压166/110 mmHg。继用上方加大黄10克（后下），地龙12克。7剂，上药凉水浸泡30分钟，武火煎沸后文火煎20分钟，放入后下之钩藤、大黄煎煮10分钟，倒出药液；翻煎30分钟，2次药液混合约500毫升，分2次早晚饭后服用，日1剂，医嘱同上。

2016年10月20日三诊：患者服上方7剂，能正常说话，纳食尚可，仍头晕，肢体活动改善，二便正常，舌红，苔黄腻，脉弦滑。血压156/100 mmHg。继用上方去大黄，加全蝎、白僵蚕。方药如下：黄芩12克，川黄连12克，陈皮15克，姜半夏15克，茯苓15克，枳实12克，竹茹12克，天麻15克，钩藤12克（后下），石菖蒲15克，胆南星12克，天竺黄12克，珍珠粉12克，地龙12克，全蝎6克，白僵蚕12克。15剂，煎服法、医嘱同上。

2016年11月6日四诊：患者肢体活动、纳食、二便正常，舌淡红，苔白略腻，脉弦滑。血压146/90 mmHg。继用上方10剂，煎服法、医嘱同上。

2018年5月12日随访，患者未再复发。

【按语】《丹溪心法》曰："中风大率主血虚有痰，治痰为先，次养血行血，或属虚，挟火与湿，又须分气虚血虚。半身不遂，大率多痰，在左属死血瘀血，在右属痰有热，并气虚。"患者素有高血压，曾患中风偏瘫，今又情绪激动，导致痰湿阻络，清窍失聪。头晕头痛，面色潮红，烦躁，口眼㖞斜，舌謇语塞，吞咽困难，舌红，苔厚黄糙，脉弦滑数，皆属痰湿阻络、清窍失聪之象。故用息风化痰、祛瘀通络法治疗，方选芩连温胆汤加味。方中芩连温胆汤清热燥湿，化痰和中；加天麻、钩藤、石菖蒲、胆南星、天竺黄、珍珠粉平肝息风，祛痰通络。二诊时肢体活动改善，大便干燥，小便黄，故加大黄泻热通便，加地龙清热平肝、通络除痹。三诊时大便正常，故去大黄；仍头晕，肢体活动不利，加全蝎、白僵蚕息风镇痉，化痰散结。诸药合用，共奏息风化痰、祛瘀通络之功。痰湿祛，络脉通，清窍聪，药证相符，效果明显。

十六、中风——肝风内动，窜扰经络案

李某某，男，52岁，工人，陕西省西安市碑林区人，2000年7月12日初诊。

主诉：右侧肢体活动不利，麻木震颤10天。

现病史：患者高血压病史8年，不规律服用硝苯地平降压，平时血压控制不理想。10天前与领导争执，突感头晕头胀，右侧肢体麻木震颤，口服硝苯地平缓释片症状不减，查血压168/116 mmHg。神志清，语言正常，右侧鼻唇沟变浅，吐舌右偏，右侧肢体麻木、活动无力。入住西安某医院，住院1周，颅脑CT检查示右侧额叶脑梗死，诊断为高血压

病Ⅲ级（极高危）、脑梗死。经用降压、扩血管、活血化瘀药（用药不详）治疗，效果不显，随即出院，为寻求中医治疗，始来我门诊诊治。

刻下症见：面红目赤，头晕头痛，头胀耳鸣，右侧鼻唇沟变浅，吐舌右偏，右侧肢体麻木震颤，以上肢为著，口苦咽干，烦躁易怒，小便黄，大便干燥，舌红，苔黄糙，脉弦数。血压 160/108 mmHg。

西医诊断：高血压病Ⅲ级（极高危），脑梗死。

中医诊断：中风。

辨证：肝风内动，窜扰经络。

治法：平肝潜阳，活血通络。

方药：天麻钩藤饮加味。

天麻 15 克，钩藤 12 克（后下），首乌藤 15 克，黄芩 15 克，栀子 12 克，茯神 15 克，石决明 30 克（先煎），生杜仲 15 克，川牛膝 15 克，益母草 15 克，桑寄生 15 克，生白芍 30 克，玄参 15 克，生赭石 30 克（先煎），生龟甲 30 克（先煎），青蒿 15 克。

用法：7 剂，上药凉水浸泡 30 分钟，先煎生赭石、生龟甲、石决明 30 分钟，放入浸泡好的药物，武火煎沸后文火煎 20 分钟，放入后下之钩藤煎煮 10 分钟，倒出药液；翻煎 30 分钟，2 次药液混合约 500 毫升，分 3 次饭后温服，日 1 剂。

医嘱：调畅情志，注意休息，清淡饮食，忌烟酒，忌油腻、辛辣等刺激性食物。

2000 年 7 月 19 日二诊：患者服上方 7 剂后，面红目赤较前改善，头晕头痛、头胀耳鸣明显缓解，右侧肢体麻木震颤减轻，情绪稳定，仍右侧鼻唇沟变浅，吐舌右偏，口苦口干，大面干燥，舌质红，苔薄黄，脉弦数。血压 156/106 mmHg。继用上方加生地黄 15 克，大黄 10 克（后下）。7 剂，上药凉水浸泡 30 分钟，先煎生赭石、生龟甲、石决明 30 分钟，放入浸泡好的药物，武火煎沸后文火煎 20 分钟，放入后下之钩藤、大黄煎煮 10 分钟，倒出药液；翻煎 30 分钟，2 次药液混合约 500 毫升，分 3 次饭后温服，日 1 剂，医嘱同上。

2000 年 7 月 26 日三诊：患者服上方 7 剂，面红目赤较前明显改善，稍觉头晕头痛、头胀耳鸣，右侧肢体麻木震颤明显减轻，精神好转，吐舌稍有右偏，已不口苦口干，大便干燥改善，小便正常，舌质红，苔薄黄，脉弦数。血压 148/96 mmHg。继用上方 10 剂，煎服法、医嘱同上。

2000 年 8 月 6 日四诊：患者已不面红目赤，偶觉头晕头痛、头胀耳鸣，右侧肢体麻木震颤消失，精神明显好转，吐舌正常，未觉口苦口干，二便正常，舌质红，苔薄白，脉弦。血压 140/90 mmHg。继用上方 10 剂，巩固疗效，不适随诊。

【按语】患者有高血压，平素情绪急躁，此次又因情绪激动而诱发头痛头晕，突发右侧肢体震颤麻木、活动无力。究其实，乃肝肾阴虚，肝阳上亢，窜扰经络。肝阳上亢，上冲脑神，故见面红目赤，烦躁易怒，头晕头痛，头胀耳鸣；肝火内炽，横窜三焦，故见口苦咽干，小便黄，大便干燥；肝肾阴虚，水不涵木，肝风内动，则右侧鼻唇沟变浅，吐舌右偏，右侧肢体麻木震颤，以上肢为著；舌红，苔黄糙，脉弦数，皆为肝风内动、窜扰经络之征。故以平肝潜阳、活血通络之法，选天麻钩藤饮加味。方中天麻钩藤饮平肝息风，清热活血，补益肝肾；加生白芍、玄参、生赭石、生龟甲、青蒿潜降肝阳，滋阴息风通络。患者服用7剂后头晕头痛、头胀耳鸣明显缓解，右侧肢体麻木震颤减轻，情绪稳定。二诊时仍口苦口干，大便干燥，故加生地黄加强滋阴效果，配大黄泻热通便。方证合拍，药后诸症皆消，血压也随之下降，收效良好。

十七、中风——瘀血阻滞，血瘀脑脉案

刘某某，男，32岁，农民，陕西省渭南市澄城县人，2006年7月20日初诊。

主诉： 神志不清，肢体活动不利3周。

现病史： 患者于3周前搬运货物时从卡车跌落，当即昏迷，头身多处受伤，急送当地县医院按“颅脑挫裂伤”治疗。经用降颅压、止血、抗感染等方法救治，1日后苏醒，醒后不能言语，反应迟钝，右侧肢体活动不利，二便失禁，住院2周，症状未见好转，邀余会诊。

刻下症见： 神情呆滞，反应迟钝，不能言语，口角流涎，右侧肢体活动不利且手足肿胀，生活不能自理，二便失禁，舌质紫黯、有瘀斑，苔薄白，脉细涩。

西医诊断： 脑外伤综合征。

中医诊断： 中风。

辨证： 瘀血阻滞，血瘀脑脉。

治法： 化瘀通络，开窍醒脑。

方药： 通窍活血汤加味。

麝香0.5克（冲服），桃仁12克，川芎15克，红花12克，益母草15克，川牛膝15克，三七粉6克（冲服），地龙12克，石菖蒲12克，水蛭6克，丹参30克，赤芍15克，老葱根15克，黄酒15克（分兑），大枣3枚。

用法： 10剂，上药凉水浸泡30分钟，武火煎沸后文火煎30分钟，倒出药液；翻煎30分钟，2次药液混合约500毫升，兑入黄酒，用药液冲服麝香、三七粉，分2次饭后温服，日1剂。

针灸： 针刺百会、四神聪、上星、合谷（双），强刺激，不留针，每日1次。

医嘱： 加强肢体活动，清淡饮食，忌烟酒，忌辛辣、煎炒、油炸等不易消化刺激性食物。

2006年8月1日二诊：患者服上方10剂，语言渐出，神志已较清楚，右侧肢体已有知觉，经示意欲排解小便，自诉头痛头胀，舌质紫黯、有瘀斑，苔薄白，脉细涩。继用上方加天麻15克，蔓荆子12克。10剂，上药凉水浸泡30分钟，武火煎沸后文火煎30分钟，倒出药液；翻煎30分钟，2次药液混合约500毫升，兑入黄酒，用药液冲服麝香、三七粉，分2次饭后温服，日1剂；继续针刺如上穴位，手法同上，日1次。

2006年8月11日三诊：患者语言功能恢复，能自然对答，神志清晰，右侧肢体已能活动，自知排便，头痛头胀减轻，舌质紫黯、有瘀斑，苔薄白，脉细涩。继用上方15剂，煎服法、针灸、医嘱同上。

2006年8月26日四诊：患者语言清楚，神志清晰，右侧肢体活动较前明显好转，舌紫黯，苔薄白，脉弦细。继用上方15剂，煎服法、医嘱同上。继续针刺前次穴位加足三里、阳陵泉、风市，手法同前。

2006年9月12日五诊：患者语言对答基本正常，神志清晰，二便自理，能下床走动，舌淡，苔薄白，脉弦细。守前方继服30剂后，患者肢体活动基本恢复正常，生活能自理，可以参加一般体力劳动。

【按语】脑为诸脉所聚之处，脑脉损伤，血溢瘀阻，瘀血内停，脑窍闭塞，清窍不利，故而表现为精神呆滞，反应迟钝，不能言语，口角流涎，肢体活动不利且手足肿胀，二便失禁；舌质紫黯，脉弦细，亦为内有瘀血之象。治宜化瘀通络，开窍醒脑，方选通窍活血汤。方中麝香开窍开闭，行血中之瘀滞，开经脉之壅遏；丹参、川芎、桃仁、红花、三七粉活血化瘀；水蛭破血通经，逐瘀消癥；益母草、川芎活血通络。二诊时仍头痛头胀，故加天麻平肝息风止痛，加蔓荆子清利头目，通利脑窍，配合针灸通经络，畅气血，故能使瘀血化而脑窍通，患者语言渐出，肢体恢复。

十八、中风——肝风内动，脑脉血瘀案

李某某，男42岁，工人，陕西省西安市碑林区人，2012年10月15日初诊。

主诉：头痛头晕，左侧肢体麻木沉重7个月。

现病史：患者素有烟酒嗜好，作息不规律，患高血压病6年。不规律服用苯磺酸氨氯地平片、硝苯地平缓释片、珍菊降压片等降血压药，收缩压在140～170 mmHg之间，舒张压在90～140 mmHg之间。2012年3月出现左侧肢体麻木，活动不利。在西安某医院行头颅CT检查诊断脑出血（3 mL），经住院治疗2周（用药不详）症状减轻。出院后仍觉头晕头痛，左侧肢体麻木，活动不利，有冰凉感，为寻求中医治疗，遂来我门诊就诊。

刻下症见：头晕头痛，烦躁易怒，左侧肢体麻木沉重冰凉，活动不利，胁下不舒，时有胀痛，时耳鸣，咳嗽痰多，痰白质黏难以咯出，睡眠不实，多梦易醒，舌黯，苔白腻，脉弦滑数。血压156/102 mmHg。

西医诊断：高血压病Ⅲ级（极高危），脑出血后遗症。

中医诊断：中风。

辨证：肝风内动，脑脉血瘀，兼有痰湿。

治法：平肝潜阳，清脑活血，健脾化痰。

方药：天麻钩藤饮加味。

天麻15克，钩藤12克（后下），首乌藤15克，黄芩12克，栀子12克，茯神15克，石决明30克（先煎），生杜仲30克，川牛膝15克，益母草15克，桑寄生15克，丹参30克，水蛭粉6克（冲服），地龙12克，石菖蒲15克，陈皮15克，茯苓15克，姜半夏12克。

用法：10剂，上药凉水浸泡30分钟，先煎石决明30分钟，放入浸泡好的药物，武火煎沸后文火煎20分钟，放入后下之钩藤煎煮10分钟，倒出药液；翻煎30分钟，2次药液混合约500毫升，用药液冲服水蛭粉，分早晚2次饭后温服，日1剂。

医嘱：调畅情志，注意休息，清淡饮食，忌烟酒及辛辣、刺激性食物。

2012年10月26日二诊：患者服上方10剂，自觉头晕头痛、烦躁易怒减轻，左侧肢体麻木沉重冰凉感较前好转，未再出现胁下不舒胀痛，已不咳嗽，吐痰较前减少，仍左侧肢体活动不利，耳鸣，睡眠不实，多梦易醒，舌黯，苔白腻，脉弦滑数。血压150/100 mmHg。继用上方加磁石30克（先煎）。15剂，上药凉水浸泡30分钟，先煎石决明、磁石30分钟，放入浸泡好的药物，武火煎沸后文火煎20分钟，放入后下之钩藤煎煮10分钟，倒出药液；翻煎30分钟，2次药液混合约500毫升，用药液冲服水蛭粉，分早晚2次饭后温服，日1剂，医嘱同上。

2012年11月19日三诊：患者服上方15剂，头晕头痛、烦躁易怒明显减轻，左侧肢体麻木沉重冰凉感较前明显改善、活动较前好转，吐痰减少，稍有耳鸣，睡眠改善，舌黯，苔白腻，脉弦滑数。血压146/98 mmHg。继用上方20剂，煎服法、医嘱同上。

2002年12月8日四诊：患者偶有头晕，无头痛，精神好转，肢体偶觉麻木沉重，已无冰凉感，活动明显好转，偶尔耳鸣，睡眠可，已少梦，舌黯，苔薄白，脉弦滑数。血压142/96 mmHg。继用上方20剂，煎服法、医嘱同上。

2012年12月29日五诊：患者未再出现头晕、肢体麻木沉重，活动基本正常，未见耳鸣，精神、睡眠可，舌淡红，苔薄白，脉弦滑。血压136/90 mmHg。上方去磁石，继用20剂，巩固疗效，不适随诊。

【按语】患者素有高血压，颅脑出血半年之久，瘀血在脑，故头晕头痛，左侧肢体麻木，活动不利，有冰凉感，属中医“中风”范畴。肝郁化火，肝阳上亢，则头晕头痛，耳鸣；肝气横逆犯脾，脾不健运，则生湿生痰；痰湿瘀血阻络，络脉不通，则肢体麻木沉重有冰凉感；舌黯，苔白腻，脉弦滑数，皆为肝风内动、脑脉血瘀，兼有痰湿之象。治宜平肝潜阳，清脑化瘀，健脾化痰，故以天麻钩藤饮加味。方中天麻钩藤饮平肝潜阳，加石菖蒲、丹参、水蛭粉、地龙既活血化瘀，又引药入络，直达病所；加陈皮、茯苓、姜半夏健脾化痰。二诊时仍耳鸣，睡眠不实，多梦易醒，故加磁石平肝潜阳，安神聪耳。诸药合用，肝阳得平，肝风得息，痰消瘀去，中风诸症得以治愈，血压也随之下降。

十九、中风——气虚血瘀，脉络失养案

刘某某，女，48岁，陕西省西安市莲湖区人，2001年3月29日初诊。

主诉：头痛头晕，半身不遂1个月。

现病史：患者有高血压病史，平常服用珍菊降压片、硝苯地平等降压药，血压控制不理想。此次2001年2月21日做家务时突感头痛头晕，左侧肢体活动不利，入住西安某医院治疗。CT扫描示右大脑半球中部出血，血肿为4 cm×3 cm，诊断为高血压病、脑出血。住院治疗2周，出院后口服苯磺酸氨氯地平、脑心通胶囊等治疗，仍肢体活动不利，肿胀麻木，痿软无力，口舌㖞斜，为寻求中医治疗，始来我门诊求治。

刻下症见：形体虚胖，面色㿠白无华，精神萎靡，左侧肢体活动不利、肿胀麻木、痿软无力，口舌㖞斜，语言不利，口角流涎，自汗心悸，头痛头晕，气短乏力，纳食无味，

小便清长，大便溏稀，舌质紫黯，苔白腻，脉细弦。血压150/90 mmHg。

西医诊断：高血压病，脑出血。

中医诊断：中风。

辨证：气虚血瘀，脉络失养。

治法：补气通络，活血行瘀。

方药：补阳还五汤加味。

生黄芪100克，当归尾12克，桃仁12克，红花12克，赤芍12克，熟地黄12克，川芎12克，地龙12克，人参15克，鸡血藤15克，水蛭粉6克（冲服）。

用法：10剂，上药凉水浸泡30分钟，武火煎沸后文火煎30分钟，倒出药液；翻煎30分钟，2次药液混合约500毫升，用药液冲服水蛭粉，分早晚2次饭后服用，日1剂。

针灸：针刺肩井、肩髃、曲池、手三里、合谷、外关、风市、阳陵泉、三阴交、环跳、冲门，强刺激，不留针，针后加艾灸。

医嘱：调畅情志，适当活动，清淡饮食，忌油腻、辛辣等刺激性食物。嘱其亲属为患者按摩肢体。

2001年4月9日二诊：患者服上方10剂，精神较前好转，左侧肢体活动不利、肿胀麻木、口舌㖞斜、语言不利、口角流涎改善，仍面色㿠白无华，肢体痿软无力，自汗心悸，头痛头晕，气短乏力，纳食无味，小便清长，大便溏稀，舌质紫黯，苔白腻，脉细弦。血压146/90 mmHg。继用上方加大生黄芪用量，加焦三仙、炒山药。方药：生黄芪120克，当归尾12克，桃仁12克，红花12克，赤芍12克，熟地黄12克，川芎12克，地龙12克，人参15克，水蛭粉6克（冲服），焦三仙各12克，炒山药15克。10剂，煎服法、针灸、医嘱同上。

2001年4月20日三诊：患者服上方10剂，面色㿠白无华、气短乏力改善，精神较前明显好转，左侧肢体活动不利、肿胀麻木、口舌㖞斜、语言不利、口角流涎明显改善，肢体较前有力，自汗心悸、头痛头晕减轻，纳食增加，小便清长，大便已不溏稀，舌质紫黯，苔白腻，脉细弦。血压142/90 mmHg。继用上方10剂，煎服法、针灸、医嘱同上。

2001年5月2日四诊：患者面色稍红润，已能下床缓慢走路，肢体已不肿胀，稍有麻木感，语言清晰，口舌轻微㖞斜，口角已不流涎，轻微头晕，已无自汗心悸、气短乏力，纳食明显增加，二便正常，舌红，苔薄白，脉弦。血压140/90 mmHg。继服上方20剂，煎服法、医嘱同上；停用针灸。嘱其家属按摩其肢体，搀扶患者行走锻炼。

2001年5月24日五诊：患者已能自己行走，肢体基本恢复正常，语言清晰，未见口舌㖞斜，口角已不流涎，无头痛头晕、自汗心悸、气短乏力，纳食、二便正常，舌淡红，苔薄白，脉弦。血压140/90 mmHg。继用上方20剂，巩固疗效。半年后随访，患者行走基本正常，饮食自理，能做家务。

【按语】此案西医诊断为高血压病、脑出血，属中医“中风”范畴。《金匮要略·中风历节病脉证并治》曰：“夫风之为病，当半身不遂，或但臂不遂者，此为痹。脉微而数，中风使然。寸口脉浮而紧，紧则为寒，浮则为虚，寒虚相搏，邪在皮肤。浮者血虚，络脉空虚，贼邪不泻，或左或右，邪气反缓，正气即急，㖞僻不遂。邪在于络，肌肤不仁；邪在于经，即重不胜；邪入于腑，即不识人；邪入于脏，舌即难言，口吐涎。”患者气虚血瘀，无力推动血行，脉络瘀阻，肢体失其温煦濡养则发为中风偏枯；头痛头晕，左侧肢体活动不利、麻木肿胀、痿软无力，口舌㖞斜，语言不利，口角流涎，皆由气虚无力推动血液运行、脉络瘀阻、失其温煦濡养所致；气血不足则精神萎靡，自汗心悸，面色㿠白无华，气短乏力；脾气虚弱，运化失司，则形体虚胖，纳食无味，小便清长，大便溏稀；舌质紫黯，苔白腻，脉细弦，皆为气虚血瘀、脉络失养之征。治宜补气通络，活血行瘀，方选补阳还五汤加味。方中补阳还五汤益气通络，活血行瘀，加人参以补气升阳，鸡血藤、水蛭粉活血通络；配合针灸运行气血，通经活络。二诊时仍面色㿠白无华，肢体痿软无力，自汗心悸，头痛头晕，气短乏力，纳食无味，小便清长，大便溏稀，故加大生黄芪量，加焦三仙、炒山药健脾助运。经过2个月余的治疗，患者行走基本正常，饮食自理。

二十、中风——气虚血瘀，瘀阻络脉案

张某某，女，66岁，陕西省西安市莲湖区人，退休教师，1998年4月15日初诊。

主诉：右侧肢体偏瘫2年余。

现病史：患者有高血压、冠心病、糖尿病病史，2年前因情绪激动突然晕倒，当即在西安某医院急救治疗，苏醒后右侧肢体偏瘫，口舌㖞斜，语言不利，诊断为“脑梗死”（治疗及用药不详），住院2周。出院后一直服用缬沙坦、硝苯地平缓释片、格列齐特片、稳心颗粒、二甲双胍缓释片、脑心通口服液等控制血压血糖。近日因自觉活动较前更为受限，欲寻求中医治疗，故前来我门诊诊治。

刻下症见：面色㿠白无华，形体虚胖，右侧半身不遂，肢体麻木，口舌㖞斜，语言不利，倦怠乏力，心悸气短，自汗出，咳吐白色痰涎，纳食无味，小便清长，大便溏稀，舌紫黯，苔薄白，脉细弦。血压130/96 mmHg。

西医诊断：高血压病，冠心病，糖尿病，脑梗死。

中医诊断：中风。

辨证：气虚血瘀，瘀阻络脉。

治法：益气活血，化痰通络。

方药：补阳还五汤合温胆汤加减。

生黄芪100克，当归12克，川芎12克，赤芍15克，桃仁10克，红花10克，地龙10克，水蛭粉6克（冲服），丹参20克，姜半夏12克，茯苓15克，枳实12克，胆南星12克，天麻12克，炙甘草10克。

用法：10剂，上药凉水浸泡30分钟，武火煎沸后文火煎30分钟，倒出药液；翻煎30分钟，2次药液混合约500毫升，用药液冲服水蛭粉，分早晚2次饭后服用，日1剂。

针灸：针刺肩井、肩髃、风池、曲池、手三里、足三里、太溪、合谷、外关、风市、阳陵泉、三阴交、环跳、冲门，强刺激，不留针，针后加艾灸。

医嘱：调畅情志，适当活动，清淡饮食，忌油腻、辛辣刺激性食物。嘱其亲属为其按

摩肢体。

1998 年 4 月 24 日二诊：患者服上方 10 剂，配合针灸，右侧肢体活动不利、肢体麻木、口舌㖞斜、言语不利、肢体麻木较前改善，倦怠乏力较前好转，咳吐白色痰涎减少，仍面色㿠白无华，形体虚胖，心悸气短，自汗出，纳食无味，小便清长，大便溏稀，舌紫黯，苔薄白，脉细弦。血压 130/92 mmHg。继用上方加大生黄芪量为 120 克，加炒山药 15 克，白扁豆 15 克，砂仁 12 克（后下）。15 剂，上药凉水浸泡 30 分钟，武火煎沸后文火煎 20 分钟，放入后下之砂仁煎煮 10 分钟，倒出药液；翻煎 30 分钟，2 次药液混合约 500 毫升，用药液冲服水蛭粉，分早晚 2 次饭后服用，日 1 剂；继续配合针灸按摩、肢体活动，医嘱同上。

1998 年 5 月 9 日三诊：患者服上方 15 剂，继续配合针灸，右侧肢体活动不利、肢体麻木、口舌㖞斜、言语不利、倦怠乏力明显好转，已不咳吐白色痰涎，心悸气短、自汗出、面色㿠白无华、形体虚胖改善，纳食增加，小便清长，大便溏稀改善，舌紫黯，苔薄白，脉细弦。血压 128/90 mmHg。继用上方 20 剂，煎服法、针灸、医嘱同上。

1998 年 5 月 30 日四诊：患者面色稍红润，已能下床自行慢走，口舌基本不㖞斜，能正常对答，未见心悸气短、自汗出，纳食明显增加，二便正常，舌淡红，苔薄白，脉弦。血压 130/90 mmHg。继用上方 20 剂，煎服法、医嘱同上，停用针灸。

1998 年 6 月 20 日五诊：患者肢体活动基本正常，口舌已不㖞斜，语言清晰，纳食、二便正常，舌淡红，苔薄白，脉弦。血压 130/86 mmHg。继用上方 20 剂，巩固疗效。3 个月后随访，患者生活自理，可以做一般的家务。

【按语】患者中风偏瘫，久病久卧，气虚不能载血运行，津液失布，痰瘀互结，瘀阻经脉而致气虚血瘀，瘀阻脑脉则见肢体偏瘫麻木，活动不利，口舌㖞斜，语言不利；瘀血内停，气血不能上荣，故见面色㿠白无华；心脉失养则心悸气短；痰阻中焦，津液不能输布，故而形体虚胖，咳吐白色痰涎，倦怠乏力；气虚不摄则自汗出；脾失健运，痰湿中阻，则纳食无味，小便清长，大便溏稀；舌紫黯，苔薄白，脉细弦，皆为气虚血瘀、痰阻络脉之象。据王清任"元气渐亏之证"及主瘀立论，以益气活血、化痰通络为法，选补阳还五汤合温胆汤治疗。方中大剂量黄芪补气，丹参、桃仁、红花、川芎、当归、赤芍、地龙、水蛭活血化瘀通络，温胆汤理气化痰。二诊时仍面色㿠白无华，形体虚胖，右侧肢体活动不利，口舌㖞斜，言语不利，心悸气短，自汗，纳食无味，小便清长，大便溏稀，故加大生黄芪用量以补气，加炒山药、白扁豆、砂仁健脾助运。诸药合用，益气活血，化痰通络，健脾助运，标本兼顾，在治疗中配合针灸、按摩和肢体活动，患者诸症皆消，肢体活动基本正常，生活自理，可以做一般的家务。

二十一、面瘫——风痰阻络案

蔺某某，男，42 岁，干部，陕西省西安市莲湖区人，2012 年 6 月 22 日初诊。

主诉：口眼㖞斜 3 天。

现病史：患者 3 天前无明显诱因出现右侧面部麻木不仁，口角向左㖞斜，进食时右侧咀嚼无力，右口角漏水，右侧额纹消失，右眼闭合不全，右侧鼻唇沟消失，鼓腮时右侧漏气明显，伸舌不歪，伴乏力，夜寐不宁，舌淡红，苔白腻，脉弦细。

西医诊断：右侧周围性面神经麻痹。

中医诊断：面瘫。

辨证：风痰阻络。

治法：祛风化痰，解痉通络。

方药：正容汤加味。

羌活 10 克，防风 10 克，白附子 10 克，法半夏 10 克，油松节 10 克，胆南星 10 克，木瓜 12 克，远志 12 克，石菖蒲 12 克，白僵蚕 10 克，全蝎 10 克，蜈蚣 3 条，炙甘草 6 克。

用法：7 剂，上药凉水浸泡 30 分钟，武火煎沸后文火煎 30 分钟，倒出药液；翻煎 30 分钟，2 次药液混合约 500 毫升，分早晚 2 次加黄酒适量温服，日 1 剂。

针灸：取百会、神庭、头维、上星、睛明、下关、合谷、地仓、颊车针刺，强刺激，不留针，每日 1 次。

2012 年 6 月 29 日二诊：患者服上方 7 剂，配合针灸治疗，右侧面部麻木不仁、口角向左㖞斜、进食时右侧咀嚼无力、右口角漏水、右侧额纹消失明显好转，夜寐不宁、多梦改善，仍右眼闭合不全，右侧鼻唇沟消失，鼓腮时右侧漏气，倦怠乏力，舌淡红，苔白腻，脉弦细。此时证属风痰阻络，气虚血瘀。继用上方加炙黄芪 30 克，当归 12 克，地龙 10 克。10 剂，煎服法、针灸穴位、医嘱同上。

2012 年 7 月 9 日三诊：患者额纹、鼻唇沟已出现，眼睛闭合好转，鼓腮稍有漏气，精神较前好转，睡眠明显改善，舌淡红，苔薄白，脉弦滑。继用上方 10 剂，煎服法、针刺穴位、医嘱同上。

2012 年 7 月 18 日四诊：患者右眼已能完全闭合，口角不再㖞斜，额纹及鼻唇沟恢复正常，鼓腮已不漏气，精神、睡眠、纳食、二便正常，舌淡红，苔薄白，脉弦滑。停用针灸，继服上方 5 剂，2 个月后随访，未有不适。

【按语】此案患者由风痰痹阻经络引起，口眼㖞斜是其主症，据此而知属于经脉挛急，病位应在肝系。导致经脉挛急机制不一，若因外感风寒，当用小续命汤温散外寒；若因痰湿阻络，当用牵正散祛痰止痉。此案属两种病理并存，当以兼见苔腻为其辨证要点。其基本病机是：感受风邪→经脉挛急→痰湿阻滞→口眼㖞斜。故选用正容汤以祛风化痰，解痉通络。方中羌活、防风、秦艽祛风解表，活络解痉；白附子祛风痰；胆南星、白僵蚕、半夏化痰祛寒；木瓜、油松节通络活络；甘草和中缓急，调和诸药。患者伴有夜寐不宁等心血不足之症，故加石菖蒲、远志养血安神，并配合针灸。二诊时仍右眼闭合不全，右侧鼻唇沟消失，鼓腮时右侧漏气，倦怠乏力，故加炙黄芪、当归、地龙益气养血通络，再用酒煎，防其血滞，体现了以缓解经脉挛急为主兼通络养血的配伍方法，故收效良好。

二十二、面瘫——胃热熏蒸，经脉受损案

曲某某，男，22岁，大学生，2008年5月21日初诊。

主诉：口眼㖞斜1周。

现病史：患者于14天前患感冒，经治疗咳嗽、发热好转。1周后即觉右侧面部麻木，口鼻向左侧㖞斜，吹风漏气，口角流涎，右眼闭合不全，遂在某医院用中药牵正散配合针灸治疗，症状如故，始来我门诊诊治。

刻下症见：颜面红赤，右侧面部麻木，口鼻向左侧㖞斜，口角流涎，右眼不能完全闭合，不能做皱眉、闭眼、鼓腮、吹口哨等动作，自汗出，倦怠乏力，大便干燥，3日未解，小便黄少，舌质红，苔黄燥，脉弦数有力。

西医诊断：面神经麻痹（周围型）。

中医诊断：面瘫。

辨证：胃热熏蒸，经脉受损。

治法：升阳散火，通经养血。

方药：李东垣清阳汤加减。

葛根15克，石斛12克，沙参12克，黄柏10克，升麻10克，黄芪30克，木瓜12克，秦艽12克，当归12克，桂枝10克，红花10克，苏木12克，炙甘草12克。

用法：5剂，上方药凉水浸泡30分钟，武火煎沸后文火煎煮30分钟，倒出药液；翻煎30分钟，2次药液混合约500毫升，分2次早晚饭后温服，日1剂。

针灸：针刺地仓、颊车、迎香、四白、合谷，强刺激，不留针。

医嘱：调畅情志，注意休息，清淡饮食，忌烟酒，忌油腻、辛辣等刺激性食物。

2008年5月26日二诊：患者用上方5剂、针灸5天，右侧面部麻木、口眼㖞斜明显好转，口角已不流涎，颜面红赤、倦怠乏力改善，自汗减少，大便通，每日1次，小便黄，舌红，苔黄，脉滑数。效不更方，继用上方7剂，煎服法、医嘱同上。继续针灸上述穴位，每日1次。

2008年6月4日三诊：患者口眼㖞斜痊愈，诸症消失，二便正常，舌淡红，苔薄白，脉滑。继服上方5剂，巩固疗效。

【按语】面瘫、口眼㖞斜，在中风病中仅是一个症状，但在临床上有不兼见其他症状而单独发病者不在少数，中医称之为中风“在经”“在络”，多由风寒之邪侵袭面神经，干扰足阳明、手太阳之脉，致使经气受阻，经脉失养，筋肉纵缓不收而发病。正如《金匮要略》所言：“邪气反缓，正气即急，正气引邪，㖞僻不遂。”贼邪克络，常因正气即急，胃中火盛，清阳之气不升所致。此案患者感冒，愈后口眼㖞斜，自汗乏力，颜面红赤，大便3日未解，小便黄少，舌红，苔黄，脉数有力，皆为胃热熏蒸、经络受损之故。前医又以牵正散祛风通络，再服白附子等辛燥之品耗散胃津致使胃津缺失，清阳不升。李东垣指出：“治口㖞颊腮紧急，胃中火盛，必汗不止而小便数也。”故投清阳汤加减，方中葛根、黄柏、石斛、沙参养胃阴，清胃火；升麻升阳散火；加黄芪益气敛汗；秦艽、木瓜、当

归、桂枝、红花、苏木通络养血，解经络中之风寒，配合针灸使经脉通畅，治疗10余日诸症皆消，口眼㖞斜得以痊愈。

二十三、舌謇，中风——气虚血瘀，肝风内动案

雍某某，女，60岁，退休工人，陕西省西安市东郊人，2006年3月9日初诊。

主诉：舌麻木伴肢体麻木1年。

现病史：患者素有高血压、动脉硬化、轻度脑梗死，不规律服用降压药、活血化瘀等药（用药不详）。1年前自觉舌尖麻木，有时舌强硬不适，偶尔隐隐作痛，初未介意，后症状逐渐加重，舌体麻木，舌尖疼痛，味觉迟钝，遂屡屡求医，始终不愈，始来我门诊诊疗。

刻下症见：面色晦暗，舌体麻木强硬、隐隐作痛，味觉迟钝，言语不清，左半身有麻木感，倦怠乏力，头晕目眩，气短心悸，形寒肢冷，纳差食少，眠差梦多，大便溏稀不成形，小便清长，舌体胖大有齿痕、质紫黯有瘀斑，苔少，脉沉细无力。

西医诊断：舌麻痹，高血压病，动脉硬化，轻度脑梗死。

中医诊断：舌謇，中风。

辨证：气虚血瘀，肝风内动。

治法：补气活血，息风通络。

方药：补阳还五汤加味。

生黄芪90克，当归尾12克，赤芍10克，川芎10克，地龙10克，桃仁10克，红花10克，丹参15克，天麻15克，钩藤12克（后下），首乌藤12克，茯神12克，白僵蚕12克，水牛角6克（冲服）。

用法：10剂，上药凉水浸泡30分钟，武火煎沸后文火煎20分钟，放入后下之钩藤煎煮10分钟，倒出药液；翻煎30分钟，2次药液混合约500毫升，用药液冲服水牛角，分早晚2次温服，日1剂。

医嘱：注意休息，避免情绪激动，合理饮食，忌油腻、辛辣等刺激性食物。

2006年3月20日二诊：患者服上方10剂，舌体麻木强硬减轻，已无隐隐作痛，味觉稍有恢复，言语较前好转，仍左半身有麻木感，面色晦暗，倦怠乏力，头晕目眩，气短心悸，形寒肢冷，纳差食少，眠差梦多，大便已不溏稀，小便正常，舌体胖大有齿痕、质紫黯有瘀斑，苔少，脉沉细无力。继用上方10剂，煎服法、医嘱同上。

2006年4月1日三诊：患者服上方10剂，舌体麻木强硬明显减轻，已无痛感，味觉恢复，言语较前明显好转，半身麻木感减轻，面色晦暗、倦怠乏力、头晕目眩、气短心悸、形寒肢冷、眠差梦多较前改善，纳食增加，二便正常，舌质紫黯，苔少，脉沉细较前有力。继用上方10剂，煎服法、医嘱同上。

2006年4月13日四诊：患者面色稍红润，稍有舌体麻木、已不强硬，味觉恢复正常，言语较前明显好转，半身麻木感明显减轻，精神好转，眠差梦多较前明显改善，偶觉头晕目眩、气短心悸、形寒肢冷，纳食增加，二便正常，舌质紫黯，苔少，脉沉细较前明

显有力。继用上方15剂，煎服法、医嘱同上。

2006年4月30日五诊：患者面色红润，偶有舌体麻木、肢体麻感，未再出现强硬，味觉正常，言语流利，精神明显好转，已无头晕目眩、气短心悸、形寒肢冷，睡眠、纳食、二便正常，舌淡红，苔薄白，脉沉细。继用上方15剂，巩固疗效，不适随诊。

【按语】《金匮要略》曰："邪在于络，肌肤不仁；邪在于经，即重不胜。邪入于腑，即不识人；邪入于脏，舌即难言，口吐涎。"此案患者年老体弱，又患高血压、动脉硬化、轻度脑梗死等疾病，阳气素亏，补养不及，渐致帅血无权，温运无力而使血行不畅。病久肝肾阴亏，血不养筋，筋脉失荣，故舌体麻木强硬、隐隐作痛，味觉迟钝，言语不清，左半身有麻木感；面色晦暗，倦怠乏力，头晕目眩，气短心悸，形寒肢冷，纳差食少，眠差梦多，大便溏稀不成形，小便清长，皆为气虚血瘀、脾不健运之象；舌体胖大有齿痕、质紫黯有瘀斑，苔少，脉沉细无力，皆为气虚血瘀、肝风内动之象。治宜补气活血，息风通络。方选补阳还五汤补气活血，阳气足则帅血有权，温运有力，加丹参活血通络，加天麻、钩藤、首乌藤、茯神、白僵蚕、水牛角滋肝肾以息风；诸药合用，有温补阳气、活血化瘀、滋养肝肾、平息内风之功，除舌謇、肢体麻木得到有效治疗外，全身症状皆愈。

二十四、颤证——气虚血瘀，筋脉失养，肝风内动案

杨某某，男，60岁，工人，陕西省西安市莲湖区人，2010年6月2日初诊。

主诉：头部及肢体震颤3年余。

现病史：患者3年前，自感记忆力明显下降，精神不能集中，时有头痛头晕，继则头部不由自主摇动，上肢单侧抖动。1年前头部震颤次数增多，双上肢亦随之震颤，曾在西安多家医院检查头颅及颈部CT、血管B超，均无重要器质性病变，心电图、血压正常，诊断为帕金森综合征。服用西药左旋多巴、多巴胺受体激动剂、金刚烷胺、抗胆碱能药物等治疗，症状时轻时重，始来我门诊诊疗。

刻下症见：形体消瘦，面黄神疲，头部及双上肢震颤，皮肤干燥，头晕头痛，心悸气短，语言无力，下肢麻木不仁，肢体不温，纳差食少，大便秘结，小便清长，舌体胖大、边有齿痕，质黯淡、有瘀斑，苔白略腻，脉沉细涩。

西医诊断：帕金森综合征。

中医诊断：颤证。

辨证：气虚血瘀，筋脉失养，肝风内动。

治法：益气活血，化瘀通络，息风止颤。

方药：补阳还五汤加减。

生黄芪100克，当归尾12克，桃仁12克，红花12克，川芎12克，地龙12克，赤芍12克，僵蚕12克，全蝎12克，丹参15克，水蛭6克，天麻15克，钩藤12克（后下），水牛角3克（冲服）。

用法：10剂，上药凉水浸泡30分钟，武火煎沸后文火煎煮20分钟，放入后下之钩藤煎煮10分钟，倒出药液；翻煎30分钟，2次药液混合约500毫升，用药液冲服水牛角，

分早晚2次饭后温服，日1剂。

医嘱：调畅情志，注意休息，清淡饮食，忌烟酒，忌油腻、辛辣等刺激性食物。

2010年6月13日二诊：患者服上方10剂，头部及双上肢震颤发作稍有减少，头晕头痛减轻，仍形体消瘦，皮肤干燥，面黄神疲，心悸气短，语言无力，下肢麻木不仁，肢体不温，纳差食少，皮肤干燥，大便秘结，小便清长，舌体胖大、边有齿痕，质黯淡有瘀斑，苔白略腻，脉沉细涩。继用上方加白术12克，焦三仙各12克，火麻仁15克。10剂，煎服法、医嘱同上。

2010年6月24日三诊：患者服上方10剂，头部及双上肢震颤发作明显减少，头晕头痛明显减轻，纳食较前增加，大便秘结改善，仍形体消瘦，皮肤干燥，面黄神疲，心悸气短，语言无力，下肢麻木不仁，肢体不温，小便清长，舌体胖大、边有齿痕，质黯淡有瘀斑，苔白略腻，脉沉细涩。继用上方10剂，煎服法、医嘱同上。

2010年7月7日四诊：患者稍有头部及双上肢震颤，轻度头晕头痛，纳食较前明显增加，面色、神疲乏力、心悸气短改善，下肢麻木减轻，肢体较前变温，大便已不秘结，小便正常，仍形体消瘦，皮肤干燥，舌体胖大、边有齿痕，质黯淡有瘀斑，苔白略腻，脉沉细涩。继用上方10剂，煎服法、医嘱同上。

2010年7月18日五诊：患者偶有头部及双上肢震颤，已无头晕头痛，面色、精神较前明显好转，已无心悸气短，下肢麻木明显减轻，肢体体温恢复正常，体重较前增加，纳食、二便正常，舌体胖大，已无齿痕，质黯淡无瘀斑，苔白，脉沉细。继用上方15剂，煎服法、医嘱同上。

2010年8月3日六诊：患者头部及双上肢震颤消失，面色、精神正常，未再出现心悸气短、下肢麻木，肢体体温正常，体重较前明显增加，纳食、二便正常，舌质略黯，苔薄白，脉沉。继用上方15剂，巩固疗效。经半年随访，震颤未再复发。

【按语】帕金森综合征是中老年神经系统退行性疾病，属中医“颤证”。明代王肯堂《证治准绳·杂病》曰：“颤，摇也；振，动也。筋脉约束不住而莫能任持，风之象也。”此案患者年过六旬，肝肾失养，疏泄无权，加之气血亏虚，气虚无力推动血行而失运。气机不畅，导致瘀血阻滞，脉络不通，筋脉失养，故头部及双上肢震颤，头晕头痛，下肢麻木不仁，肢体不温；面黄神疲，心悸气短，语言无力，纳差食少，形体消瘦，皮肤干燥，大便秘结，小便清长，均为气血不足之象；舌体胖大边有齿痕、质黯淡有瘀斑，苔白略腻，脉沉细涩，皆为气虚血瘀、筋脉失养、肝风内动之象。治宜益气活血，化瘀通络，息风止颤，方选补阳还五汤加减。方中补阳还五汤益气活血，加僵蚕、全蝎、丹参、钩藤、水蛭、天麻、水牛角活血通络，息风止颤。二诊时仍纳食不佳，形体消瘦，大便秘结，故加白术、焦三仙、火麻仁健脾和胃，润肠通便。诸药合用，共奏益气活血、化瘀通络、息风止颤之功。诸症皆消，震颤痊愈。

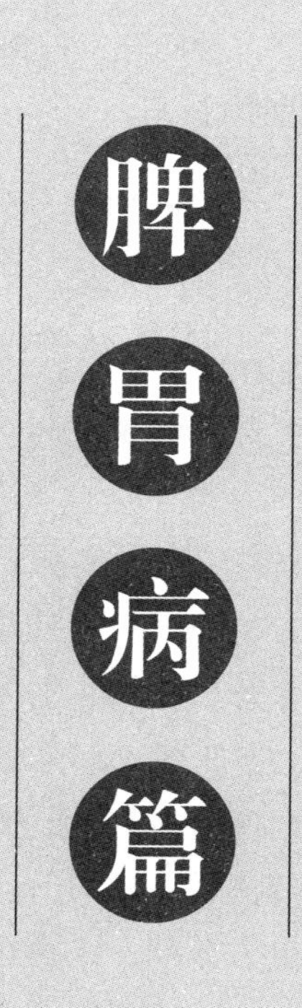
脾胃病篇

一、呕吐——肝郁化火，胃气不降案

李某某，女，32岁，干部，陕西省咸阳市人，2016年5月6日初诊。

主诉：间断呕吐1年余。

现病史：患者平素精神抑郁，间断呕吐1年余，时轻时重，初以为纳食不当所致，按胃病予以治疗，效果欠佳。恶心呕吐时伴有头晕头痛，呕吐物量少，觉有酸苦味，面色无华，心烦少眠，伴有胁肋胀痛。15日前因家庭琐事烦扰复发，经咸阳某医院胃镜检查无明显器质性病变，诊断为“胃神经官能症，神经性呕吐”。用中西药治疗少效（用药不详），前两日曾服柴胡疏肝散加味，药入即吐，遂来我门诊诊疗。

刻下症见：面色晄白无华，阵发性恶心呕吐，伴有头晕头痛，胁肋胀痛，纳差食少，心烦少眠，倦怠乏力，小便黄，大便干，舌质红，苔薄黄，脉细弦而数。

西医诊断：胃神经官能症，神经性呕吐。

中医诊断：呕吐。

辨证：肝郁化火，胃气不降。

治法：疏肝解郁散火，和胃止呕。

方药：柴胡疏肝散加苏叶黄连汤加减。

柴胡10克，白芍12克，枳实12克，陈皮12克，川芎12克，香附12克，炙甘草10克，川黄连2克，紫苏叶2克，竹茹3克。

用法：3剂，上药凉水浸泡30分钟，武火煎沸后文火煎30分钟，倒出药液；翻煎30分钟，2次药液混合约500毫升，分早晚2次饭后温服，日1剂。

医嘱：调畅情志，饮食有节，忌辛辣、油腻、生冷刺激性食物。

2016年5月10日二诊：患者服上方3剂，未再恶心呕吐，纳食增加，头晕头痛、胁肋胀痛好转，仍面色晄白无华，心烦少眠，倦怠乏力，小便黄，大便干，舌质红，苔薄黄，脉细弦而数。继用上方5剂，煎服法、医嘱同上。

2016年5月16日三诊：患者服上方5剂，未再出现恶心呕吐，胁肋胀痛未再发作，纳食明显增加，二便正常，仍面色晄白无华，头晕头痛，心烦少眠，倦怠乏力，舌淡红，苔薄白，脉沉细。

辨证：心脾两虚，气血不足，肝郁气滞。

治法：益气补血，健脾养心，疏肝解郁。

方药：归脾汤合四逆散加减。

白术12克，茯神12克，黄芪15克，龙眼肉12克，酸枣仁10克，人参12克，木香10克（后下），甘草10克，当归12克，远志12克，柴胡12克，白芍12克，枳壳12克。

用法：10剂，上药凉水浸泡30分钟，武火煎沸后文火煎20分钟，放入后下之木香煎煮10分钟，倒出药液；翻煎30分钟，2次药液混合约500毫升，分早晚2次饭后温服，日1剂，医嘱同上。

2016年5月27日四诊：患者面色较前红润，睡眠改善，精神好转，纳食、二便正常，舌淡红，苔薄白，脉沉缓。继用上方10剂，巩固疗效。

【按语】此案患者长期精神抑郁，肝气郁结，郁久化热犯胃，胃气不降故胁肋胀痛，阵发性恶心呕吐，纳差食少；运化失常日久，气血不足，故头晕头痛，面色㿠白无华，心烦少眠，倦怠乏力；小便黄，大便干，舌质红，苔薄黄，脉细弦而数，皆为肝郁化火、胃气不降之征。故选柴胡疏肝散疏肝解郁散火，苏叶黄连汤加竹茹升清降浊，和胃止呕。三诊时胁肋胀痛未再发作，纳食正常，无恶心呕吐，仍面色㿠白无华，心烦少眠，倦怠乏力，以归脾汤合四逆散益气补血，健脾养心，疏肝解郁。药随证转，诸症悉除。

二、呕吐——湿热内蕴，升降失司，肺胃失和案

成某某，女，62岁，农民，陕西省渭南市澄城县人，2018年8月12日初诊。

主诉：恶心呕吐2余年。

现病史：患者恶心呕吐2余年，时发时止，每次按胃炎施治而愈，此次于20日前由于饮食不当发作，呕吐物初为胃内容物，渐至酸臭苦水，不能进食，伴有胃脘部疼痛，小便黄，大便5日未解。曾用旋覆代赭汤、小承气汤治疗，服药即吐。近10余日滴水未进，每日以糖、盐加抗生素，能量合剂（用量不详）维持，亦注射维生素B6、溴米那普鲁卡因止吐少效，家人已准备后事，邀余诊治。

刻下症见：精神疲惫，颜面无华，少气懒言，卧床不起，起则头晕眼花，口唇燥裂，干呕时作，不能进食，食入即吐，呕吐物初为胃容物，渐至酸臭苦水，伴有胃脘部隐痛，大便5日未解，小便黄少，舌质红，苔黄燥，脉细数。

西医诊断：慢性胃炎急性发作。

中医诊断：呕吐。

辨证：湿热内蕴，升降失司，肺胃失和。

治法：清热除湿，升清降浊，调理肺胃。

方药：苏叶黄连汤加竹茹。

川黄连3克，紫苏叶2克，竹茹2克。

用法：3剂，上药凉水浸泡30分钟，武火煎沸后文火煎30分钟，倒出药液；翻煎30分钟，2次药液混合约500毫升，嘱患者频频温服，日1剂。

一剂后呕止，二剂后稍可纳食。二诊时原方加枳壳6克，厚朴10克，而渐进食，后以益气养血、健脾和胃为法治疗而告愈。

【按语】《温热病篇》曰："湿热证，呕恶不止，昼夜不差，欲死者，肺胃不和，胃热移肺，肺不受邪也，宜用川连三四分（0.9～1.2克）、苏叶二三分（0.6～0.9克）两味煎汤，呷下即止。"薛氏自注："肺胃不和，最易致呕，盖胃热移肺，肺不受邪，还归于胃。必用川连以清湿热，苏叶以通肺胃，投之立愈者，以肺胃之气，非苏叶不能通也，分数清者，以轻剂恰治上焦之病耳。"据此，本方所反映的基本病机当为：湿热蕴阻肺胃，肺胃不和，胃气上逆。故方中以黄连苦寒清热燥湿为主药，泻降胃火，辅以辛寒之紫苏叶芳香化浊，宣肺利气，更佐竹茹甘微寒之品以奏清热养阴止呕之功。《内经》曰："诸呕吐酸，

皆属于热。”《本草经疏》曰：“阳明有热，则为呕啘，温气……解阳明之热，则邪气退而呕啘止矣。”此案呕吐患者呕恶酸臭味或吐出黄色苦水，症舌脉皆现热象，对症投药，故药到病除。

三、吐血——肝火犯胃，胃络损伤案

张某某，女，45岁，陕西省渭南市白水县人，2007年5月9日初诊。

主诉：胃脘疼痛，反酸烧心反复发作1年，吐血1天。

现病史：患者在3年前始觉胃脘胀痛，反酸烧心，常反复发作。1年前电子胃镜检查诊断为慢性非萎缩性糜烂性胃炎。不规律服用奥美拉唑、西咪替丁、多潘立酮等西药，症状时轻时重。3日前因与别人争吵后，症状加重。1天前自觉咽部腥臭，吐出紫黯色血块，始来我门诊诊治。

刻下症见：面红目赤，胃脘胀痛，疼痛拒按，纳差食少，恶心呕吐，反酸烧心，呕吐物为胃内容物及黑色血块，心烦易怒，头晕耳鸣，寐少梦多，大便干燥发黑，小便黄赤，舌质红绛，苔黄，脉弦数。

西医诊断：慢性非萎缩性糜烂性胃炎，胃出血。

中医诊断：吐血。

辨证：肝火犯胃，胃络损伤。

治法：泻肝清胃，凉血止血。

方药：龙胆泻肝汤加减。

龙胆12克，柴胡12克，泽泻12克，车前子10克（包煎），木通12克，生地黄12克，当归12克，栀子12克，黄芩12克，白茅根15克，藕节15克，甘草10克，焦茜草12克，大、小蓟各15克，蒲黄炭12克，侧柏叶炭12克。

用法：5剂，上药凉水浸泡30分钟，武火煎沸后文火煎30分钟，倒出药液；翻煎30分钟，2次药液混合约500毫升，分3～4次温服，日1剂。

医嘱：调畅情志，注意休息，清淡饮食，忌辛辣、油腻等刺激性食物。

2007年5月15日二诊：患者服上方5剂，稍有恶心呕吐，呕吐物为胃内容物及少量黑色血块，胃脘胀痛减轻，已不拒按，能食流食，反酸烧心较前改善，心烦易怒、头晕耳鸣、面红目赤、寐少梦多减轻，仍大便干燥发黑，小便黄赤，舌质红绛，苔黄，脉弦数。继用上方加大黄12克（后下），黄连10克。5剂，上药凉水浸泡30分钟，武火煎沸后文火煎20分钟，放入后下之大黄煎煮10分钟，倒出药液；翻煎30分钟，2次药液混合约500毫升，分3～4次温服，日1剂，医嘱同上。

2007年5月21日三诊：患者服上方5剂，已不恶心呕吐，未再吐血，胃脘胀痛明显减轻，可清淡饮食，稍有反酸烧心，心烦易怒、头晕耳鸣、面红目赤、寐少梦多较前明显改善，大便质变软，无黑色便，小便黄，舌质红，苔薄黄，脉弦滑。继用上方5剂，煎服法、医嘱同上。

2007年5月27日四诊：患者未再出现恶心呕吐、吐血，稍有胃脘胀痛，偶有反酸烧心，心烦易怒、头晕耳鸣、面红目赤、寐少梦多较前明显改善，二便正常，舌淡红，苔薄白，脉弦滑。上方减焦茜草、大蓟、小蓟、蒲黄炭、侧柏叶炭、藕节、白茅根、大黄，加白及12克，煅瓦楞子12克（先煎），乌贝散10克（冲服）。10剂，上药凉水浸泡30分钟，先煎煅瓦楞子，煎煮30分钟，加入浸泡好的药物，武火煎沸后文火煎30分钟，倒出药液；翻煎30分钟，2次药液混合约500毫升，用药液冲服乌贝散，分3～4次温服，日1剂，医嘱同上。

2007年6月7日五诊：患者未再出现胃脘胀痛，诸症皆消，纳食、二便、睡眠正常，舌淡红，苔薄白，脉弦滑。继用上方10剂，巩固疗效，不适随诊。

【按语】《景岳全书·血证》云：“凡治血证，须知其要，而血动之由，惟火惟气耳。故察火者，但察其有火无火；察气者，但察其气虚气实。知此四者，而得其所以，则治血之法无余义矣。”《济生方》曰：“夫血之妄行也，未有不因热之所发，盖血得热则淖溢，血气俱热，血随气上，乃吐衄也。”此案患者素有慢性非萎缩性糜烂性胃炎，胃中积热，复又与人争吵，肝气横逆，郁而化火，逆乘于胃，胃络损伤，故胃脘胀痛，疼痛拒按，恶心呕吐，呕吐物为胃内容物及黑色血块，反酸烧心，纳差食少；肝胆之火上逆则心烦易怒，头晕耳鸣，面红目赤；火扰心神则寐少梦多；大便干燥发黑，小便黄赤，舌质红绛，苔黄，脉弦数，皆为肝火犯胃、胃络损伤之征。治宜泻肝清胃，凉血止血，方选龙胆泻肝汤加减。方中龙胆泻肝汤泻肝清胃，加白茅根、藕节、焦茜草、大蓟、小蓟、蒲黄炭、侧柏叶炭凉血止血。二诊时仍大便干燥发黑，小便黄赤，故加大黄、黄连通腑泻热止血。四诊时未再出现恶心呕吐、吐血，故减焦茜草、大蓟、小蓟、蒲黄炭、侧柏叶炭、藕节、白茅根、大黄，加白及、煅瓦楞子、乌贝散收敛止血，消肿生肌，制酸止痛，以恢复损伤之胃络，故诸症悉除，慢性非萎缩性糜烂性胃炎得以治愈。

四、呃逆——肝气犯胃，胃失和降案

牛某某，女，30岁，农民，陕西省铜川市人，1999年4月15日初诊。

主诉：呃逆频作1周。

现病史：患者1周前与家人口角后始发呃逆，不能自制，伴有腹胀，甚则夜间亦因呃逆而影响入睡，苦不堪言。

刻下症见：呃逆频作，喉间连续不断，呃逆声响亮，冲逆而出，胸胁胀闷，伴有腹胀，口干，大便干燥，2～3日一行，舌淡红，苔薄黄，脉弦细。

西医诊断：膈肌痉挛。

中医诊断：呃逆。

辨证：肝气犯胃，胃失和降。

治法：疏肝理气，和胃降逆。

方药：柴胡疏肝散加丁香柿蒂汤加减。

柴胡12克，枳壳12克，白芍15克，炙甘草6克，川芎10克，香附10克，陈皮12克，厚朴10克，丁香3克，生姜10克，柿蒂10克。

用法：3剂，上药凉水浸泡30分钟，武火煎沸后文火煎30分钟，倒出药液；翻煎30分钟，2次药液混合约300毫升，分早晚2次饭后温服，日1剂。

医嘱：调畅情志，清淡饮食，忌辛辣、油腻、生冷等刺激性食物。

1999年4月19日二诊：患者服上方3剂，偶尔呃逆，胸胁胀闷减轻，已无腹胀，仍口干，大便干燥，2日一行，舌淡红，苔薄黄，脉弦细。继服上方加旋覆花12克（包煎），大黄12克（后下）。5剂，上药凉水浸泡30分钟，武火煎沸后文火煎20分钟，放入后下之大黄煎煮10分钟，倒出药液；翻煎30分钟，2次药液混合约300毫升，分早晚2次饭后温服，日1剂，医嘱同上。

1999年4月25日三诊：患者胸闷、呃逆痊愈，大便通畅，舌淡红，苔薄白，脉滑。继用上方3剂，巩固疗效，不适随诊。

【按语】此案患者情志不遂，怒气伤肝，肝气横逆犯胃，胃气上逆，病位在胃而病因在肝。以柴胡疏肝散疏肝行气，肝气条达则不复克胃，胃气下降则呃逆自止。方用白芍，取其柔肝缓急、养血润肠之功；用枳壳降气宽肠，行气消胀；丁香柿蒂汤温中益气，降逆止呃；加厚朴下气除满。二诊时仍口干，大便干燥，故加大黄、旋覆花通腹宽肠，降气止呃，其效益彰。本案不专治胃而治肝，乃“必伏其所主，而先其所因”也。

五、酒积——湿阻中焦，脾不健运案

高某某，男，45岁，职员，广东省东莞市南城人，2009年3月6日初诊。

主诉：胸闷腹胀1年。

现病史：患者饮酒10余年，近1年来肢体困倦，头重如裹，胸闷腹胀，纳食不香，口黏有甜味。在当地医院经电子胃镜检查诊断为慢性胃炎，运用西药奥美拉唑、多潘立酮等治疗，效果不著，始来我门诊诊疗。

刻下症见：胸闷腹胀，头重如裹，纳差食少，口黏有味，大便溏稀不成形，小便黄赤，舌红，苔白厚腻，脉濡缓。

西医诊断：慢性胃炎。

中医诊断：酒积。

辨证：湿阻中焦，脾不健运。

治法：芳香化湿，健脾和胃。

方药：藿香正气散加减

藿香12克，大腹皮15克，陈皮12克，茯苓12克，半夏曲12克，厚朴12克，白术15克，苍术12克，砂仁12克（后下），葛花12克，生姜10克。

用法：7剂，上药凉水浸泡30分钟，武火煎沸后文火煎20分钟，放入后下之砂仁煎煮10分钟，倒出药液；翻煎30分钟，2次药液混合约500毫升，分早晚2次饭后温服，日1剂。

医嘱：注意休息，清淡饮食，忌烟酒及辛辣、油腻等刺激性食物。

2004年3月14日二诊：患者服上方7剂，胸闷腹胀明显减轻，纳食增加，稍有头重如裹、口黏有味，大便已不溏稀，小便黄赤改善，舌红，苔白厚腻，脉濡缓。继用上方7剂，煎服法、医嘱同上。

2004年3月22日三诊：患者已无胸闷腹胀，诸症皆消，纳食、二便正常，舌淡红，苔薄白，脉滑。继用上方7剂，巩固疗效。

【按语】酒为湿热甘肥之品，长期饮用，损伤脾胃，湿邪阻于中焦，脾胃运化失司则胸闷腹胀；湿邪瘀滞，清窍被蒙则头重如裹；脾胃不和则纳差食少；脾胃湿热则口黏有味；大便溏稀不成形，小便黄赤，舌红，苔白厚腻，脉濡缓，皆为湿阻中焦、脾不健运之征。治宜芳香化湿，健脾和胃，方选藿香正气散加减。方中藿香正气散芳香化湿，健脾和胃；加苍术、葛花、砂仁化湿行气，解酒积之毒，故痊愈。

六、急性胃脘痛——外感风寒，内伤湿滞案

刘某某，女，43岁，出租车司机，陕西省西安市莲湖区人，2002年7月5日初诊。

主诉：恶心呕吐，发热1天。

现病史：患者1天前因天气炎热，行车时空调降温，贪凉饮冷，始觉发热，头痛，继则恶心呕吐，胃脘疼痛，肢节酸痛沉重，自服阿莫西林、布洛芬胶囊等西药，症状不减，始来我门诊诊疗。

刻下症见：发热，头痛，鼻塞流涕，恶心呕吐，胃脘疼痛，肢节酸痛，纳差，大便溏泄，小便黄少，舌淡，苔白腻，脉浮缓。

西医诊断：胃肠型感冒。

中医诊断：急性胃脘痛。

辨证：外感风寒，内伤湿滞。

治法：解表化湿，理气和中。

方药：藿香正气散加减。

藿香12克，紫苏12克，白芷12克，半夏曲12克，厚朴12克，陈皮12克，大腹皮15克，白术15克，茯苓12克，砂仁12克（后下），桔梗12克，甘草10克，生姜10克，大枣1枚。

用法：2剂，上药凉水浸泡30分钟，武火煎沸后文火煎20分钟，放入后下之砂仁煎煮10分钟，倒出药液；翻煎30分钟，2次药液混合约500毫升，分早晚2次饭后温服，日1剂。

医嘱：注意休息，清淡饮食，忌烟酒及辛辣、油腻、生冷等刺激性食物。

2002年7月8日二诊：患者服上方2剂，发热已退，头痛、鼻塞流涕减轻，已无恶心呕吐、胃脘疼痛、肢节酸痛，纳食增加，二便正常，舌淡，苔白略腻，脉浮缓。继用上方2剂，巩固疗效。

【按语】此案患者于暑热之际开空调降温而伤风寒，又贪凉饮冷，湿滞脾胃。风寒束表，正邪相争，则发热，头痛，鼻塞流涕，肢节酸痛；湿阻中焦，脾胃不和，升降失常，则恶心呕吐，胃脘疼痛，纳差；大便溏泄，小便黄少，舌淡，苔白腻，脉浮缓，皆为外感

风寒、内伤湿滞之征。故以藿香正气散加砂仁解表化湿，理气和中，则风寒外散，湿浊内化，气机通畅，脾胃调和而诸症皆消。

七、急性胃脘痛——食滞胃肠案

李某某，男，26岁，工人，陕西省西安市莲湖区人，2016年6月2日初诊。

主诉：胃脘及腹部胀痛1天。

现病史：患者于昨日中午因工作过忙未及时用餐，晚饭食羊肉泡馍，半夜突然胃痛胃胀，呕吐不消化食物，呕吐物酸臭，吐后痛减，未大便，小便短少，急去一诊所按急性胃炎输液治疗，症状不减，始来我门诊治疗。

刻下症见：胃痛，疼痛拒按，脘腹胀满，嗳腐吞酸，恶心呕吐，吐后痛减，不大便，小便短少，舌红，苔厚腻，脉滑。

西医诊断：急性胃炎。

中医诊断：急性胃脘痛。

辨证：食滞胃肠。

治法：消食导滞。

方药：保和丸加减。

法半夏15克，茯苓15克，陈皮15克，炒山楂15克，炒麦芽15克，神曲15克，炒莱菔子12克（包煎），大黄12克（后下），枳壳15克，连翘20克，砂仁12克（后下）。

用法：1剂，上药凉水浸泡30分钟，武火煎沸后文火煎20分钟，放入后下之大黄、砂仁煎煮10分钟，倒出药液；翻煎30分钟，2次药液混合约500毫升，分3次温服。

医嘱：禁饮食。

2016年6月3日二诊：患者昨日后半夜大便1次，便后已不腹痛，诸症皆消，舌红，苔白腻，脉滑。继用上方1剂，痊愈。

【按语】暴食暴饮，食滞胃肠，胃中气机阻塞，故胃痛，脘腹胀满，疼痛拒按；脾失健运，不能腐熟水谷，谷浊之气不能下行而上逆，则嗳腐吞酸，呕吐物酸臭；吐则宿食外泄，故吐后痛减；食滞胃肠，传导受阻，则腹胀而无大便；舌苔厚腻，脉弦滑，皆为食滞胃肠之征。治宜消食导滞，方选保和丸加减。方中法半夏、茯苓、陈皮健脾化湿，山楂、神曲、麦芽、炒莱菔子消导食积，连翘清热散结，加大黄、砂仁、枳实以消导化积通便，全方共奏化食消积、和胃通肠之功，药到病除。

八、急性胃脘痛——中焦寒湿，气机阻滞案

张某某，女，18岁，学生，陕西省西安市雁塔区人，2016年8月12日初诊。

主诉：突然吐泻、腹痛、发热1天。

现病史：患者因吃烂雪梨起病，先觉肠胃不舒，继而胃脘部疼痛，恶心呕吐，吐出食物残渣及胆汁，肠鸣腹泻，腹痛拒按，泻出黄色清稀水样便，无黏液及脓血，腹痛则泻，泻后痛减，口干但不欲饮，发热38℃，微恶寒，纳差，神疲，小便黄。

刻下症见：舌苔白黄厚，脉濡数。

西医诊断：急性肠胃炎。

中医诊断：急性胃脘痛。

辨证：中焦寒湿，气机阻滞。

治法：化浊清热，理气和中。

方药：藿香正气散加减。

藿香12克，大腹皮12克，桔梗12克，陈皮12克，白术12克，厚朴12克，半夏曲12克，紫苏10克，白芷10克，茯苓15克，葛根15克，柴胡15克，黄芩9克，甘草6克。

用法：2剂，上药凉水浸泡30分钟，武火煎沸后文火煎30分钟，倒出药液；翻煎30分钟，2次药液混合约500毫升，分早中晚3次温服，日1剂。

医嘱：禁饮食1天。

2016年8月14日二诊：患者服上方后，诸症皆除，纳食、二便正常。

【按语】此案患者饮食不洁，损伤脾胃，脾胃升降失常，腑气阻滞不通，寒湿困脾，中焦气机不畅，传导失司，则肠胃不舒，胸闷，恶心呕吐，吐出食物残渣及胆汁；脾失健运，脾不升清，小肠清浊不分，故肠鸣腹泻，泻出黄色清稀水样便，无黏液及脓血；因实邪存在，故腹痛拒按，腹痛则泻，泻后痛减；湿阻中焦，脾胃不和，则纳差，口干但不欲饮；脾气虚弱则神疲；邪正交争则发热，微恶寒；小便黄，舌苔白黄厚，脉濡数，皆为中焦寒湿、气机阻滞之征。治宜化浊清热，理气和中，方选藿香正气散加减。方中藿香正气散化浊清热，理气和中，加葛根、柴胡、黄芩解肌清热。故浊气去，脾胃和，腹痛、呕吐、腹泻痊愈，发热随之而解。

九、胃脘痛——肝失疏泄，胃气不降案

胡某某，男，47岁，工人，陕西省西安市新城区人，1996年4月28日初诊。

主诉：上腹胀痛，间断恶心呕吐1个月余。

现病史：患者患慢性胃炎1年余，1个月前上腹胀痛，胸痛气短，间断恶心呕吐。在交大一附院胸片检查心肺未见异常。膈下及右季肋部局限性闷胀、压痛，下腹平坦，全腹无肌紧张及反跳痛。B超检查示胆结石、胆囊不大，胃内积气。电子胃镜检查提示：胃镜达贲门口时可见到齿状线有扭曲显像，贲门处有点状出血、水肿，进镜时有阻力，经过贲门时后镜身盘旋滞留于胃体腔，并见远端黏膜壁呈螺旋状，镜头端难以通过，胃窦见不到幽门。诊断为慢性胃扭转，经中西医治疗症状时轻时重，始来我门诊诊治。

刻下症见：两胁下及上腹胀痛，胸闷气短，间断恶心呕吐，烦躁口干，不欲饮食，夜寐不宁，小便黄，大便干结难解，舌质红，苔黄腻，脉弦紧。

西医诊断：慢性胃扭转，胆结石。

中医诊断：胃脘痛。

辨证：肝失疏泄，胃气不降。

治法：疏肝理气，和胃通腑。

方药： 柴胡疏肝散加小承气汤加味。

柴胡12克，白芍15克，枳壳30克，川芎12克，香附12克，陈皮12克，天台乌药12克，川楝子12克，延胡索12克，大黄12克（后下），厚朴15克，炒莱菔子12克（包煎）。

用法： 2剂，上药凉水浸泡30分钟，武火煎沸后文火煎20分钟，放入后下之大黄煎煮10分钟，倒出药液；翻煎30分钟，2次药液混合约500毫升，分4次温服，日1剂。

针灸： 针刺中脘、梁门、下脘、建里、天枢、足三里，强刺激，不留针，每日1次。

医嘱： 调畅情志，饮食有节，清淡饮食，忌生冷、辛辣刺激性食物。

1996年4月30日二诊：患者服上方2剂，每日针灸1次，未见胸闷气短，胁下及上腹胀痛明显减轻，未再恶心呕吐，大便2次，小便正常，烦躁口干较前减轻，夜寐改善，舌质红，苔薄黄，脉弦紧。继用上方3剂，煎服法、针灸、医嘱同上。

1996年5月3日三诊：患者未再出现胁下及上腹胀痛，已无恶心呕吐，纳食增加，二便正常，舌淡红，苔薄白，脉弦。继用上方5剂，巩固疗效，不适随诊。

【按语】 胃扭转，又称胃翻转。由于胃韧带松弛、缺如、过长，或较大的食管裂孔疝、膈膨出、结肠胀气、急性胃扩张及剧烈呕吐等，使胃的位置改变，亦可因炎症粘连牵拉胃壁发生扭转。根据发病的缓急、扭转的范围以及局部分泌与循环障碍程度，分急性胃扭转与慢性胃扭转两种。此案属中医“胃脘痛”范畴。肝为木脏，喜条达舒畅；胃属土，以降为顺；今肝不疏泄，横逆犯胃，胃气不降，故胁下及上腹胀痛；胃气不降而上逆，则间断恶心呕吐，不欲饮食；腑气不通，大肠传导失职，则大便干结难解，小便黄；实邪瘀阻，肝胃化热则烦躁口干；火扰心神则夜寐不宁；舌质红，苔黄腻，脉弦紧，皆为肝失疏泄、气机不畅、胃气不降之征。治宜疏肝理气，和胃通腑，方选柴胡疏肝散加小承气汤加味。方中柴胡疏肝散疏肝理气，小承气汤通腑和胃泻热，加台乌、川楝子、延胡索、炒莱菔子行气止痛。诸药合用，共奏疏肝理气、和胃通腑之功。药后诸症皆消，效果显著。

十、胃脘痛——寒邪客胃，寒挟食滞案

黄某某，男，48岁，司机，陕西省西安市新城区人，2007年4月12日初诊。

主诉： 胃脘疼痛反复发作2年，加重3天。

现病史： 患者因2年前长期跑长途，嗜食生冷，饮食不规律，出现胃脘疼痛。在西安某医院经电子胃镜检查诊断为慢性浅表性胃炎。服用西咪替丁、多潘立酮、阿莫西林、胃康灵等药物治疗，症状时轻时重。3天前因饮食生冷，胃痛暴作，食后脘腹胀满，脘腹得温则痛减，遇寒则痛增，服用西药止痛，效果不显，为寻求中医治疗，始来我门诊诊疗。

刻下症见： 胃痛暴作，脘腹胀满，胸脘痞闷，胃脘部喜温喜按，嗳气，口干不欲饮水，饮则喜热饮，纳差食少，大便溏稀，小便清长，舌淡，苔白腻，脉弦紧。

西医诊断： 慢性胃炎急性发作。

中医诊断： 胃脘痛。

辨证： 寒邪客胃，寒挟食滞。

治法：散寒止痛，消食导滞。

方药：良附丸加减。

高良姜15克，香附12克，延胡索12克，小茴香6克，焦三仙各15克，鸡内金12克，炒莱菔子12克（包煎），干姜10克。

用法：7剂，上药凉水浸泡30分钟，武火煎沸后文火煎30分钟，倒出药液；翻煎30分钟，2次药液混合约500毫升，分早晚2次饭后温服，日1剂。

医嘱：注意休息，清淡饮食，忌辛辣、生冷、油腻等刺激性食物。

2007年4月20日二诊：患者服上方7剂，胃脘疼痛、脘腹胀满、胸脘痞闷明显减轻；纳食增加，未再恶心欲吐，胃脘部仍觉恶寒喜暖，口干不欲饮水，饮则喜热饮，稍有嗳气，大便仍稀薄，小便清长，舌淡，苔白腻，脉弦紧。继用上方加白术15克，苍术12克，丁香3克。7剂，煎服法、医嘱同上。

2007年4月28日三诊：患者服上方7剂，胃脘部未再疼痛，稍有脘腹胀满、胸脘痞闷，已无嗳气，恶寒喜暖感减轻，稍觉口干不欲饮，喜热饮较前改善，纳食增加，二便正常，舌淡，苔薄白，脉弦滑。继用上方7剂，煎服法、医嘱同上。

2007年5月6日四诊：患者胃脘部未再疼痛，余症皆消，纳食、二便正常，舌淡红，苔薄白，脉滑。继用上方7剂，巩固疗效，不适随诊。

【按语】《素问·举痛论》曰："寒邪客于肠胃之间，膜原之下，血不得散，小络引急，故痛。"此案患者因嗜食生冷，饮食不规律，出现胃脘痛。寒主收引，寒邪内客于胃，气机阻滞，故胃痛暴作；寒邪得阳则散，遇阴则凝，故得温痛减、遇寒痛增；寒挟食滞，胃气阻塞，故脘腹胀满，胸脘痞闷，嗳气，恶心欲吐；寒湿中阻，津液不能上承，故口干不欲饮；热能胜寒，故饮则喜热饮；脾失健运，胃失和降，故纳差食少；大便溏稀，小便清长，舌淡，苔白腻，脉弦紧，皆为寒邪客胃、寒挟食滞之征。治宜散寒止痛，消食导滞，温胃降逆，方选良附丸加减。方中良附丸加干姜、延胡索散寒止痛，加鸡内金、莱菔子、焦三仙消食导滞，温胃降逆。二诊时仍嗳气，纳差食少，大便溏稀，小便清长，故加白术、苍术、丁香健脾温胃降逆。诸药合用，共奏散寒止痛、消食导滞、温胃降逆之功，故收效较捷。

十一、胃脘痛——肝郁脾虚，胃失和降案

刘某某，男，44岁，工人，陕西省西安市新城区人，1998年9月5日初诊。

主诉：胃脘部胀满疼痛3年，近日加重。

现病史：患者胃脘部胀满疼痛3年，无规律性。曾经多家医院诊治，电子胃镜检查诊断为慢性浅表性胃炎。经中西医治疗，病情无明显好转，始来我门诊部诊疗。

刻下症见：胃脘胀满疼痛，连及两胁，每遇情志因素而疼痛加重，嗳气频繁，食欲不振，大便溏薄，舌质淡，苔白腻，脉弦细。

西医诊断：慢性浅表性胃炎。

中医诊断：胃脘痛。

辨证： 肝郁脾虚，胃失和降。

治法： 疏肝理气，健脾和胃。

方药： 柴胡疏肝散合六君子汤加减

柴胡12克，白芍15克，枳壳15克，香附12克，党参12克，白术12克，茯苓12克，川芎10克，陈皮12克，半夏12克，甘草5克。

用法： 7剂，上药凉水浸泡30分钟，武火煎沸后文火煎30分钟，倒出药液；翻煎30分钟，2次药液混合约500毫升，分早晚2次饭后温服，日1剂。

医嘱： 调畅情致，饮食有节，戒烟酒，忌生冷、辛辣等刺激性食物。

1998年9月13日二诊：患者服上方7剂，胃脘胀满疼痛减轻，两胁疼痛减轻，嗳气减少，仍食欲不振，大便溏薄，舌质淡，苔白腻，脉弦细。上方加焦三仙各12克。10剂，煎服法、医嘱同上。

1998年9月24日三诊：患者服上方10剂，胃脘胀满疼痛明显减轻，两胁疼痛减轻，已无嗳气，纳食增加，大便成形，舌质淡，苔白略腻，脉弦细。继用上方10剂，煎服法、医嘱同上。

1998年10月6日四诊：患者胃脘已无明显胀满疼痛，两胁未再疼痛，无嗳气，纳食增加，大便成形，每日1次，舌质淡，苔白，脉弦。继用上方10剂，巩固疗效，不适随诊。

【按语】 此案患者长期肝气不疏，情绪不佳，肝气横逆，犯脾犯胃，以致脾不健运，胃失和降，故胃脘胀满疼痛，连及两胁，每遇情志因素而疼痛加重；胃气上逆则嗳气频繁；运化失司则饮食不振，大便溏薄；舌质淡，苔白腻，脉弦细，皆为肝郁脾虚、胃失和降之征。故以柴胡疏肝散疏肝理气，调畅气机；六君子汤健脾益气，和胃降逆。二诊时仍食欲不振，故加焦三仙健脾和胃而收效。

十二、胃脘痛——肝郁化火，胆火逆胃案

杨某某，男，43岁，司机，陕西省咸阳市永寿县人，2011年3月2日初诊。

主诉： 胃脘部灼热疼痛3年，加重1个月。

现病史： 患者为长途货运司机，饮食无节，又嗜好烟酒。于3年前始觉胃脘部灼热疼痛。曾在多家医院治疗，电子胃镜检查见：胃黏膜充血、糜烂，幽门部有黄绿色液体反流。诊断为胆汁反流性胃炎。长期不规律服用多潘立酮、维U颠茄铝胶囊、奥美拉唑肠溶胶囊等药物，症状时轻时重。1个月前因暴饮暴食，症状加剧，始来我门诊诊疗。

刻下症见： 胃脘部灼热疼痛，胸胁胀满，反酸，口苦口干，嗳气频繁，心烦急躁，头晕耳鸣，食后腹胀，大便干燥，小便黄赤，舌红，苔黄腻，脉弦滑数。

西医诊断： 胆汁反流性胃炎。

中医诊断： 胃脘痛。

辨证： 肝郁化火，胆火逆胃。

治法： 清肝泻火，利胆和胃。

方药：龙胆泻肝汤加减。

龙胆 12 克，黄芩 12 克，栀子 12 克，柴胡 12 克，生地黄 12 克，车前子 12 克（包煎），泽泻 12 克，生大黄 10 克（后下），当归 12 克，甘草 10 克，佛手花 12 克，厚朴 12 克，半夏 12 克，紫苏梗 12 克，黄连 12 克，吴茱萸 1 克，枳实 12 克。

用法：5 剂，上药凉水浸泡 30 分钟，武火煎沸后文火煎 20 分钟，放入后下之生大黄煎煮 10 分钟，倒出药液；翻煎 30 分钟，2 次药液混合约 500 毫升，分 2 次饭后温服，日 1 剂。

医嘱：调畅情志，注意休息，饮食有节，忌烟酒及油腻、辛辣等刺激性食物。

2011 年 3 月 8 日二诊：患者服上方 5 剂，胃脘部灼热疼痛、胸胁胀满减轻，反酸、口苦口干较前改善，仍嗳气频繁，心烦急躁，头晕耳鸣，食后腹胀，大便干燥，小便黄赤，舌红，苔黄腻，脉弦滑数。继用上方 7 剂，煎服法、医嘱同上。

2011 年 3 月 16 日三诊：患者服上方 5 剂，胃脘部灼热疼痛、胸胁胀满明显减轻，反酸、口苦口干较前明显改善，嗳气次数减少，心烦急躁、头晕耳鸣改善，仍食后腹胀，大便干燥，小便黄，舌红，苔黄腻，脉弦滑数。上方加焦三仙各 12 克，炒莱菔子 12 克。7 剂，煎服法、医嘱同上。

2011 年 3 月 24 日四诊：患者稍有胃脘部灼热疼痛、胸胁胀满，已无反酸、口苦口干，无嗳气、心烦急躁、头晕耳鸣，食后腹胀减轻，二便正常，舌红，苔薄黄，脉弦滑。继用上方去大黄、黄连、吴茱萸、炒莱菔子，加白及 12 克，乌贝散 10 克（冲服）。7 剂，上药凉水浸泡 30 分钟，武火煎沸后文火煎 30 分钟，倒出药液；翻煎 30 分钟，2 次药液混合约 500 毫升，用药液冲服乌贝散，分 2 次饭后温服，日 1 剂，医嘱同上。

2011 年 3 月 31 日五诊：患者未再出现胃脘部灼热疼痛、胸胁胀满，诸症皆除，纳食、二便正常，舌淡红，苔薄白，脉弦滑。继用上方 10 剂，巩固疗效，不适随诊。4 个月后复查电子胃镜显示：慢性浅表性胃炎，幽门孔已无胆汁反流。

【按语】《素问·六元正纪大论》曰："木郁之发……民病胃脘当心而痛。"此案患者胃镜检查为胆汁反流性胃炎，属中医"胃脘痛"范畴。由于长期劳作无常，饮食失节，导致肝郁化火，胆火逆胃，损伤胃络，故胃脘部灼热疼痛，胸胁胀满；胆气上逆，则反酸、口苦口干；胃失和降，则嗳气频繁，食后腹胀，大便干，小便黄赤；心烦急躁、头晕耳鸣为肝郁化火之象；舌红，苔黄腻，脉弦滑数，皆为肝失疏泄、气滞化火、胆火逆胃之征。治宜清肝泻火，利胆和胃，方选龙胆泻肝汤加减。方中龙胆泻肝汤清肝利胆；加黄连、吴茱萸升清降浊，制酸止呕；佛手花、厚朴、半夏、紫苏梗、枳实、大黄理气和胃，通腑泻热。三诊时食后腹胀，大便干燥，小便黄，加焦三仙、炒莱菔子健脾化积。四诊时已无反酸、口苦口干，无嗳气、心烦急躁、头晕耳鸣，食后腹胀减轻，二便已正常，故减大黄、黄连、吴茱萸、炒莱菔子，加白及、乌贝散收敛消肿生肌。全程治疗，清泻肝胆，除胃中湿热瘀滞，使胆汁循其常道，肝胆气逆得降，肝郁化火得清，药证相合，随症加减，使损伤之胃络得以康复，诸症得消。

十三、胃脘痛——肝郁化火，胃失和降案

吴某某，男，45岁，公司职员，陕西省西安市灞桥区人，2003年3月9日初诊。

主诉：胃脘胀痛连及两胁半年，加重1个月。

现病史：患者因工作压力大，情绪烦躁，半年前出现胃脘胀痛连及两胁，加重1个月。曾在西安市某医院行电子胃镜检查示胆汁反流呈黄水样，黏膜黄染，诊断为胆汁反流性胃炎。服用多潘立酮、雷尼替丁、益胃片、维U颠茄铝胶囊等治疗，症状时轻时重，始来我门诊部治疗。

刻下症见：胃脘胀痛，两胁疼痛，心烦易怒，口苦口干，纳差食少，嘈杂，大便干结，小便黄，舌暗红，苔黄腻，脉弦数。

西医诊断：胆汁反流性胃炎。

中医诊断：胃脘痛。

辨证：肝郁化火，胃失和降。

治法：疏肝泻热，和胃降逆。

方药：丹栀逍遥散加减。

牡丹皮12克，栀子12克，柴胡12克，当归12克，白芍12克，炙甘草10克，白术12克，茯苓12克，薄荷12克（后下），炮姜12克，黄连10克，竹茹12克，川楝子12克，延胡索12克，郁金12克。

用法：7剂，上药凉水浸泡30分钟，武火煎沸后文火煎20分钟，放入后下之薄荷煎煮10分钟，倒出药液；翻煎30分钟，2次药液混合约500毫升，分2次饭后温服，日1剂。

医嘱：调畅情志，注意休息，清淡饮食，忌烟酒及油腻、辛辣等刺激性食物。

2003年3月17日二诊：患者服上方7剂，胃脘胀痛、两胁疼痛减轻，心烦易怒、口苦口干较前改善，仍纳差食少，嘈杂，大便干结，小便黄，舌暗红，苔黄腻，脉弦数。上方加焦三仙各12克，枳实12克，大黄10克（后下）。10剂，上药凉水浸泡30分钟，武火煎沸后文火煎20分钟，放入后下之薄荷、大黄煎煮10分钟，倒出药液；翻煎30分钟，2次药液混合约500毫升，分2次饭后温服，日1剂，医嘱同上。

2003年3月28日三诊：患者服上方7剂，胃脘胀痛、两胁疼痛明显减轻，心烦易怒、口苦口干明显改善，纳食增加，嘈杂改善，大便干结缓解，小便黄，舌红，苔薄黄，脉弦。继用上方10剂，煎服法、医嘱同上。

2003年4月9日四诊：患者稍有胃脘胀痛、两胁疼痛，心烦易怒、口苦口干明显改善，纳食正常，已无嘈杂，大便已不干结，小便正常，舌淡红，苔薄黄，脉弦。继用上方10剂，煎服法、医嘱同上。

2003年4月20日五诊：患者已无胃脘胀痛、两胁疼痛，未再出现心烦易怒、口苦口干，纳食、二便正常，舌淡红，苔薄白，脉弦。继用上方10剂，巩固疗效，不适随诊。3个月后复查电子胃镜，无胆汁反流，胃黏膜炎症消失，未再复发。

【按语】胆汁反流性胃炎是因十二指肠肠液反流入胃，反复刺激胃黏膜，导致胃黏膜糜烂，属于中医“胃脘痛”“嘈杂”等范畴。此案患者情志忧郁，肝失疏泄，郁久化火，挟胆汁上逆犯胃，胃气塞滞，胃失和降，故胃脘胀痛，两胁疼痛，嘈杂；肝火上扰则口苦口干；火扰心神则心烦易怒；胃失和降，脾不健运则纳差食少；津伤液亏则大便干结，小便黄；舌暗红，苔薄黄腻，脉弦数，皆为肝郁化火，挟胆汁上逆犯胃，胃气不降之征。治宜疏肝泻热，和胃降逆，方选丹栀逍遥散加减。方中丹栀逍遥散疏肝泻热，加黄连、竹茹、川楝子、延胡索、郁金清热化浊，理气止痛。二诊时仍纳差食少，嘈杂，大便干结，小便黄，故加焦三仙、枳实、大黄，健脾和胃，通便导滞。诸药合用，共奏疏肝泻热、健脾和胃、降逆止痛、通便导滞之功，收效良好。

十四、胃脘痛——肝气犯胃，胃气不降案

成某某，女，38 岁，教师，陕西省西安市莲湖区人，1998 年 9 月 3 日初诊。

主诉：胃脘胀痛 3 年，加重 2 个月。

现病史：患者 3 年来胃脘胀痛，痛时伴呕吐少量黄绿色苦水，常胸闷嗳气，每遇情绪不佳或睡眠不足时症状加重。曾经中西医治疗，症状时轻时重，2 个月前因工作事宜与同事争执后症状加重。在市中心医院经 B 超检查排除胆囊、胆总管、胰腺等疾患。胃镜检查示胃黏膜充血水肿、胃内见大量胆汁，确诊为胆汁反流性胃炎。服用多潘立酮、奥美拉唑、硫糖铝片等治疗，症状如故，始来我门诊求治。

刻下症见：胃脘及胁肋胀痛时作，情绪激动后疼痛加重，间断恶心呕吐，呕吐物为胃内容物及少许黄绿色苦水，口干口苦，烦躁易怒，纳差，大便干燥，2 日一行，舌淡，苔薄白，脉弦细。

西医诊断：胆汁反流性胃炎。

中医诊断：胃脘痛。

辨证：肝气犯胃，胃气不降。

治法：疏肝利胆，和胃止痛。

方药：柴胡疏肝散加减。

柴胡 15 克，白芍 15 克，枳壳 12 克，川芎 12 克，香附 12 克，陈皮 12 克，黄连 12 克，木香 10 克（后下），厚朴 12 克，砂仁 12 克（后下），竹茹 10 克，延胡索 15 克，紫苏梗 10 克，旋覆花 10 克（包煎），炙甘草 10 克。

用法：7 剂，上药凉水浸泡 30 分钟，武火煎沸后文火煎 20 分钟，放入后下之木香、砂仁煎煮 10 分钟，倒出药液；翻煎 30 分钟，2 次药液混合约 500 毫升，分早晚 2 次饭后温服，日 1 剂。

医嘱：调畅情志，饮食有节，忌生冷、辛辣刺激性食物。

1998 年 9 月 11 日二诊：患者服上方 7 剂，胃脘及胁肋部胀痛减轻，偶尔呕吐少许黄绿色苦水，口干口苦减轻，仍烦躁易怒，纳差，大便干燥，2 日一行，舌淡，苔薄白，脉弦细。上方加焦三仙各 12 克，炒莱菔子 12 克。10 剂，煎服法、医嘱同上。

1998年9月21日三诊：患者服上方10剂，胃脘及胁肋部胀痛明显减轻，精神较前好转，无呕吐、口干口苦，纳食增加，大便已不干燥，每日1次，舌淡，苔薄白，脉弦滑。继用上方10剂，煎服法、医嘱同上。

1998年10月2日四诊：患者偶尔出现胃脘及胁肋部胀痛，精神较前明显好转，已无恶心呕吐、口干口苦，纳食增加，大便正常，每日1次，舌淡，苔薄白，脉滑。继用上方10剂，煎服法、医嘱同上。

1998年10月13日五诊：患者未再出现胃脘及胁肋部胀痛，诸症皆消，纳食、二便正常，舌淡红，苔薄白，脉滑。继用上方10剂，巩固疗效。嘱其调畅情志，饮食有节，不适随诊。

【按语】《黄帝内经》曰："邪在胆，逆在胃，胆液泄则口苦，胃气逆则呕吐。"此案患者肝气郁结挟胆汁上犯于胃，胃气不降，气机不畅，则胃脘及胁肋部胀痛时作，情绪激动后疼痛加重；胃气上逆则恶心呕吐，呕吐少许黄绿色苦水；肝气郁结，郁久化热则烦躁易怒，口干口苦；受纳腐熟无权则纳差；累及大肠传导功能，则大便干燥，2日一行；舌淡，苔薄白，脉弦细，皆为肝气郁结挟胆汁上犯于胃、胃气不降、气机不畅之征。治宜疏肝和胃利胆，行气止痛，故方选柴胡疏肝散加减。方中柴胡疏肝散疏肝理气，加紫苏梗、黄连、竹茹、砂仁、旋覆花、木香、厚朴和胃降逆，止呕行气；加延胡索理气止痛。二诊时仍烦躁易怒，纳差，大便干燥，2日一行，故加焦三仙、炒莱菔子健脾和胃，疏通大肠。随症加减，切中病机，故收效良好。

十五、胃脘痛——升降失常，湿困中焦案

蓝某某，男，45岁，工人，陕西省西安市莲湖区人，2017年6月12日初诊。

主诉：上腹部反复胀痛3年余。

现病史：患者上腹部反复疼痛3年余，每于冬春季发作，或因饮食生冷油腻而诱发，胃镜和B超检查诊断为慢性胃炎伴胆囊炎。患者面色苍黄，形体虚胖，常有腹胀痛，疼痛可放射至肩背部，嗳气肠鸣，得热痛减，纳差，口淡，大便溏而不爽，小便清长。

刻下症见：舌红，苔白腻，脉濡缓。

西医诊断：慢性胃炎伴胆囊炎。

中医诊断：胃脘痛。

辨证：升降失常，湿困中焦。

治法：升清降浊，和中安胃。

方药：藿香正气散加砂仁。

藿香10克，大腹皮15克，陈皮12克，茯苓12克，白术12克，厚朴12克，半夏曲12克，紫苏梗10克，白芷10克，桔梗12克，砂仁12克（后下），炙甘草6克，生姜6克。

用法：5剂，上药凉水浸泡30分钟，武火煎沸后文火煎20分钟，放入后下之砂仁煎煮10分钟，倒出药液；翻煎30分钟，2次药液混合约500毫升，分早晚2次饭后温服，

日 1 剂。

2017 年 6 月 17 日二诊：患者服上方 5 剂，腹痛腹胀减轻，肩背部未再出现放射性疼痛，大便改善，面色苍黄，形体虚胖，嗳气肠鸣，得热痛减，纳差，口淡，小便清长，舌红，苔白腻，脉濡。继用上方 10 剂，煎服法、医嘱同上。

2017 年 6 月 26 日三诊：患者腹痛腹胀明显减轻，肩背部未再出现放射性疼痛，大便已不溏稀，面色苍黄、形体虚胖、嗳气肠鸣改善，纳食增加，小便正常，舌红，苔白腻，脉濡。继用上方 10 剂，煎服法、医嘱同上。

2017 年 7 月 7 日四诊：患者未见腹痛腹胀，面色苍黄、形体虚胖、嗳气肠鸣明显改善，纳食、二便正常，舌红，苔白腻，脉濡。继用上方 10 剂，巩固疗效，不适随诊。

【按语】此案西医诊断为慢性胃炎伴胆囊炎，属中医“胃脘痛”范畴。患者升降失常，湿浊中阻，寒湿困脾，以致出现胸闷、腹胀痛、纳差、口淡无味、大便溏而不爽、苔白腻、脉濡诸症。治宜升清降浊，和中安胃，故用藿香正气散加砂仁。方中藿香芳香，化中焦脾胃湿浊，理气和中；辅以紫苏叶、白芷通利气机；厚朴、大腹皮燥湿除满，消滞；半夏曲、陈皮、桔梗理气化痰；茯苓、白术、甘草和中健脾化湿；加砂仁健脾和胃，理气和中。全方合用，升清降浊，芳香化湿，理气和中，故收效良好。

十六、胃脘痛——瘀血停滞，化热伤阴案

张某某，女，54 岁，工人，陕西省西安市碑林区人，2016 年 5 月 15 日初诊。

主诉：胃脘灼痛 1 年，近日加重。

现病史：患者胃痛 1 年余，经西安某医院电子胃镜检查诊断为慢性萎缩性胃炎伴糜烂。病理示：慢性重度萎缩性胃炎伴不典型增生。长期服用摩罗丹、奥美拉唑、多潘立酮等症状有所缓解，时轻时重。近日疼痛加剧，为寻求中医治疗，始来我门诊诊治。

刻下症见：胃脘灼痛，痛有定处，痛甚时有针刺感，疼痛拒按，食后、夜间尤甚，纳差食少，口燥咽干，倦怠乏力，大便干燥色黑，小便短少，舌黯，苔薄黄，脉细涩。

西医诊断：慢性萎缩性胃炎伴糜烂。

中医诊断：胃脘痛。

辨证：瘀血停滞，化热伤阴。

治法：活血化瘀，清热养阴。

方药：丹参饮合失笑散加减。

丹参 15 克，白檀香 3 克，砂仁 3 克（后下），炒蒲黄 10 克（包煎），五灵脂 10 克，川楝子 12 克，延胡索 12 克，白及 12 克，蒲公英 15 克，炒栀子 12 克，牡丹皮 12 克，沙参 15 克，三七粉 6 克（冲服）。

用法：7 剂，上药凉水浸泡 30 分钟，武火煎沸后文火煎 20 分钟，放入后下之砂仁煎煮 10 分钟，倒出药液；翻煎 30 分钟，2 次药液混合约 500 毫升，用药液冲服三七粉，分 2 次早晚饭后温服，日 1 剂。

医嘱：作息规律，饮食有节，清淡饮食，忌辛辣、生冷、油腻等刺激性食物。

2016年5月21日二诊：患者服上方7剂，胃脘灼痛减轻，仍痛有定处，痛甚时有针刺感，疼痛拒按，食后、夜间尤甚，纳差食少，口燥咽干，倦怠乏力，大便干燥色黑，小便短少，舌黯，苔薄黄，脉细涩。上方加枳实12克。10剂，煎服法、医嘱同上。

2016年6月2日三诊：患者服上方10剂，胃脘灼痛及食后、夜间疼痛明显减轻，已无针刺感，纳食增加，口燥咽干、便干色黑改善，精神好转，小便短少，舌黯，苔薄白，脉细涩。继用上方10剂，煎服法、医嘱同上。

2016年6月13日四诊：患者稍有胃脘灼痛，未再出现食后、夜间疼痛，纳食正常，已无口燥咽干，大便已不色黑，质软，小便正常，舌黯，苔薄白，脉沉细。继用上方10剂，煎服法、医嘱同上。

2016年6月25日五诊：患者未再出现胃脘灼痛，诸症皆消，纳食、二便正常，舌淡红，苔薄白，脉沉细。继用上方10剂，巩固疗效，不适随诊。

【按语】此案西医诊断为慢性萎缩性胃炎伴糜烂，属中医“胃脘痛”范畴。病程日久，导致化热伤阴，胃阴损伤，瘀血内停，故胃脘灼痛，痛有定处而拒按；瘀停之处，脉络壅而不通，故痛甚时有针刺感；进食则触动其瘀，故食后疼痛加剧；瘀血属阴，夜间阴气更盛，故而夜间疼痛为著；瘀血内阻，脾失健运，胃失和降，故纳差食少，倦怠乏力；胃阴不足，阴虚津少，无以上承，故口燥咽干；瘀血停于肠，故大便色黑而干，小便短少；血瘀则舌少滋荣，故舌色黯；血行不通则脉见细涩。治宜活血化瘀，清热养阴，方选失笑散合丹参饮加减。方中失笑散加三七粉、白及行血散瘀止痛；丹参饮加延胡索、川楝子理气和胃，通络止痛；加蒲公英、炒栀子、牡丹皮、沙参清热养阴，泻热止痛。二诊时仍纳差食少，口燥咽干，倦怠乏力，大便色黑，小便短少，故加枳实健脾和胃。诸药合用，共奏活血化瘀、清热养阴之功，胃脘疼痛得以治愈。

十七、胃脘痛——肝胃郁热，气滞伤阴案

刘某某，男，46岁，干部，陕西省西安市未央区人，2018年3月12日初诊。

主诉：间断胃脘疼痛3年，加重5天。

现病史：患者于3年前出现胃脘疼痛，闷胀堵塞，曾在西安市中心医院行电子胃镜检查示慢性浅表性胃炎伴糜烂，用西药奥美拉唑、西咪替丁等治疗，时轻时重。5天前因与同事争执出现症状加重，于西安交大二附院做电子胃镜检查示慢性萎缩性胃炎伴糜烂，病理诊断示胃窦中度慢性萎缩性胃炎伴重度肠上皮化生，轻度异常增生。未做处理，始来我门诊中医治疗。

刻下症见：胃脘胀闷疼痛、有灼热感，嗳气打呃，反酸嘈杂，口干口苦，心烦意乱，潮热汗出，纳食尚可，少寐多梦，大便干而不利，小便正常，舌质紫黯、有瘀斑，苔黄略腻，脉细弦数。

西医诊断：慢性萎缩性胃炎，肠上皮化生（重度）、异常增生（轻度）。

中医诊断：胃脘痛。

辨证：肝胃郁热，气滞伤阴。

治法： 疏肝和胃，泻热祛瘀。

方药： 化肝煎加味。

青皮12克，陈皮12克，生白芍15克，生栀子12克，泽泻12克，牡丹皮12克，柴胡12克，郁金12克，黄连10克，吴茱萸1克，枳壳12克，丹参15克。

用法： 7剂，上药凉水浸泡30分钟，武火煎沸后文火煎30分钟，倒出药液；翻煎30分钟，2次药液混合约400毫升，分早晚2次饭后服用，日1剂。

医嘱： 调畅情志，注意休息，清淡饮食，忌辛辣、油腻、生冷等刺激性食物。

2018年3月19日二诊：患者服上药7剂，胃脘胀闷疼痛及灼热感减轻，偶有嘈杂反酸、口苦口干、心烦，仍少寐多梦，大便干而不利，小便正常，舌质紫黯，苔黄略腻，脉细弦数。上方加石菖蒲12克。方药如下：青皮12克，陈皮12克，生白芍15克，生栀子12克，泽泻12克，牡丹皮12克，柴胡12克，郁金12克，黄连10克，吴茱萸1克，枳壳12克，丹参15克，石菖蒲12克。10剂，煎服法、医嘱同上。

2018年3月28日三诊：患者胃脘部未再疼痛，无灼热感，但时有闷胀、嘈杂反酸、口苦口干，已不心烦，睡眠改善，大便仍干，舌黯，苔薄黄，脉细弦。考虑胃阴不足，继用上方加沙参12克，石斛12克，山药15克。10剂，煎服法、医嘱同上。

2018年4月7日四诊：患者诸症缓解，未出现胃痛胃胀灼热，已无嘈杂反酸、口干口苦，睡眠尚可，纳食、二便正常，舌黯，苔薄白，脉弦细。继用上方10剂，煎服法、医嘱同上。

2018年4月18日五诊：患者无明显不适感，精神状态佳，舌淡红，苔薄白，脉细弦。嘱服上方10剂，巩固疗效。

【按语】 此案患者肝气郁结，郁久化热，邪热犯胃，故胃脘疼痛、胀闷灼热；肝胃郁热，逆而上冲，故心烦意乱，反酸嘈杂；肝胆互为表里，肝热挟胆火上乘，故口苦口干；热扰心神则眠差梦多；郁热日久，肠燥津伤，故大便干而不利；舌紫黯，苔黄腻，脉细弦数，皆为肝胃郁热、气滞阴伤之征。治宜疏肝和胃，养阴泻热，以化肝煎为主方。方中陈皮、青皮理气，芍药敛肝，牡丹皮、栀子清肝泻热，合左金丸辛开苦降，重用黄连苦以清火，稍佐吴茱萸辛以散郁，郁散则火随之得泻。二诊时少寐多梦，大便干而不利，故加石菖蒲化湿开胃，醒神益智。内热最易伤阴，故三诊加沙参、石斛、山药以气阴两补而取效。

十八、胃脘痛——瘀血阻络，热毒内蕴案

汪某某，男，66岁，退休工人，陕西省延安市黄龙县人，2017年5月12日初诊。

主诉： 间断胃脘胀痛15年，加重5天。

现病史： 患者嗜好饮酒，15年前因饮酒、饮食不节出现胃脘胀痛，于当地医院行电子胃镜检查示慢性萎缩性胃炎，病理示慢性萎缩性胃炎轻度肠上皮化生，长期服用奥美拉唑肠溶胶囊、摩罗丹、香砂养胃丸、三九胃泰等中西药治疗，症状时轻时重。10年前检查诊断有糖尿病，不规律服用二甲双胍、消渴丸等降糖药。5天前饮酒后胃痛胃胀加重，

恶心呕吐，有少量咖啡色呕吐物。即于西安某医院查电子胃镜示：慢性萎缩性胃炎伴糜烂，胃及十二指肠球部溃疡；病理诊断示胃体黏膜中度慢性炎症，急性活动，腺体中度肠上皮化生，胃窦黏膜及十二指肠溃疡，幽门螺杆菌（+）。住院治疗1周，症状不减，为寻求中医治疗，始来我门诊诊治。

刻下症见：形体消瘦，面色晦滞，胃脘胀满疼痛，痛处拒按，有痞塞感，时有恶心，反酸烧心，口干口苦，纳差不欲食，倦怠乏力，夜寐不宁，大便干燥而黑，小便黄，舌紫黯，苔黄腻，脉弦数。

西医诊断：慢性萎缩性胃炎伴糜烂，胃及十二指肠球部溃疡，糖尿病。

中医诊断：胃脘痛，胃疡，消渴病。

辨证：瘀血阻络，热毒内蕴。

治法：活血化瘀通络，清热养阴解毒。

方药：丹参饮合失笑散加味。

败酱草15克，半枝莲15克，蒲公英15克，炒蒲黄12克，五灵脂12克，丹参15克，白檀香3克，砂仁12克（后下），延胡索12克，白及12克，柴胡12克，赤芍12克，枳实12克，炒茜草12克，乌贝散6克（冲服），川楝子12克，沙参15克，石斛12克，天花粉12克。

用法：7剂，上药凉水浸泡30分钟，武火煎沸后文火煎20分钟，放入后下之砂仁煎煮10分钟，倒出药液；翻煎30分钟，2次药液混合约500毫升，用药液冲服乌贝散，分2次饭后温服，日1剂。

医嘱：调畅情志，饮食有节，忌烟酒及辛辣、生冷、油腻等刺激性食物。

2017年5月19日二诊：患者服上方7剂，胃脘胀闷疼痛、痛处拒按、痞塞感减轻，无恶心，仍反酸烧心，口干口苦，纳食不佳，倦怠乏力，夜寐不宁，大便干燥，小便黄，舌紫黯，苔黄腻，脉弦数。继用上方加黄连10克，吴茱萸1克。10剂，煎服法、医嘱同上。

2017年5月28日三诊：患者服上方10剂，胃脘胀闷疼痛、痛处拒按、痞塞感明显减轻，未见恶心、口干口苦、反酸烧心，面色晦滞较前改善，纳食增加，精神好转，睡眠改善，大便已不干燥，小便正常，舌紫黯，苔薄黄，脉弦略数。继用上方10剂，煎服法、医嘱同上。

2017年6月7日四诊：患者稍有胃脘胀闷疼痛，痛处已不拒按，已无痞塞感，面色晦滞较前明显改善，纳食正常，精神好转，形体消瘦改善，睡眠、二便正常，舌略紫黯，苔薄白，脉弦略数。继用上方加炙黄芪30克，太子参15克。15剂，煎服法、医嘱同上。

2017年6月22日五诊：患者已不觉胃脘胀闷疼痛，诸症皆消，面色稍红润，形体稍丰，纳食、睡眠、二便正常，舌淡红，苔薄白，脉弦滑。继用上方10剂，巩固疗效，不适随诊。

【按语】此案患者长期嗜酒，饮食不节，伤及脾胃导致中焦气机升降失常，气郁化火，热甚成毒，浸及血分，久则瘀血浊毒内蕴，胃壁脉络受损而胃体溃疡，上皮化生，故胃脘胀满疼痛，有痞塞感，痛处拒按；胃气不降则时有恶心，纳差不欲食；郁火浊毒内蕴，胆气上逆则反酸烧心，口干口苦；瘀毒伤阴，脉络受损，大肠津液不足则大便干燥而黑，小便黄；伴有消渴病而气阴两虚，故面色晦滞，形体消瘦，倦怠乏力，夜寐不宁；舌紫黯，苔黄腻，脉弦数，皆为瘀血阻络、热毒内蕴之征。治宜活血化瘀通络，清热养阴解毒，选丹参饮合失笑散加味。方中丹参饮合失笑散活血化瘀通络，加炒茜草、赤芍止血活血，加败酱草、蒲公英、半枝莲清热解毒，加乌贝散、白及收敛止血，加延胡索、川楝子行气止痛，加沙参、石斛、天花粉益胃清热养阴，加柴胡、枳实理气通腑。二诊时仍反酸烧心，口干口苦，故加黄连、吴茱萸泻火疏肝，和胃止痛而制酸。诸药合用，郁火得去，瘀毒得清，阴伤得养，胃脘疼痛得以治愈，消渴病也得到有效控制。患者久病体质虚弱，治疗后期加参芪以益气扶正，使正气得到恢复。

十九、胃脘痛——肝气犯胃，胃络受伤案

秦某某，女，45岁，警察，陕西省西安市未央区人，1994年9月18日初诊。

主诉：间断性胃脘部疼痛6年，加重2个月。

现病史：患者6年前出现间断性胃脘部疼痛，牵及两胁，生气和进食后疼痛加剧，伴嗳气、矢气，纳差，大便干燥色黑，小便清长。近2个月症状较前加重，在市中心医院行电子胃镜检查示十二指肠球部溃疡，不规律服用中西药，症状时轻时重，始来我门诊诊疗。

刻下症见：面色青滞，形体消瘦，精神萎靡，胃脘部疼痛，牵及两胁，生气和进食后疼痛加剧，伴嗳气、矢气，纳差不欲食，大便干燥色黑，小便清长，舌淡，苔薄白，脉弦细。

西医诊断：十二指肠球部溃疡。

中医诊断：胃脘痛。

辨证：肝气犯胃，胃络受伤。

治法：疏肝理气，和胃通络。

方药：柴胡疏肝散合丹参饮加减。

柴胡12克，白芍15克，枳壳12克，川芎12克，陈皮12克，香附12克，白及12克，白檀香3克，砂仁12克（后下），乌贝散6克（冲服），丹参12克，炙甘草10克，炮姜10克。

用法：7剂，上药凉水浸泡30分钟，武火煎沸后文火煎20分钟，放入后下之砂仁煎煮10分钟，倒出药液；翻煎30分钟，2次药液混合约500毫升，用药液冲服乌贝散，分早晚2次饭后温服，日1剂。

医嘱：调畅情志，饮食有节，忌生冷、辛辣、油腻等刺激性食物。

1994年9月26日二诊：患者服上方7剂，胃脘部疼痛、牵及两胁减轻，仍面色青滞，形体消瘦，精神萎靡，生气和进食后疼痛加剧，伴嗳气、矢气，纳差不欲食，大便干燥色黑，小便清长，舌淡，苔薄白，脉弦细。继用上方加厚朴15克，枳壳15克。10剂，

煎服法、医嘱同上。

1994年10月7日三诊：患者胃脘部疼痛、牵及两胁明显减轻，面色青滞稍有改善，精神好转，生气和进食后疼痛减轻，嗳气、矢气减少，纳食增加，大便干燥色黑改善，小便正常，舌淡，苔薄白，脉弦细。继用上方10剂，煎服法、医嘱同上。

1994年10月18日四诊：患者服上方10剂，偶觉胃脘部疼痛，已不牵及两胁，面色青滞明显改善，精神好转，生气和进食后已不疼痛，无嗳气、矢气，纳食明显增加，大便已不干燥，无黑色便，小便正常，舌淡，苔薄白，脉弦细。继用上方10剂，煎服法、医嘱同上。

1994年10月29日五诊：患者未再出现胃脘部疼痛，面色稍显红润，精神好转，纳食、二便正常，舌淡红，苔薄白，脉滑。继服上方10剂，巩固疗效，不适随诊。

【按语】西医认为十二指肠溃疡是临床上常见的消化道疾病，一般是由于大脑皮质接受外界的不良刺激后，导致胃和十二指肠壁血管和肌肉发生痉挛，胃肠壁细胞营养发生障碍，胃肠黏膜的抵抗力降低，致使胃肠黏膜易受胃液消化而形成溃疡。溃疡病以疼痛为主要症状，其疼痛多为周期性发作。此案患者长期情志不畅，饮食不节，导致肝胃不和，土虚木侮，气机郁滞，血脉不畅，胃络受伤，故胃脘部疼痛，牵及两胁，生气和进食后症状加剧；运化失司，胃失和降则伴嗳气、矢气、纳差不欲食；面色青滞，形体消瘦，精神萎靡，大便干燥色黑，小便清长，舌淡，苔薄白，脉弦细乃肝气犯胃、胃络受伤之征。故方选柴胡疏肝散合丹参饮加减。方中柴胡疏肝散疏肝理气，和胃降逆；丹参饮活血化瘀通络；加乌贝散收敛止痛。二诊时仍有生气和进食后疼痛加剧，伴嗳气、矢气，纳差不欲食，大便干燥色黑，小便清长，故加厚朴、枳实健脾理气，和胃除满。诸药合用，共奏疏肝理气、和胃通络之功。药证相符，故收效良好。

二十、胃脘痛，慢性腹泻——肝胃不和，脾失健运，气滞血瘀案

解某某，男，48岁，工人，陕西省咸阳市人，2017年3月19日初诊。

主诉：反复上腹部胀痛3年余，近日加重。

现病史：患者3年前开始出现腹部胀痛不适，伴恶心欲吐，反酸烧心，经常腹泻。在当地医院经电子胃肠镜检查诊断为慢性非萎缩性胃炎，慢性结肠炎。不规律服用西咪替丁、奥美拉唑肠溶胶囊、诺氟沙星、多潘立酮等西药治疗，疼痛反复发作，发作不定时，与进食无明显相关性。近日上腹部胀痛加重，为求中医药治疗，遂来本门诊部就诊。

刻下症见：精神疲惫，颜面少华，上腹及胁肋部疼痛不适，压痛明显，恶心欲吐，嗳气，反酸烧心，纳食不佳，烦躁易怒，夜寐不宁，每日腹泻2～3次，舌暗红，苔薄白，脉弦细。

西医诊断：慢性非萎缩性胃炎，慢性结肠炎。

中医诊断：胃脘痛，慢性腹泻。

辨证：肝胃不和，脾失健运，气滞血瘀。

治法：疏肝和胃，健脾燥湿，行气活血。

方药：柴胡疏肝散合平胃散加丹参饮加减。

柴胡12克，陈皮12克，香附12克，枳壳12克，川芎12克，白芍15克，炙甘草12克，白及15克，瓦楞子15克，厚朴15克，丹参15克，白檀香3克，砂仁12克（后下），苍术12克，白术12克，焦三仙各12克，高良姜12克。

用法：10剂，上药凉水浸泡30分钟，武火煎沸后文火煎20分钟，放入后下之砂仁煎煮10分钟，倒出药液；翻煎30分钟，2次药液混合约500毫升，分早晚2次饭后温服，日1剂。

医嘱：调畅情志，注意休息，清淡饮食，忌食辛辣、油腻、海鲜类食物。

2017年3月30日二诊：患者服上方10剂，上腹及胁肋部疼痛、恶心欲吐、嗳气、反酸烧心明显减轻，无压痛，腹泻次数减少，每日1～2次，纳食增加，仍精神疲惫，颜面少华，烦躁易怒，夜寐不宁，舌暗红，苔薄白，脉弦细。继用上方15剂，煎服法、医嘱同上。

2017年4月16日三诊：患者偶觉上腹及胁肋部疼痛，无恶心欲吐、嗳气、反酸烧心，未再出现压痛感，大便偏稀，纳食明显增加，精神好转，颜面少华、烦躁易怒、夜寐不宁改善，舌暗红，苔薄白，脉弦细。继用上方去瓦楞子，加白术20克，炒山药15克。15剂，煎服法、医嘱同上。

2017年5月3日四诊：患者未再出现上腹及胁肋部疼痛，诸症皆除，纳食、睡眠、二便正常，舌淡红，苔薄白，脉滑。继服上方10剂，巩固疗效，不适随诊。

【按语】本案西医诊断为慢性非萎缩性胃炎、慢性结肠炎，属中医“胃脘痛”“泄泻”范畴。该病例辨证不难，证属肝胃不和，脾失健运，气滞血瘀。患者上腹部疼痛日久，病之始，肝气郁结，横逆犯脾犯胃，以致脾不健运，胃失和降，气滞日久，瘀血必生，势必加剧疼痛。单纯疏肝理气、健脾和胃则取效必缓，若加以活血化瘀则取效更捷，因此以柴胡疏肝散为主，加平胃散合丹参饮以加强健脾和胃、活血化瘀止痛之功，加良附丸以加强温中理气之功。如此肝胃调和，脾得运化，气血通畅，则胃脘痛、慢性腹泻得愈。

二十一、胃脘痛——肝胃郁热，瘀血阻络案

梁某某，男，40岁，广东省东莞市虎门镇人，2014年11月10日初诊。

主诉：间断胃脘疼痛1年，加重10余天。

现病史：患者于1年前因工作劳累、作息时间及饮食不规律、饮酒过多出现胃脘疼痛，进食后加重，就诊于当地某医院，查电子胃镜示胃溃疡。予奥美拉唑、果胶铋胶囊、胃康灵等药物，口服1个月后症状好转。未复查胃镜，之后胃脘疼痛症状时有反复，间断服药，未系统治疗。10余日前饮酒后胃脘疼痛加剧，伴有烧灼感，夜间疼痛明显，自服奥美拉唑、果胶铋胶囊、胃康灵及止痛药，症状未见缓解。2014年10月31日就诊于南方医科大学南方医院，电子胃镜检查诊断为慢性浅表性胃炎伴糜烂，十二指肠球部霜斑样溃疡，内镜病理活检报告为黏膜慢性炎症。口服雷贝拉唑钠肠溶片、果胶铋、克拉霉素，并用中药香砂养胃丸、元胡止痛片等治疗1周，效果不明显，始来我门诊就诊。

刻下症见：胃脘疼痛灼热，进食后明显，夜间尤甚，两胁下疼痛不舒，纳食不佳，嗳气反酸，神疲乏力，形体消瘦，夜寐不宁，大便干燥发黑，小便正常，舌紫黯，苔黄腻，脉弦滑数。

西医诊断：慢性浅表性胃炎伴糜烂，十二指肠球部溃疡。

中医诊断：胃脘痛。

辨证：肝胃郁热，瘀血阻络。

治法：疏肝泻热，化瘀止痛。

方药：化肝煎合失笑散加减。

陈皮 12 克，青皮 12 克，炒白芍 15 克，炒栀子 15 克，泽泻 12 克，牡丹皮 12 克，蒲公英 30 克，丹参 15 克，生薏苡仁 30 克，川黄连 10 克，吴茱萸 2 克，乌贝散 10 克（冲服），炒蒲黄 12 克，五灵脂 12 克，延胡索 12 克。

用法：7 剂，上药凉水浸泡 30 分钟，武火煎沸后文火煎 30 分钟，倒出药液；翻煎 30 分钟，2 次药液混合约 500 毫升，用药液冲服乌贝散，分早晚 2 次饭后温服，日 1 剂。

医嘱：调畅情志，按时作息，饮食有节，忌烟酒及辛辣、寒凉生冷食物。

2014 年 11 月 18 日二诊：患者服上方 7 剂，胃脘疼痛减轻，夜间疼痛发作次数减少，偶有烧灼感，嗳气反酸减轻，仍两胁下疼痛，舌紫黯，苔薄黄，脉弦滑数。继用上方加柴胡 12 克，香附 12 克。10 剂，煎服法、医嘱同上。

2014 年 11 月 29 日三诊：患者胃痛、两胁下疼痛不适明显减轻，无灼痛感，自诉夜间未再疼痛，偶有嗳气反酸，纳食增加，大便调，已无黑便，小便正常，舌质黯，苔薄黄，脉弦滑。继用上方去黄连、吴茱萸。15 剂，煎服法、医嘱同上。

2014 年 12 月 15 日四诊：患者因应酬于 13 日晚饮酒 1 次，胃脘疼痛 1 次，且伴有反酸烧心，舌暗红，苔薄黄，脉弦滑数。继用上方加葛花 10 克。15 剂，煎服法、医嘱同上。

2015 年 1 月 2 日五诊：患者已无明显不适，舌淡红，苔薄黄，脉滑。继用上方 30 剂，嘱其忌烟酒，合理饮食，调畅情志。2015 年 4 月 14 日做电子胃镜示仅有慢性浅表性胃炎，未见胃糜烂及十二指肠球部溃疡。

【按语】《医学正传·胃脘痛》曰："致病之由，多由纵恣口腹，喜好辛酸，恣饮热酒……复餐寒凉生冷，朝伤暮损，日积月累……故胃脘疼痛。"此案患者作息无常，嗜辛辣膏粱厚味，久则损脾伤胃，加之治疗失当，更使气机壅滞，蕴湿生热化火，胃络受伤，则胃脘疼痛灼热；瘀血阻络，故进食后疼痛明显加剧，夜间尤甚，夜寐不宁，大便干燥而色黑；肝失条达，肝胃不和，胃失和降，则两胁下疼痛不舒，纳食不佳，嗳气反酸；气血不足，则形体消瘦，神疲乏力；舌紫黯，苔黄腻，脉弦滑数，皆为肝胃郁热、瘀血阻络之征。治当疏肝泻热，化瘀止痛。方选化肝煎合失笑散加减，肝胃同治，加左金丸、乌贝散、延胡索以疏肝和胃，泻火制酸止痛，加薏苡仁、蒲公英以泻热解毒。二诊时仍两胁下疼痛，故加柴胡、香附疏肝理气。三诊时嗳气反酸减少，故去黄连、吴茱萸。四诊时复又饮酒，故加葛花解酒止痛。诸药合用，共奏疏肝泻热、化瘀止痛之功。药证相符，治疗 4 个月，基本痊愈，效果显著。

二十二、胃脘痛——肝郁化火，胃络损伤案

孙某某，女，39岁，农民，陕西省渭南市澄城县人，2009年8月26日初诊。

主诉：脘痞腹胀疼痛半年。

现病史：患者因家庭不和情绪抑郁，半年前出现脘痞腹胀疼痛，伴两胁胀痛，自汗，手足发热，不欲饮食，月经先期、量多，大便干结，小便黄。曾在当地医院行电子胃镜检查示慢性糜烂性胃炎，用西咪替丁、奥美拉唑、多潘立酮等药物治疗，症状时轻时重，始来我门诊诊治。

刻下症见：面色晄白无华，脘痞腹胀疼痛，伴两胁胀痛，头晕头痛，手足发热，口苦口干，纳差食少，恶心欲吐，倦怠乏力，月经先期、量多，大便干结，2～3日一行，小便黄，舌质红，苔薄黄，脉弦细。

西医诊断：慢性糜烂性胃炎。

中医诊断：胃脘痛。

辨证：肝郁化火，胃络损伤。

治法：疏肝泻火，化瘀通络。

方药：丹栀逍遥散加减。

牡丹皮12克，栀子12克，柴胡12克，当归12克，白术12克，茯苓12克，白芍12克，炙甘草10克，薄荷12克（后下），炮姜12克，木香10克（后下），川芎12克，香附12克，丹参12克，紫苏梗12克，乌贝散10克（冲服），白及12克，煅瓦楞子15克（先煎）。

用法：7剂，上药凉水浸泡30分钟，先煎煅瓦楞子，煎沸30分钟，放入浸泡好的药物，武火煎沸后文火煎20分钟，放入后下之薄荷、木香煎煮10分钟，倒出药液；翻煎30分钟，2次药液混合约500毫升，用药液冲服乌贝散，分2次饭后温服，日1剂。

医嘱：调畅情志，注意休息，清淡饮食，忌油腻、辛辣等刺激性食物。

2009年9月4日二诊：患者服上方7剂，脘痞腹胀、胃脘疼痛、两胁胀痛减轻，仍面色晄白无华，自汗，手足发热，口苦口干，不欲饮食，大便干结，小便黄，舌质红，苔薄黄，脉弦细。继用上方10剂，煎服法、医嘱同上。

2009年9月15日三诊：患者服上方10剂，脘痞腹胀、胃脘疼痛、两胁胀痛明显减轻，面色晄白无华、自汗、手足发热，口苦口干较前改善，仍不欲饮食，大便干结，小便黄，舌质红，苔薄黄，脉弦细。此时脾不健运，胃失和降。上方加焦三仙各12克，枳实12克，大黄6克（后下）。10剂，上药凉水浸泡30分钟，先煎煅瓦楞子，煎沸30分钟，放入浸泡好的药物，武火煎沸后文火煎20分钟，放入后下之薄荷、木香、大黄煎煮10分钟，倒出药液；翻煎30分钟，2次药液混合约500毫升，用药液冲服乌贝散，分2次饭后温服，日1剂，医嘱同上。

2009年9月26日四诊：患者面色明显改善，稍有脘痞腹胀、胃脘疼痛、两胁胀痛，纳食增加，稍有自汗、手足发热、口苦口干，大便干结缓解，小便正常，舌淡红，苔薄

黄，脉弦细。继用上方10剂，煎服法、医嘱同上。

2009年10月7日五诊：患者面色正常，未再出现脘痞腹胀、胃脘疼痛、两胁胀痛，已无自汗、手足发热、口苦口干，纳食、二便正常，舌淡红，苔薄白，脉弦。月经经期、经量正常。继用上方10剂，巩固疗效，不适随诊。半年后电子胃镜检查已无慢性糜烂性胃炎，脘痞腹胀、胃脘疼痛、两胁胀痛未再复发。

【按语】此案西医诊断为慢性糜烂性胃炎，属中医“胃脘痛”范畴。《丹溪心法》云：“郁而生热，或素有热，虚热相搏，结郁于胃脘而痛。”患者情志抑郁，肝失疏泄，郁久化火，肝气横逆，犯脾犯胃，胃失和降，耗气伤津，气阴两伤，气机郁滞，故脘痞腹胀，胃脘疼痛，伴两胁胀痛；火扰心神，气阴两虚，故面色㿠白无华，自汗，手足发热，口苦口干；脾不健运则不欲饮食；肝郁化火，血热，则月经先期、量多；大便干结，小便黄，舌质红，苔薄黄，脉弦细，皆为肝郁化火、胃络损伤之征。治宜疏肝泻火，化瘀通络，方选丹栀逍遥散加减。方中丹栀逍遥散疏肝泻火；加木香、川芎、香附、紫苏梗疏肝通络，行气止痛；加乌贝散、白及、煅瓦楞子益气和胃；加丹参活血化瘀。三诊时仍不欲饮食，大便干结，小便黄，此时脾不健运，胃失和降，故加焦三仙、枳实、大黄健脾消导，泻热通腑。诸药合用，切中病机，共奏疏肝泻火、化瘀通络之功。

二十三、胃脘痛——脾胃虚寒，中焦湿阻案

李某某，女，36岁，公司职员，陕西省咸阳市秦都区人，2005年5月7日初诊。

主诉：胃脘隐痛1年余，加重3周。

现病史：患者长期出差，生活不规律，1年前出现胃脘隐痛，喜温喜按，空腹痛甚，得食痛减，泛吐清水，倦怠乏力，纳差食少。在咸阳某医院经电子胃镜检查诊断为慢性萎缩性胃炎，服用三九胃康灵、奥美拉唑、西咪替丁等药物效果不佳，症状反复出现，时轻时重，经患者介绍，始来我门诊诊疗。

刻下症见：胃脘隐痛，喜温喜按，空腹痛甚，得食痛减，泛吐清水，倦怠乏力，纳差食少，手足不温，大便溏稀，小便清长，舌淡，苔白腻，脉沉迟。

西医诊断：慢性萎缩性胃炎。

中医诊断：胃脘痛。

辨证：脾胃虚寒，中焦湿阻。

治法：益气健脾，温胃化湿。

方药：黄芪建中汤加减。

黄芪30克，炒白芍30克，桂枝15克，炙甘草12克，生姜15克，大枣3枚，饴糖30克（分兑），半夏12克，茯苓12克，陈皮12克，苍术12克，厚朴12克。

用法：7剂，上药凉水浸泡30分钟，武火煎沸后文火煎30分钟，倒出药液；翻煎30分钟，2次药液混合约500毫升，加入饴糖30克，分早晚2次饭后温服，日1剂。

医嘱：按时用餐，注意休息，清淡饮食，忌辛辣、生冷、油腻等刺激性食物。

2005年5月15日二诊：患者服上方7剂，胃脘隐痛、空腹时疼痛减轻，泛吐清水改

善，仍倦怠乏力，纳差，手足不温，大便溏稀，小便清长，舌淡，苔白腻，脉沉迟。上方加焦三仙各12克，党参12克，炒白术15克。7剂，煎服法、医嘱同上。

2005年5月23日三诊：患者服上方7剂，胃脘隐痛明显减轻，空腹时已无疼痛，稍有泛吐清水，精神好转，纳食增加，手足已温，大便溏稀改善，小便正常，舌淡，苔薄白，脉沉缓。继用上方7剂，煎服法、医嘱同上。

2005年6月2日四诊：患者稍有胃脘隐痛，已不泛吐清水，精神好转，纳食、二便正常，舌淡红，苔薄白，脉沉缓。继用上方10剂，煎服法、医嘱同上。

2005年6月13日五诊：患者未再出现胃脘隐痛，诸症皆消，纳食、二便正常，舌淡红，苔薄白，脉滑。继用上方10剂，巩固疗效。3个月后随访，胃脘痛未再复发。

【按语】脾为州都之官，主运化；胃为仓廪之官，主受纳；若饥饱失常，或劳倦过度等均能引起脾阳不足，中焦虚寒。此案患者长期出差，生活、饮食不规律，久则导致脾胃虚寒，正气虚弱，故胃脘隐痛；寒得温则散，气得按而行，故喜温喜按；胃虚得食，则产热助正以抗邪，故得食痛减；脾胃虚寒，运化失常，故纳差食少；水不运化而逆，故泛吐清水；脾气不足，筋脉失去温养，故倦怠乏力，手足不温；脾虚生湿，故大便溏稀，小便清长；舌淡，苔白腻，脉沉缓，皆为脾胃虚寒、中焦湿阻之征。治宜益气健脾，温胃化湿，方选黄芪建中汤加减。方中黄芪建中汤益气补中，温脾散寒，缓急止痛；加陈皮、半夏、茯苓、苍术、厚朴温胃化湿。二诊时仍胃脘隐痛，倦怠乏力，纳差，手足不温，大便溏稀，小便清长，故加焦三仙、党参、炒白术健脾和胃。随症加减，药随证转，胃脘痛得以治愈。

二十四、胃脘痛——瘀血停滞，胃络损伤案

赵某某，男，42岁，工人，陕西省西安市莲湖区人，2006年3月8日初诊。

主诉：胃脘疼痛2年，加重1个月。

现病史：患者2年前因工作繁忙，精神压力大，饮食不规律，出现胃脘疼痛。1年前在西安某医院经电子胃镜检查诊断为慢性糜烂性胃炎，服用奥美拉唑、替硝唑、铝碳酸镁等药物治疗，症状时轻时重。1个月前症状加重，又服用中药（用药不详）少效，始来我门诊寻求中医治疗。

刻下症见：胃脘疼痛，痛有定处而拒按，疼痛加剧时有针刺感，食后疼痛加剧，尤以夜间为著，纳差食少，倦怠乏力，大便色黑而干，小便清长，舌紫黯、有瘀斑，脉细涩。

西医诊断：慢性糜烂性胃炎。

中医诊断：胃脘痛。

辨证：瘀血停滞，胃络损伤。

治法：活血化瘀，通络止痛。

方药：失笑散合丹参饮加减。

蒲黄10克（包煎），五灵脂10克，丹参15克，檀香3克，砂仁6克（后下），延胡索12克，白及15克，三七粉6克（冲服），乌贝散10克（冲服），炙大黄10克（后下），炙甘草

12克。

用法：7剂，上药凉水浸泡30分钟，武火煎沸后文火煎20分钟，放入后下之砂仁、炙大黄煎煮10分钟，倒出药液；翻煎30分钟，2次药液混合约500毫升，用药液冲服三七粉、乌贝散，分早晚2次饭后温服，日1剂。

医嘱：注意休息，清淡饮食，忌辛辣、生冷、油腻等刺激性食物。

2006年3月16日二诊：患者服上方7剂，胃脘疼痛减轻，已无针刺感疼痛和食后疼痛，夜间疼痛减轻，仍痛有定处，纳差食少，倦怠乏力，大便色黑而干，小便清长，舌紫黯、有瘀斑，脉细涩。上方加焦三仙各15克，枳实12克。7剂，煎服法、医嘱同上。

2006年3月24日三诊：患者服上方7剂，胃脘疼痛明显减轻，夜间未再疼痛，纳食增加，精神好转，大便色黑而干改善，小便清长，舌紫黯，脉细涩。继用上方10剂，煎服法、医嘱同上。

2006年4月5日四诊：患者稍有胃脘疼痛，纳食正常，精神好转，大便已不色黑，质软，小便正常，舌紫，苔薄白，脉细涩。继用上方10剂，煎服法、医嘱同上。

2006年4月16日五诊：患者未再出现胃脘疼痛，诸症皆消，纳食、二便正常，舌淡红，苔薄白，脉细。继用上方10剂，巩固疗效，不适随诊。

【按语】此案西医诊断为慢性糜烂性胃炎，属中医“胃脘痛”范畴。患者工作繁忙，精神压力大，饮食不规律，日久伤及脾胃出现胃脘疼痛，病程日久导致胃络损伤、血瘀内停而发病。瘀血有形，故痛有定处而拒按；瘀停之处，脉络壅滞不通，故疼痛加剧，时有针刺感；进食则触动其瘀，故食后疼痛加剧；瘀血属阴，夜间阴气更盛，故而夜间疼痛为著；瘀血内阻，脾失健运，胃失和降，故纳差食少，倦怠乏力；瘀停于肠，故大便色黑而干，小便清长；舌紫黯、有瘀斑，脉细涩，皆为瘀血停滞、胃络损伤之征。治宜活血化瘀，通络止痛，方选失笑散合丹参饮加减。方中失笑散加三七粉、乌贝散、白及行血散瘀，收敛生肌；丹参饮加延胡索理气和胃，通络止痛；加炙大黄逐瘀通腑；加炙甘草缓急和中。二诊时仍纳差食少，倦怠乏力，大便色黑而干，小便清长，故加焦三仙、枳实健脾和胃。诸药合用，共奏活血化瘀、通络止痛之功。随症加减，服药40余剂，诸症皆消，胃脘疼痛得以治愈。

二十五、胃脘痛——脾不健运，湿阻中焦案

蓝某某，男，46岁，工人，陕西省西安市莲湖区人，2007年6月12日初诊。

主诉：上腹部反复疼痛3年余，加重1个月。

现病史：患者上腹部反复疼痛3年余，每于冬春季发作，或因饮食生冷油腻而诱发，胃镜和B超检查诊断为慢性胃炎伴胆囊炎。服用消炎利胆片、奥美拉唑、阿莫西林等药物，症状时轻时重。此次因1个月前饮食生冷油腻食物后，症状加剧，服用上药疼痛不减，始来我门诊寻求中医治疗。

刻下症见：面色苍黄，形体虚胖，腹痛腹胀，疼痛可放射至肩背部，嗳气肠鸣，得热痛减，纳差口淡，恶食油腻，大便溏而不爽，舌红，苔白厚腻，脉濡。

西医诊断：慢性胃炎伴胆囊炎。

中医诊断：胃脘痛。

辨证：脾不健运，湿阻中焦。

治法：健脾化湿，和中安胃。

方药：藿香正气散加减。

藿香10克，大腹皮15克，陈皮12克，茯苓12克，白术12克，厚朴12克，半夏曲12克，紫苏梗10克，白芷10克，砂仁12克（后下），苍术12克，炒薏苡仁12克，炙甘草6克，生姜6克。

用法：7剂，上药凉水浸泡30分钟，武火煎沸后文火煎20分钟，放入后下之砂仁煎煮10分钟，倒出药液；翻煎30分钟，2次药液混合约500毫升，分早晚2次饭后温服，日1剂。

医嘱：注意休息，清淡饮食，忌辛辣、生冷、油腻等刺激性食物，

2007年6月20日二诊：患者服上方7剂，腹痛腹胀减轻，未再出现疼痛放射至肩背部，嗳气肠鸣改善，仍纳差口淡，恶食油腻，面色苍黄，形体虚胖，大便溏而不爽，舌红，苔白厚腻，脉濡。因湿困脾阳，脾失健运，故上方加焦三仙各15克，木香10克（后下）。7剂，上药凉水浸泡30分钟，武火煎沸后文火煎20分钟，放入后下之砂仁、木香煎煮10分钟，倒出药液；翻煎30分钟，2次药液混合约500毫升，分早晚2次饭后温服，日1剂，医嘱同上。

2007年6月28日三诊：患者服上方7剂，腹痛腹胀明显减轻，嗳气肠鸣、恶食油腻感、面色苍黄、形体虚胖明显改善，纳食增加，大便正常，舌红，苔白腻，脉沉细。继用上方7剂，煎服法、医嘱同上。

2007年7月6日四诊：患者面色苍黄、形体虚胖明显改善，已无腹痛腹胀，稍有嗳气肠鸣，纳食正常，无恶食油腻感，大便正常，舌红，苔薄白，脉沉细。继用上方7剂，煎服法、医嘱同上。

2007年7月15日五诊：患者面色稍红润，形体已不虚胖，未再出现腹痛腹胀，无嗳气肠鸣，纳食、二便正常，舌淡红，苔薄白，脉沉细。继用上方7剂，巩固疗效，不适随诊。

【按语】此案西医诊断为慢性胃炎及慢性胆囊炎，属中医“胃脘痛”范畴。患者由于饮食生冷油腻食物，导致寒湿困脾，湿浊中阻，故腹痛腹胀，疼痛可放射至肩背部，得热痛减；湿浊中阻，气机不利，则嗳气肠鸣，纳差口淡，恶食油腻；脾不健运，清浊不分则大便溏而不爽；脾气虚弱则面色苍黄，形体虚胖；舌红，苔白厚腻，脉濡，皆为脾不健运、湿阻中焦之征。治宜健脾化湿，和中安胃，方选藿香正气散加减。方中藿香芳香，化中焦脾胃湿浊，理气和中；辅以紫苏梗、白芷醒脾开胃，通利气机；厚朴、大腹皮燥湿除满、消滞；半夏曲、陈皮理气化痰；茯苓、白术、甘草和中健脾化湿；加砂仁、苍术、炒薏苡仁健脾化湿，和中安胃。二诊时仍纳差口淡，恶食油腻，面色苍黄，形体虚胖，大便溏而不爽，舌红，苔白厚腻，脉濡；此时湿困脾阳，脾失健运，故上方加焦三仙、木香醒

脾健胃助运。诸药合用，共奏健脾化湿、和中安胃之功。药中病所，诸症皆消，胃脘痛得以治愈。

二十六、胃脘痛——肝气郁结，横逆犯胃案

杨某某，女，39岁，公司职员，陕西省西安市莲湖区人，2015年5月9日初诊。

主诉：胃脘疼痛连及胁肋半年，加重1周。

现病史：患者半年前因家庭不和，经常争吵，开始出现胃脘部疼痛胀满连及胁肋，善太息，嗳气频繁，纳差食少。在西安某医院行电子胃镜检查诊断为慢性萎缩糜烂性胃炎非典型增生。服用多潘立酮、奥美拉唑、胃康灵等药物效果不佳，症状时轻时重，每遇情志不畅时胃脘胀痛明显。近1周病情加重，始来我门诊诊疗。

刻下症见：胃脘胀满疼痛，连及胁肋，善太息，嗳气频作，恶心欲吐，纳差食少，烦躁易怒，大便秘结，舌淡红，苔白腻，脉沉弦。

西医诊断：慢性萎缩糜烂性胃炎非典型增生。

中医诊断：胃脘痛。

辨证：肝气郁结，横逆犯胃。

治法：疏肝理气，温中和胃。

方药：柴胡疏肝散合沉香降气散加减。

柴胡12克，香附12克，白芍15克，川芎12克，茯苓12克，陈皮12克，枳壳12克，焦三仙各12克，砂仁12克（后下），炙甘草6克，川楝子12克，延胡索12克，沉香3克（后下）。

用法：7剂，上药凉水浸泡30分钟，武火煎沸后文火煎20分钟，放入后下之砂仁、沉香煎煮10分钟，倒出药液；翻煎30分钟，2次药液混合约500毫升，分早晚2次饭后温服，日1剂。

医嘱：调畅情志，注意休息，饮食有节，忌辛辣、油腻、生冷等刺激性食物。

2015年5月17日二诊：患者服上方7剂后，胃脘胀满疼痛减轻，偶有痛及胁肋、恶心欲吐，善太息、嗳气少发，纳食稍有增加，烦躁易怒减轻，大便仍秘结，舌淡红，苔白腻，脉沉弦。继用上方加大黄10克（后下），枳实12克。10剂，上药凉水浸泡30分钟，武火煎沸后文火煎20分钟，放入后下之砂仁、沉香、大黄煎煮10分钟，倒出药液；翻煎30分钟，2次药液混合约500毫升，分早晚2次饭后温服，日1剂，医嘱同上。

2015年6月1日三诊：患者服上方10剂后，胃脘胀满疼痛明显减轻，未再出现痛及胁肋、恶心欲吐，已无嗳气，纳食明显增加，稍有烦躁易怒，大便秘结改善，舌淡红，苔白腻，脉沉弦。继用上方10剂，煎服法、医嘱同上。

2015年6月12日四诊：患者未再出现胃脘胀满疼痛，诸症皆消，纳食、二便正常，舌淡红，苔薄白，脉弦。继用上方10剂，巩固疗效，不适随诊。

【按语】此案患者肝气郁结，气机不畅，横逆犯胃，胃失和降，故胃脘胀满疼痛、连及胁肋；胃气上逆则善太息，嗳气频作，恶心欲吐，纳差食少；肝郁气机不畅，故烦躁易

怒；胃气不降，腑气不通，则大便秘结；舌淡红，苔薄白，脉沉弦，皆为肝气郁结、横逆犯胃之征。治宜疏肝理气，温中和胃，方选柴胡疏肝散合沉香降气散加减。方中柴胡疏肝散疏肝解郁，理气止痛；沉香降气散理气降逆，温胃和中；加焦三仙健脾和胃。二诊时仍大便秘结，故加大黄、枳实和胃通腑。随症加减，药证相符，故收效良好。

二十七、胃脘痛——肝气郁结，胃气不降案

张某某，女，42岁，教师，陕西省西安市未央区人，2012年3月12日初诊。

主诉： 胃脘及胁肋疼痛4年，近日加重。

现病史： 患者因精神受刺激上腹部胀满不适，持续隐痛，连及胁肋，常太息，纳差4年余。曾按“胃炎”服中西药治疗，效果不佳，症状日增，胀痛明显，尤以食后加剧，进食日不足2两，食入即吐，日渐消瘦。经西安某医院电子胃镜检查并病理报告为胃窦浅表性萎缩性胃炎。为寻求中医治疗，始来我门诊部诊治。

刻下症见： 形体消瘦，颜面无华，胃脘胀满疼痛，痛及胁肋，嗳气频作，矢气得舒，偶有恶心呕吐，纳差食少，倦怠乏力，眠差梦多，烦躁易怒，大便秘结，舌淡红，苔薄白，脉细弦。

西医诊断： 胃窦浅表性萎缩性胃炎。

中医诊断： 胃脘痛。

辨证： 肝气郁结，胃气不降。

治法： 疏肝理气，和胃降逆。

处方： 柴胡疏肝散加减。

柴胡12克，香附12克，白芍15克，当归12克，川芎12克，白术12克，茯苓12克，陈皮12克，枳壳12克，焦三仙各12克，代赭石12克，竹茹10克，紫苏梗12克，砂仁12克（后下），炙甘草6克。

用法： 7剂，上药凉水浸泡30分钟，武火煎沸后文火煎20分钟，放入后下之砂仁煎煮10分钟，倒出药液；翻煎30分钟，2次药液混合约500毫升，分早晚2次饭后温服，日1剂。

医嘱： 调畅情志，饮食有节，忌辛辣、油腻、生冷等刺激性食物。

2012年3月20日二诊：患者服上方7剂后，胃脘胀满疼痛、烦躁易怒减轻，偶有痛及胁肋，嗳气少发，矢气减少，偶有恶心呕吐，纳食稍有增加，仍倦怠乏力，眠差梦多，大便仍秘结，舌淡红，苔薄白，脉细弦。继用上方加炒酸枣仁12克，柏子仁12克。10剂，煎服法、医嘱同上。

2012年4月1日三诊：患者服上方10剂，胃脘胀满疼痛、烦躁易怒明显减轻，已无痛及胁肋，无嗳气，矢气减少，未再恶心呕吐，倦怠乏力、眠差梦多改善，纳食增加，舌淡红，苔薄白，脉细弦。继用上方减代赭石。10剂，煎服法、医嘱同上。

2012年4月12日四诊：患者偶有胃脘胀满疼痛，未见痛及胁肋、嗳气、恶心呕吐、烦躁易怒，矢气减少，倦怠乏力好转，形体消瘦、面色无华、眠差梦多改善，纳食增加，

舌淡红，苔薄白，脉细弦。继用上方10剂，煎服法、医嘱同上。

2012年4月23日五诊：患者服上方10剂，未再出现胃脘胀满疼痛，精神、睡眠明显改善，纳食、二便正常，舌淡红，苔薄白，脉弦滑。继用上方10剂，巩固疗效，不适随诊。

【按语】肝为刚脏，喜条达舒畅，恶抑郁。此案患者肝气郁结，横逆犯胃，胃失和降，则胃脘胀满疼痛，痛及胁肋；气机不畅则嗳气频作、烦躁易怒，矢气得舒；胃气上逆则恶心呕吐，纳差食少；久则累及气血，气血不足则形体消瘦，面色无华，倦怠乏力，眠差梦多；胃气不降，腑气不通则大便秘结；舌淡红，苔薄白，脉细弦，皆为肝郁横逆犯胃、胃气不降之征。治当疏肝理气，和胃降逆，方选柴胡疏肝散加味。方中柴胡疏肝解郁，调理气机；芍药敛肝柔肝，缓急止痛；香附调经理气止痛，助柴胡行气解郁；陈皮、白术、茯苓、焦三仙、砂仁消食导滞，健脾和胃；肝郁浊气不降，以枳壳、紫苏梗、竹茹、代赭石理气降泄浊逆；气郁血行不利，以当归、川芎活血通络止痛；甘草益气，助芍药缓急止痛，并调和诸药；诸药相伍，共奏疏肝解郁、行气止痛之效。二诊时仍倦怠乏力，眠差梦多，大便仍秘结，故加炒酸枣仁、柏子仁滋养气血，润肠通便。三诊时已无痛及胁肋、嗳气，矢气减少，未再恶心呕吐，故去代赭石。药证相符，随症加减，故乃收效。

二十八、胃脘痛——气郁化火，胃阴亏虚案

屈某某，女，58岁，工人，陕西省榆林市人，2019年7月12日初诊。

主诉：胃脘疼痛3年，加重10天。

现病史：患者于3年前开始胃痛，隐隐作痛，时发时止，曾在当地医院经电子胃镜检查诊断为慢性浅表性胃炎，用中西药不规律治疗，时好时坏。于2019年3月在西安某医院再次行电子胃镜检查示：慢性萎缩性胃炎伴肠上皮化生，幽门螺杆菌阳性。现口服西药“四联”治疗效果不佳，为寻求中医治疗，始来我门诊部就诊。

刻下症见：面色㿠白无华，倦怠乏力，胃痛隐隐，纳差不欲食，口干咽燥，心烦少寐多梦，头晕，大便干燥难以解出，小便黄，舌红，少苔，脉细弦数。

西医诊断：慢性萎缩性胃炎伴肠上皮化生，幽门螺杆菌感染。

中医诊断：胃脘痛。

辨证：气郁化火，胃阴亏虚。

治法：解郁化火，养阴益胃。

方药：一贯煎合四逆散加味。

生地黄15克，沙参15克，枸杞子15克，麦冬15克，当归12克，川楝子12克，柴胡12克，炒白芍15克，炒枳壳12克，炙甘草10克，醋延胡索12克，石斛15克，郁金12克。

用法：7剂，上药凉水浸泡30分钟，武火煎沸后文火煎30分钟，倒出药液；翻煎30分钟，2次药液混合约400毫升，分2次饭后服用，日1剂。

医嘱：注意休息，清淡饮食，忌辛辣、生冷、油腻等刺激性食物。

2019年7月19日二诊：患者服上方7剂，胃痛胃胀、口干咽燥较前减轻，大便干燥改善，仍面色皖白无华，纳差不欲食，心烦少寐多梦，头晕，倦怠乏力，小便黄，舌红，少苔，脉细弦数。继用上方加炒酸枣仁12克，炒柏子仁15克。10剂，煎服法、医嘱同上。

2019年7月29日三诊：患者胃痛胃胀、口干咽燥较前明显减轻，大便已不干燥，面色、睡眠、头晕较前明显改善，纳食增加，精神好转，小便稍黄，舌红，苔薄白，脉细弦数。继用上方加人参15克，炒山药15克。10剂，煎服法、医嘱同上。

2019年8月8日四诊：患者精神好转，已无头晕、口干咽燥，轻微胃痛胃胀，面色、睡眠较前明显改善，纳食明显增加，二便正常，舌红，苔薄白，脉细弦。继用上方10剂，煎服法、医嘱同上。

2019年8月19日五诊：患者偶觉胃痛胃胀，纳食、睡眠可，二便正常，舌淡红，苔薄白，脉细略弦。继服上方15剂，煎服法、医嘱同上。

2019年9月5日六诊：患者自诉未再出现胃痛胃胀，诸症皆消，睡眠、纳食、二便正常，舌淡红，苔薄白，脉滑。继用上方15剂，巩固疗效。

【按语】此案患者胃痛日久，加之肝郁化火，郁热伤阴，胃失濡养，故见胃痛隐隐；阴虚津少，无以上承则口干咽燥；阴虚液耗，无以下溉则肠道失润而大便干燥难解出；久则气阴两虚，故见头晕，倦怠乏力，面色皖白无华；气阴两虚，心失滋荣则心烦少寐多梦；舌红，少苔，脉细弦数，皆为气郁化火、胃阴亏虚之征。以解郁化火、养阴益胃为法，方选一贯煎合四逆散加减。方中沙参、麦冬、生地黄、枸杞子和胃养阴生津；当归、川楝子、延胡索、四逆散疏肝活血，理气止痛。二诊时仍面色皖白无华，纳差不欲食，心烦少寐多梦，神疲倦怠乏力，小便黄，故加炒酸枣仁、柏子仁安神养血，滋阴润肠。三诊时加炒山药、人参补气养阴。随症加减，药证相符，收效良好。

二十九、胃脘痛——脾胃虚寒，中气不足案

靳某某，男，65岁，农民，陕西省延安市人，2016年6月6日初诊。

主诉：反复胃脘疼痛纳差6年，加重1年。

现病史：患者于6年前开始反复胃脘胀痛，每食寒凉食物则加剧，痛时喜温喜按，空腹易痛，食后痛减，呃逆上气，泛吐清水，不思饮食，畏寒肢冷，大便溏稀不成形，每日2～3次，小便清长。经当地医院电子胃镜检查示慢性萎缩性胃炎，胃下垂。服用中西药（用药不详）治疗，症状反复发作，倦怠乏力，精神萎靡，身体日渐消瘦，始来我门诊部诊疗。

刻下症见：形体消瘦，精神萎靡，胃痛隐隐，喜温喜按，空腹易痛，得食痛减，呃逆上气，泛吐清水，不思饮食，倦怠乏力，形寒肢冷，大便溏稀不成形，每日2～3次，小便清长，舌淡体胖大、有齿痕，苔白略腻，脉沉细无力。

西医诊断：慢性萎缩性胃炎，胃下垂。

中医诊断：胃脘痛。

辨证：脾胃虚寒，中气不足。

治法：温中健脾，提升中气。

处方：归芪建中汤加味。

炙黄芪30克，当归12克，炒白芍30克，桂枝15克，吴茱萸1克，陈皮12克，法半夏12克，茯苓15克，高良姜12克，香附12克，乌药12克，炒枳壳30克，升麻6克，柴胡6克，人参15克，炙甘草10克，生姜12克，大枣3枚，饴糖30克（分兑）。

用法：10剂，上药凉水浸泡30分钟，武火煎沸后文火煎30分钟，倒出药液；翻煎30分钟，2次药液混合约500毫升，用药液分兑饴糖，分2次早晚饭后服用，日1剂。

医嘱：调畅情志，适量进食，定时定量，忌食生冷、油腻等难以消化食物。

2016年6月15日二诊：患者胃痛、泛吐清水减轻，已无呃逆上气，纳食稍增加，仍形体消瘦，精神萎靡，倦怠乏力，形寒肢冷，大便溏稀不成形，每日2～3次，小便清长，舌淡体胖大、有齿痕，苔白略腻，脉沉细无力。继用上方加炒山药15克，炒白扁豆15克。15剂，煎服法、医嘱同上。

2016年6月29日三诊：患者胃痛明显减轻，未发生呃逆上气，已无形寒肢冷、泛吐清水，纳食增加，倦怠乏力好转，大便溏稀改善，每日1～2次，小便正常，舌淡体胖大，苔薄白，脉沉细。继用上方15剂，煎服法、医嘱同上。

2016年7月16日四诊：患者形体消瘦改善，体倦乏力较前明显好转，纳食增加，偶有胃部隐痛，大便已成形，每日1次，舌淡红，苔薄白，脉沉细。继用上方15剂，煎服法、医嘱同上。

2016年8月2日五诊：患者诸症基本消失，体倦乏力明显好转，纳食明显增加，二便正常，舌淡红，苔薄白，脉沉。继用上方15剂，巩固疗效，不适随诊。

【按语】脾气主升，胃气主降，脾以升为健，胃以降为和。今患者年长，饮食不节，后天失养，脾胃虚寒，以致胃失温养而作痛，喜温喜按；脾胃虚寒，升降失常，中气不足，故内脏下垂，大便溏稀不成形，次数增多；胃失和降则泛吐清水，呃逆上气，不思饮食；中气不足，健运失司，久则肌肤难以充盈，故形寒肢冷，倦怠乏力，形体消瘦；舌淡体胖大、有齿痕，脉沉细无力，皆为脾胃虚寒、中气不足之征。故以温中健脾、提升中气为法，选归芪建中汤加味。方中炙黄芪益气补中，当归补血，小建中汤温脾散寒，补虚止痛，加吴茱萸、高良姜、香附暖脾温胃，陈皮、法半夏、茯苓健脾祛湿，人参补虚健脾，重用炒枳壳健脾宽肠，取《金匮》“欲升先降”之意。二诊时仍形体消瘦，精神萎靡，倦怠乏力，形寒肢冷，大便溏稀不成形，每日2～3次，小便清长，故加炒山药、炒白扁豆健脾益气。诸药合用，共奏温中健脾、提升中气之功，收效良好。

三十、痞证，胃胀——肝郁脾虚，气阴两伤案

王某某，女，49岁，教师，陕西省西安市未央区人，2013年5月15日初诊。

主诉：胃脘胀满3个月余。

现病史：患者3个月前出现胸闷，胃胀，自服香砂养胃丸、多潘立酮，效果不佳。近日胀闷加剧，伴有打呃嗳气，自汗，手足心热，眠差梦多，加之工作压力过大，心烦意乱，经电子胃镜检查诊断为慢性非萎缩性胃炎，始来门诊部寻求中医治疗。

刻下症见：胃部胀满不适，胸闷，呃逆，嗳气，自汗，手足心热，眠差梦多，纳差，食后胀闷尤甚，情绪低落，大便偏干，便时不畅，舌暗红，少苔，脉细弦。

西医诊断：慢性非萎缩性胃炎。

中医诊断：痞证，胃胀。

辨证：肝郁脾虚，气阴两伤。

治法：疏肝健脾，益气养阴。

方药：柴胡疏肝散加味。

柴胡12克，炒白芍15克，炒枳壳15克，川芎12克，香附12克，陈皮12克，厚朴12克，砂仁12克（后下），牡丹皮12克，乌药12克，沙参15克，麦冬15克，石斛15克，炒酸枣仁12克，炒柏子仁12克，炙甘草10克，栀子12克，淡豆豉12克。

用法：7剂，上药凉水浸泡30分钟，武火煎沸后文火煎20分钟，放入后下之砂仁煎煮10分钟，倒出药液；翻煎30分钟，2次药液混合约500毫升，分早晚2次饭后温服，日1剂。

医嘱：调畅情志，按时作息，忌辛辣、油腻、生冷等刺激性食物。

2013年5月22日二诊：患者服上方7剂，胃胀胸闷减轻，已无嗳气，手足心热、自汗、睡眠明显好转，大便干燥改善，每日1次，但纳食不佳，舌黯，少苔，脉细弦。继用上方加焦三仙各12克，10剂，煎服法、医嘱同上。

2013年6月2日三诊：患者已无胸闷、胃胀、嗳气、手足心热、自汗症状，纳食增加，夜寐心烦好转，大便调畅，舌淡红，苔薄白，脉细弦。继用上方10剂，煎服法、医嘱同上。

2013年6月13日四诊：患者自诉无胃胀，纳食可，夜寐宁，二便正常，舌淡红，苔薄白，脉细略弦。继用上方10剂，巩固疗效，不适随诊。

【按语】患者工作压力过大，肝郁脾虚化火，久则耗气伤津，气阴两伤；气机郁滞，胃气不降，则胃胀，胸闷，嗳气，大便干燥；脾不健运则纳食不佳；气阴两虚则自汗，手足心热；肝郁化火，火扰心神则眠差梦多；舌黯，少苔，脉细弦，皆是肝郁脾虚、气滞血瘀之征。治宜疏肝健脾，益气养阴，选柴胡疏肝散以疏肝健脾，调畅气机；加栀子豉汤以化郁火；加炒酸枣仁、柏子仁养心安神又有润肠之功；加麦冬、沙参、石斛以养胃阴。全方合用，肝郁得疏，胃气得通，郁热得解，气阴得滋，收效良好。

三十一、胃痛胃胀——痰湿中阻，胃失和降案

李某某，男，45岁，干部，陕西省西安市灞桥区人，2014年9月6日初诊。

主诉：间断胃痛胃胀半年。

现病史：患者于半年前出现胃痛胃胀，嗳气打呃，曾服用舒肝健胃丸、奥美拉唑、

三九胃泰颗粒等药效果不显，时轻时重。4个月前在某院经电子胃镜检查诊断为慢性非萎缩性胃炎，功能性消化不良。服用西药“四联”症状缓解不明显，始来我门诊求治。

刻下症见：胃痛胃胀，嗳气，口干，口中黏腻，时有恶心，纳食无味，大便黏腻、溏而不爽，舌淡，苔白厚腻，脉弦滑。

西医诊断：慢性非萎缩性胃炎，功能性消化不良。

中医诊断：胃痛胃胀。

辨证：痰湿中阻，胃失和降。

治法：健脾燥湿，理气和中。

处方：不换金正气散加味。

藿香15克，法半夏15克，苍术12克，厚朴15克，陈皮15克，葛花15克，枳实15克，白豆蔻12克，生薏苡仁30克，炙甘草12克。

用法：7剂，上药凉水浸泡30分钟，武火煎沸后文火煎30分钟，倒出药液；翻煎30分钟，2次药液混合约500毫升，分2次早晚饭后服用，日1剂。

医嘱：清淡饮食，忌烟酒及辛辣、油腻、生冷等刺激性食物。

2014年9月12日二诊：患者服上方7剂，胃痛胃胀减轻，纳食稍增，口中黏腻感好转，仍口干，嗳气，时恶心，大便黏腻、溏而不爽，每日2次，舌红，苔白厚腻，脉弦滑。上方加焦三仙各15克，茯苓15克。10剂，煎服法、医嘱同上。

2014年9月21日三诊：患者服上方10剂，已无胃痛胃胀，大便成形，小便正常，已无口干口苦，但时有嗳气，舌红，苔薄白，脉弦滑。继用上方加丁香1克。10剂，煎服法、医嘱同上。

2014年10月2日四诊：患者未再出现胃痛胃胀，已无嗳气，二便正常，舌淡红，苔薄白，脉滑。继用上方7剂，巩固疗效，未再有不适。

【按语】脾主运化，喜燥而恶湿，今寒湿壅阻中焦，脾阳被困，胃失和降，精气当升不升，浊阴当降不降，故见胃痛胃胀嗳气，大便黏腻，溏而不爽；湿阻中焦，津液不能上承，故口干；舌淡，苔白厚腻，脉弦滑，皆为痰湿中阻、胃失和降之征。治宜健脾燥湿，理气和中。故选用不换金正气散以燥湿化痰，理气和中。二诊时仍口干，嗳气，时恶心，大便黏腻、溏而不爽，每日2次，故加焦三仙、茯苓健脾和胃。三诊时仍有嗳气，故加丁香温中降逆。如此则“调中之剂得升清之品而中自安，健脾之方得燥湿之品而效益倍”。

三十二、胃脘痛，虚劳——脾虚湿盛，运化失司案

范某某，男，农民，58岁，陕西省渭南市澄城县人，1996年4月3日初诊。

主诉：间断胃脘胀痛3年，加重伴腹泻3个月。

现病史：患者3年前由于饮食不节出现胃脘疼痛，时发时止，痛时大便溏泄。曾在当地医院经胃镜检查诊断为慢性浅表性胃炎，服用奥美拉唑、诺氟沙星、元胡止痛片等药少效。3个月前因过量进食油腻食物后胃痛加剧，伴有腹泻。于当地医院服用中药治疗（不详），症状不减。遂在西安某医院再次检查胃镜示慢性非萎缩性胃炎，肠镜检查未见明显

异常，上腹部彩超检查肝胆脾胰未见明显异常；运用奥美拉唑肠溶胶囊、胃康灵、蒙脱石散、乳酸菌素片等药物治疗，效果不佳，遂来我门诊治疗。

刻下症见：面色萎黄，形体消瘦，头晕，倦怠乏力，胃脘阵发性隐痛，疼痛无规律，痛时腹泻，泻后痛减，口中泛吐清水，纳差不欲食，大便溏稀，每日3～4次，小便清长，舌淡体胖大、有齿痕，苔白厚腻，脉沉缓无力。

西医诊断：慢性非萎缩性胃炎。

中医诊断：胃脘痛，虚劳。

辨证：脾虚湿盛，运化失司。

治法：健脾益气，化湿止泻。

方药：参苓白术散加味。

人参15克，白术15克，茯苓15克，白扁豆15克，陈皮12克，炒山药15克，莲子肉15克，砂仁12克（后下），炒薏苡仁15克，桔梗12克，木香6克（后下），炙甘草12克，生姜12克，大枣5枚。

用法：7剂，上药凉水浸泡30分钟，武火煎沸后文火煎20分钟，放入后下之砂仁、木香煎煮10分钟，倒出药液；翻煎30分钟，2次药液混合约500毫升，分2次饭前服用，日1剂。

医嘱：注意休息，清淡饮食，忌油腻、辛辣等刺激性食物。

1996年4月9日二诊：患者服上方7剂，胃脘胀闷疼痛减轻，纳食较前增加，仍口中泛吐清水，面色萎黄，形体消瘦，头晕，倦怠乏力，大便溏稀，每日2～3次，小便清长，舌体胖大、有齿痕，苔白厚腻，脉沉缓无力。上方加益智仁15克。10剂，煎服法、医嘱同上。

1996年4月18日三诊：患者服上方10剂，胃脘胀闷疼痛明显减轻，纳食增加，口中泛吐清水较前明显减少，面色萎黄、形体消瘦、头晕、倦怠乏力改善，大便质偏稀、基本成形，每日1～2次，小便正常，舌体胖大，苔白腻，脉沉缓。继用上方10剂，煎服法、医嘱同上。

1996年4月28日四诊：患者稍有胃脘胀闷疼痛，纳食明显增加，未见口中泛吐清水，面色萎黄、形体消瘦、头晕、倦怠乏力明显改善，大便正常，每日1次，小便正常，舌体胖大，苔白腻，脉沉缓。继用上方加炙黄芪30克，升麻10克。10剂，煎服法、医嘱同上。

1996年5月7日五诊：患者面色已不萎黄，精神明显好转，未再出现胃痛胃胀，纳食可，二便正常，舌淡红，苔薄白，脉缓较前有力。继服上方10剂，巩固疗效。

【按语】脾主运化，运化水湿及水谷精液。此案患者由于饮食不节导致脾胃损伤，脾失健运，运化失司，中焦气机不畅，故胃脘胀闷疼痛，纳差不欲食；水反为湿，谷反为滞，不能输化水谷精微之气，故口中泛吐清水；清阳之气下陷，分利无权，湿浊壅滞肠道则大便溏稀不成形；久则导致气血两虚，故面色萎黄，形体消瘦，倦怠乏力，头晕；舌淡体胖大，苔白厚腻，脉沉缓无力，皆为脾虚湿盛、运化失司、气血两虚之征。治宜健脾益气，化湿止泻，方选参苓白术散加味。方中人参、白术、茯苓健脾益气；山药、莲子肉助人参、白术健脾益气兼以止泻；白扁豆，薏苡仁助白术、茯苓健脾祛湿；砂仁醒脾和胃，行气化滞；桔梗宣肺利气，通调水道，又能载药上行，补益肺气，配木香以行气醒脾。二诊时仍口中泛吐清水，故加益智仁温脾摄涎。四诊时稍有胃脘胀闷疼痛，纳食明显增加，未见口中泛吐清水，面色萎黄、形体消瘦、头晕、倦怠乏力明显改善，二便正常，舌体胖大，苔白腻，脉沉缓，故加黄芪以补阳气，加升麻以提升中气。脾健湿去，运化正常，气血得充，病乃痊愈。

三十三、胃脘痛，泄泻——脾失健运，湿浊内蕴案

李某某，男，32岁，工人，广东省东莞市人，2014年4月20日初诊。

主诉：反复脘腹部疼痛、腹泻1年余。

现病史：患者1年前因食生冷、辛辣食物导致脘腹部疼痛、腹泻，解稀烂样便，每日5～6次。于广州某医院经胃镜、肠镜检查提示：慢性糜烂性胃炎、溃疡性结肠炎。运用中西药治疗（用药不详），效果欠佳，反复发作。于2014年4月20日至本门诊部就诊。

刻下症见：脘腹疼痛胀满，纳差，呃逆，反酸烧心，饮食稍不慎则脘腹疼痛胀满加剧，腹泻次数增多，倦怠乏力，大便每日5～6次，小便量少，舌淡，苔白腻，脉沉缓。

西医诊断：慢性糜烂性胃炎，溃疡性结肠炎。

中医诊断：胃脘痛，泄泻。

辨证：脾失健运，湿浊内蕴。

治法：健脾益气，和胃化浊。

方药：七味白术散加味。

藿香12克，木香10克（后下），炒白术15克，炙甘草12克，砂仁12克（后下），乌贝散10克（冲服），葛根15克，党参15克，茯苓15克，炒山药15克，炒薏苡仁15克，黄连10克，吴茱萸1克。

用法：7剂，上药凉水浸泡30分钟，武火煎沸后文火煎20分钟，放入后下之木香、砂仁煎10分钟，倒出药液；翻煎30分钟，2次药液混合约500毫升，用药液冲服乌贝散，分早晚2次饭后服用，日1剂。

医嘱：清淡饮食，忌食辛辣、油腻、生冷食物，戒酒。

2014年4月27日二诊：患者服上方7剂，脘腹疼痛胀满、反酸、呃逆、烧心减轻，仍倦怠乏力，纳差，大便每日3～4次，小便量少，舌淡，苔白腻，脉沉缓。继用上方去党参，加人参15克。15剂，煎服法、医嘱同上。

2014年5月13日三诊：患者服上方15剂，脘腹疼痛胀满明显减轻，已无反酸、呃逆、烧心，纳食增加，腹泻次数明显减少，大便每日1～2次，精神好转，舌淡，苔薄白，脉缓。继用上方减黄连、吴茱萸。15剂，煎服法、医嘱同上。

2014年5月28日四诊：患者已不觉脘腹疼痛胀满，纳食正常，二便正常，大便每日1次，精神好转，舌淡，苔薄白，脉缓。继用上方10剂，煎服法、医嘱同上。

2014年6月9日五诊：患者近日来因出差饮食不规律，再次出现腹泻，解稀烂样便，

每日 2 ～ 3 次，肛门灼热感，无腹痛，舌淡红，苔薄黄，脉滑数。

辨证：湿浊内蕴，胃络受损。

治法：燥湿利气，芳香化浊。

方药：藿朴夏苓汤合葛根芩连汤加味。

藿香 12 克，法半夏 12 克，猪苓 12 克，淡豆豉 12 克，白豆蔻 12 克，砂仁 12 克（后下），厚朴 12 克，茯苓 12 克，泽泻 12 克，炒薏苡仁 15 克，葛根 15 克，黄芩 12 克，黄连 12 克，甘草 10 克。

用法：7 剂，上药凉水浸泡 30 分钟，武火煎沸后文火煎 20 分钟，放入后下之砂仁煎 10 分钟，倒出药液；翻煎 30 分钟，2 次药液混合约 500 毫升，分早晚 2 次饭后服用，日 1 剂，医嘱同上。

2014 年 6 月 17 日六诊：患者服上方 7 剂，腹泻、肛门灼热缓解，大便软、成形，每日 1 ～ 2 次，胃脘部稍有疼痛，反酸，纳眠尚可，舌淡红，苔薄黄，脉弦滑。继用上方加吴茱萸 1 克。15 剂，上药凉水浸泡 30 分钟，武火煎沸后文火煎 20 分钟，放入后下之砂仁煎 10 分钟，倒出药液；翻煎 30 分钟，2 次药液混合约 500 毫升，分早晚 2 次饭后服用，日 1 剂，医嘱同上。

回访服上方后，已无腹泻、腹痛腹胀，纳可，睡眠可，大便每日 1 ～ 2 次，小便正常。

【按语】《内经》云："饮食自倍，肠胃乃伤。"此案患者饮食无节，伤及脾胃，运化失常，则水反为湿，谷反为滞，精华之气不能输化，乃至合污阻滞于胃，胃失和降则脘腹疼痛胀满，纳差呃逆，反酸烧心，饮食稍不慎则脘腹疼痛胀满加剧；湿浊困阻于脾，脾失健运，小肠清浊不分则腹泻次数增多，大便每日 5 ～ 6 次；倦怠乏力，舌淡，苔白腻，脉沉缓，皆为脾失健运、湿浊内蕴之征。故以七味白术散加味，健脾益气，和胃化浊。方中七味白术散健脾益气，芳香行气化湿；加砂仁、炒山药、炒薏苡仁健脾燥湿；乌贝散制酸止痛；黄连、吴茱萸和胃止痛制酸；诸药合用，药证相符，效果明显。二诊时仍倦怠乏力，故以人参易党参。三诊时呃逆、反酸烧心好转，故去黄连、吴茱萸。五诊时因出差饮食不规律，再次出现腹泻，解稀烂样便，肛门灼热，大便每日 2 ～ 3 次，舌淡红，苔薄黄，脉滑数；此时证属湿浊内蕴，胃络受损，治以燥湿利气、芳香化浊为法，选用霍朴夏苓汤合葛根芩连汤加味。方中霍朴夏苓汤宣通气机，燥湿利水，葛根芩连汤解肌散邪，清泻里热，使腹泻痊愈。六诊时胃脘部仍稍有疼痛，反酸，故加吴茱萸配黄连和胃止痛，疏肝泻火。药随证转，方证合拍，胃脘疼痛和腹泻皆得痊愈。

三十四、泄泻——脾胃虚弱，中焦寒湿案

焦某某，男，50 岁，教师，陕西省西安市长安区人，2015 年 6 月 23 日初诊。

主诉：腹部隐痛，大便溏薄 8 个月，近日加重。

现病史：患者平素工作压力过大，喜食冷饮。8 个月前出现大便溏薄不成形，每日 4 ～ 6 次，纳食无味，每食生冷、感冒、饮啤酒后则加剧。近日因在外就餐而加重，在区

医院检查血常规、大便常规无异常，肠镜检查正常，诊断为肠易激综合征。服用诺氟沙星、蒙脱石散、泻痢停等药物症状时好时坏，始来我门诊治疗。

刻下症见：面色萎黄，腹部隐痛，大便溏薄不成形，每日 4 ～ 6 次，无黏液脓血及里急后重感，肠鸣脘闷，纳呆食少，受凉或进食生冷、油腻食物后加剧，倦怠乏力，舌淡体胖大，苔白腻，脉细缓。

西医诊断：肠易激综合征。

中医诊断：泄泻。

辨证：脾胃虚弱，中焦寒湿。

治法：健脾益气，化湿止泻。

方药：参苓白术散加味。

党参 15 克，白术 15 克，茯苓 15 克，白扁豆 15 克，陈皮 12 克，炒山药 15 克，莲子肉 12 克，砂仁 12 克（后下），炒薏苡仁 15 克，升麻 10 克，桔梗 10 克，木香 10 克（后下），炙甘草 10 克。

用法：7 剂，上药凉水浸泡 30 分钟，武火煎沸后文火煎 20 分钟，放入后下之木香、砂仁煎煮 10 分钟，倒出药液；翻煎 30 分钟，2 次药液混合约 500 毫升，分早晚 2 次饭后服用，日 1 剂。

医嘱：调畅情志，注意休息，饮食有节，忌烟酒，少食生冷、油腻食物。

2015 年 6 月 30 日二诊：患者药后大便次数减少，每日 2 ～ 3 次，腹部隐痛、肠鸣减少，余症减轻，舌脉如前。继用上方 7 剂，煎服法、医嘱同上。

2015 年 7 月 6 日三诊：患者大便已成形，无明显腹痛肠鸣，饮食增加，倦怠乏力较前明显好转，面色改善，舌淡，苔白，脉缓。继用上方加焦三仙各 12 克，10 剂，巩固疗效，不适随诊。

【按语】此案患者工作压力过大，饮食不节，贪凉饮冷，伤及脾胃，久病失治，脾胃受损，运化失司，水谷不化，积谷为滞，气机不畅则肠鸣脘闷，腹痛隐隐；湿邪下注则大便溏薄不成形，次数增多；脾虚不运则纳呆食少；气血生化不足则面色萎黄，倦怠乏力，舌淡，苔白腻，脉细缓，皆为脾胃虚弱、中焦寒湿之征。治当健脾益气，化湿止泻，方选参苓白术散加味。方中党参、白术、茯苓健脾益气，燥湿渗湿；炒山药、莲子肉助党参、白术健脾益气兼以止泻；白扁豆、炒薏苡仁助白术、茯苓健脾祛湿；加砂仁、木香、升麻醒脾和胃，行气化滞；桔梗宣肺利气，通调水道；炙甘草益气健脾，调和诸药。全方共奏健脾益气、化湿止泻之功。方证合拍，泄泻乃得痊愈。

三十五、泄泻——肝郁脾虚，运化失司案

李某某，女，53 岁，干部，陕西省咸阳市渭城区人，1996 年 8 月 10 日初诊。

主诉：泄泻反复发作 3 年，近日加重。

现病史：患者泄泻反复发作 3 年，大便每日 3 ～ 5 次，时稀时溏，伴少许黏冻，自觉右胁肋区时有不适之感。曾在区医院行结肠镜等检查，未发现异常，诊断为肠易激综合

征。经常不规律服用蒙脱石散、诺氟沙星胶囊、人参健脾丸、维生素 B1 等治疗，效果欠佳。近日症状加重，为寻求中医治疗，始来我门诊就诊。

刻下症见：形体消瘦，面色晦滞，腹泻反复发作，大便每日 3 ～ 5 次，时稀时溏，伴少许黏冻，脘闷腹胀，腹痛时作，右胁肋不适，嗳气肠鸣，精神抑郁，睡眠不安，舌淡，苔薄白，脉细弦。

西医诊断：肠易激综合征。

中医诊断：泄泻。

辨证：肝郁脾虚，运化失司。

治法：疏肝理气，健脾止泻，解郁安神。

方药：柴胡疏肝散合痛泻要方加味。

柴胡 12 克，陈皮 10 克，香附 12 克，川芎 6 克，枳壳 12 克，炒白芍 15 克，白术 30 克，防风 12 克，升麻 10 克，茯苓 15 克，合欢皮 15 克，首乌藤 15 克，炙远志 12 克，郁金 12 克，炙甘草 10 克。

用法：7 剂，上药凉水浸泡 30 分钟，武火煎沸后文火煎 30 分钟，倒出药液；翻煎 30 分钟，2 次药液混合约 500 毫升，分早晚 2 次饭后温服，日 1 剂。

医嘱：调畅情志，注意休息，饮食有节，忌寒冷、辛辣、油腻等刺激性食物。

1996 年 8 月 18 日二诊：患者服上方 7 剂，腹泻减少，大便每日 3 次，伴少许黏冻，仍形体消瘦，面色晦滞，脘闷腹胀，腹痛，右胁肋不适，嗳气肠鸣，精神抑郁，睡眠不安，舌淡，苔薄白，脉细弦。继用上方 10 剂，煎服法、医嘱同上。

1996 年 8 月 29 日三诊：患者服上方 10 剂，腹泻减少，大便已成形，每日 1 ～ 2 次，已无腹痛、右胁肋不适、嗳气肠鸣，精神好转，面色晦滞、睡眠改善，仍纳食不佳，舌淡，苔薄白，脉细弦。上方加焦三仙各 12 克，炒山药 15 克。10 剂，煎服法、医嘱同上。

1996 年 9 月 9 日四诊：患者大便正常，已无腹泻、腹痛、右胁肋不适、嗳气肠鸣，精神好转，睡眠可，纳食增加，形体消瘦、面色晦滞明显改善，舌淡，苔薄白，脉细弦。继服上方 10 剂，煎服法、医嘱同上。

1996 年 9 月 20 日五诊：患者诸症皆消，精神明显好转，睡眠、纳食、二便正常，形体消瘦、面色晦滞较前明显改善，舌淡，苔薄白，脉细。继用上方 10 剂，巩固疗效，不适随诊。

【按语】肠易激综合征是一种常见的以运动功能障碍为主的肠道功能性疾病。临床表现无特异性，以反复发作的腹痛、腹泻、便秘，或腹泻与便秘交替出现为主要症状。近年来已被认为是一种具有特殊生理基础的身心疾病，肠易激综合征属中医“泄泻”“腹痛”“便秘”范畴。中医认为多由脾胃虚弱、饮食所伤，情志失调、气滞血瘀，素体阳虚、脏腑失煦，阴亏血少、失于濡养等因素所致。此案患者长期肝郁不疏，木旺克土，脾失健运而导致腹泻，故用柴胡疏肝散合痛泻要方加安神解郁药，疏肝理气，健脾止泻，解郁安神，收效满意。

三十六、泄泻——肾阳不足，脾失健运案

巩某某，男，66岁，工人，陕西省西安市莲湖区人，2008年9月15日初诊。

主诉：间断腹泻6年，加重3个月。

现病史：患者6年来反复腹泻，时轻时重，泄泻多发生在黎明起床之前，先觉腹痛肠鸣，继而腹泻，泻后腹痛肠鸣则减。曾不规律服用中西药，近3个月来症状加重。1个月前在市级医院住院，电子胃镜检查示慢性浅表性胃炎，肠镜示慢性结肠炎；患有Ⅱ型糖尿病，空腹血糖9.6 mmol/L。经住院治疗1周，症状有所好转。近日病情反复，始来我门诊治疗。

刻下症见：面色㿠白无华，泄泻，每日2～3次，每日黎明必腹痛肠鸣，腹泻1次，粪质稀溏，完谷不化，无黏液脓血，腹隐痛，喜温喜按，腰酸困痛，四肢不温，倦怠乏力，口淡无味，头晕眼花，夜寐欠安，舌质淡、体胖大，苔薄白，脉沉细无力。

西医诊断：慢性结肠炎，慢性胃炎，Ⅱ型糖尿病。

中医诊断：泄泻。

辨证：肾阳不足，脾失健运。

治法：温补脾肾，涩肠止泻。

方药：四神汤合四君子汤加味。

肉豆蔻15克，补骨脂20克，五味子15克，吴茱萸15克，炮附片12克（先煎），炮姜12克，炙黄芪30克，人参15克，白术15克，茯苓15克，炒山药15克，炙甘草12克，赤石脂15克，粳米15克。

用法：7剂，上药凉水浸泡30分钟，先煎炮附片30分钟（以口服无麻感为度），放入浸泡好的药物，武火煎沸后文火煎30分钟，倒出药液；翻煎30分钟，2次药液混合约500毫升，分早晚2次饭后温服，日1剂。

医嘱：调畅情志，注意休息，避风寒，慎起居，清淡饮食，忌辛辣、生冷、油腻、肥甘厚味等食物。

2008年9月21日二诊：患者晨起时腹痛肠鸣减轻，粪质仍溏稀，无不消化食物，余症如常，舌质淡、体胖大，苔薄白，脉沉细无力。继用上方10剂，煎服法、医嘱同上。

2008年10月2日三诊：患者晨起时腹痛肠鸣明显减少，大便成形，未见不消化食物，面色㿠白无华、腰酸困痛、倦怠乏力、头晕眼花较前好转，纳食增加，舌淡，苔白，脉沉细较前有力。继用上方去赤石脂。15剂，煎服法、医嘱同上。

2008年10月26日四诊：患者面色㿠白无华明显改善，晨起已无腹痛腹泻，大便每日1～2次，精神好转，稍有腰酸困痛、头晕眼花，纳食、睡眠可，舌淡红，苔薄白，脉沉缓。继用上方加菟丝子15克，炒杜仲15克。15剂，煎服法、医嘱同上。

2008年11月10日五诊：患者面色稍红润，大便成形，每日1次，已无头晕眼花、腰酸困痛，精神状况好转，纳食、睡眠正常，舌淡红，苔薄白，脉缓。继用上方10剂，巩固疗效，不适随诊。

【按语】《景岳全书·泄泻》曰："肾为胃关，开窍于二阴，所以二便之开闭，皆肾脏之所主，今肾中阳气不足，则命门火衰，而阴寒独盛，故于子丑五更之后，当阳气未复，阴气盛极之时，即令人洞泄不止也。"此案泄泻日久，腹部作痛，肠鸣即泻，泻后痛减，属中医"五更泻"。患者肾阳虚衰不能温养脾阳，黎明之前、阴寒较盛之时，阳气生发不及，寒气充斥于下则为泄泻，腹部作痛，肠鸣即泻，泻后腑气通利，故泻后痛减；肾虚不能温养脾胃，脾胃不能纳运则不思饮食，口淡无味，大便溏稀，完谷不化，腹部隐痛而喜温喜按；脾肾虚弱，气不运行则倦怠乏力，头晕眼花；腰酸困痛，四肢不温，夜寐欠安，面色㿠白无华，舌淡、体胖大，苔薄白，脉沉细无力，皆为肾阳不足、脾失健运之征。证属中医脾肾虚寒证，治当温肾健脾，涩肠止泻，方选四神汤加味。方中补骨脂补肾阳；吴茱萸、肉豆蔻、五味子温中散寒，涩肠止泻；加炮附片、炮姜增强温肾温脾之力；配四君子汤加炙黄芪、炒山药益气健脾；加赤石脂、粳米健脾益胃，固涩止泻。三诊时大便成形，故去赤石脂。四诊时稍有腰酸困痛、头晕眼花，故加菟丝子、炒杜仲温补肾阳。诸药合用，温肾健脾和胃，涩肠止泻，乃得收效。

三十七、泄泻——肝郁脾虚，湿困中焦案

李某某，女，48岁，干部，陕西省西安市人，2019年7月16日初诊。

主诉：腹痛腹泻1年余，加重1个月。

现病史：患者1年前因工作不顺、情绪不佳，先出现腹痛腹胀，不思饮食，继则胁肋胀闷不舒，嗳气打呃，纳差食少，腹痛腹泻。此次因与同事口角而腹痛腹泻加重，在区医院检查电子胃镜示慢性浅表性胃炎，肠镜示慢性结肠炎。服用诺氟沙星、地芬诺酯、舒肝健胃丸等中西药，症状时轻时重，为求进一步诊治，始来我门诊部就诊。

刻下症见：胁肋胀闷，腹痛腹泻，痛则即泻，泻后痛减，嗳气打呃，纳差食少，每于抑郁恼怒或情绪激动之时则发病，眠差梦多，心悸，身倦乏力，舌淡红，苔白腻，脉弦细。

西医诊断：慢性浅表性胃炎，慢性结肠炎。

中医诊断：泄泻。

辨证：肝郁脾虚，湿困中焦。

治法：疏肝健脾，祛湿止泻。

方药：痛泻要方加味。

炒白术15克，炒白芍15克，陈皮12克，防风12克，香附12克，郁金12克，厚朴12克，炒枳壳12克，砂仁12克（后下），紫苏梗12克，苍术12克。

用法：7剂，上药凉水浸泡30分钟，武火煎沸后文火煎20分钟，放入后下之砂仁煎煮10分钟，倒出药液；翻煎30分钟，2次药液混合约500毫升，分2次早晚饭后温服，日1剂。

医嘱：调畅情志，注意休息，饮食有节，忌辛辣、油腻、生冷等刺激性食物。

2019年7月23日二诊：患者服上方7剂，胁肋胀闷、腹痛腹泻减轻，嗳气打呃减

少，仍纳差食少，眠差梦多，心悸，身倦乏力，舌淡红，苔白腻，脉弦细。继用上方加炙远志 12 克，石菖蒲 12 克，焦三仙各 12 克。10 剂，煎服法、医嘱同上。

2019 年 8 月 3 日三诊：患者服上方 10 剂，偶有胁肋胀痛、腹痛腹泻，已无嗳气打呃，纳食增加，心悸、身倦乏力改善，舌淡红，苔白腻，脉弦细。继用上方 10 剂，煎服法、医嘱同上。

2019 年 8 月 13 日四诊：患者未再腹痛腹泻、胁肋胀痛，无嗳气打呃、心悸，纳食佳，睡眠可，精神状况明显改善，舌淡红，苔薄白，脉滑。继用上方 10 剂，巩固疗效，不适随诊。

【按语】《医方考》云："泻责之脾，痛责于肝；肝责之实，脾责之虚，脾虚肝实，故令痛泻。"本案患者乃七情所伤，肝郁脾虚，气机不畅则胁胀腹痛；脾气虚弱，水湿下注则腹泻；肝气横逆犯胃，胃气不降则纳差食少，嗳气打呃；肝郁因泄泻而缓解，则泻后痛减；泻久则气血不足，累及心脏，故心悸，眠差梦多，身倦乏力；舌淡红，苔白腻，脉弦细，皆为肝郁脾虚、湿困中焦之征。治当疏肝健脾，祛湿止泻，方选痛泻要方加味。方中白术、苍术、厚朴、炒枳壳、砂仁健脾益气，燥湿止泻；炒白芍养血柔肝，缓急止痛；陈皮、香附、紫苏梗理气燥湿，醒脾和胃；防风辛散肝郁，升清止泻。二诊时仍纳差食少，眠差梦多，心悸，身倦乏力，故加炙远志、石菖蒲、焦三仙以养心安神，健脾和胃。诸药合用，共奏疏肝健脾、祛湿止泻、养心安神之功。药证相符，腹痛泄泻乃愈。

三十八、泄泻——脾失健运，中焦湿滞案

陈某某，男，56 岁，农民，陕西省渭南市人，2007 年 7 月 2 日初诊。

主诉：反复泄泻 1 年余。

现病史：患者于 1 年前淋雨受凉，出现发热、咳嗽、腹泻等症状。住院输液 5 天，愈后 7 天复又出现反复腹泻，大便溏稀有黏液，每日 3 ～ 4 次，时发时止，每遇饮食不节、生冷、油腻或辛辣等刺激性食物后加重。3 个月前在当地医院行内镜检查示直肠肛管黏膜充血水肿，诊断为慢性肠炎。服用泻痢停、蒙脱石散、乳酸杆菌、参苓白术散等中西药治疗，症状时轻时重，始来我门诊诊疗。

刻下症见：形体虚胖，面色㿠白无华，大便溏稀伴有黏液，每天 3 ～ 5 次，腹胀腹痛，嗳气，纳差食少，口淡无味，神疲乏力，头重如裹，四肢沉重，少气懒言，小便短少，舌淡，苔白腻，脉濡缓。

西医诊断：慢性肠炎。

中医诊断：泄泻。

辨证：脾失健运，中焦湿滞。

治法：健脾化湿，分清降浊。

方药：藿香正气散加减。

藿香 15 克，陈皮 12 克，半夏曲 12 克，茯苓 12 克，白术 15 克，桔梗 12 克，白芷 12 克，大腹皮 15 克，紫苏 12 克，厚朴 12 克，炙甘草 10 克，丁香 2 克，吴茱萸 3 克，

泽泻 12 克，车前子 12 克（包煎）。

用法：7 剂，上药凉水浸泡 30 分钟，武火煎沸后文火煎 30 分钟，倒出药液；翻煎 30 分钟，2 次药液混合约 500 毫升，分早晚 2 次饭后温服，日 1 剂。

医嘱：调畅情志，注意休息，清淡饮食，忌辛辣、油腻、生冷等刺激性食物。

2007 年 7 月 10 日二诊：患者服上方 7 剂，大便溏稀有黏液，每日 2 ～ 3 次，腹胀腹痛减轻，嗳气改善，仍面色皖白无华，神疲乏力，头重如裹，四肢沉重，少气懒言，纳差食少，小便短少，舌淡，苔白腻，脉濡缓。继用上方加人参 15 克，焦三仙各 15 克，炙黄芪 30 克。7 剂，煎服法、医嘱同上。

2007 年 7 月 18 日三诊：患者服上方 7 剂，大便成形已无黏液，每日 1 ～ 2 次，腹胀腹痛明显减轻，已无嗳气，面色皖白无华、神疲乏力、头重如裹、四肢沉重改善，纳食增加，小便较前增多，舌淡，苔薄白，脉濡缓。继用上方 10 剂，煎服法、医嘱同上。

2007 年 7 月 29 日四诊：患者大便正常，每日 1 次，无黏液，诸症皆消，精神好转，纳食、二便正常，舌淡红，苔薄白，脉滑。继用上方 7 剂，巩固疗效，不适随诊。

【按语】此案患者形体肥胖，素有痰湿，复又外感风寒未及时治愈，寒湿内蕴，脾阳不振，故摄纳失衡，则泄泻迁延不愈，大便溏稀伴有黏液，每日 3 ～ 5 次；脾不健运，胃失和降则腹胀腹痛，嗳气，纳差食少，口淡无味；泄泻日久，气血亏虚则面色皖白无华，神疲乏力，四肢沉重，少气懒言；清阳不升则头重如裹；清浊不分则小便短少；舌淡，苔白腻，脉濡缓，皆为脾失健运、中焦湿滞之征。治宜健脾化湿，分清降浊，方选藿香正气散加减。方中藿香正气散健脾化湿，升清降浊，加丁香、吴茱萸温胃降逆，加泽泻、车前子分清降浊。二诊时仍面色皖白无华，神疲乏力，头重如裹，四肢沉重，少气懒言，纳差食少，小便短少，故加焦三仙健脾和胃，加人参、炙黄芪健脾益气。湿滞得祛，脾得健运，清浊自分，气血充足，故乃收效。

三十九、泄泻——湿热内蕴，传化失常案

代某某，男，58 岁，干部，广东省东莞市南城人，2017 年 8 月 19 日初诊。

主诉：腹部胀痛，大便每日 7 ～ 8 次，伴有泡沫半个月余。

现病史：患者自述半个月前外出应酬喝酒后开始出现腹部胀痛，大便日行 7 ～ 8 次，中间隔半小时，且常有便意及便不净感，质偏稀，伴有泡沫，肛门灼热，烦热口渴，小便黄少，经服中西药（具体不详）未见明显改善。现为求进一步治疗，遂到我门诊就诊。

刻下症见：腹部胀痛，纳差食少，大便日行 7 ～ 8 次，且常有便意及便不净感，质偏稀，伴有泡沫，肛门灼热，烦躁口渴，小便黄少，舌红，苔黄腻，脉滑数。

西医诊断：慢性结肠炎。

中医诊断：泄泻。

辨证：湿热内蕴，传化失常。

治则：清热利湿，醒脾化浊。

方药：葛根芩连汤加减。

葛根15克，黄芩12克，黄连12克，炙甘草10克，茯苓12克，木通12克，焦三仙各12克，藿香12克。

用法： 7剂，上药凉水浸泡30分钟，武火煎沸后文火煎30分钟，倒出药液；翻煎30分钟，2次药液混合约400毫升，分早晚2次饭后温服，日1剂。

医嘱： 清淡饮食，忌辛辣、生冷、油腻等刺激性食物。

2017年8月28日二诊：患者服上方7剂后，腹部胀痛明显减轻，大便日行1～2次，稍偏烂，已无便不尽感，便中泡沫较前减少，肛门灼热、烦躁口渴减轻，小便正常，舌淡，苔薄黄略腻，脉滑数。继用上方7剂，煎服法、医嘱同上。

2017年9月7日三诊：患者已无腹部胀痛，余症悉除，纳食、二便正常，舌淡，苔薄白，脉滑。继用上方5剂，巩固疗效。

【按语】 正值暑湿当令之际，患者饮酒食入膏粱厚味，饮食不节，湿热秽浊之邪蕴结肠道，导致肠胃受损，传导失常而见腹部胀痛，大便次数增多，便中带有泡沫；湿热下注，故肛门灼热，小便黄少；烦躁口渴，舌红，苔黄腻，脉滑数，皆为湿热内蕴、传化失常之征。治当清热利湿，醒脾化浊，选用葛根芩连汤加减。方中黄芩、黄连苦寒清热燥湿；葛根解肌清热，升清止泻；加茯苓、木通增强利湿之效，使其湿热分消；加焦三仙消食化滞；加藿香清暑化浊醒脾；切中病机，泄泻可止，获效满意。

四十、疫毒痢——热毒内盛，迫血动血案

李某某，46岁，农民，陕西省渭南市澄城县人，1992年7月12日初诊。

主诉： 高热神昏，便带脓血2天。

现病史： 患者于2日前因食不洁食物而突觉腹痛，恶心呕吐，里急后重，肛门疼痛，便带脓血，继则高热（体温40.5℃），神昏嗜睡，口渴烦躁，急入院治疗。化验大便为黏液脓血便，镜检脓细胞（+++），红细胞（+++），血常规化验白细胞18×10^9/L，即时输液用抗生素、抗休克、纠正酸中毒、维持水电解质酸碱平衡等治疗，因病势凶险邀中医合治。

刻下症见： 面红目赤，剧烈腹痛，痢下鲜紫脓血，里急后重，肛门灼痛，小便赤红短少，壮热口渴欲饮，头痛烦躁，舌质红绛，苔黄燥，脉滑数。

西医诊断： 中毒性痢疾。

中医诊断： 疫毒痢。

辨证： 热毒内盛，迫血动血。

治法： 清热解毒，凉血止痢。

方药： 白头翁汤加味。

白头翁15克，黄柏15克，黄连12克，秦皮15克，柴胡30克，黄芩15克，金银花30克，赤芍15克，牡丹皮15克，焦地榆15克，白茅根30克。

用法： 1剂，上药凉水浸泡30分钟，武火煎沸后文火煎30分钟，倒出药液；翻煎30分钟，2次药液混合约500毫升，分4次温服，日1剂。

1992年7月13日二诊：患者面目已不红赤，高热已退（体温38.7℃），神志清楚，已无烦躁头痛，腹痛、里急后重、肛门灼痛减轻，痢下鲜紫脓血减少，舌质红绛，苔黄略燥，脉滑数。继用上方去柴胡、黄芩。2剂，煎服法、医嘱同上。

1992年7月15日三诊：患者腹痛、里急后重、便带脓血好转，体温正常，无壮热口渴，舌红，苔薄黄，脉滑。继用上方3剂痊愈。

【按语】患者发热急躁，疫毒熏灼肠道，耗气伤血，故下痢鲜紫脓血；疫毒甚于湿热，损伤肠络，故见腹痛剧烈，里急后重，肛门灼痛；毒盛于里，助热伤津则壮热口渴，小便黄赤而短少；毒邪上攻清窍，内扰心营则头痛烦躁；舌质红绛，苔黄燥，脉滑数，皆为热毒内盛、迫血动血之征。故以白头翁汤为主方，凉血解毒，清热化湿，配柴胡、黄芩以退热，加金银花、赤芍、牡丹皮、地榆、白茅根加强清热凉血解毒之功。药中病所，故得收效。

四十一、休息痢——湿浊留恋，气血两虚案

郝某某，男，42岁，工人，陕西省西安市长安区人，2018年3月5日初诊。

主诉：间断腹痛腹泻黏液便3年，加重1个月。

现病史：患者3年来间断腹泻，大便溏稀有黏液，每日3～4次，时发时止，每遇饮食不节、生冷、油腻或辛辣等刺激性食物后加重。1个月前因连续在外吃饭症状加重，大便溏稀不成形，含有黏液，每日4～6次，后调整饮食，口服健胃消食片、诺氟沙星、参苓白术散等消炎助消化药物症状不减，经市中心医院肠镜检查示慢性结肠炎。有糖尿病史7年，空腹血糖最高11.6 mmol/L，规律服用二甲双胍、格列齐特等降糖药。为求进一步治疗，始来我门诊就诊。

刻下症见：形体消瘦，面色㿠白无华，倦怠乏力，腹泻伴有黏液，每日4～6次，临厕腹隐痛，里急后重，腹痛喜温喜按，纳差不欲食，形寒肢冷，腰背四肢酸困，嗜睡多梦，心悸气短，舌质淡，苔白腻，脉沉细无力。

西医诊断：慢性结肠炎，Ⅱ型糖尿病。

中医诊断：休息痢。

辨证：湿浊留恋，气血两虚。

治法：温中健脾，调气化浊。

方药：连理汤加味。

人参15克，白术15克，干姜12克，黄连12克，槟榔12克，木香6克（后下），枳实10克，炮附片12克（先煎），焦三仙各12克，炙甘草12克，大枣3枚。

用法：7剂，上药凉水浸泡30分钟，先煎炮附片30分钟（无麻感为适），放入浸泡好的药物，武火煎沸后文火煎20分钟，放入后下之木香煎煮10分钟，倒出药液；翻煎30分钟，2次药液混合约500毫升，分早晚2次饭前温服，日1剂。

医嘱：注意休息，饮食有节，忌寒凉、油腻等刺激性食品。

2018年3月12日二诊：患者服上方7剂，腹泻及腹部隐痛减轻，大便次数减少，每

日3～4次，纳食略增，余症如常，舌淡，苔白腻，脉沉细无力。继用上方加茯苓15克，炒山药15克。10剂，煎服法、医嘱同上。

2018年3月21日三诊：患者腹泻腹部隐痛、里急后重明显减轻，大便每日2～3次，黏液减少，纳食增加，形寒肢冷、腰背四肢酸困减轻，倦怠乏力、面色㿠白无华、睡眠改善，心悸气短好转，舌淡，苔白略腻，脉沉细。继用上方15剂，煎服法、医嘱同上。

2018年4月6日四诊：患者腹泻好转，大便已无黏液，每日1～2次，无腹部隐痛，纳食增加，已无形寒肢冷、腰背酸困、心悸短气，倦怠乏力、面色㿠白无华、睡眠明显改善，舌淡苔白，脉沉缓。继用上方去枳实、槟榔，加炙黄芪30克，葛根15克，当归12克。15剂，煎服法、医嘱同上。

2018年4月22日五诊：患者无腹泻腹痛，大便每日1～2次，倦怠乏力及面色明显改善，纳食、睡眠、小便正常，舌淡红，苔薄白，脉缓。继用上方10剂，巩固疗效，不适随诊。

【按语】《赤水玄珠·痢门·休息痢》："休息痢者，愈后数日又复痢下，时作时止，积年累月，不肯断根者是也。"此案患者西医诊断为慢性结肠炎，因泄泻伴有黏液，故按中医"休息痢"辨证。由于下痢日久，正虚邪恋，寒热夹杂，肠胃传导功能失司，故腹痛隐隐，腹泻伴有黏液，里急后重，时发时止，缠绵难愈；脾虚胃弱，中气不足，故纳食不佳，嗜卧多梦，心悸气短；健运失常，气血不足，面部、四肢失去濡养则形体消瘦，形寒肢冷，腰背酸困，倦怠乏力，面色㿠白无华；舌淡，苔白腻，脉沉细无力，乃湿浊留恋、气血两虚之征。故以温中健脾、调气化浊为法，选连理汤加味。方中人参、白术、干姜、炮附片、炙甘草温中健脾，黄连清除肠中湿热余邪，槟榔、茯苓、木香、枳实、焦三仙调气行滞。二诊时加茯苓、炒山药健脾渗湿。四诊时邪去正虚，当益气养血，升阳止泻，故去枳实、槟榔，加炙黄芪、当归益气补血，加葛根升阳止泻，扶正与祛邪兼顾，收效良好。

四十二、久痢——寒热错杂证案

贾某某，女，62岁，工人，陕西省渭南市人，2016年6月10日初诊。

主诉：腹痛黏液便10年，加重3个月。

现病史：患者于10年前无明显诱因出现下腹疼痛，大便次数增多，每日4～6次，便带浅红色黏液，便前腹痛，便后痛减，纳食不佳，口干不欲饮水，口腔溃疡反复发作。多次在当地医院用中西药治疗，时发时止，时轻时重。3个月前因症状加重，在西安交大二附院住院，胃镜检查示反流性食管炎、慢性浅表性胃炎，肠镜示结肠黏膜水肿、溃疡性结肠炎。住院治疗2周后症状好转出院。1个月前因情志不畅，又食油腻食物，症状复重，于当地医院住院治疗12日，予调节肠道菌群及抗抑郁药物治疗，效果不佳，始来我门诊进一步治疗。

刻下症见：面色潮红，腹部隐痛，大便溏稀不成形，带有少量黏液，每日2～4次，有排不尽感，纳差，不欲食，食后腹胀，呃逆上气，口干不欲饮水，口腔多处溃疡，视物模糊，精神抑郁，心烦头晕，少寐多梦，嘈杂懊侬，倦怠乏力，手足不温，自汗出，舌黯苔少，脉细弦数。

西医诊断：溃疡性结肠炎，慢性浅表性胃炎，反流性食管炎，焦虑症。

中医诊断：久痢。

辨证：寒热错杂。

治法：清热和阴，温中通阳。

方药：乌梅汤加味。

乌梅15克，黄连12克，细辛3克，干姜10克，当归10克，黄柏10克，桂枝10克，林下参10克，炮附片10克（先煎），青黛3克（包煎），川椒6克，柴胡12克，炒白芍12克，炒枳壳12克，焦三仙各12克，郁金12克，炙远志12克，炒酸枣仁12克，合欢皮12克。

用法：7剂，上药凉水浸泡30分钟，先煎炮附片，煎沸30分钟（煎至口服无麻感为度），武火煎沸后文火煎30分钟，倒出药液；翻煎30分钟，2次药液混合约400毫升，分早晚2次饭后温服，日1剂。

医嘱：调畅情志，饮食有节，忌生冷、油腻食物。

2016年6月16日二诊：患者服上方7剂，腹痛腹胀较前好转，心烦头晕、嘈杂懊侬、呃逆上气感减轻，有食欲，大便溏稀，次数减少，每日2～3次，余症如常，舌黯，苔少，脉细弦数。继用上方10剂，煎服法、医嘱同上。

2016年6月27日三诊：患者觉心烦头晕、嘈杂懊侬、呃逆上气明显好转，纳食增加，已无腹痛腹胀，口腔溃疡好转，精神、睡眠改善，仍倦怠乏力，手足不温，自汗出，舌脉同前。继用上方15剂，煎服法、医嘱同上。

2016年7月10日四诊：患者每日大便2次，已成形，无黏液，无腹痛腹胀，口腔溃疡痊愈，无嘈杂懊侬，纳食增加，偶有呃逆上气，精神明显好转，睡眠改善，稍有头晕、倦怠乏力、手足不温、自汗出，舌淡红，苔少，脉细弦。继用上方去青黛。15剂，煎服法、医嘱同上。

2016年7月25日五诊：患者每日大便1～2次，无黏液，质可，无腹痛腹胀、嘈杂懊侬、呃逆上气，纳食可，精神好转，睡眠可，头晕、倦怠乏力、手足不温、自汗出较前明显好转，舌淡红，苔薄白，脉细弦。继用上方加炙黄芪30克，当归加至15克。15剂，煎服法、医嘱同上。

2016年8月9日六诊：患者大便基本正常，每日1～2次，纳食、睡眠可，偶尔头晕，精神好转，手足无冷感，基本不自汗，舌淡红，苔薄白，脉滑。继用上方15剂，煎服法、医嘱同上。

2016年8月25日七诊：患者纳食、二便正常，睡眠可，已无头晕，精神好转，手足未再出现冷感，已不自汗，舌淡红，苔薄白，脉滑。继用上方10剂，巩固疗效，不适随诊。

【按语】此案患者泻痢日久，症状反复发作，以致精神抑郁，肝郁化火，正虚邪恋，虚实俱在，寒热错杂，具有《伤寒论》厥阴病“消渴，气上冲心，心中疼热，饥而不欲食”之特征。《伤寒来苏集》云：“久利则虚，调其寒热，扶其正气，酸以收之，其利自止。”患者疾多病久，当以“调”为顺，以“平”为期，设清热和阴、温中通阳之法，以乌梅汤加减治疗。方中乌梅酸能泻肝之热，收肝之逆气；黄连、黄柏苦寒，助乌梅以清泻邪热；人参、当归味甘，益气补血，助乌梅以滋肝体；少用辛温之桂枝、附子、干姜、川椒通达肝阳，以使邪有出路；加四逆散、郁金以疏肝解郁；加焦三仙以健脾和胃，消食导滞；加炙远志、炒酸枣仁以安神定志；加青黛以清热解毒，治疗口腔溃疡；后期加用黄芪、当归益气养血，扶助正气使体力恢复。诸药合用，酸借辛开，益正不恋邪；苦借甘调，泻热滋肝体；寒热药物共用，清热和阴，温中通阳，乃得收效。

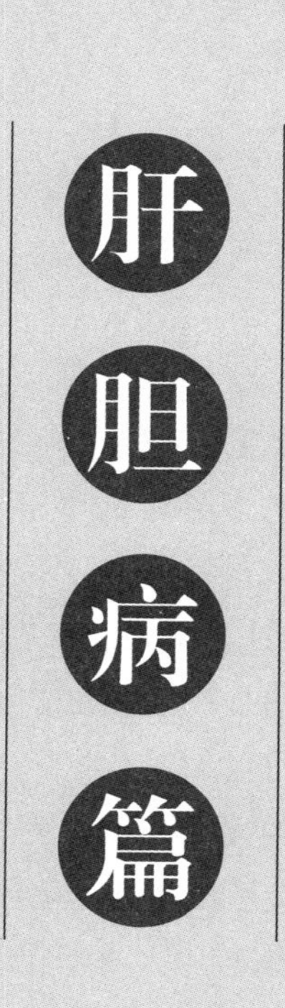
肝胆病篇

一、胁痛——胆腑瘀滞，疏泄失职案

李某，男，56岁，工人，陕西省渭南市韩城市人，1991年10月8日初诊。

主诉：右上腹疼痛反复发作2年，近期加重。

现病史：患者右上腹疼痛反复发作2年。曾在当地医院以胆囊炎治疗，疼痛时作时止。此次饮酒后见右上腹绞痛，阵发性加剧，痛连右肩背。在当地医院检查B超显示：胆囊大小为8.6 cm×4.6 cm，壁模糊，透光差；胆囊及胆总管见多个光点光斑，最大约0.6 cm；确诊为多发性胆结石并胆囊炎。曾用抗生素消炎，口服消炎利胆片、胆石通胶囊等药物治疗，症状时轻时重。近期症状加重，始来我门诊部治疗。

刻下症见：右上腹及胁肋疼痛，痛连肩背，恶心呕吐，口渴欲饮，寒热往来，小便黄浊，大便干，舌质红，苔黄腻，脉弦滑。

西医诊断：多发性胆结石并胆囊炎。

中医诊断：胁痛。

辨证：胆腑瘀滞，疏泄失职。

治法：疏肝利胆，祛瘀利湿排石。

方药：柴胡疏肝散加减。

柴胡12克，枳壳12克，香附12克，生大黄12克（后下），白芍15克，陈皮12克，川芎10克，黄芩10克，金钱草30克，半夏12克，海金沙15克（布包），鸡内金15克，川楝子12克，延胡索15克，甘草6克。

用法：5剂，上药凉水浸泡30分钟，武火煎沸后文火煎20分钟，放入后下之生大黄煎煮10分钟，倒出药液；翻煎30分钟，2次药液混合约500毫升，分早晚2次饭后温服，日1剂。

医嘱：调畅情志，清淡饮食，忌食辛辣、油腻等刺激性食品。

1991年10月13日二诊：患者服上方5剂，未再寒热往来，右上腹及胁肋疼痛、痛连肩背较前减轻，恶心呕吐、口渴欲饮减少，小便黄，大便仍干，舌质红，苔黄腻，脉弦滑。继用上方，加大生大黄量为15克。7剂，煎服法、医嘱同上。

1991年10月21日三诊：患者服上方7剂，右上腹及胁肋疼痛、痛连肩背明显减轻，已无恶心呕吐、口渴欲饮，大便较前改善，小便正常，舌质红，苔薄黄，脉弦滑。继用上方10剂，煎服法、医嘱同上。

1991年11月1日四诊：患者服上方10剂，偶有右上腹及胁肋疼痛，已无痛连肩背，未再出现恶心呕吐、口渴欲饮，二便正常，舌质红，苔薄黄，脉弦滑。继用上方10剂，煎服法、医嘱同上。

1991年11月12日五诊：患者右上腹及胁肋未再疼痛，纳食增加，二便如常，舌淡红，苔薄白，脉滑。经B超检查：胆囊壁毛糙未见结石。继用上方10剂，巩固疗效，避免复发。

【按语】本案证系湿热、气郁，结石阻于胆道，胆腑瘀滞，故右上腹及胁肋疼痛，痛连肩背；肝胆疏泄失利，横逆犯胃，胃气不降而上逆则恶心呕吐；热郁中焦则口渴欲饮；少阳枢机不利，故寒热往来；小便黄浊，大便干，舌质红，苔黄腻，脉弦滑，皆为胆腑瘀滞、疏泄失职之征。治宜疏肝利胆，祛瘀利湿排石，方选柴胡疏肝散加减。方中柴胡疏肝散疏肝理气，加黄芩清化湿热，加半夏降逆止呕，重用金钱草、海金沙、郁金、鸡内金利胆排石，加大黄通腑泻热，加川楝子、延胡索理气止痛，共奏疏肝利胆、祛瘀排石、清热利湿、通腹泻热之功。药中病所，收效满意。

二、胁痛，积聚——肝胃不和，气滞血瘀，湿毒内蕴案

黎某某，男，41岁，干部，广东省东莞市中堂镇人，2019年4月16日初诊。

主诉：右侧胁肋部疼痛10余日。

现病史：患者乙肝大三阳7年，久治不愈，精神抑郁。10天前开始出现右侧胁肋部疼痛不适，走窜不定，每遇情志变化则加重；并于2019年4月7日至东莞市人民医院就诊，检查诊断如下：乙肝两对半大三阳；谷丙氨酸氨基转移酶（ALT）1025 U/L，天门冬氨酸氨基转移酶（AST）760.7 U/L，γ－谷氨酰转肽酶197.8 U/L，乳酸脱氢酶422.2 U/L，胆碱酯酶5.09 IU/mL，白蛋白34.9 g/L，白蛋白/球蛋白0.93，总胆红素46.4 μmol/L，直接胆红素1738 μmol/L，间接胆红素28.6 μmol/L，胆汁酸85.3 μmol/L。肝胆脾胰彩超：胆囊壁毛糙、增厚，较厚处约5 mm，考虑胆囊炎可能；肝、胰、脾未见明显异常；HBV-DNA 7.36E7。为寻求中医治疗，遂至我门诊部就诊。

刻下症见：面色青滞，巩膜泛黄，形体消瘦，右侧胁肋部疼痛，走窜不定，每遇情志变化则加重，时有胃痛、反酸，闻臭味易作呕，右胁肋部及上脘处压痛明显，烦躁易怒，易觉疲劳，纳差食少，夜寐不宁，时有夜眠双腿抽筋，小便黄赤，大便偏棕色、质偏烂，舌红略紫黯、体胖大、有齿痕，苔白腻，脉细弦数。

西医诊断：乙型肝炎，肝功能异常，胆囊炎。

中医诊断：胁痛，积聚。

辨证：肝胃不和，气滞血瘀，湿毒内蕴。

治法：疏肝和胃，行气活血，化湿解毒。

方药：柴胡疏肝散合茵陈蒿汤加味。

柴胡12克，白芍15克，枳壳12克，陈皮12克，香附12克，川芎10克，厚朴12克，砂仁12克（后下），川楝子15克，延胡索15克，茵陈30克，虎杖15克，栀子12克，大黄6克（后下），青皮12克，牡丹皮12克，蒲公英30克，土茯苓15克，水蛭6克，丹参15克，炙甘草12克。

用法：8剂，上药凉水浸泡30分钟，武火煎沸后文火煎20分钟，放入后下之砂仁、大黄煎煮10分钟，倒出药液；翻煎30分钟，2次药液混合约500毫升，分早晚2次饭后温服，日1剂。

医嘱：调畅情志，按时休息，避免熬夜及劳累，忌烟酒及辛辣、煎炸食物。

2019年4月24日二诊：患者服上方8剂，右侧胁肋部疼痛及上脘处压痛较前减轻，

时有胃痛，仍反酸，面色青滞，巩膜泛黄，形体消瘦，闻臭味易作呕，烦躁易怒，易觉疲累，纳差食少，夜寐不宁，时有夜眠双腿抽筋，小便黄赤，大便偏棕色、质偏烂，舌红略紫黯、体胖大、有齿痕，苔白腻，脉细弦数。此时兼有脾失健运，湿浊中阻。继用上方加苍术 15 克，白术 15 克，焦三仙各 15 克。15 剂，煎服法、医嘱同上。

2019 年 5 月 12 日三诊：患者服上方 15 剂，右侧胁肋部疼痛明显减轻，上脘处已无压痛感，未再出现胃痛、反酸，面色青滞、巩膜泛黄、形体消瘦、烦躁易怒较前改善，闻臭味已不作呕，精神好转，纳食增加，睡眠较前改善，夜眠时未见双腿抽筋，小便黄，大便成形、色质正常，舌红略紫黯，苔薄白，脉细弦。继用上方 15 剂，煎服法、医嘱同上。

2019 年 5 月 28 日四诊：患者右侧胁肋部稍有疼痛，面色青滞、巩膜泛黄、形体消瘦、烦躁易怒改善，精神明显好转，纳食增加，睡眠、二便正常，舌淡红，苔薄白，脉细弦。继用上方 15 剂，煎服法、医嘱同上。

2019 年 6 月 14 日五诊：患者未再出现右侧胁肋部疼痛，面色青滞、巩膜泛黄、形体消瘦较前明显改善，精神明显好转，已不烦躁易怒，纳食、睡眠、二便正常，舌淡红，苔薄白，脉细弦。继用上方 15 剂，煎服法、医嘱同上。

2019 年 6 月 30 日六诊：患者未见右侧胁肋部疼痛，面色青滞、形体消瘦较前明显改善，巩膜已不泛黄，纳食、睡眠、二便正常，稍有倦怠乏力，舌淡红，苔薄白，脉沉细。继用上方去川楝子、延胡索、茵陈、栀子、大黄，加炙黄芪 30 克，太子参 15 克，当归 12 克。15 剂，煎服法、医嘱同上。

2019 年 7 月 16 日七诊：患者未再出现右侧胁肋部疼痛，面色已不青滞，形体基本恢复，巩膜未见泛黄，纳食、睡眠、二便正常，倦怠乏力好转，舌淡红，苔薄白，脉弦滑。于 2019 年 7 月 12 日复查 HBV-DNA 在正常范围，肝功能正常；肝胆脾胰彩超提示：胆囊壁稍毛糙，肝、胰、脾未见明显异常。继用上方 20 剂，巩固疗效，不适随诊。

【按语】此案西医诊断为乙型肝炎、肝功能异常、胆囊炎，属中医“胁痛”“积聚”范畴。《素问·刺热》曰：“肝热病者，小便先黄……胁满痛，手足躁，不得安卧。”《灵枢·经脉》曰：“胆，足少阳之脉，是动则病口苦，善太息，心胁痛，不能转侧。”患者以右侧胁肋部疼痛为主要表现，病位在肝胆，病机主在肝胆疏泄不利，瘀阻胁络，故右侧胁肋部疼痛及上脘处压痛明显；气属无形，聚散无常，故疼痛走窜不定；情志变化与气之郁结关系密切，故烦躁易怒，每遇情志变化加重；肝气横逆，犯脾犯胃，故时有胃痛、反酸，闻臭味易作呕；脾不健运，胃失和降则纳差食少；气血瘀滞肝胆则面色青滞；肝胆疏泄不利，胆汁不循常道则巩膜泛黄；肝在体主筋，血不足以荣筋而见双腿抽筋；脾不健运，生化无权，久则气血不足，故形体消瘦，易觉疲劳，夜寐不宁；气郁化火则小便黄赤，大便偏棕色、质偏烂；舌红略紫黯、体胖大、有齿痕，苔白腻，脉细弦数，皆为肝胃不和、气滞血瘀、湿毒内蕴之征。治宜疏肝和胃，行气活血，化湿解毒，利胆退黄，方选柴胡疏肝散合茵陈蒿汤加味。方中柴胡疏肝散加厚朴、砂仁、青皮、牡丹皮疏肝理气和胃；茵陈蒿汤加虎杖、栀子、大黄、蒲公英、土茯苓清热化湿，解毒退黄；加川楝子、延胡索、水蛭、丹参理气止痛，活血通络。二诊时仍反酸，闻臭味易作呕，纳差食少，故加苍术、白术、焦三仙健脾消导。六诊时未见右侧胁肋部疼痛，面色青滞、形体消瘦较前明显改善，巩膜已不泛黄，纳食、睡眠、二便正常，稍有倦怠乏力，舌淡红，苔薄白，脉沉细。此时邪气已退，正气未复，故去川楝子、延胡索、茵陈、栀子、大黄，加炙黄芪、太子参、当归补气养血，扶正祛邪。诸药合用，肝得疏泄，脾升胃降，气机条达，瘀血活化，湿毒祛除，邪祛正复，终得佳效。

三、胁痛——肝郁化火，运化失司案

杨某某，女，45 岁，工人，陕西省咸阳市渭城区人，2009 年 7 月 15 日初诊。

主诉：右上腹胀痛 3 个月，加重 10 天。

现病史：患者因事业不顺，精神抑郁，情志不畅，于 3 个月前始觉右上腹胀痛，伴恶心欲吐，咽干口苦。曾在多家医院检查治疗，B 超检查诊断为慢性胆囊炎，服中西药（用药不详）治疗，病情时轻时重，始来我门诊部就诊。

刻下症见：右上腹胀痛，右肩背不舒，压痛明显，恶心欲吐，纳差食少，恶食油腻，咽干口苦，头晕耳鸣，烦躁易怒，倦怠乏力，夜寐不宁，大便干燥，小便黄，舌质红，苔黄腻，脉弦细数。

西医诊断：慢性胆囊炎。

中医诊断：胁痛。

辨证：肝郁化火，运化失司。

治法：疏肝泻热，健脾和胃。

方药：丹栀逍遥散加减。

牡丹皮 12 克，生栀子 12 克，当归 12 克，白芍 12 克，柴胡 12 克，茯苓 15 克，白术 12 克，甘草 10 克，薄荷 10 克（后下），枳壳 12 克，郁金 12 克，川楝子 12 克，延胡索 12 克，蒲公英 30 克，青皮 12 克，陈皮 12 克，木香 10 克（后下），大黄 10 克（后下）。

用法：7 剂，上药凉水浸泡 30 分钟，武火煎沸后文火煎 20 分钟，放入后下之薄荷、木香、大黄煎煮 10 分钟，倒出药液；翻煎 30 分钟，2 次药液混合约 500 毫升，分 2 次饭后温服，日 1 剂。

医嘱：调畅情志，注意休息，清淡饮食，忌油腻、辛辣等刺激性食物。

2009 年 7 月 23 日二诊：患者服上方 7 剂，右上腹胀痛、右肩背不舒、压痛感较前减轻，仍恶心欲吐，纳差食少，恶食油腻，咽干口苦，头晕耳鸣，烦躁易怒，倦怠乏力，夜寐不宁，大便干燥，小便黄，舌质红，苔黄腻，脉弦细数。继用上方 7 剂，煎服法，医嘱同上。

2009 年 7 月 31 日三诊：患者服上方 7 剂，右上腹胀痛、右肩背不舒明显减轻，稍有压痛感，恶心欲吐、头晕耳鸣减轻，烦躁易怒、纳差食少、恶食油腻、咽干口苦较前改善，睡眠较前好转，大便干燥缓解，小便黄，舌质红，苔黄腻，脉弦细数。继用上方 7 剂，煎服法、医嘱同上。

2009 年 8 月 8 日四诊：患者稍有右上腹胀痛、右肩背不舒，已无压痛感，稍有恶心欲吐，纳食增加，咽干口苦较前明显改善，头晕耳鸣明显减轻，已不烦躁易怒，精神、睡眠明显好转，大便已不干燥，小便黄，舌质红，苔薄黄，脉弦细。继用上方7剂，煎服法、医嘱同上。

2009年8月16日五诊：患者已无右上腹胀痛、右肩背不舒，未再出现压痛感，已无恶心欲吐、咽干口苦、头晕耳鸣，纳食正常，精神明显好转，睡眠、二便正常，舌淡红，苔薄白，脉弦滑。继用上方10剂，巩固疗效，不适随诊。

【按语】此案西医诊断为慢性胆囊炎，属中医“胁痛”范畴。《古今医鉴·胁痛》曰：“胁痛者……若因暴怒伤触，悲哀气结，饮食过度，冷热失调，颠仆伤形，或痰积流注于血，与血相搏，皆能为痛……治之当以散结顺气、化痰和血为主，平其肝而导其滞，则无有不愈矣。”患者情志抑郁，肝郁日久，气郁化火，耗伤肝阴，气机受阻，运化失司，故右上腹胀痛，右肩背不舒，压痛明显，恶心欲吐，纳差食少，恶食油腻，咽干口苦，头晕耳鸣，烦躁易怒，倦怠乏力，夜寐不宁，大便干燥，小便黄，舌质红，苔黄腻，脉弦细数，皆由肝郁化火、运化失司导致。治宜疏肝泻热，健脾和胃，方选丹栀逍遥散加减。方中丹栀逍遥散疏肝泻热，加金铃子散理气止痛，加枳壳、郁金、青皮、陈皮、木香、大黄疏肝利胆，健脾和胃，加蒲公英清热解毒。方证合拍，乃得收效。

四、胁痛——肝郁化火，脾不健运案

李某，女，36岁，工人，陕西省西安市雁塔区人，1998年3月14日初诊。

主诉：右胁肋隐痛、腹胀3个月。

现病史：患者因患泌尿道支原体感染3个月，经用阿奇霉素、罗红霉素等药物治疗，1个月后好转。继则出现右胁肋隐痛，腹胀，纳差，右胁下、胃脘部压痛，巩膜轻度黄染。在当地医院经肝功化验检查ALT 96 U/L，AST 78 U/L，诊断为药物性肝损伤。此后1个月症状加重，欲寻求中医治疗，始来我门诊就诊。

刻下症见：目黄，右胁肋隐痛，右胁下、胃脘部压痛，腹胀，口苦咽干，纳差恶心，少寐多梦，心烦易怒，小便黄，大便干燥，舌质红，苔黄腻，脉弦细。

西医诊断：药物性肝损伤。

中医诊断：胁痛。

辨证：肝郁化火，脾不健运。

治法：疏肝清热，健脾化湿。

方药：柴胡疏肝散合茵陈五苓散加减。

柴胡12克，白芍15克，香附12克，川芎12克，厚朴12克，枳壳12克，陈皮12克，茵陈30克，栀子10克，茯苓15克，白术15克，猪苓12克，泽泻12克，紫苏叶6克，黄连6克，炙甘草10克。

用法：10剂，上药凉水浸泡30分钟，武火煎沸后文火煎30分钟，倒出药液；翻煎30分钟，2次药液混合约500毫升，分2次饭后温服，日1剂。

医嘱：调畅情志，注意休息，饮食有节，忌油腻、生冷、辛辣等刺激性食物。

1998年3月25日二诊：患者服上方10剂，右胁肋隐痛、腹胀、右胁下及胃脘部压痛减轻，纳食增加，已不恶心，口苦咽干、少寐多梦、心烦易怒、目黄、小便黄明显改善，仍大便干燥，舌质红，苔黄腻，脉弦细。继用上方加大黄10克（后下），虎杖15克。10剂，上药凉水浸泡30分钟，武火煎沸后文火煎20分钟，放入后下之大黄煎煮10分钟，倒出药液；翻煎30分钟，2次药液混合约500毫升，分2次饭后温服，日1剂，医嘱同上。

1998年4月6日三诊：患者服上方10剂，未再出现恶心、口苦咽干，右胁肋隐痛、腹胀、右胁下及胃脘部压痛明显减轻，纳食明显增加，眠可，心烦易怒、目黄、小便黄明显好转，大便已不干燥，舌质红，苔薄黄，脉弦细。继用上方15剂，煎服法，医嘱同上。

1998年4月22日四诊：患者偶有右胁肋隐痛，已不觉腹胀，右胁下、胃脘部压痛、目黄、小便黄消失，已无心烦易怒，纳食、睡眠、大便正常，舌淡红，苔薄白，脉弦。继用上方10剂，煎服法，医嘱同上。

1998年5月3日五诊：患者未再出现右胁肋隐痛、腹胀，诸症皆消，纳食、二便正常，肝功化验正常，舌淡红，苔薄白，脉滑。继服上方10剂，巩固疗效，不适随诊。

【按语】药物性肝损伤是因理化因素直接破坏肝细胞，干扰代谢过程，造成结构损害，导致细胞的损害或坏死，引起的病毒性肝炎相关临床症状。此案属于中医“胁痛”“黄疸”范畴。患者肝郁则气滞血瘀，故右胁肋隐痛，右胁下、胃脘部压痛；肝气横逆犯脾犯胃，脾不健运，胃失和降，故腹胀，纳差恶心，大便干燥；肝胆疏泄不利，胆汁瘀积外溢则目黄，小便黄；胆火上逆则口苦咽干；火扰心神则眠差梦多，心烦易怒；舌质红，苔黄腻，脉弦细数，皆为肝郁化火、脾不健运之征。治宜疏肝清热，健脾化湿，方选柴胡疏肝散合茵陈五苓散加减。方中柴胡疏肝散疏肝理气，茵陈五苓散利湿退黄，加苏叶黄连汤和胃止呕。二诊时仍大便干燥，加大黄、虎杖以泻热通便，清热解毒。药随证转，切中病机，效果满意。

五、胁痛——肝胆实火，湿热壅塞案

孙某某，男，53岁，陕西省西安市未央区人，2007年4月2日初诊。

主诉：右胁下胀满疼痛、纳食不佳1年，加重3天。

现病史：患者在1年前经B超检查诊断为慢性胆囊炎、胆石症。经常右胁下胀满疼痛，纳食不佳，不间断服用消炎利胆片、阿莫西林、甲氧氯普胺等中西药，症状时轻时重。3天前因饮酒和食肉，症状加重，服用上药后不缓解，始来我门诊诊疗。查体：右上腹压痛明显，反跳痛阳性，墨菲征阳性。实验室检查：白细胞总数14×10^9/L。彩超检查：胆囊增大，壁增厚，不光滑，胆囊内有泥沙样结石。

刻下症见：面红目赤，右胁下胀满疼痛、放射至肩背部，压痛明显，烦躁易怒，头胀耳鸣，恶心欲呕，纳差食少，口苦咽干，大便干结，小便黄赤，舌质红，苔黄厚腻，脉弦滑数。

西医诊断：慢性胆囊炎，胆结石急性发作。

中医诊断：胁痛。

辨证：肝胆实火，湿热壅塞。

治法：清泻肝胆，利湿排石。

方药：龙胆泻肝汤加减。

柴胡12克，黄芩12克，栀子12克，龙胆12克，枳壳12克，泽泻12克，木香10克（后下），车前子10克（包煎），川楝子12克，延胡索12克，大黄10克（后下），甘草10克，金钱草30克，海金沙15克，鸡内金15克。

用法：5剂，上药凉水浸泡30分钟，武火煎沸后文火煎20分钟，放入后下之木香、大黄煎煮10分钟，倒出药液；翻煎30分钟，2次药液混合约500毫升，分2次饭后温服，日1剂。

医嘱：调畅情志，注意休息，清淡饮食，忌烟酒及油腻、辛辣等刺激性食物。

2007年4月8日二诊：患者服上方5剂，右胁下胀满疼痛、放射至肩背部减轻，烦躁易怒、面红目赤、头胀耳鸣较前改善，仍恶心欲呕，纳差食少，口苦咽干，大便干结，小便黄赤，舌质红，苔黄厚腻，脉弦滑数。上方加枳实12克，厚朴12克，大黄加至15克。7剂，上药凉水浸泡30分钟，武火煎沸后文火煎20分钟，放入后下之木香、大黄煎煮10分钟，倒出药液；翻煎30分钟，2次药液混合约500毫升，分2次饭后温服，日1剂，医嘱同上。

2007年4月16日三诊：患者服上方7剂，已无右上腹压痛，右胁下胀满疼痛、放射至肩背部明显减轻，稍觉烦躁易怒、面红目赤、头胀耳鸣，恶心欲呕减轻，纳食增加，大便已不干结，小便黄，舌质红，苔黄腻，脉弦数。继用上方7剂，煎服法，医嘱同上。

2007年4月24日四诊：患者稍有右胁下胀满疼痛，已不放射至肩背部，精神好转，面色改善，未再出现头胀耳鸣、恶心欲呕，纳食增加，二便正常，舌质红，苔薄黄，脉弦。继用上方7剂，煎服法，医嘱同上。

2007年5月2日五诊：患者已无右胁下胀满疼痛，诸症皆消，纳食、二便正常，化验检查白细胞总数7.2×10^9/L，B超检查示胆囊较前缩小，泥沙样结石较前明显减少，舌淡红，苔薄白，脉弦。继用上方10剂，巩固疗效，不适随诊。

【按语】此案西医B超检查诊断为慢性胆囊炎、胆石症，属中医“胁痛”范畴。患者右胁下胀满疼痛、放射至肩背部，烦躁易怒，面红目赤，头胀耳鸣，恶心欲呕，纳差食少，口苦咽干，大便干结，小便黄赤，舌质红，苔黄厚腻，脉弦滑数，皆为肝胆实火、湿热壅塞之征。治宜清泻肝胆，利湿排石，方选龙胆泻肝汤加减。方中龙胆泻肝汤清泻肝胆实火，清利湿热，加木香、川楝子、延胡索疏肝理气止痛，加金钱草、海金沙、鸡内金化石排石。二诊时仍恶心欲呕，纳差食少，口苦咽干，大便干结，小便黄赤，故加小承气汤通腑泻热。药证相符，随症加减，故收效良好。

六、胁痛——肝胆疏泄不利，气滞血瘀案

黄某某，女，64岁，退休职工，陕西省西安市长安区人，2021年8月26日初诊。

主诉：右胁胀痛反复发作2年。

现病史：患者2年前因右胁胀痛，伴恶心、腹胀、嗳气，在西安某医院经B超检查提示胆囊大小形态可，囊内可见大小约1.1 cm×0.5 cm的强回声光团，后伴声影，诊断为慢性胆囊炎、胆结石。服用消炎利胆片、胆石通胶囊、阿莫西林胶囊等中西药后可稍缓解，生气、受凉或进食油腻食物后加重，欲寻求中医治疗，始来我门诊就诊。

刻下症见：右胁胀痛拒按，疼痛向右肩放射，生气、受凉或进食油腻食物后加重，伴腹胀、恶心、食欲不振，大便不畅，舌黯淡，苔薄白，脉沉细弦。

西医诊断：慢性胆囊炎，胆石症。

中医诊断：胁痛。

辨证：肝胆疏泄不利，气滞血瘀。

治法：疏肝祛瘀，利胆排石。

方药：柴胡疏肝散加减。

柴胡12克，枳实12克，白芍15克，延胡索12克，川楝子12克，香附12克，川芎12克，鸡内金15克，陈皮12克，丹参15克，郁金12克，金银花30克，蒲公英30克，金钱草30克，海金沙30克（包煎），大黄6克（后下），甘草10克。

用法：7剂，上药凉水浸泡30分钟，武火煎沸后文火煎20分钟，放入后下之大黄煎煮10分钟，倒出药液；翻煎30分钟，2次药液混合约500毫升，分早晚2次饭后温服，日1剂。

医嘱：调畅情志，适当运动，清淡饮食，忌食肥甘、油腻、煎炸食物。

2021年9月4日二诊：患者服上方7剂，右胁胀痛拒按减轻，疼痛仍向右肩放射，伴腹胀、恶心、食欲不振，大便不畅，舌黯淡，苔薄白，脉沉细弦。继服上方10剂，煎服法、医嘱同上。

2021年9月15日三诊：患者服上方10剂，右胁胀痛拒按、腹胀、恶心明显减轻，右肩未再有放射性疼痛，纳食增加，大便通畅，舌淡，苔薄白，脉细弦。继服上方10剂，煎服法、医嘱同上。

2021年9月27日四诊：患者右胁胀痛拒按未再出现，无右肩放射性疼痛，未见腹胀、恶心，纳食明显增加，二便正常，舌淡，苔薄白，脉细弦。继用上方20剂，煎服法、医嘱同上。

2022年1月6日五诊：患者药后无任何不适。2022年1月5日经B超检查提示：胆囊大小约4.0 cm×2.5 cm，形态可，壁光滑，内透声可，胆囊未见明显异常。

【按语】此案西医诊断为慢性胆囊炎、胆石症，属中医“胁痛”范畴。患者长期肝郁气滞，肝胆疏泄不利，胆汁瘀积，久而成石，故右胁胀痛拒按，疼痛向右肩放射；肝气犯胃，胃气不降，故腹胀，恶心，食欲不振；升降失司，腑气不通则大便不畅；舌黯淡，苔薄白，脉沉细弦，皆为肝胆疏泄不利、气滞血瘀之征。治宜疏肝祛瘀，利胆排石，方选柴胡疏肝散加减。方中柴胡疏肝散加大黄、鸡内金疏肝祛瘀；加川楝子、延胡索行气止痛；加丹参、郁金活血化瘀；加金银花、金钱草、蒲公英、海金沙利胆排石，解肝胆之瘀毒；

诸药合用，共奏疏肝祛瘀、利胆排石之功，终得佳效。

七、胁痛——邪郁少阳，化热成实案

靳某某，男，32岁，工人，陕西省西安市灞桥区人，2017年9月3日初诊。

主诉：右胁胀满疼痛，伴发热、呕吐7天，加重3天。

现病史：患者于10天前患感冒，未及时治疗，7天前因公司聚餐、饮酒，出现胸胁胀满疼痛，伴发热，恶心呕吐。在西安某医院经B超检查诊断为急性胆囊炎。静脉滴注头孢曲松钠、替硝唑（用量不详）、退烧药（用药不详）3天，症状不减，始来我门诊诊疗。

刻下症见：右胁胀满疼痛，放射至肩背部，寒热往来，口苦咽干，头痛目眩，心烦，恶心欲吐，纳差食少，小便黄，大便干，2天未解，舌红，苔黄腻，脉弦数。

西医诊断：急性胆囊炎。

中医诊断：胁痛。

辨证：邪郁少阳，化热成实。

治法：和解少阳，内泻热结。

方药：大柴胡汤加减。

柴胡15克，黄芩10克，大黄10克（后下），枳实10克，半夏10克，白芍10克，大枣4枚，生姜10克，陈皮10克，竹茹6克，郁金10克，香附10克。

用法：3剂，上药凉水浸泡30分钟，武火煎沸后文火煎20分钟，放入后下之大黄煎煮10分钟，倒出药液；翻煎30分钟，2次药液混合约500毫升，分早晚2次饭后温服，日1剂。

医嘱：调畅情志，适当运动，清淡饮食，忌食肥甘、油腻、煎炸食物。

2017年9月7日二诊：患者服上方3剂，右胁胀满疼痛明显减轻，已不发热，口苦咽干、头痛目眩、心烦、恶心欲吐改善，仍纳差食少，小便黄，大便1次，舌红，苔黄略腻，脉弦数。继用上方改大黄为6克，7剂，煎服法、医嘱同上。

2017年9月19日三诊：患者服上方7剂，未见右胁胀满疼痛，余症皆消，纳食、二便正常，舌淡红，苔薄白，脉弦。继用上方3剂，巩固疗效，不适随诊。

【按语】此案患者病邪在表未解，又恣食膏粱厚味，化热成实，邪入阳明，以致肝胆疏泄不利，故而右胁胀满疼痛；寒热往来，口苦咽干，头痛目眩，表明病变部位仍未离少阳；病入阳明，化热成实，阳明热结则心烦恶心欲吐，纳差食少，小便黄，大便干；舌红，苔黄腻，脉弦数，皆为邪郁少阳、化热成实之征。治宜和解少阳，内泻热结，方选大柴胡汤加减。方中柴胡、黄芩和解清热，以除少阳之邪；大黄配枳实以内泻阳明热结，行气消痞；白芍柔肝缓急止痛，与大黄相配可治胁下实痛，与枳实相伍可以理气和血；加郁金、香附以治胁下胀满疼痛；半夏、陈皮、竹茹、生姜和胃降逆，以治心烦恶心欲吐；大枣与生姜相配，能和营卫而行津液，并调和脾胃。二诊时大便已解，故减大黄用量。药中病所，故乃收效。

八、胁痛——肝络失养，肝气郁结案

赵某某，女，40岁，文员，陕西省渭南市临渭区人，2019年11月8日初诊。

主诉：胁肋隐痛1年，加重3个月。

现病史：患者为公司职员，工作繁忙，精神压力过大，1年前出现胁肋隐痛，近3个月加重。在渭南市某医院检查诊断为乙型病毒性肝炎。化验检查乙肝两对半：乙肝表面抗原、e抗原、核心抗体阳性。乙肝病毒定量（HBV-DNA）3.76<1.0E+07 IU/mL。肝功能：总蛋白55.8 g/L，总胆红素153.6 μmol/L，直接胆红素109.2 μmol/L，丙氨酸氨基转移酶932 U/L，天冬氨酸氨基转移酶569 U/L，胆汁酸1063.7 μmol/L，谷氨酰转移酶194 U/L。B超检查示：肝内光点密集，胆囊壁毛糙，脾胰腺未见明显异常。运用抗病毒、保肝治疗药物（用药不详）治疗，症状未见明显好转，始来我门诊诊疗。

刻下症见：面色无华，胁肋隐痛，时轻时重，每遇劳累及精神压力过大时加重，口干咽燥，心中烦热，夜寐不宁，倦怠乏力，头晕目眩，纳差食少，小便黄，大便干，舌红，少苔，脉细弦而数。

西医诊断：乙型病毒性肝炎。

中医诊断：胁痛。

辨证：肝络失养，肝气郁结。

治法：养阴柔肝，疏肝理气。

方药：一贯煎合四逆散加减。

北沙参12克，麦冬12克，当归身12克，生地黄15克，枸杞子12克，川楝子10克，柴胡12克，白芍15克，枳壳12克，炒栀子10克，淡豆豉12克，酸枣仁10克，炒柏子仁10克。

用法：7剂，上药凉水浸泡30分钟，武火煎沸后文火煎30分钟，倒出药液；翻煎30分钟，2次药液混合约500毫升，分2次饭后温服，日1剂。

医嘱：调畅情志，注意休息，饮食有节，忌生冷、辛辣、油腻等刺激性食物。

2019年11月16日二诊：患者服上方7剂，胁肋隐痛稍有减轻，心中烦热、夜寐不宁改善，仍面色无华，口干咽燥，倦怠乏力，头晕目眩，纳差食少，小便黄，大便干，舌红，少苔，脉细弦而数。继用上方加焦三仙各12克，炒莱菔子6克。10剂，煎服法、医嘱同上。

2019年11月27日三诊：患者服上方10剂，胁肋隐痛明显减轻，心中已不烦热，睡眠好转，面色无华、口干咽燥、头晕目眩、倦怠乏力、小便黄、大便干明显改善，纳食增加，舌红，苔薄白，脉细弦。继用上方10剂，煎服法、医嘱同上。

2019年12月8日四诊：患者稍有胁肋隐痛，心中未再烦热，精神、睡眠好转，面色无华、口干咽燥、头晕目眩、小便黄、大便干明显改善，纳食增加，舌红，苔薄白，脉细弦。继用上方10剂，煎服法、医嘱同上。

2019年12月19日五诊：患者未再出现胁肋隐痛、口干咽燥、头晕目眩，面色稍红润，纳食、睡眠、二便正常，舌淡红，苔薄白，脉细弦。继用上方10剂，巩固疗效，不适随诊。

【按语】此案患者工作繁忙，精神压力过大，肝郁日久化热，耗伤肝阴，精血亏损，不能濡养肝络，故胁肋隐痛，时轻时重，每遇劳累及精神压力过大时加重；阴虚易生内热，故口干咽燥，心中烦热，夜寐不宁；精血亏虚，不能上荣，故面色无华，头晕目眩，倦怠乏力；脾失健运，胃失和降，故纳差食少；小便黄，大便干，舌红，少苔，脉细弦而数，皆为肝络失养、肝气郁结之征。治宜养阴柔肝，疏肝理气，方选一贯煎合四逆散加减。方中生地黄滋阴养血，补益肝肾；当归身、枸杞子养血滋阴柔肝；北沙参、麦冬滋养肺胃，养阴生津；川楝子疏肝泻热，理气止痛，复其条达之性；四逆散透邪解郁，疏肝理脾；加栀子豉汤、酸枣仁、炒柏子仁清热养神，除心中烦热。二诊时仍面色无华，口干咽燥，倦怠乏力，头晕目眩，纳差食少，小便黄，大便干，舌红，少苔，脉细弦而数，故加焦三仙、炒莱菔子健脾和胃。诸药合用，肝体得养，肝气得疏，则诸症可解。

九、胁痛，黄疸——湿热疫毒，内蕴肝胆案

马某某，男，36岁，工人，陕西省西安市高陵区人，2006年6月3日初诊。

主诉：右胁下不舒，脘腹胀满伴恶心、纳差2年。

现病史：患者2年前始觉右胁下不舒，脘腹胀满伴恶心、纳差、乏力。在当地区医院检查乙肝两对半：乙肝表面抗原、e抗原、核心抗体阳性。HBV–DNA 2.44<1.0E+07 IU/mL。肝功能：总蛋白58.9 g/L，总胆红素156.2 μmol/L，直接胆红素112.3 μmol/L，丙氨酸氨基转移酶1212 U/L，天冬氨酸氨基转移酶696 U/L，胆汁酸1272.9 μmol/L，谷氨酰转移酶212 U/L。凝血功能：活化部分凝血酶时间41.3 sec，Fib1 7.8 g/L，血浆纤维蛋白质0.1g/dL，D–二聚体0.593 μg/mL。随机葡萄糖6.87 mmol/L。肿瘤标志物：AFP 12.15 ng/mL，FRT 1956.0 μg/mL。B超检查示：肝内光点密集，脾脏体积增大，胆囊壁毛糙，胰腺未见明显异常。住院治疗1个月（用药不详），症状未见明显好转，故来我门诊部求治。

刻下症见：形体消瘦，面色晦滞，目黄，精神萎靡，右胁下不舒，脘腹胀满伴恶心呕吐，纳差食少，小便黄，大便秘结，倦怠乏力，夜寐不宁，舌质红，苔黄厚，脉弦滑。

西医诊断：慢性乙型肝炎，慢性胆囊炎。

中医诊断：胁痛，黄疸。

辨证：湿热疫毒，内蕴肝胆。

治法：疏肝利胆，清热利湿解毒。

方药：柴胡疏肝散合茵陈蒿汤加味。

柴胡12克，白芍15克，枳壳12克，制香附12克，川芎12克，陈皮12克，郁金12克，茵陈30克，栀子12克，大黄10克（后下），厚朴12克，牡丹皮10克，丹参15克，虎杖15克，蒲公英30克，土茯苓15克，苍术12克，茯苓15克，半枝莲15克，

焦三仙各 12 克，甘草 10 克。

用法：10 剂，上药凉水浸泡 30 分钟，武火煎沸后文火煎 20 分钟，放入后下之大黄煎煮 10 分钟，倒出药液；翻煎 30 分钟，2 次药液混合约 500 毫升，分 2 次饭后温服，日 1 剂。

医嘱：调畅情志，注意休息，饮食有节，忌生冷、辛辣、油腻等刺激性食物。

2006 年 6 月 14 日二诊：患者服上方 10 剂，右胁下不舒、脘腹胀满减轻，纳食较前增加，大便秘结改善，偶有恶心呕吐，仍形体消瘦，面色晦滞，目黄，精神萎靡，小便黄，倦怠乏力，夜寐不宁，舌质红，苔黄厚，脉弦滑。继用上方 15 剂，煎服法、医嘱同上。

2006 年 6 月 30 日三诊：患者服上方 15 剂，右胁下不舒、脘腹胀满较前明显减轻，偶有恶心，未再呕吐，纳食明显增加，面色晦滞、目黄、睡眠改善，小便微黄，大便秘结较前好转，仍精神萎靡，倦怠乏力，舌质红，苔黄厚，脉弦滑。继用上方 15 剂，煎服法、医嘱同上。

2006 年 7 月 16 日四诊：患者偶有右胁下不舒、脘腹胀满，未见恶心呕吐，纳食明显增加，面色晦滞、目黄明显改善，小便微黄，大便已不秘结，仍精神萎靡、倦怠乏力，舌质红，苔薄黄，脉弦滑。此时病程日久，正气未复。继用上方加炙黄芪 30 克，当归 15 克，太子参 15 克。15 剂，煎服法、医嘱同上。

2006 年 8 月 2 日五诊：患者面色已不晦滞，未再出现右胁下不舒、脘腹胀满，已无目黄，纳食、二便正常，精神明显好转，舌淡红，苔薄白，脉弦滑。肝功化验正常，HBV–DNA 1.40<1.0E+03 IU/mL。继用上方 15 剂，巩固疗效，不适随诊。

【按语】本案西医诊断为慢性乙型肝炎、慢性胆囊炎，属中医“胁痛”“黄疸”范畴。叶天士曰：“郁则气滞，气滞久则化热，热郁则津液耗而不流，升降之机失度，初伤气分，久延血分，延及郁劳沉疴。”肝主疏泄，调畅气机，患者肝失疏泄，气机不畅，脾失健运，湿热内蕴中焦，阻滞气机，故右胁下不舒，脘腹胀满伴恶心呕吐，纳差食少；肝胆疏泄不利，胆汁外溢则目黄、小便黄；气机不畅，腑气不通则大便秘结；肝气郁结，脾不健运，胃失和降，久则气血化源不足，正气虚弱，故形体消瘦，面色晦滞，精神萎靡，倦怠乏力，夜寐不宁；舌质红，苔黄厚，脉弦滑，皆为湿热疫毒、内蕴肝胆之征。治宜疏肝利胆，清热利湿解毒，方选柴胡疏肝散合茵陈蒿汤加减。方中柴胡疏肝散疏肝利胆，和胃健脾；茵陈蒿汤加土茯苓、半枝莲、虎杖、蒲公英清热利湿解毒；加厚朴、焦三仙、茯苓、苍术健脾化湿；加郁金、丹参活血理气。四诊时，邪气已退，正气虚弱，故加炙黄芪、当归、太子参益气养血，扶助正气，以利邪气外出，使得正气恢复，邪气得退，诸症皆消，肝功正常，病毒定量明显降低。

十、胸痹，胁痛——肺失宣肃，肝失疏泄，胸阳不振，痰气互阻案

罗某某，男，59 岁，广东省东莞市人，工人，2016 年 4 月 17 日初诊。

主诉：胸闷、气短、咳嗽伴右胁下疼痛 1 个月余。

现病史：患者1个月前曾患感冒，出现发热、咳嗽的症状，经当地社区门诊检查诊断为上呼吸道感染，用抗生素（用药不详）治疗1周后，发热好转出院。此后仍胸闷、气短、咳嗽，伴右胁下疼痛，痰呈白色黏液状、量多。就诊于当地某医院，经输液治疗5天（用药不详），症状无明显改善，自觉胸闷加重，呼吸不畅，且咳嗽较前频繁，咳痰增多，并有右胁下疼痛。后至东莞市人民医院检查，胸部X线提示双上肺少许增殖灶，双肺尖可见少许点片状高密度影，主动脉硬化，胸腰椎退行性变；B超提示肝弥漫性病变。未做处理，欲寻求中医治疗，遂至本门诊部就诊。

刻下症见：口唇紫黯，面色青滞，胸闷气短，呼吸不畅，咳嗽痰多、呈白色黏液状，阵发性连声咳，右胁下胀闷疼痛，右侧卧时疼痛加重，纳差，口淡无味，大便干结，2～3日一行，舌紫黯，苔白腻，脉弦细。

西医诊断：双上肺增殖灶，肝弥漫性病变。

中医诊断：胸痹，胁痛。

辨证：肺失宣肃，肝失疏泄，胸阳不振，痰气互阻。

治法：宣肺化痰，疏肝行气，宽胸通阳，祛痰散结。

方药：瓜蒌薤白半夏汤加枳实薤白桂枝汤合四逆散、葶苈大枣泻肺汤、三子养亲汤加减。

瓜蒌30克，薤白12克，法半夏12克，枳实12克，桂枝12克，厚朴12克，柴胡12克，白芍15克，陈皮12克，茯苓15克，紫苏子12克（包煎），白芥子12克（包煎），炒莱菔子12克（包煎），青皮12克，香附12克，丹参15克，椒目12克，川贝母12克，夏枯草15克，水蛭6克，土鳖虫10克，葶苈子12克（包煎），生姜10克，大枣15克，炙甘草10克。

用法：7剂，上药凉水浸泡30分钟，武火煎沸后文火煎30分钟，倒出药液；翻煎30分钟，2次药液混合约500毫升，分2次饭后温服，日1剂。

医嘱：注意休息，清淡饮食，忌食辛辣、油腻、海鲜类食物。

2016年4月24日二诊：患者服上方7剂，口唇紫黯、面色青滞改善，胸闷气短、呼吸不畅较前好转，咳嗽减轻，吐痰减少，右胁下疼痛减轻，精神较前改善，纳食增加，大便稍干燥，每日1次，舌紫黯，苔白稍腻，脉弦滑。继用上方10剂，煎服法、医嘱同上。

2016年5月4日三诊：患者服上药10剂，口唇紫黯、面色青滞明显改善，胸闷、气短、呼吸不畅较前明显好转，偶有咳嗽咳痰，纳食较前明显增加，二便调，仍右胁下隐痛，舌稍黯，苔白，脉弦滑。继用上方去炒莱菔子、椒目、葶苈子。10剂，煎服法、医嘱同上。

2016年5月16日四诊：患者口唇已不紫黯，面色青滞明显改善，胸闷、气短、呼吸不畅悉数缓解，偶有咳嗽咳痰，右胁下隐痛，精神可，纳眠佳，二便调，舌稍黯，苔白，脉弦。

辨证：气滞痰阻夹瘀。

治法：疏肝解郁，行气化痰，活血化瘀。

方药：柴胡疏肝散加减。

柴胡12克，香附12克，陈皮12克，枳壳12克，川芎12克，白芍15克，炙甘草12克，丹参15克，川贝母12克，苦杏仁12克，紫菀12克，百部12克，炮姜10克，重楼20克，土鳖虫12克，三七10克，三棱12克，莪术12克，蒲黄12克（包煎），五灵脂12克。

用法：10剂，煎服法、医嘱同上。

2016年5月27日五诊：患者已无胸闷、气短，咳嗽愈，偶有右胁下隐痛不适，纳眠佳，二便调，舌淡红，苔薄白，脉弦。继服上方20剂，巩固疗效，不适随诊。于2016年6月22日至东莞市人民医院检查，胸部X线片提示右侧第5前肋重叠处结节样影，考虑乳头影，待排肺结节；B超提示肝实质回声增粗；肝功能检查正常。

【按语】此案西医检查诊断为双上肺少许增殖灶、双肺尖可见少许点片状高密度影、主动脉硬化、胸腰椎退行性变、肝弥漫性病变，属中医“胸痹”“胁痛”范畴。患者肺失宣肃，肝失疏泄，胸阳不振，痰气互阻，故而胸闷气短，呼吸不畅；痰饮为有形之邪，郁久痰凝，气机受阻，肺失宣发肃降，通调水道功能失常，则咳嗽频发，因此痰饮已成，气机运行进一步受阻，又加剧胸阳不振，肺失宣肃，互为因果；其痰气互阻日久，气血运行不畅，久而成瘀，故其舌质紫黯，脉弦细。治宜宣肺化痰，疏肝行气，宽胸通阳，祛痰散结，佐以活血化瘀，拟瓜蒌薤白半夏汤、枳实薤白桂枝汤合四逆散等合方加减。瓜蒌薤白半夏汤、枳实薤白桂枝汤通阳散结，祛痰宽胸则痰饮之邪自除；胸阳不振，水饮内停，故以葶苈大枣泻肺汤泻肺中水气；四逆散行气解郁，通畅气机，以助行气化痰除饮。三诊时胸闷、气短、呼吸不畅较前明显好转，偶有咳嗽咳痰，纳食较前明显增加，二便调，故去炒莱菔子、椒目、葶苈子。四诊时仍右胁下隐痛，此时肝失疏泄，气滞痰阻夹血瘀，而见此症，着重处理“肝弥漫性病变”，治以疏肝行气，活血化瘀，软坚散结，佐以化痰理气。患者五诊共服方药50余剂而诸症皆除，后胸片提示肺部结节基本消除，B超示肝实质回声增粗，提示肝弥漫性病变基本消失，收效满意。

十一、胸痹，胁痛——肝不疏泄，气滞血瘀，胆石瘀积案

刘某某，女，46岁，干部，广东省东莞市南城人，1996年8月10日初诊。

主诉：胸胁闷痛1年，加重15天。

现病史：患者1年前出现心前区闷痛，心悸气短，倦怠乏力。当时在医院检查心电图诊断为心律不齐、心肌缺血。口服阿司匹林肠溶片、硝酸异山梨酯片等药物治疗，症状时轻时重。15天前右上腹反复疼痛，伴右肩背放射性疼痛，恶心呕吐，恶油腻，纳差食少，眼睛巩膜发黄，小便黄，大便干燥。在当地医院经B超检查示：多发性胆结石；肝内管结石，胆囊壁增厚，胆囊积液。加用氢胆酸片、消炎利胆片等药物，症状不减，欲寻求中医治疗，始来我门诊部就诊。

刻下症见：眼睛巩膜发黄，胸胁闷痛并牵引肩背，心悸气短，恶心呕吐，恶油腻，纳差食少，口苦口干，倦怠乏力，烦躁易怒，夜寐不宁，大便干燥，小便黄，舌紫黯，苔黄

腻，脉弦数。

西医诊断：胆心综合征。

中医诊断：胸痹，胁痛。

辨证：肝不疏泄，气滞血瘀，胆石瘀积。

治法：疏泄肝胆，活血化瘀，化石排石。

方药：柴胡疏肝散合血府逐瘀汤加减。

柴胡12克，白芍15克，陈皮12克，枳壳12克，川芎10克，香附12克，桔梗10克，桃仁12克，红花12克，当归12克，川牛膝10克，赤芍12克，郁金12克，鸡内金15克，酒大黄10克（后下），金钱草30克，海金沙15克，丹参15克，炙甘草6克。

用法：7剂，上药凉水浸泡30分钟，武火煎沸后文火煎20分钟，放入后下之大黄煎煮10分钟，倒出药液；翻煎30分钟，2次药液混合约500毫升，分早晚2次饭后温服，日1剂。

医嘱：调畅情志，注意休息，清淡饮食，忌生冷、辛辣、油腻等刺激性食物。

1996年8月18日二诊：患者服上方7剂，胸胁闷痛并牵引肩背减轻，仍眼睛巩膜发黄，心悸气短，恶心呕吐，恶油腻，纳差食少，口苦口干，倦怠乏力，烦躁易怒，夜寐不宁，大便干燥，小便黄，舌紫黯，苔黄腻，脉弦数。继用上方加炙远志12克，炒酸枣仁12克，炒柏子仁12克。10剂，煎服法、医嘱同上。

1996年8月29日三诊：患者服上方10剂，胸胁闷痛并牵引肩背明显减轻，心悸气短、烦躁易怒、眼睛巩膜发黄、口苦口干、夜寐不宁较前改善，未再恶心呕吐，恶油腻，纳食增加，精神好转，大便已不干燥，小便正常，舌紫黯，苔黄腻，脉弦数。继用上方10剂，煎服法、医嘱同上。

1996年9月9日四诊：患者偶有胸胁闷痛，已不牵引肩背，心悸气短、烦躁易怒、眼睛巩膜发黄、口苦口干、夜寐不宁较前明显改善，纳食明显增加，精神好转，二便正常，舌略紫黯，苔薄黄，脉弦数。继用上方10剂，煎服法、医嘱同上。

1996年9月20日五诊：患者眼睛巩膜已不发黄，未再出现胸胁闷痛，未见心悸气短、烦躁易怒、口苦口干，纳食、睡眠、二便正常，舌淡红，苔薄白，脉弦。继用上方10剂，巩固疗效，不适随诊。

【按语】此案西医检查提示多发性胆结石、肝内管结石、胆囊壁增厚、胆囊积液、心律不齐、心肌缺血，诊断为胆心综合征，属中医“胁痛”“胸痹”范畴。《灵枢·经脉》云：“胆足少阳之脉……是动则病口苦，善太息，心胁痛，不能转侧……”其胆心剧痛骤发多在进食油腻食物之后或情志不舒之时。故对胆心综合征的治疗，不能只重视治心脏而忽视胆囊病。胆为“中精之府”，胆汁为肝之余气而成，其分泌、排泄赖于肝之疏泄。肝气郁结，胆气不利，气郁导致血滞，客乘于心而致胸胁疼痛。方用柴胡疏肝散合血府逐瘀汤加减。方中柴胡疏肝散疏肝理气；血府逐瘀汤加丹参活血祛瘀，行气止痛；加郁金、远志、炒酸枣仁、炒柏子仁疏肝宁心；加鸡内金、酒大黄、金钱草、海金沙通腑泻热，利胆排石。全方疏泄肝胆，活血化瘀，化石排石，调理气机，养血安神，收效良好。

十二、胁痛，腹痛——肝脾不调，气滞血瘀案

杨某某，男，56岁，工人，陕西省西安市蓝田县人，2006年5月13日初诊。

主诉： 左上腹疼痛3个月，近期加重。

现病史： 患者于3个月前无明显诱因始发左上腹疼痛，呈间断性发作，伴恶心呕吐，纳差，消瘦。曾在当地医院胃镜检查提示慢性萎缩性胃炎。服用摩罗丹、雷贝拉唑、多潘立酮、阿莫西林等中西药治疗，无明显效果，症状逐渐加重，呈持续性胀痛阵发性加剧，疼痛严重时有针刺感，并向左肩背放射。在市医院经CT及B超检查，确诊为慢性胰腺炎、慢性萎缩性胃炎。住院治疗12天（具体治疗不详），症状时轻时重，欲寻求中医治疗，始来我门诊就诊。

刻下症见： 形体消瘦，面色萎黄，精神困倦，左胁下及左上腹疼痛，腹胀，间断性发作，恶心呕吐，纳差食少，大便每日4～5次，小便黄少，舌质红，苔白腻，舌下静脉迂曲青紫，脉弦细。检查：左中下腹压痛（+），并可扪及条索状包块，表面光滑。

西医诊断： 慢性胰腺炎，慢性萎缩性胃炎。

中医诊断： 胁痛，腹痛。

辨证： 肝脾不调，气滞血瘀。

治法： 疏肝理气，活血化瘀。

方药： 柴胡疏肝散合金铃子散加减。

柴胡12克，陈皮12克，醋香附12克，炒白芍15克，川芎10克，枳壳10克，川楝子12克，延胡索12克，鸡内金15克，黄芩12克，蒲公英20克，炒薏苡仁30克，焦三仙各15克，丹参15克，乌药12克，青皮12克，牡丹皮12克，炙甘草10克。

用法： 10剂，上药凉水浸泡30分钟，武火煎沸后文火煎30分钟，倒出药液；翻煎30分钟，2次药液混合约500毫升，分2次饭后温服，日1剂。

医嘱： 调畅情志，饮食有节，注意休息，忌辛辣、刺激、油腻性食物。

2006年5月23日二诊：患者服上方10剂，左胁下及左上腹疼痛、腹胀稍减轻，呈间断性发作，疼痛时未再出现针刺感，恶心呕吐减少，大便每日2次，纳食增加，仍形体消瘦，面色萎黄，精神困倦，小便黄少，舌质红，苔白腻，舌下静脉迂曲青紫，脉弦细。继用上方15剂，煎服法、医嘱同上。

2006年6月8日三诊：患者服上方15剂，左胁下及左上腹疼痛、腹胀明显减轻，已无恶心呕吐，纳食较前增加，形体消瘦、面色萎黄、精神困倦改善，二便正常，舌质红，苔白腻，舌下静脉迂曲青紫，脉弦细。继用上方15剂，煎服法、医嘱同上。

2006年6月24日四诊：患者偶觉左胁下及左上腹疼痛、腹胀，纳食明显增加，形体消瘦、面色萎黄、精神困倦明显改善，二便正常，舌质红，苔白腻，脉弦细。继用上方15剂，煎服法、医嘱同上。

2006年7月11日五诊：患者面色已不萎黄，精神好转，未再出现左胁下及左上腹疼痛、腹胀，纳食、二便正常，舌淡红，苔薄白，脉弦。继用上方15剂，巩固疗效，不适

随诊。

【按语】西医认为慢性胰腺炎是由多种原因所致的胰腺局部、节段性或弥漫性的慢性进展性炎症，导致胰腺组织和（或）胰腺功能不可逆的损害。临床表现为反复发作性或持续性腹痛、腹泻或脂肪泻、消瘦、黄疸、腹部包块和糖尿病等。此案诊断为慢性胰腺炎、慢性萎缩性胃炎，属中医“胁痛”“腹痛”范畴。《灵枢·五邪》说：“邪在肝，则两胁中痛……恶血在内。”《金匮翼·胁痛统论·肝郁胁痛》说：“肝郁胁痛者，悲哀恼怒，郁伤肝气。”患者肝郁气滞，瘀血停积，疏肝理气、活血化瘀乃根本治疗大法。方选柴胡疏肝散合金铃子散加减。方中柴胡疏肝散合金铃子散加乌药、青皮、牡丹皮疏肝理气止痛，加丹参活血化瘀，加黄芩、蒲公英清热解毒，加鸡内金、炒薏苡仁、焦三仙健脾消导化湿。全方组方切中病机，故收效显著。

十三、胁痛，眩晕——肝胆湿热，脾不健运案

张某某，男，38岁，干部，陕西省西安市新城区人，2003年8月10日初诊。

主诉： 右胁下疼痛、胀闷不舒，头胀头晕6个月。

现病史： 患者嗜好烟酒、肉类食品，饮食不规律。平素右胁下疼痛、胀闷不舒，头胀头晕，6个月前症状加重，未做治疗。近日单位体检时检查发现血压升高，B超诊断为脂肪肝，化验血脂升高，始来我门诊寻求中医治疗。

刻下症见： 形体肥胖，时感右胁下疼痛，胀闷不舒，头胀头晕，晨起口苦口干，大便秘结，小便黄，舌苔黄腻，脉弦滑数。血压150/100 mmHg。

西医诊断： 脂肪肝，高脂血症，高血压病。

中医诊断： 胁痛，眩晕。

辨证： 肝胆湿热，脾不健运。

治法： 清利肝胆，健脾化浊。

方药： 龙胆泻肝汤加减。

龙胆12克，黄芩12克，栀子12克，柴胡12克，当归12克，木通12克，生地黄15克，泽泻12克，车前子12克（包煎），生山楂15克，鸡内金15克，半夏12克，茯苓15克，生薏苡仁20克，甘草10克。

用法： 7剂，上药凉水浸泡30分钟，武火煎沸后文火煎30分钟，倒出药液；翻煎30分钟，2次药液混合约500毫升，分2次饭后温服，日1剂。

医嘱： 调畅情志，加强锻炼，清淡饮食，忌烟酒及油腻、肥甘食物。

2003年8月18日二诊：患者服上方7剂，右胁下疼痛、胀闷不舒、头胀头晕减轻，仍晨起口苦口干，大便秘结，小便黄，舌苔黄腻，脉弦滑数。血压150/100 mmHg。继用上方10剂，煎服法、医嘱同上。

2003年8月30日三诊：患者服上方10剂，右胁下疼痛、胀闷不舒、头胀头晕明显减轻，晨起口苦口干减轻，大便已不秘结，小便淡黄，舌质红，苔薄黄，脉弦滑。血压140/94 mmHg。继用上方10剂，煎服法、医嘱同上。

2003年9月10日四诊：患者已无右胁下疼痛、胀闷不舒、头胀头晕，晨起无口苦口干，二便正常，舌淡红，苔薄白，脉弦滑。血压130/90 mmHg。继用上方15剂，巩固疗效，不适随诊。

【按语】此案患者饮食不节，湿热内蕴，熏蒸肝胆，脂膏为患，故形体肥胖，右胁下疼痛，胀闷不舒，头胀头晕，晨起口苦，大便秘结，小便黄，舌苔黄腻，脉弦滑数，皆为肝胆湿热、脾不健运之征。治宜清利肝胆，健脾化浊，方选龙胆泻肝汤加减。方中龙胆泻肝汤清利肝胆湿热，加生山楂、鸡内金、半夏、茯苓、生薏苡仁健脾化浊。药证相符，奏效显著。

十四、胁痛，黄疸——肝郁化火，脾失健运案

李某某，男，42岁，工人，陕西省西安市莲湖区人，2005年11月20日初诊。

主诉：右胁下胀闷不适，纳差食少1年余。

现病史：患者1年前出现右胁下胀闷不舒，纳差食少，倦怠乏力。曾在多家医院检查，乙肝两对半：乙肝表面抗原（HBsAg）阳性、乙肝表面抗体（HBsAb）阴性、乙肝e抗原（HBeAg）阳性、乙肝e抗体（HBeAb）阴性、乙肝核心抗体（HBcAb）阳性。乙肝病毒定量（HBV-DNA）检测：4.4280E+04 IU/mL。肝功化验：丙氨酸氨基转移酶82.6 U/L，天冬氨酸氨基转移酶84.5 U/L，谷氨酰转移酶88.7 U/L，碱性磷酸酶200.8 U/L。B超检查示肝内光点增粗，脾大。诊断为病毒性乙型肝炎。经用干扰素、肌苷、胸腺素等西药治疗，无明显好转，始来我门诊诊疗。

刻下症见：面色萎黄，巩膜略黄，右胁下胀闷不舒，心烦易怒，夜寐不宁，倦怠乏力，口干口苦，纳差食少，大便干燥，2～3日一行，小便黄，舌质红，苔黄腻，脉沉细弦数。

西医诊断：病毒性乙型肝炎。

中医诊断：胁痛，黄疸。

辨证：肝郁化火，脾失健运。

治法：疏肝清热，健脾和胃。

方药：丹栀逍遥散加减。

牡丹皮12克，栀子12克，柴胡12克，当归12克，白芍15克，白术12克，茯苓15克，生大黄12克（后下），虎杖12克，茵陈30克，蒲公英30克，土茯苓15克，陈皮12克，青皮12克，香附12克，郁金12克，川楝子12克，延胡索12克，炙甘草10克。

用法：10剂，上药凉水浸泡30分钟，武火煎沸后文火煎20分钟，放入后下之生大黄煎煮10分钟，倒出药液；翻煎30分钟，2次药液混合约500毫升，分2次饭后温服，日1剂。

医嘱：调畅情志，注意休息，清淡饮食，忌烟酒及辛辣、油腻、生冷刺激性食物。

2005年12月2日二诊：患者服上方10剂，右胁下胀闷不舒减轻，纳食稍有增加，心烦易怒、口干口苦较前好转，大便干燥改善，1～2日一行，仍面色萎黄，巩膜略黄，

夜寐不宁，倦怠乏力，小便黄，舌质红，苔黄腻，脉沉细弦数。继用上方 10 剂，煎服法、医嘱同上。

2005 年 12 月 13 日三诊：患者服上方 10 剂，巩膜略黄减轻，右胁下胀闷不舒明显减轻，纳食增加，心烦易怒、口干口苦较前明显好转，大便干燥明显改善，1 ～ 2 日一行，面色萎黄、睡眠较前改善，仍倦怠乏力，小便黄，舌质红，苔黄腻，脉沉细弦数。此时邪退正虚，气血不足。继用上方加炙黄芪 30 克，太子参 15 克，灵芝 15 克。10 剂，煎服法、医嘱同上。

2005 年 12 月 24 日四诊：患者巩膜已不发黄，稍有右胁下胀闷，纳食明显增加，心烦易怒、口干口苦较前明显好转，大便已不干燥，面色萎黄、睡眠较前明显改善，精神好转，小便略黄，舌质红，苔薄黄，脉细弦。继用上方 10 剂，煎服法、医嘱同上。

2006 年 1 月 6 日五诊：患者面色萎黄明显改善，稍觉右胁下胀闷，已无心烦易怒、口干口苦，纳食、睡眠、二便正常，精神好转，舌淡红，苔薄黄，脉细弦。继用上方 10 剂，煎服法、医嘱同上。

2006 年 1 月 17 日六诊：患者面色淡红，巩膜无黄染，未再出现右胁下胀闷，诸症悉除，精神好转，纳食、睡眠、二便正常，舌淡红，苔薄白，脉细弦。经化验肝功正常，乙肝病毒定量在正常范围内。继用上方 15 剂，巩固疗效。

【按语】此案患者西医诊断为病毒性乙型肝炎，属中医“黄疸”“胁痛”“积聚”“虚劳”范畴。《病因脉治·胁痛论》曰：“内伤胁痛之因……或死血停滞胁肋，或恼怒郁结，肝火攻冲，或肾水不足……皆成胁肋之痛矣。”《证治要诀》曰：“黄疸因酒食过度，脏腑极热，复为风湿所搏，结滞不散，湿热郁蒸，故通身眼目俱黄。”患者邪毒侵袭肝脏，肝气郁结，郁久化热，疏泄失司，气机不畅，故右胁下胀闷不适，心烦易怒，夜寐不宁；肝胆疏泄不利，胆汁溢于皮肤，故巩膜略黄，小便黄；肝气横逆，犯脾犯胃，脾失健运，胃失和降，故口干口苦，纳差食少，大便干燥，2 ～ 3 日一行；病久气血不足，正气虚弱，故面色萎黄，倦怠乏力；舌质红，苔黄腻，脉沉细弦数，皆为肝郁化火、脾失健运之征。治宜疏肝清热，健脾和胃，方选丹栀逍遥散加减。方中丹栀逍遥散疏肝解郁，散火解毒，加生大黄、虎杖、茵陈、蒲公英、土茯苓、陈皮、青皮、香附、郁金、川楝子、延胡索理气健脾，清热解毒，利湿退黄。三诊时仍倦怠乏力，此时邪退正虚，气血不足，故加炙黄芪、太子参、灵芝益气养血，以奏扶正祛邪之功。

十五、胁痛，胃脘痛，肥胖症——肝失疏泄，脾不健运，中焦湿热蕴结，气机不畅案

鲍某某，男，38 岁，干部，广东省东莞市人，2020 年 8 月 23 日初诊。

主诉：脘腹胁肋胀满隐痛半年。

现病史：患者为金融业精英，又兼行政业务，工作繁忙，经常熬夜，运动量少，嗜食膏粱厚味，有饮酒史。1 年前形体逐渐肥胖，半年前出现脘腹胁肋胀满隐痛，反酸、呕恶，胃部有灼热感，倦怠乏力，头晕昏蒙，嗜睡多梦，头皮屑多，口干口臭，喜食寒凉食物及冷饮，颜面潮红起红疹，大便溏稀不成形而黏，小便黄。体检示中度脂肪肝、血脂高、尿

酸高，始来我门诊诊疗。

刻下症见：胁肋脘腹胀满隐痛，胃脘部有灼热感，时有反酸、呕恶，口干口臭，喜食寒凉食物及冷饮，头晕昏蒙，双目干涩疼痛，倦怠乏力，嗜睡多梦，形体肥胖，颜面潮红、多处红疹，头皮屑多，肢体皮肤瘙痒，大便溏稀不成形而黏，小便黄，舌质红、体胖大、有齿痕，苔黄厚腻，脉弦滑数。

西医诊断：中度脂肪肝，慢性胃炎，高脂血症，肥胖症。

中医诊断：胁痛，胃脘痛，肥胖症。

辨证：肝失疏泄，脾不健运，中焦湿热蕴结，气机不畅。

治法：疏肝健脾，化湿解毒，调畅气机。

方药：柴胡疏肝散合藿朴夏苓汤加减。

柴胡 12 克，白芍 15 克，枳壳 12 克，川芎 12 克，香附 12 克，陈皮 12 克，藿香 12 克，厚朴 15 克，法半夏 12 克，茯苓 15 克，苦杏仁 12 克，生薏苡仁 30 克，白豆蔻 12 克，猪苓 12 克，泽泻 12 克，地肤子 12 克，金蝉蜕 12 克，黄连 6 克，吴茱萸 1 克，蒲公英 30 克。

用法：7 剂，煎药机煎药，每剂 2 袋，每袋 230 毫升，每次 1 袋，每日 2 次，分早晚饭后温服。

医嘱：调畅情志，作息规律，清淡饮食，忌烟酒及辛辣、油腻、生冷等刺激性食物。

2020 年 8 月 30 日二诊：患者服用上方 7 剂，配合运动锻炼，作息规律，清淡饮食，觉胁肋脘腹胀满隐痛、胃脘部灼热感减轻，双目干涩疼痛较前好转，头皮屑明显减少，偶有反酸、呕恶、口干口臭、头晕昏蒙，仍倦怠乏力，嗜睡多梦，形体肥胖，颜面潮红、多处红疹，肢体皮肤瘙痒，大便溏稀不成形而黏，小便黄，舌质红、体胖大、有齿痕，苔黄厚腻，脉弦滑数。继用上方 15 剂，煎服法、医嘱同上。

2020 年 9 月 15 日三诊：患者服用上方 15 剂，继续配合运动锻炼，作息规律，清淡饮食，未再出现胁肋脘腹胀满隐痛、胃脘部灼热感，双目干涩疼痛较前明显好转，已无反酸、呕恶、口干口臭、头晕昏蒙、头皮屑，肢体皮肤已不瘙痒，精神、睡眠较前好转，仍形体肥胖，颜面潮红、多处红疹，大便溏稀而黏，小便黄，舌质红、体胖大、有齿痕，苔黄厚腻，脉弦滑数。上方去地肤子、金蝉蜕，加鸡内金 12 克，生山楂 12 克。15 剂，煎服法、医嘱同上。

2020 年 9 月 30 日四诊：患者服用上方 15 剂，继续配合运动锻炼，作息规律，清淡饮食，未再出现胁肋脘腹胀满隐痛、胃脘部灼热，双目已无干涩疼痛，未见反酸、呕恶、口干口臭、头晕昏蒙、头皮屑，肢体皮肤已不瘙痒，精神好转，睡眠正常，体重明显减轻，面色正常，红疹消退，二便正常，舌淡红，苔薄白，脉弦滑。继服上方 15 剂，煎服法、医嘱同上。

2020 年 10 月 16 日五诊：患者诸症消除，精神状况良好，体重由原来 232 斤减少到 188 斤，纳食、二便正常，舌淡红，苔薄白，脉滑。继用上方 15 剂，巩固疗效，配合运动锻炼，清淡饮食，作息规律。

1个月后随访，患者各项指标正常，精神饱满，并且在直播间以“全面财富管理之全面健康管理——90天从232斤到188斤的秘密”为题演讲。讲述他如何运用中药和运动锻炼治愈肥胖症、脂肪肝和三高症的经验体会，受众达30多万人。

【按语】《素问·经脉别论》曰：“饮入于胃，游溢精气，上输于脾，脾气散精，上归于肺，通调水道，下输膀胱，水精四布，五经并行。”《证治汇补·胁痛》曰：“因暴怒伤触，悲哀气结，饮食过度，风冷外侵，跌扑伤形……或痰积流注，或瘀血相搏，皆能为痛。至于湿热郁火，劳役房色而病者，间亦有之。”《张氏医通·胁痛》说：“饮食劳动之伤，皆足以致痰凝气聚……脾气衰而致。”此案患者为金融业精英，又兼行政职务，工作压力大，作息不规律，又嗜食膏粱厚味，饮酒，久则肝内膏脂聚积，肝失疏泄，肝脾不和，胃失和降。脾不健运而生湿，肝郁日久而化火，中焦湿热蕴结，气机不畅则胁肋胀满而隐痛；胃气不降，脉络所伤则胃脘部有灼热感，时反酸、呕恶；湿热阻滞中焦，郁遏不解则口干口臭，喜食寒凉冷饮；清气不升则头晕昏蒙，浊气不降则大便溏稀不成形，小便黄；津液输布失常，聚于肌肤则形体肥胖，皮肤瘙痒，倦怠乏力；湿热熏蒸于面首，故颜面潮红、多处红疹，头皮屑多，上扰于目则双目干涩疼痛，湿困脾阳则嗜睡，热扰心神故多梦；舌质红、体胖大、苔黄腻，脉弦滑数，皆为肝失疏泄、脾不健运、中焦湿热蕴结、气机不畅之征。治宜疏肝健脾，化湿解毒，调畅气机，方选柴胡疏肝散合藿朴夏苓汤加减。方中柴胡疏肝散疏肝理气，调畅气机；藿朴夏苓汤化湿解毒，健脾和胃；加黄连、吴茱萸疏肝和胃泻火，制酸止呕；加地肤子、金蝉蜕燥湿止痒；加蒲公英清热解毒。三诊时皮肤已不瘙痒，故减地肤子、金蝉蜕，加鸡内金、生山楂消食化积。诸药合用，标本兼治，肝气得疏，气机通畅，脾得健运，胃得和降，湿热清利，湿毒得消，诸症皆除，效果满意。

十六、胁痛，胃脘痛，多发疖肿——肝失疏泄，寒湿困脾，湿毒内蕴案

常某某，男，38岁，企业经理，陕西省延安市人，2019年9月12日初诊。

主诉：胁肋及胃脘部胀痛，头部多发疖肿1年余。

现病史：患者应酬过多，嗜好烟酒，生活不规律。1年前开始出现胁肋及胃脘部胀痛、头部多发疖肿。食冷饮则疼痛加剧，食温则疼痛稍减。经当地医院B超检查诊断为重度脂肪肝，电子胃镜检查诊断为慢性糜烂性胃炎，经中西医治疗效果欠佳。2019年9月11日于当地中心卫生院检查：甘油三酯11.09 mmol/L，重度脂肪肝。经其他患者介绍，始来我门诊部就诊。

刻下症见：形体肥胖，头部多发疖肿，胁肋及胃脘部胀痛，食冷饮则疼痛加剧，纳少易饱，倦怠乏力，四肢不温，小便清长，大便溏稀不成形，舌淡体胖大、有齿痕，苔白厚腻，脉沉细弦。

西医诊断：重度脂肪肝，慢性糜烂性胃炎，高脂血症，化脓性毛囊炎。

中医诊断：胁痛，胃脘痛，多发疖肿。

辨证：肝失疏泄，寒湿困脾，湿毒内蕴。

治法： 疏肝行气，健脾和胃，化湿解毒。

方药： 柴胡疏肝散合厚朴温中汤加减。

柴胡 12 克，白芍 12 克，枳壳 12 克，陈皮 12 克，川芎 12 克，香附 12 克，厚朴 15 克，干姜 15 克，草豆蔻 12 克，炙甘草 10 克，木香 10 克（后下），砂仁 10 克（后下），白术 10 克，茯苓 12 克，苍术 10 克，鸡内金 30 克，山楂 15 克，薏苡仁 30 克，大腹皮 15 克，蒲公英 30 克，皂角刺 15 克。

用法： 7 剂，上药凉水浸泡 30 分钟，武火煎沸后文火煎 20 分钟，放入后下之木香、砂仁煎煮 10 分钟，倒出药液，翻煎 30 分钟，2 次药液混合约 500 毫升，分 2 次饭后温服，日 1 剂。

医嘱： 调畅情志，作息规律，清淡饮食，忌烟酒及辛辣、油腻、生冷等刺激性食物。

2019 年 9 月 19 日二诊：患者服上方 7 剂，胁肋及胃脘部胀痛减轻，纳食较前改善，仍形体肥胖，倦怠乏力，四肢不温，头部多发疖肿，小便清长，大便溏稀不成形，舌淡体胖大、有齿痕，苔白厚腻，脉沉细弦。继用上方 7 剂，煎服法、医嘱同上。

2019 年 9 月 27 日三诊：患者服上方 7 剂，头部多发疖肿减少，胁肋及胃脘部胀痛明显减轻，纳食较前明显增加，倦怠乏力改善，四肢变温，小便正常，大便已成形，舌淡体胖大、有齿痕，苔白厚腻，脉沉细弦。继用上方 10 剂，煎服法、医嘱同上。

2019 年 10 月 8 日四诊：患者服上方 10 剂，头部多发疖肿明显减少，稍觉胁肋及胃脘部胀痛，精神好转，四肢变温，纳食、二便正常，舌淡，苔白腻，脉弦滑。10 月 7 日在当地卫生院检查化验甘油三酯 6.77 mmol/L。继用上方 20 剂，煎服法、医嘱同上。

2019 年 10 月 29 日五诊：患者诸症皆消，疖肿明显减少，复查甘油三酯下降明显，脂肪肝亦有改善。继用上方 20 剂，巩固疗效，不适随诊。

【按语】 患者应酬过多，嗜好烟酒，生活不规律，久则肝内膏脂堆积，疏泄失常，肝脾不和，脾不健运，胃失和降，故胁肋及胃脘部胀痛，纳少易饱；寒湿凝滞，困于脾胃，气机不畅，故食冷饮则疼痛加剧；湿痰流注于头部，故见头部多发疖肿；脾阳受阻不达四肢，故见四肢不温，倦怠乏力；脾不健运，水湿停滞，溢于肌肤，则形体肥胖；病久肾阳虚损则小便清长、大便溏稀不成形；舌淡体胖大、有齿痕，脉沉细弦，皆为肝失疏泄、寒湿困脾、湿毒内蕴之征。治宜疏肝行气，健脾和胃，化湿解毒，方选柴胡疏肝散合厚朴温中汤加减。方中柴胡疏肝散疏肝行气，厚朴温中汤加砂仁、白术、鸡内金、山楂、大腹皮、苍术、薏苡仁健脾化湿和胃，加蒲公英、皂角刺解毒散结。全方合用，疏肝行气，健脾和胃，化湿解毒，收效良好。

十七、胁痛，脱发——肝失疏泄，脾不健运，湿热蕴结案

王某某，男，26 岁，销售经理，江苏省南京市人，2018 年 12 月 13 日初诊。

主诉： 胁肋疼痛伴脱发 1 年余。

现病史： 患者平素饮酒多，饮食偏嗜辛辣厚味。1 年前开始脱发伴胁肋疼痛，经医院

检查发现脂肪肝、血脂高，诊断为脂溢性脱发。经多处治疗，使用补肾、生发等药物，效果不佳，经朋友介绍，始来我门诊诊疗。

刻下症见：形体肥胖，目睛浑浊发黄，头发秃少，头皮油腻并多发疖肿，右胁下隐痛，倦怠乏力，嗜睡梦多，腰痛，纳食无味，恶油腻，小便黄，大便黏腻不成形，舌红，苔黄腻，脉滑数。

西医诊断：脂肪肝，脱发，高脂血症。

中医诊断：胁痛，脱发。

辨证：肝失疏泄，脾不健运，湿热蕴结。

治法：疏肝健脾，芳香化浊，清热利湿。

方药：柴胡疏肝散合藿朴夏苓汤加减。

柴胡 12 克，枳壳 12 克，白芍 12 克，川芎 12 克，香附 12 克，陈皮 12 克，藿香 12 克，厚朴 15 克，法半夏 15 克，茯苓 15 克，猪苓 12 克，泽泻 12 克，苦杏仁 10 克，薏苡仁 30 克，白豆蔻 12 克，淡豆豉 12 克，栀子 12 克，山楂 30 克，鸡内金 30 克，佩兰 12 克，茵陈 30 克，虎杖 15 克。

用法：10 剂，上药凉水浸泡 30 分钟，武火煎沸后文火煎 30 分钟，倒出药液；翻煎 30 分钟，2 次药液混合约 500 毫升，分 2 次饭后温服，日 1 剂。

医嘱：调畅情志，作息规律，清淡饮食，忌烟酒及辛辣、油腻、生冷等刺激性食物。

2018 年 12 月 24 日二诊：患者服上方 10 剂，右胁下隐痛减轻，纳食改善，仍形体肥胖，目睛浑浊发黄，头发秃少，头皮油腻并多发疖肿，倦怠乏力，嗜睡梦多，腰痛，小便黄，大便黏腻不成形，舌红，苔黄腻，脉滑数。继用上方，加蒲公英 30 克，连翘 30 克。15 剂，煎服法、医嘱同上。

2019 年 1 月 11 日三诊：患者服上方 15 剂，目睛浑浊发黄减轻，右胁下隐痛明显减轻，纳食增加，头发秃少，头皮稍有油腻，疖肿减少，睡眠改善，精神好转，腰痛减轻，小便稍黄，大便稍黏腻已成形，舌红，苔黄腻，脉滑数。继用上方 15 剂，煎服法、医嘱同上。

2019 年 1 月 27 日四诊：患者目睛浑浊发黄明显减轻，有新发长出，头皮已不油腻，疖肿明显减少，稍有右胁下隐痛、腰痛，纳食正常，睡眠明显改善，精神好转，二便正常，舌红，苔薄黄，脉滑数。继用上方 15 剂，煎服法、医嘱同上。

2019 年 2 月 12 日五诊：患者目睛已不浑浊发黄，新发长出明显，偶有右胁下隐痛、腰痛，未再出现头皮油腻，疖肿较前明显减少，纳食、睡眠、二便正常，舌淡红，苔白略腻，脉滑数。继用上方 15 剂，煎服法、医嘱同上。

2019 年 2 月 28 日六诊：患者目睛正常，大量新发长出，头皮疖肿消退，未再出现右胁下隐痛，纳食、二便正常，舌淡红，苔薄白，脉滑。复查血脂正常，脂肪肝消失。继用上方 20 剂，巩固疗效，不适随诊。

【按语】患者平素饮酒多，饮食偏嗜辛辣厚味，肝内膏脂过多，以致肝失疏泄，脾不健运，湿阻中焦，故右胁下隐痛，纳食无味，恶油腻；湿浊内蕴，蕴久化热，湿困脾阳则嗜睡，倦怠乏力；热扰心神则多梦；肝胆疏泄不利，湿浊上注于目则目睛浑浊发黄；湿热上蒸于头而致头皮油腻、脱发并多发疖肿；湿热下注故见腰痛，小便黄，大便黏腻不成形；舌红，苔黄腻，脉滑数，皆为肝失疏泄、脾不健运、湿热蕴结之征。治宜疏肝健脾，芳香化浊，清热利湿，方选柴胡疏肝散合藿朴夏苓汤加减。方中柴胡疏肝散疏肝理气，藿朴夏苓汤芳香化浊，加栀子、山楂、鸡内金、佩兰清热利湿，消食导滞，加茵陈、虎杖清利肝胆湿热并退黄。二诊时仍形体肥胖，头发秃少，头皮油腻并多发疖肿明显，倦怠乏力，嗜睡梦多，腰痛，小便黄，大便黏腻不成形，故加蒲公英、连翘清热解毒。全方合用，疏肝健脾，芳香化浊，清热利湿解毒，诸症消失，且头发长出。

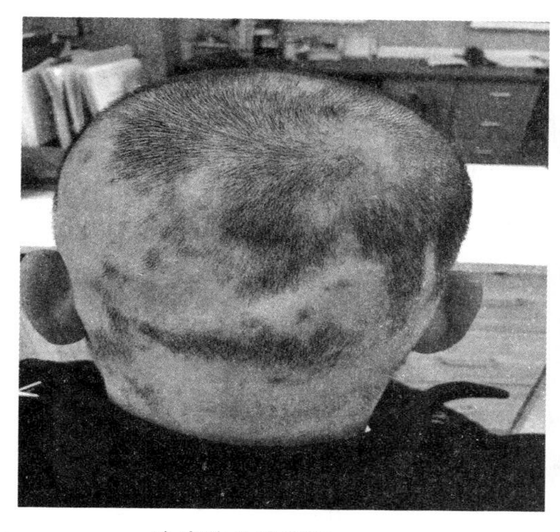

治疗前头发情况

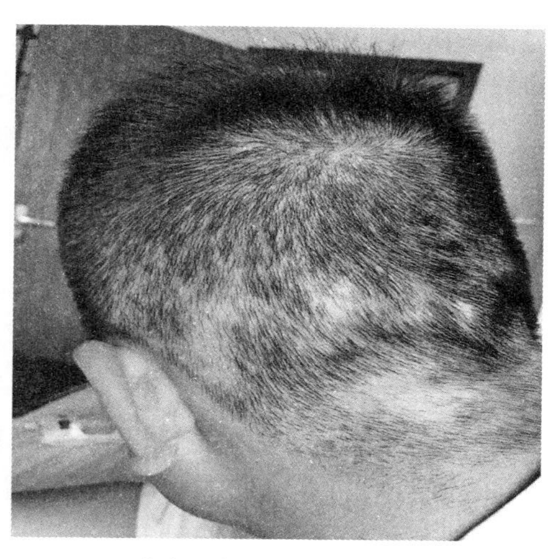

治疗 2 个月后头发情况

十八、胁痛，肥气，积聚——肝郁气滞，脉络壅塞案

鱼某，男，44 岁，干部，陕西省延安市人，2005 年 5 月 8 日初诊。

主诉：右胁下胀满疼痛不适半年余，加重 10 天。

现病史：患者嗜好烟酒，高血压 6 年，不规律服用降压药（用药不详）。半年前出现右胁下胀满疼痛不适，尤以夜间加重，食欲减退，大便不爽。在当地医院做 B 超示：脂肪肝，胆囊壁毛糙，胆囊炎。化验肝功：丙氨酸氨基转移酶 87 U/L，天冬氨酸氨基转移酶 62 U/L，血清总胆红素 35.6 μmol/L，血清直接胆红素 12.9 μmol/L，血清间接胆红素 8.0 μmol/L，甘油三酯 11.6 mmol/L，载脂蛋白 E 10.9 mg/dL。西医诊断为脂肪肝，慢性胆囊炎，高脂血症，高血压病。运用中西药治疗（用药不详），症状时轻时重，始来我门诊就诊。

刻下症见：形体肥胖，目睛发黄，右胁下胀满疼痛不适，伴有腹痛，倦怠乏力，头晕耳鸣，纳差，烦躁易怒，大便不畅，小便黄，舌质黯、体胖大，苔白腻，脉弦细。

西医诊断：脂肪肝，慢性胆囊炎，高脂血症，高血压病。

中医诊断：胁痛，肥气，积聚。

辨证：肝郁气滞，脉络壅塞。

治法：疏肝理气，化浊消积。

方药：柴胡疏肝散加减。

柴胡12克，枳壳12克，白芍15克，炙甘草10克，川芎12克，香附12克，白术15克，苍术12克，延胡索10克，甘草6克，鸡血藤20克，三棱12克，莪术12克，生山楂30克，泽泻12克，决明子20克，茵陈30克，虎杖15克。

用法：10剂，上药凉水浸泡30分钟，武火煎沸后文火煎30分钟，倒出药液，翻煎30分钟，2次药液混合约500毫升，分2次饭后温服，日1剂。

医嘱：调畅情志，饮食有节，注意休息，忌烟酒及油腻、甘肥、煎炸性食物。

2005年5月19日二诊：患者服上方10剂，右胁下胀满疼痛、腹痛减轻，仍形体肥胖，目睛发黄，倦怠乏力，头晕耳鸣，纳差，烦躁易怒，大便不畅，小便黄，舌质黯、体胖大，苔白腻，脉弦细。继用上方10剂，煎服法、医嘱同上。

2005年5月30日三诊：患者目睛发黄较前减退，右胁下胀满疼痛明显减轻，已无腹痛，纳食增加，烦躁易怒改善，仍形体肥胖，倦怠乏力，头晕耳鸣，大便不畅，小便黄，舌质黯、体胖大，苔白腻，脉弦细。继用上方10剂，煎服法、医嘱同上。

2005年6月12日四诊：患者偶有右胁下胀满疼痛，目睛已不发黄，纳食增加，烦躁易怒明显改善，精神好转，头晕耳鸣明显减轻，大便不畅、小便黄改善，舌质黯、体胖大，苔白腻，脉弦细。继用上方去茵陈、虎杖。15剂，煎服法、医嘱同上。

2005年6月28日五诊：患者未再有右胁下胀满疼痛，纳食明显增加，精神状况好转，偶有头晕耳鸣，二便正常，舌质淡红，苔薄白，脉弦。继用上方15剂，煎服法、医嘱同上。

2005年7月14日六诊：患者形体肥胖明显改善，症状消失，纳食、二便正常，舌淡红，苔薄白，脉弦。7月2日肝功化验正常。继服上方15剂，巩固疗效，不适随诊。

【按语】脂肪肝属中医“肥气”“积聚”“痞满”“胁痛”“痰浊”等范畴，病位在肝脾二脏，但以肝为主。此案患者长期嗜好烟酒，饮食失节，情志不畅，疏泄失常，肝气犯胃，气病及血，气血瘀滞则右胁下胀满疼痛不适，伴有腹痛，烦躁易怒，大便不畅，倦怠乏力，头晕耳鸣，纳差；肝病及脾，脾失健运，水湿停聚，日久生痰，痰湿交阻，故形体肥胖，倦怠乏力，头晕耳鸣；痰湿内郁肝胆，故目睛发黄，小便黄；舌质黯、体胖大，苔白腻，脉弦细，皆为肝郁气滞、脉络壅塞之征。故以柴胡疏肝散加减。方中柴胡疏肝散加鸡血藤、三棱、莪术、延胡索疏肝理气，活血化瘀；白术、苍术、决明子、生山楂、泽泻健脾化浊消积；茵陈、虎杖清热利湿退黄。诸药合用，共奏疏肝理气、化浊消积、利湿退黄之功。

十九、黄疸——肝胆湿热，热重于湿案

李某某，男，32岁，农民，陕西省渭南市澄城县人，1989年4月6日初诊。

主诉：目睛及周身皮肤黄染，伴胃胀、恶心呕吐1周。

现病史：患者于1周前开始出现恶心呕吐、胃胀，既则目睛及周身皮肤黄染，大便干结，小便黄赤，遂来我门诊部诊治。肝功能：谷氨酸氨基转移酶78 U/L，天冬氨酸氨基转移酶86 U/L，总蛋白76.9 g/L，白蛋白49.36 g/L，球蛋白27.78 g/L，总胆红素44.46 μmol/L，直接胆红素12.35 μmol/L，间接胆红素12.24 μmol/L。

刻下症见：目睛及周身皮肤黄染，两胁胀痛，恶心呕吐，脘闷腹胀，心烦易怒，口苦咽干，纳差食少，大便秘结，小便黄赤，舌红绛，苔黄厚腻，脉弦滑数。

西医诊断：急性病毒性肝炎。

中医诊断：黄疸。

辨证：肝胆湿热，热重于湿。

治法：清肝利胆，清热解毒，利湿退黄。

方药：龙胆泻肝汤合茵陈蒿汤加减。

龙胆12克，黄芩12克，柴胡12克，当归12克，生地黄12克，泽泻12克，车前子12克(包煎)，栀子12克，木通12克，蒲公英30克，生甘草10克，厚朴12克，枳壳12克，茵陈30克，大黄15克(后下)，土茯苓15克。

用法：7剂，上药凉水浸泡30分钟，武火煎沸后文火煎20分钟，放入后下之大黄煎煮10分钟，倒出药液；翻煎30分钟，2次药液混合约500毫升，分2次饭后温服，日1剂。

医嘱：调畅情志，注意休息，清淡饮食，忌烟酒及辛辣、油腻等刺激性食物。

1989年4月14日二诊：患者服上方7剂，目睛及周身皮肤黄染稍有减退，两胁胀痛减轻，仍恶心呕吐，脘闷腹胀，心烦易怒，口苦咽干，纳差食少，大便秘结，小便黄赤，舌红绛，苔黄厚腻，脉弦滑数。继用上方加焦三仙各15克，鸡内金15克。7剂，煎服法、医嘱同上。

1989年4月22日三诊：患者目睛及周身皮肤黄染减退，两胁胀痛明显减轻，恶心呕吐、脘闷腹胀、心烦易怒、口苦咽干改善，纳食增加，大便秘结较前改善，小便黄，舌红绛，苔黄腻，脉弦滑数。继用上方7剂，煎服法、医嘱同上。

1989年4月30日四诊：患者目睛及周身皮肤黄染明显减退，未再出现两胁胀痛，偶有恶心呕吐、脘闷腹胀、心烦易怒、口苦咽干，纳食正常，大便已不秘结，小便仍黄，舌红，苔薄黄，脉弦滑。继用上方减大黄量为6克。7剂，煎服法、医嘱同上。

1989年5月8日五诊：患者目睛及周身皮肤轻度发黄，已无两胁胀痛、恶心呕吐、脘闷腹胀，纳食、二便正常，舌淡红，苔薄白，脉弦滑。继用上方7剂，煎服法、医嘱同上。

1989年5月16日六诊：患者目睛及周身皮肤黄染完全消退，诸症皆消，纳食、二便正常，舌淡红，苔薄白，脉弦滑。化验肝功能均在正常范围。继用上方10剂，巩固疗效。

【按语】《景岳全书·黄疸》曰："阳黄证多以脾湿不流，郁热所致，必须清火邪，利小水，火清则溺自清，溺清则黄自退。"《临证指南医案·疸》曰："阳黄之作，湿从火化，瘀热在里，胆热液泄，与胃之浊气共并，上不得越，下不得泄，熏蒸遏郁，侵于肺则身目俱黄，热流膀胱，溺色为之变赤，黄如橘子色，阳主明，治在胃。”此案患者目睛及周身皮肤黄染，两胁胀痛，恶心呕吐，脘闷腹胀，心烦易怒，口苦咽干，纳差食少，大便秘结，小便黄赤，舌红绛，苔黄厚腻，脉弦滑数，属阳黄热重于湿型。治宜清肝利胆，清热解毒，利湿退黄，方选龙胆泻肝汤合茵陈蒿汤加减。方中龙胆泻肝汤清肝利胆；茵陈蒿汤加蒲公英、土茯苓清热解毒，利湿退黄；加厚朴、枳壳健脾化湿；重用大黄通腑泻热。二诊时纳差食少，加焦三仙、鸡内金健脾和胃，消食化积。药证相符，收效较捷。

二十、黄疸——湿遏热壅，湿重于热案

张某某，男，38岁，工人，陕西省西安市碑林区人，2009年6月12日初诊。

主诉：目睛及周身皮肤黄染，胸脘满闷，恶心呕吐15天。

现病史：患者于15天前开始出现恶心呕吐，胸脘满闷，继则目睛及周身皮肤发黄、黄色不透亮，大便溏稀不成形，小便黄。在西安市某医院住院治疗，用输液保肝、抗病毒治疗，效果不明显，遂来我门诊部诊治。肝功能检查：谷氨酸氨基转移酶72 U/L，天冬氨酸氨基转移酶63 U/L，总蛋白72.4 g/L，白蛋白46.16 g/L，球蛋白25.76 g/L，总胆红素41.25 μmol/L，直接胆红素11.55 μmol/L，间接胆红素11.54 μmol/L。

刻下症见：目睛及周身皮肤发黄、黄色不透亮，胸脘满闷，纳差不欲食，食则恶心呕吐，头重身困，倦怠乏力，大便溏稀不成形，小便黄，舌淡红，苔白厚腻，脉濡缓。

西医诊断：急性病毒性肝炎。

中医诊断：黄疸。

辨证：湿遏热壅，湿重于热。

治法：健脾化浊，利湿退黄。

方药：茵陈五苓散合平胃散加减。

茵陈30克，白术15克，茯苓15克，猪苓12克，泽泻12克，桂枝12克，藿香12克，苍术12克，厚朴15克，白豆蔻12克（后下），陈皮12克，法半夏12克，炙甘草10克。

用法：7剂，上药凉水浸泡30分钟，武火煎沸后文火煎20分钟，放入后下之白豆蔻煎煮10分钟，倒出药液；翻煎30分钟，2次药液混合约500毫升，分2次饭后温服，日1剂。

医嘱：调畅情志，注意休息，清淡饮食，忌烟酒及辛辣、油腻等刺激性食物。

2009年6月20日二诊：患者服上方7剂，恶心呕吐、胸脘满闷减轻，饮食较前增加，仍目睛及周身皮肤发黄、黄色不透亮，头重身困，倦怠乏力，大便溏稀不成形，小便黄，舌淡红，苔白厚腻，脉濡缓。继用上方7剂，煎服法、医嘱同上。

2009年6月28日三诊：患者目睛及周身皮肤发黄较前改善、黄色不透亮，恶心呕吐、胸脘满闷较前明显减轻，饮食增加，头重身困、倦怠乏力较前改善，仍大便溏稀不成形，小便黄，舌淡红，苔白厚腻，脉濡缓。继用上方7剂，煎服法、医嘱同上。

2009年7月6日四诊：患者目睛及周身皮肤发黄较前明显改善、黄色不透亮，已无恶心呕吐、胸脘满闷，饮食明显增加，头重身困、倦怠乏力较前明显改善，仍大便溏稀不成形，小便黄，舌淡红，苔白厚腻，脉濡缓。继用上方加木香10克（后下），葛根15克，炒薏苡仁30克。7剂，上药凉水浸泡30分钟，武火煎沸后文火煎20分钟，放入后下之木香、白豆蔻煎煮10分钟，倒出药液；翻煎30分钟，2次药液混合约500毫升，分2次饭后温服，日1剂，医嘱同上。

2009年7月14日五诊：患者目睛及周身皮肤发黄减退，未再出现恶心呕吐、胸脘满闷，饮食较前明显增加，头重身困、倦怠乏力明显改善，大便已成形，小便黄，舌淡红，苔白腻，脉缓。继用上方7剂，煎服法、医嘱同上。

2009年7月22日六诊：患者轻微目睛及周身皮肤发黄，未再出现恶心呕吐、胸脘满闷，饮食正常，精神好转，大便正常，小便略黄，舌淡红，苔白腻，脉缓。继用上方7剂，煎服法、医嘱同上。

2009年7月28日七诊：患者目睛及周身皮肤发黄完全消退，无恶心呕吐、胸脘满闷，饮食正常，精神好转，大便正常，小便略黄，舌淡红，苔薄白，脉滑。肝功能化验在正常范围内，继用上方7剂，巩固疗效。

【按语】《金匮要略·黄疸病脉证并治》曰："谷气不消，胃中苦浊，浊气下流，小便不通……身体尽黄，名曰谷疸。"宋代《圣济总录·黄疸门》曰："大率多因酒食过度，水谷相并，积于脾胃，复为风湿所搏，热气郁蒸，所以发为黄疸。"此案患者湿遏热壅，困阻中焦，胆汁不循常道，溢于肌肤，故目睛及周身皮肤发黄；因湿重于热，湿为阴邪，则皮肤黄色不透亮；湿邪内阻，脾阳不振，胃失和降，故胸脘满闷，纳差不欲食，食则恶心呕吐，头重身困，倦怠乏力；湿困脾胃，浊邪不化，故大便溏稀不成形，小便黄；舌淡红，苔白厚腻，脉濡缓，皆为湿遏热壅、湿重于热之象。治宜健脾化浊，利湿退黄，故方选茵陈五苓散合平胃散加减。方中茵陈五苓散利湿退黄，平胃散加藿香、法半夏、白豆蔻健脾化浊。四诊时仍大便溏稀不成形，小便黄，故加木香、葛根、炒薏苡仁健脾利湿化浊。药证相符，收效良好。

二十一、黄疸，呕吐——湿热蕴蒸肺胃，胃失和降案

刘某某，男，34岁，司机，陕西省渭南市澄城县人，1997年5月6日初诊。

主诉：呕吐，两胁下痛，身目俱黄10天。

现病史：患者于10天前突然呕吐不能进食，两胁下痛，继则身目俱黄，黄色鲜明，发热，口渴口苦，腹部胀满，呕吐物为黄色苦水，小便短少黄赤，大便秘结。在当地医院化验肝功：总蛋白52.9 g/L，总胆红素155.3 μmol/L，直接胆红素126.8 μmol/L，丙氨酸氨基转移酶1137 U/L，天冬氨酸氨基转移酶749 U/L，胆汁酸276.2 μmol/L，谷氨酰转移酶215 U/L。诊断为急性病毒性肝炎，运用静脉滴注5%葡萄糖加清开灵、维生素C、肌酐、甘草酸苷、双环醇等药物治疗，邀中医合治。

刻下症见：舌红，苔黄腻，脉弦数。

西医诊断：急性病毒性肝炎。

中医诊断：黄疸，呕吐。

辨证：湿热蕴蒸肺胃，胃失和降。

治法：清热利湿退黄，和胃降逆。

方药：茵陈蒿汤合苏连竹茹汤加减。

茵陈30克，栀子15克，大黄10克（后下），川黄连6克，紫苏叶3克，竹茹3克，蒲公英30克，土茯苓15克。

用法：3剂，上药凉水浸泡30分钟，武火煎沸后文火煎20分钟，放入后下之大黄煎煮10分钟，倒出药液；翻煎30分钟，2次药液混合约500毫升，分2次饭后温服，日1剂。

医嘱：调畅情志，卧床休息，清淡饮食，忌烟酒及辛辣、油腻、生冷等刺激性食物。

1997年5月10日二诊：患者服上方3剂，已不呕吐，能少量进食，两胁下痛、腹部胀满减轻，未再出现发热，仍口渴口苦，身目俱黄，黄色鲜明，小便短少黄赤，大便秘结，舌红，苔黄腻，脉弦数。患者要求出院，停用西药。此时肺胃湿热蕴蒸已去，故去紫苏叶、黄连、竹茹，加柴胡、郁金、川楝子、延胡索。方药：茵陈30克，栀子15克，大黄10克（后下），蒲公英30克，土茯苓15克，柴胡12克，郁金12克，川楝子12克，延胡索12克。7剂，上药凉水浸泡30分钟，武火煎沸后文火煎20分钟，放入后下之大黄煎煮10分钟，倒出药液；翻煎30分钟，2次药液混合约500毫升，分2次饭后温服，日1剂，医嘱同上。

1997年5月18日三诊：患者服上方7剂，纳食增加，两胁下痛、腹部胀满明显减轻，口渴口苦、身目色黄明显减轻，小便短少黄赤、大便秘结明显改善，舌红，苔黄腻，脉弦数。继用上方7剂，煎服法、医嘱同上。

1997年5月26日四诊：患者纳食明显增加，偶觉两胁下痛、腹部胀满，稍有口渴口苦、身目色黄，小便黄，大便已不秘结，舌红，苔薄黄，脉弦滑。继用上方10剂，煎服法、医嘱同上。

1997年6月7日五诊：患者诸症皆消，纳食、二便正常，舌淡红，苔薄白，脉弦滑。经化验肝功正常。继用上方10剂，巩固疗效，不适随诊。

【按语】此案西医诊断为急性病毒性肝炎，肝功化验异常，属中医“黄疸”“呕吐”范畴。《金匮要略·黄疸病脉证并治》曰：“谷气不消，胃中苦浊，浊气下流，小便不通……身体尽黄，名曰谷疸。”《湿热经纬·湿热病》曰：“湿热证，呕恶不止，昼夜不差，欲死者，肺胃不和，胃热移肺，肺不受邪也，宜用川连三四分（0.9～1.2克），苏叶二三分（0.6～0.9克），两味煎汤，呷下即止。”患者在外饮食污染不洁，脾胃损伤，运化失职，湿浊内生，郁而化热，湿热熏蒸，胆汁泛溢，外溢肌肤，下注膀胱，故身目俱黄，黄色鲜明，小便短少黄赤；胃热移肺，肺胃不和，故发热，呕吐不能进食，呕吐物为黄色苦水，口渴口苦；湿邪壅阻中焦，肝气郁滞，疏泄不利则两胁下痛，腹部胀满，大便秘结；舌红，苔黄腻，脉弦数，皆为湿热蕴蒸肺胃、胃失和降之征。治宜清热利湿退黄，和胃降逆，方选茵陈蒿汤合苏连竹茹汤加减。方中茵陈蒿汤清热利湿退黄；苏连竹茹汤和胃降逆，宣肺利气，清热止呕；加蒲公英、土茯苓清热解毒。二诊时已不呕吐，能少量进食，此时肺胃湿热蕴蒸已去，故去紫苏叶、黄连、竹茹，加柴胡、郁金、川楝子、延胡索疏肝行气止痛。药证合拍，乃得显效。

二十二、癥积——肝气郁滞，瘀血内结，脾虚胃弱案

袁某某，男，47岁，广东省东莞市中堂镇人，2015年6月16日初诊。

主诉：右胁下胀痛，乏力，食欲不振6年。

现病史：患者8年前患乙肝病，未正规治疗。6年前出现右胁下胀痛，乏力，食欲不佳，厌油腻感，劳累、熬夜时加重。当时于某医院住院治疗，入院查乙肝两对半提示HBsAg（+），Anti-HBs（-），HBeAg（+），Anti-HBe（-），Anti-HBc（+）；肝功能示谷草转氨酶123 U/L，谷丙转氨酶140 U/L，总胆红素56.8 μmol/L，直接胆红素19.56 μmol/L；HBV-DNA 1.85E+07 IU/mL。B超提示：肝实质均匀增粗，右肝小临界，肝内未见明显占位性病变，肝静脉变细，肝门部多发肿大淋巴结，慢性胆囊炎声像，脾明显增大，胰腺、双肾、输尿管、膀胱未见异常。上腹部CT提示：脾大。经抗病毒、保肝、降酶、利胆、提高机体免疫力等治疗，转氨酶正常，病情稍好转出院。患者今年来右胁下胀痛、乏力、食欲不振再次发作，遂于2015年4月27日就诊于他院查上腹部MR提示：肝硬化，脾中度肿大，门脉高压，食管下段、胃底轻度静脉曲张，少量腹水。当时予中药治疗，同时予阿德福韦酯、恩替卡韦抗病毒治疗，效果欠佳。经他人介绍，遂就诊于本门诊部。

刻下症见：形体消瘦，面色黧黑，无光泽，食欲不振，有厌油腻感，神疲乏力，时有寒热，右胁下胀痛，右上腹部积块明显，硬痛不移，夜寐不宁，小便深黄，大便先干后溏，舌紫黯，苔薄白，脉细弦紧。

西医诊断：乙肝肝硬化；脾中度肿大；门脉高压；食管下段、胃底轻度静脉曲张，少量腹水。

中医诊断：癥积。

辨证：肝气郁滞，瘀血内结，脾虚胃弱。

治法：行气消聚，祛瘀软坚，健脾和胃。

方药：膈下逐瘀汤合六君子汤加减。

赤芍15克，桃仁12克，延胡索12克，当归15克，川芎12克，蒲黄12克，五灵脂12克，红花12克，枳壳12克，香附12克，牡丹皮12克，乌药12克，柴胡12克，栀子12克，茵陈30克，蒲公英20克，丹参15克，三棱12克，莪术12克，人参12克，白术15克，茯苓15克，半夏12克，陈皮12克，青皮12克，土鳖虫10克，鳖甲30克（先煎），厚朴12克，炙甘草10克。

用法：10剂，上药凉水浸泡30分钟，先煎鳖甲30分钟，放入浸泡好的药物，武火煎沸后文火煎30分钟，倒出药液；翻煎30分钟，2次药液混合约500毫升，分2次饭后温服，日1剂，医嘱同上。

医嘱：调畅情志，注意休息，清淡饮食，忌辛辣、油腻、生冷等刺激性食物。

2015年6月26日二诊：患者服上方10剂，右胁下胀痛减轻，纳食稍有增加，仍形体消瘦，面色黧黑，无光泽，时有寒热，右上腹部积块明显，硬痛不移，有厌油腻感，神疲乏力，小便深黄，大便先干后溏，睡眠不实多梦，舌紫黯，苔薄白，脉细弦紧。继用上方10剂，煎服法、医嘱同上。

2015年7月7日三诊：患者右胁下胀痛明显减轻，纳食增加，厌油腻感、神疲乏力、睡眠不实多梦改善，仍形体消瘦，面色黧黑，无光泽，时有寒热，右上腹部积块明显，硬痛不移，小便黄，大便溏稀，舌紫黯，苔薄白，脉细弦紧。继用上方10剂，煎服法、医嘱同上。

2015年7月18日四诊：患者服上方10剂，右胁下胀痛明显减轻，已无寒热，右上腹部积块变软缩小，纳食明显增加，已无厌油腻感，神疲乏力、睡眠不实、多梦明显改善，小便黄，大便溏稀、形体消瘦、面色黧黑改善，舌略紫，苔薄白，脉细弦紧。继用上方10剂，煎服法、医嘱同上。

2015年7月29日五诊：患者形体消瘦、面色黧黑明显改善，稍觉右胁下胀痛，右上腹部积块明显变软缩小，纳食明显增加，精神、睡眠好转，小便正常，大便偏稀，舌黯，苔薄白，脉细弦。此时癥积消散，正气未复，以疏肝健脾、祛瘀通络为法，选柴胡疏肝散合六君子汤加减。方药：柴胡12克，香附12克，白芍15克，枳壳12克，陈皮12克，川芎12克，赤芍15克，人参12克，白术12克，茯苓15克，丹参15克，三棱12克，莪术12克，青皮12克，乌药12克，土鳖虫10克，蒲黄12克，五灵脂12克，炙甘草10克。10剂，上药凉水浸泡30分钟，武火煎沸后文火煎30分钟，倒出药液；翻煎30分钟，2次药液混合约500毫升，分2次饭后温服，日1剂，医嘱同上。

2015年8月9日六诊：患者形体消瘦、面色黧黑明显改善，偶觉右胁下胀痛，未见右上腹部积块，纳食、睡眠、二便正常，舌黯，苔薄白，脉细弦。继用上方20剂，巩固疗效，不适随诊。2015年7月20日于东莞市人民医院查HBV-DNA<5.0E+02 IU/mL。7月23日于东莞市人民医院复查腹部B超提示：脾大，脾静脉增宽，肝、胆、胰未见明显异常。20天后，于东莞市人民医院查肝功能提示：谷草转氨酶36.6 U/L，谷丙转氨酶45.6 U/L，总胆红素43 μmol/L，直接胆红素13.2 μmol/L，间接胆红素29.8 μmol/L。

【按语】此案西医诊断为乙肝肝硬化，脾中度肿大，门脉高压，食管下段、胃底轻度静脉曲张，少量腹水，属中医“癥积”范畴。《难经·五十五难》谓：“积者，五脏所生；聚者，六腑所成也。积者，阴气也，其始发有常处，其痛不离其部，上下有所始终，左右有所穷处；聚者，阳气也，其始发无根本，上下无所留止，其痛无常处。”患者患乙肝日久，邪毒聚于肝内，络脉不畅，气血凝滞，聚而不散，故成癥积；聚于胁下，故右胁下胀痛，右上腹部积块明显，硬痛不移；气血凝结，脉络阻塞则面色黧黑，无光泽；营卫不和，脾虚胃弱，故食欲不振，有厌油腻感，时有寒热，小便深黄，大便先干后溏；癥积瘀久，正气大伤，故形体消瘦，神疲乏力，夜寐不宁；舌紫黯，苔薄白，脉细弦紧，皆为肝气郁滞、瘀血内结、脾虚胃弱之征。治宜行气消聚，祛瘀软坚，健脾和胃，方选膈下逐瘀汤合六君子汤加减。方中膈下逐瘀汤加蒲黄、五灵脂、丹参、三棱、莪术、土鳖虫、鳖甲活血化瘀，行气止痛，软坚散结，加柴胡、栀子、茵陈、蒲公英清热解毒，合六君子汤加青皮、厚朴健脾和胃，攻补兼施。五诊时癥积消散，正气未复，以疏肝健脾、祛瘀通络为法，选柴胡疏肝散合六君子汤加减，乃得佳效。

东莞市人民医院检验报告单

接收时间：2015-8-24 8:53

姓名：袁■ 患者编号：■ 标本号：■ 报告时间：2015-8-24 10:39
性别：男 科别：二门急诊科 送检医师：■ 临床诊断：
年龄：47岁 床号： 标本种类：血清 备注：

项目	结果		检测方法	参考区间	单位
总胆汁酸(TBA)	5.3			0--10	umol/L
总蛋白(TP)	83			65--85	g/L
白蛋白(ALB)	51.2			40--55	g/L
球蛋白(GLB)	31.8			20--40	g/L
白蛋白/球蛋白(A/G)	1.61			1.2--2.4	
总胆红素(TBIL)	43.0	↑		2--20	umol/L
直接胆红素(DBIL)	13.2	↑		0--6	umol/L
间接胆红素(MBIL)	29.8	↑		5.1--13.7	umol/L

东莞市人民医院检验报告单

接收时间：2015-8-24 8:53

姓名：袁■ 患者编号：■ 标本号：■ 报告时间：2015-8-24 10:39
性别：男 科别：二门急诊科 送检医师：■ 临床诊断：
年龄：47岁 床号： 标本种类：血清 备注：

项目	结果	检测方法	参考区间	单位
乳酸脱氢酶(LDH)	156		114--240	U/L
天门冬氨酸氨基转移酶(AST)	36.6		15--40	U/L
谷丙氨酸氨基转移酶(ALT)	45.6		9--50	U/L
天门/谷丙转移酶(AST/ALT)	0.8			
γ-谷氨酰转肽酶(γ-GGT)	16.4		10--60	U/L
碱性磷酸酶(ALP)	56		45--125	U/L
腺苷脱氨酶(ADA)	14.2		0.0--25.0	U/L
胆碱脂酶(CHE)	8.36		4--12.6	U/mL

2015 年 8 月东莞市人民医院检查报告单

二十三、鼓胀，悬饮，黄疸——水热互结，痰瘀互阻案

艾某某，男，31 岁，四川省成都市人，2013 年 9 月 17 日初诊。

主诉：黄疸，腹胀，胁痛 20 天。

现病史：患者患有乙肝 5 年，未做常规治疗。20 天前因“黄疸，腹胀，胁痛”入住第四军医大学西京医院。入院查肝功能：总蛋白 59.3 g/L，总胆红素 163.4 μmol/L，直接胆红素 121.7 μmol/L，丙氨酸氨基转移酶 1218 U/L，天冬氨酸氨基转移酶 754 U/L，胆汁酸 288.9 μmol/L，谷氨酰转移酶 226 U/L。凝血功能：活化部分凝血活酶时间 44.2 sec，血浆纤维蛋白原 1.830 g/L，D- 二聚体 0.596 μg/mL。随机葡萄糖 7.02 mmol/L。肿瘤标志

物：AFP 12.35 ng/mL，FRT 1961.0 μg/mL。乙肝两对半：乙肝表面抗原、e抗原、核心抗体阳性。HBV-DNA定量1.64×10E7 IU/mL。尿常规：尿胆原（+），尿胆红素（++），红细胞管型22.90/μL。B超提示：少量腹水。心电图提示：窦性心律。肝纤维化扫描值35.3 KPa。CT提示：双肺背侧胸膜下少量渗出，右侧斜裂中间胸膜增厚，双侧胸膜增厚；脾脏体积增大，门静脉处略增宽，不排除肝硬化早期改变，建议随诊观察，肝顶部钙化斑影，胆囊炎并胆囊窝少量积液，胰腺未见明显异常。诊断为：乙肝肝硬化代偿期，轻度脂肪肝，胆囊炎，胸膜炎，胸腔积液。患者因经济原因，住院3天后出院，于2013年9月17日至我门诊部就诊。

刻下症见：皮肤面目俱黄、黄色鲜明，胸闷胁痛、以右侧为著，腹大坚满，脐心外突，腹部脉络暴露，烦热，口干口苦，不欲饮水，恶心呕吐，不思饮食，倦怠乏力，头晕昏蒙，小便赤黄短少，大便干结难解，舌红，苔黄腻，脉弦数。

西医诊断：乙肝肝硬化代偿期，轻度脂肪肝，胆囊炎，胸膜炎，胸腔积液。

中医诊断：鼓胀，悬饮，黄疸。

辨证：水热互结，痰瘀互阻。

治法：清热利湿，攻下逐水，疏肝退黄。

方药：中满分消丸合茵陈蒿汤加减。

茯苓15克，苍术12克，厚朴15克，砂仁12克（后下），猪苓12克，泽泻12克，车前子12克，大腹皮15克，枳实12克，黄连12克，黄芩12克，知母12克，半夏12克，陈皮12克，干姜10克，姜黄10克，人参10克，白术12克，茵陈30克，栀子12克，大黄12克（后下），白茅根15克，半边莲15克，陈葫芦15克，蟋蟀粉6克，柴胡12克，川楝子12克。

用法：7剂，上药凉水浸泡30分钟，武火煎沸后文火煎20分钟，放入后下之砂仁、大黄煎煮10分钟，倒出药液；翻煎30分钟，2次药液混合约500毫升，分2次饭后温服，日1剂。

医嘱：调畅情志，注意休息，清淡低盐饮食，避免熬夜及劳累，忌烟酒及辛辣、生冷、煎炸、油腻等刺激性食物。

2013年9月25日二诊：患者服上方7剂，右侧胸闷胁痛、腹大坚满、脐心外突、腹部脉络暴露、恶心呕吐减轻，烦热、口干口苦不欲饮水改善，稍能纳食，仍皮肤面目俱黄、黄色鲜明，倦怠乏力，头晕昏蒙，小便赤黄短少，大便干结难解，舌红，苔黄腻，脉弦数。继用上方7剂，煎服法、医嘱同上。

2013年10月3日三诊：患者皮肤面目俱黄较前消退，右侧胸闷胁痛、腹大坚满、脐心外突、腹部脉络暴露、恶心呕吐明显减轻，烦热、口干口苦不欲饮水明显改善，纳食增加，倦怠乏力、头晕昏蒙改善，小便赤黄，大便干结，舌红，苔薄黄，脉弦数。继用上方加土茯苓15克，蒲公英30克。10剂，煎服法、医嘱同上。

2013年10月14日四诊：患者皮肤面目俱黄较前明显消退，右侧胸闷胁痛、腹大坚满明显减轻，脐心已不外突，腹部脉络暴露隐隐，已不恶心呕吐、烦热、口干口苦，纳食明显增加，精神好转，头晕昏蒙明显改善，小便黄，大便干结改善，舌红，苔薄黄，脉弦数。继用上方 10 剂，煎服法、医嘱同上。

2013 年 10 月 25 日五诊：患者皮肤面目俱黄较前明显消退，右侧胸闷胁痛、腹大坚满明显减轻，脐心已不外突，已无腹部脉络暴露，未再出现恶心呕吐、烦热、口干口苦，纳食明显增加，精神好转，头晕昏蒙明显改善，小便黄，大便干结改善，舌红，苔薄黄，脉弦数。继用上方 10 剂，煎服法、医嘱同上。

2013 年 11 月 6 日六诊：患者稍有皮肤面目色黄，稍觉右侧胸闷胁痛，轻微腹部胀满，纳食明显增加，精神好转，未见头晕昏蒙，小便黄，大便干结明显改善，舌红，苔薄黄，脉弦数。继用上方 10 剂，煎服法、医嘱同上。

2013 年 11 月 17 日七诊：患者未再出现右侧胸闷胁痛，腹部稍有胀满，纳食欠佳，余症皆消，二便正常，舌淡红，苔薄白略腻，脉弦细。此时邪气已退，正气未复，脾胃运化功能欠佳。治宜疏肝和胃，健脾助运，方选柴胡疏肝散合香砂六君子汤。方药：柴胡 12 克，枳壳 12 克，白芍 15 克，川芎 12 克，香附 12 克，陈皮 12 克，炙甘草 10 克，人参 12 克，白术 15 克，茯苓 15 克，半夏 12 克，木香 10 克（后下），砂仁 10 克（后下），生姜 10 克，大枣 3 枚。10 剂，上药凉水浸泡 30 分钟，武火煎沸后文火煎 20 分钟，放入后下之砂仁、木香煎煮 10 分钟，倒出药液；翻煎 30 分钟，2 次药液混合约 500 毫升，分 2 次饭后温服，日 1 剂。

2013 年 11 月 28 日八诊：患者腹部稍有胀满，余症皆消，纳食、二便正常，舌淡红，苔薄白，脉弦细。继用上方 10 剂，巩固疗效，不适随诊。

【按语】此案西医诊断为乙肝肝硬化代偿期、轻度脂肪肝、胆囊炎、胸膜炎、胸腔积液。胸腔积液与肝硬化鼓胀共存，邪实正虚，证候复杂，根据证候属中医“鼓胀”“悬饮”“黄疸”范畴。《灵枢·水胀》曰：“鼓胀何如？岐伯曰：腹胀，身皆大，大与肤胀等也，色苍黄，腹筋起，此其候也。”《金匮要略·痰饮咳嗽病脉证并治》曰：“其人素盛今瘦，水走肠间，沥沥有声，谓之痰饮。饮后水流在胁下，咳唾引痛，谓之悬饮。”患者患乙肝数年，疫毒阻塞经脉，脉道不通，日久失治，肝脾两伤，气滞络瘀，清浊相混，水液停聚则成鼓胀；饮停胁下则成悬饮；湿热互结，浊水停聚，故胸闷胁痛，以右侧为著，腹大坚满，脐心外突，腹部脉络暴露；湿热上蒸，浊水内停，故烦热，口干口苦不欲饮水，头晕昏蒙；湿热中阻，气机不利，故恶心呕吐，不思饮食；湿热熏蒸肌肤则皮肤面目俱黄，黄色鲜明；湿热下注，气化不利则小便赤黄短少；湿热阻于肠胃，腑气不通则大便干结难解；舌红，苔黄腻，脉弦数，皆为水热互结、痰瘀互阻之征。邪实正虚，首当清热利湿，攻下逐水，疏肝退黄。方选中满分消丸合茵陈蒿汤加减。方中中满分消丸清热利湿，攻下逐水；茵陈蒿汤清热利湿退黄；加苍术、大腹皮渗湿消胀；加车前子、白茅根、半边莲、陈葫芦、蟋蟀粉清热行水解毒；加柴胡、川楝子疏肝行气。三诊时小便赤黄，大便干结，故加土茯苓、蒲公英以增强清热解毒之力。七诊时邪气已退，正气未复，肝气不疏，脾胃运化功能欠佳，治宜疏肝和胃，健脾助运，方选柴胡疏肝散合香砂六君子汤以善后，邪祛正复，乃得佳效。

肾病篇

一、关格，悬饮——肾阳虚衰，痰饮阻肺，肺失宣降案

黎某某，男，42岁，干部，广东省东莞市南城人，2015年1月16日初诊。

主诉： 胸疼胸闷，咳嗽气短，少尿1个月。

现病史： 患者于2011年患慢性肾病综合征，有高血压、心脏病、肾积水病史，经常周身浮肿沉重，以眼睑、双足踝部为著，伴纳差、倦怠乏力、尿频尿急、小便不利等症状。2013年检查诊断为“尿毒症”开始透析，长期服用硝苯地平缓释片20 mg，每日2次；双氢克尿噻25 mg，每日3次；螺内酯片20 mg，每日3次。近半年病情日渐加重，2014年12月23日因“胸疼胸闷，咳嗽气短，少尿1周”于东莞市人民医院住院治疗，入院检查肾功能示尿素氮55.3 mmol/L，肌酐2016.9 μmol/L，尿酸664.4 μmol/L；磷酸肌酸激酶581.3 U/L，肌红蛋白569.5 ng/mL，肌钙蛋白0.146 ng/mL；BNP（脑钠肽）742.8 pg/mL；血常规示红细胞总数1.96×10^{12}/L，血红蛋白51 g/L。尿常规：比重1.012，潜血0.6 mg/L，蛋白3 g/L，白细胞24.7/ul。血压168/106 mmHg，心率63次/分。胸片提示：双肺多发渗出性病变，考虑肺水肿合并感染，请结合临床；心影增大，主动脉硬化；双侧胸膜增厚。肾ECT提示：双肾供血大致正常，肾小球滤过率严重受损。双肾及肾血管彩超提示：双肾弥漫性病变，双肾多发囊肿；双肾内血供减少。腹部彩超提示：双肾弥漫性病变，双肾多发囊肿。在医院肾病科住院，经抗感染、洗肾透析、降压等治疗后，因胸胁胀痛，咳嗽气短，少尿，至本门诊部就诊。

刻下症见： 精神萎靡，面色黧黑，面部及全身浮肿，寒热往来，胸胁疼痛，肋间胀满，胀闷如塞，喘咳上气，动则加剧，痰多泡沫，色白黏腻难以咯出，呼吸转侧则疼痛加重，喘息不能平卧，口苦口干，恶心欲吐，脘闷纳少，头晕目眩，小便量少，大便溏稀而少，舌紫黯，苔白厚腻，脉沉细弦。

西医诊断： 慢性肾病综合征；尿毒症；肺水肿合并感染；胸膜增厚；高血压病；心脏病，心影增大，主动脉硬化。

中医诊断： 关格，悬饮。

辨证： 肾阳虚衰，痰饮阻肺，肺失宣降。

治法： 泻肺逐水，降气化痰，温肾助阳。

方药： 椒目瓜蒌汤合真武汤加减。

椒目15克，瓜蒌实30克，桑白皮15克，葶苈子15克（包煎），陈皮15克，法半夏15克，紫苏子15克（包煎），白芥子12克（包煎），茯苓15克，莱菔子10克（包煎），川贝母15克，车前子12克（包煎），白蒺藜15克，厚朴15克，黑附子15克（开水先煎），桂枝15克，白术15克，白芍15克，生姜12克，红枣3枚。

用法： 5剂，上药凉水浸泡30分钟，开水先煎黑附子30分钟（煎至以口服无麻感为度），放入浸泡好的药物，武火煎沸后文火煎30分钟，倒出药液；翻煎30分钟，2次药液混合约500毫升，分2次早晚饭后温服，日1剂。

医嘱： 注意休息，清淡低盐饮食，忌烟酒及辛辣、油腻、生冷等刺激性食物。

2015年1月22日二诊：患者服上方5剂，胸胁疼痛、肋间胀满、胀闷如塞、喘咳上气减轻，泡沫痰较前减少，痰较前容易咯出，仍精神萎靡，面色黧黑，面部及全身浮肿，寒热往来，呼吸转侧则疼痛加重，喘息不能平卧，口苦口干，恶心欲吐，脘闷纳少，头晕目眩，小便量少，大便溏稀而少，舌紫黯，苔白厚腻，脉沉细弦。血压156/98 mmHg，心率65次/分。继用上方7剂，煎服法、医嘱同上。

2015年1月30日三诊：患者服上方7剂，胸胁疼痛、肋间胀满、胀闷如塞、喘咳上气明显减轻，泡沫痰较前明显减少，痰较前容易咯出，呼吸转侧轻微疼痛，已能平卧休息，面部及全身浮肿较前减轻，已无寒热往来，口苦口干、头晕目眩较前改善，已不恶心欲吐，纳食增加，仍精神萎靡，面色黧黑，小便量少，大便溏稀，舌紫黯，苔白厚腻，脉沉细弦。胸片检查提示肺部水肿较前吸收。血压150/95 mmHg，心率66次/分。此时有气滞血瘀证候，上方加丹参15克，益母草15克。10剂，煎服法、医嘱同上。

2015年2月10日四诊：患者稍觉胸胁疼痛、肋间胀满，呼吸转侧轻微疼痛，已能平卧休息，面部及全身浮肿较前明显减轻，未见寒热往来、口苦口干、头晕目眩，未再出现恶心欲吐，纳食明显增加，精神好转，面色黧黑较前明显改善，小便量较前增加，大便正常，舌紫黯，苔薄白，脉细弦。血压143/89 mmHg，心率69次/分。继用上方去车前子，加炙黄芪30克。15剂，煎服法、医嘱同上。

2015年2月26日五诊：患者偶觉胸胁疼痛，呼吸转侧未见疼痛，可平卧休息，面部及全身轻微浮肿，未见寒热往来、口苦口干、头晕目眩，纳食明显增加，精神好转，面色黧黑较前明显改善，二便正常，舌略黯，苔薄白，脉细弦。血压138/88 mmHg，心率69次/分。继用上方15剂，煎服法、医嘱同上。

2015年3月14日六诊：患者未见胸胁疼痛，可平卧休息，面部及全身浮肿消退，纳食明显增加，精神好转，面色黧黑较前明显改善，胸痛、胸闷、气短、咳嗽等症状悉数解除，二便正常，舌淡红，苔薄白，脉沉缓。血压136/88 mmHg，心率70次/分。经肺部CT检查提示双肺病变已经吸收，化验肾功也有较大改善，尿素氮由55.3 mmol/L降为30.45 mmol/L，肌酐由2016.9 μmol/L降为1075.65 μmol/L，尿酸由664.4 μmol/L降为444.1 μmol/L。此时悬饮已愈，辨证属肾阳虚衰，脾不健运。治宜温阳补肾，益气健脾，方选真武汤合右归饮加减。方药：熟地黄15克，山药15克，山茱萸15克，牡丹皮12克，茯苓15克，黑附子15克（开水先煎），菟丝子15克（包煎），枸杞子15克，肉桂10克，炙黄芪30克，白术15克，炒白芍15克，生姜10克。15剂，上药凉水浸泡30分钟，开水先煎黑附子30分钟（煎至以口服无麻感为度），放入浸泡好的药物，武火煎沸后文火煎煮30分钟，倒出药液；翻煎30分钟，2次药液混合约500毫升，分2次早晚饭后温服，日1剂，医嘱同上。

2015年3月30日七诊：患者面色明显改善，全身已无浮肿，无胸闷、胸痛、咳嗽等症状，精神可，纳食、二便正常，舌淡红，苔薄白，脉缓；已能正常工作。继用上方15剂，巩固疗效，不适随诊。

【按语】《医醇剩义·痰饮》指出："悬饮者，水流胁下，咳吐引痛。胁乃肝胆之位，水气在胁则肝气拂逆，而肺金清肃之令，不能下行，故咳而引痛也，椒目瓜蒌汤主之。”《类证治裁·痰饮》指出：“若夫肾阳虚，火不制水，水泛为痰，为饮逆上攻，故清而澈，治宜温阳泄湿，忌用腻品助阴。肾阴虚，火必烁金，火结为痰，为痰火上升，故稠而浊，治宜滋阴清润，忌用温品助燥。”此案西医诊断为慢性肾病综合征，尿毒症，肺水肿合并感染，胸膜增厚，高血压病，心脏病、心影增大、主动脉硬化，属中医“悬饮”“关格”“肾阳虚衰”范畴。患者邪盛正衰，上实下虚，肾阳衰惫，肾关因阳微而不能开则小便量少；水湿内停则面部及全身浮肿；饮留胸肺，肺失宣发与肃降，故胸胁疼痛，肋间胀满，胀闷如塞，呼吸转侧则疼痛加重，喘息不能平卧；痰浊内阻，肺气上逆则咳嗽喘促上气，动则加剧，痰多色白而黏腻难以咯出，痰呈泡沫状；肺居胸中，两胁为少阳经脉分布循行之处，饮留胸肺而化热，少阳枢机不和则寒热往来，口苦口干，头晕目眩；肺病及脾，脾气虚弱，健运失常则恶心欲吐，脘闷纳少，倦怠乏力，大便溏而少；精神萎靡，面色黧黑，舌紫黯，苔白厚腻，脉沉细弦，皆为肾阳虚衰、痰饮阻肺、肺失宣降之征。治宜泻肺逐水，降气化痰，温肾助阳，方选椒目瓜蒌汤合真武汤化裁为主。方中椒目行水蠲饮，桑白皮、紫苏子、葶苈子泻肺利气化饮，半夏、茯苓、橘红、厚朴健脾燥湿化痰，全瓜蒌、三子养亲汤宽胸利膈化痰，白蒺藜疏肝理气，生姜和胃降逆化痰，黑附子、桂枝通阳化饮，车前子利水使邪有出路，合之则成泻肺逐水、降气化痰、温肾助阳之功。三诊时舌紫黯，苔白厚腻，脉沉细弦，故加丹参、益母草活血化瘀利水。四诊时小便量较前增加，故去车前子，加炙黄芪补气行水。六诊时肺部CT检查提示双肺病变已经吸收，化验肾功也有较大改善。此时悬饮已愈，辨证属肾阳虚衰，脾不健运，治宜温阳补肾，益气健脾，方选真武汤合右归饮加减而收功。

东莞市人民医院检验报告单

接收时间:2014-12-31 8:30

姓名：黎　　患者编号：　　标 本 号：　　报告时间:2014-12-31 10:19
性别：男　　床　号：　　送检医师：　　临床诊断：肾功能不全
年龄：42岁　　科　别：肾内科　　标本种类：全血　　备　注：同份标本已复查

项　目	结果		参考区间	单位	项　目	结果		参考区间	单位
白细胞总数	9.04		3.5--9.5	10^9/L	红细胞比积	15.70	↓	40--50	%
中性粒细胞绝对值	6.88	↑	1.80--6.30	10^9/L	红细胞平均体积	80.10	↓	82--100	fL
中性粒细胞百分率	76.10	↑	40--75	%	红细胞平均HGB含量	26.00	↓	27--34	pg
淋巴细胞绝对值	0.69	↓	1.1--3.2	10^9/L	红细胞平均HGB浓度	324.84		316--354	g/L
淋巴细胞百分率	7.60	↓	20--50	%	红细胞体积分布宽度	13.80		11.5--14.5	%
单核细胞绝对值	1.06	↑	0.10--0.60	10^9/L	红细胞体积分布标准差	40.60		35--56	fL
单核细胞百分率	11.70	↑	3--10	%	血小板总数	241.00		125--350	10^9/L
嗜酸性粒细胞绝对值	0.42		0.02--0.52	10^9/L	血小板平均体积	9.80		7.2--11.1	fL
嗜酸性粒细胞百分率	4.60		0.4--8.0	%	血小板体积分布宽度	11.60		11.5--14.5	%
嗜碱性粒细胞绝对值	0		0--0.06	10^9/L	血小板比积	0.24		0.11--0.28	%
嗜碱性粒细胞百分率	0		0--1	%	大型血小板比率	24.50		19.1--47	%
未成熟粒细胞绝对值	0.03	↑	0--0.029	10^9/L					
未成熟粒细胞百分率	0.3		0--0.5	%					
红细胞总数	1.96	↓	4.3--5.8	10^12/L					
血红蛋白	51.00	↓	130--175	g/L					

治疗前血常规报告单

东莞市人民医院检验报告单

姓名：黎■ 患者编号：■ 标 本 号：■ 接收时间：2014-12-26 7:43
性别：男 科 别：肾内科 送检医师：■ 报告时间：2014-12-26 9:48
年龄：42岁 床 号：■ 标本种类：血清
备注：

项 目	结果	提示	参考区间	单位
钾(K+)	5.5	↑	3.5--5.3	mmol/L
钠(Na+)	135.2	↓	137--147	mmol/L
氯(CL-)	101		99--110	mmol/L
钙(Ca)	1.81	↓	2--2.7	mmol/L
磷(IP)	3.91	↑	0.8--1.5	mmol/L
镁(Mg)	1.11		0.67--1.17	mmol/L
尿素氮(BUN)	55.3	↑	2.5--6.4	mmol/L
肌酐(CR)	2016.9	↑	50--130	umol/L
尿酸(UA)	664.4	↑	210--430	umol/L
葡萄糖(GLU)	5.1		3.9--6.1	mmol/L
二氧化碳(CO2)	11.4	↓	22--29	mmol/L

治疗前肾功能检验报告单

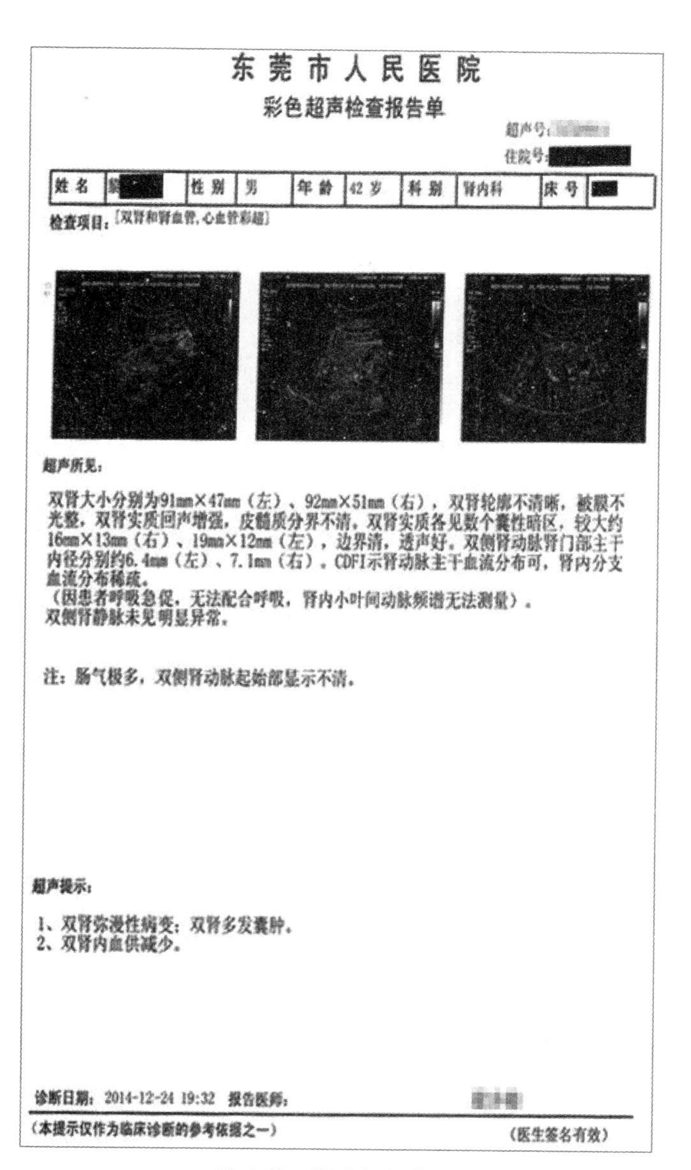
东 莞 市 人 民 医 院

彩色超声检查报告单

超声号：■
住院号：■

姓 名	黎■	性 别	男	年 龄	42 岁	科 别	肾内科	床 号	■

检查项目：[双肾和肾血管，心血管彩超]

超声所见：

双肾大小分别为91mm×47mm（左）、92mm×51mm（右），双肾轮廓不清晰，被膜不光整，双肾实质回声增强，皮髓质分界不清，双肾实质各见数个囊性暗区，较大约16mm×13mm（右）、19mm×12mm（左），边界清，透声好。双侧肾动脉肾门部主干内径分别约6.4mm（左）、7.1mm（右）。CDFI示肾动脉主干血流分布可，肾内分支血流分布稀疏。
（因患者呼吸急促，无法配合呼吸，肾内小叶间动脉频谱无法测量）。
双侧肾静脉未见明显异常。

注：肠气极多，双侧肾动脉起始部显示不清。

超声提示：

1、双肾弥漫性病变；双肾多发囊肿。
2、双肾内血供减少。

诊断日期：2014-12-24 19:32 报告医师：■

（本提示仅作为临床诊断的参考依据之一） （医生签名有效）

治疗前双肾彩超报告单

东莞市人民医院

CR/DR诊断报告

住院号：■■■　　影像号：■■■　　登记时间：2014-12-24

患者姓名：黎■　　性 别：男　　年 龄：42 岁　　科 别：肾内科　　病 床 号：47

检查项目：［胸部正侧位］

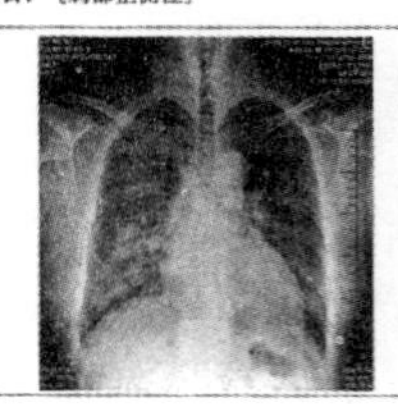

所见

［胸部正侧位］

胸廓对称，双肺纹理增多、模糊，双肺野见散在多发斑片、絮状密度增高影，边界模糊，密度不均匀，以肺野中内带为著。双肺门增浓，结构欠清。气管居中，心影增大，心胸比约0.59。主动脉弓见条状钙化影。双侧胸膜稍增厚。双侧膈面光整，双肋膈角锐利。所见双侧膈上肋骨骨质未见明显异常。

印象

1. 双肺多发渗出性病变，考虑肺水肿合并感染，请结合临床。
2. 心影增大，主动脉硬化；
3. 双侧胸膜稍增厚。

上述所见，对比2014.12.23前片大致相仿。

复核医师：■■　　报告医师：■■　　报告时间：2014-12-24 16:53:10

******此报告仅供本院医生参考，不作证明用******

治疗前胸片诊断报告

东莞市人民医院

核医学科SPECT/CT报告

检查号：■■■　　检查日期：2014-12-24

姓 名：黎■　　性 别：男　　年 龄：42 岁

住院号：■■■　　科 别：肾内科　　床 号：47

检查项目：［肾动态显像+肾小球滤过率测定，99mTc-DTPA　剂 量：　5 mCi

临床诊断：慢性肾脏病（CKD5期）　肾性贫血高血压病

显像结果

按本科技术操作常规，静脉注射显像剂后行肾动态显像+GFR测定：

血流相：腹主动脉清晰显影后2秒双肾出现放射性分布，8-12秒达高峰，双肾血流灌注峰不明显。

功能相：本底放射性明显增高，对比度好，双肾位置正常，显影模糊，轮廓不清。双肾皮质摄取放射性核素未见明显高峰，皮质摄取放射性核素明显减低。双侧输尿管未见明显核素潴留。

TGFR=10.6ml/min，L=4.3ml/min，R=6.3ml/min。左右肾分别占40.2%和59.8%。

肾图：双肾图呈递降型改变。

诊疗意见：

双肾血供大致正常，肾小球滤过率严重受损。

报告医师：■■　　审核医师：■■　　报告日期：2014-12-24

******此报告仅供本院医生参考，不作证明用******

治疗前肾小球滤过率测定报告单

东莞市人民医院检验报告单

姓名：黎　患者编号：　标本号：　接收时间：2015-02-26 9:15
性别：男　科别：血液透析中心　送检医师：　报告时间：2015-02-26 11:36
年龄：42岁　床号：　标本种类：血清　备注：

项目	结果	提示	参考区间	单位
尿素氮(BUN)	30.45	↑	2.5--6.4	mmol/L
肌酐(CR)	1075.65	↑	50--130	umol/L
尿酸(UA)	444.1	↑	210--430	umol/L
葡萄糖(GLU)	7.25	↑	3.9--6.1	mmol/L
二氧化碳(CO2)	17.9	↓	22--29	mmol/L
胱抑素C(Cys-C)	8.62	↑	0--1.12	mg/L

检验者：　审核者：　此结果仅对送检标本负责，如有疑问，请于报告日期三天内提出

治疗后肾功能检验报告单

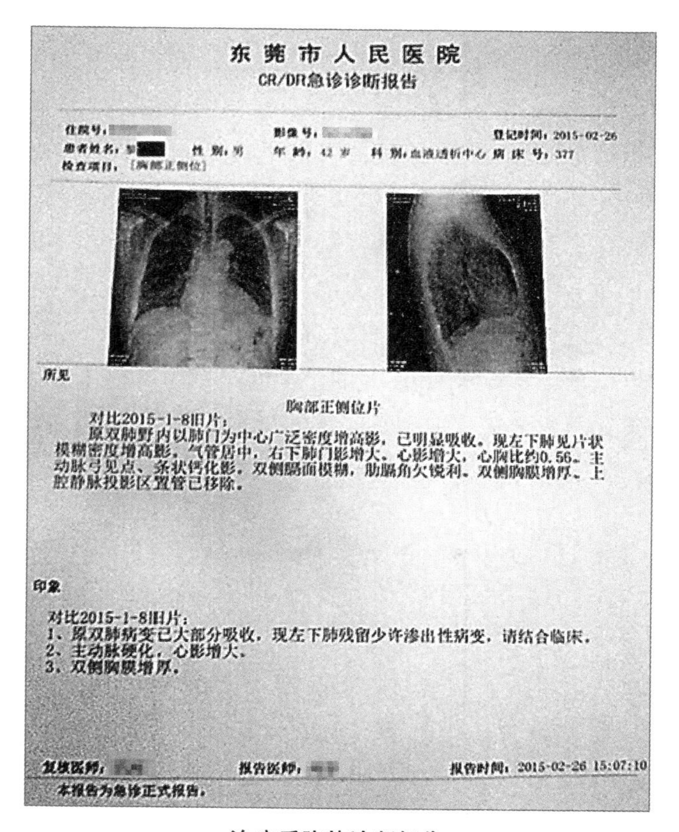

东莞市人民医院

CR/DR急诊诊断报告

住院号：　影像号：　登记时间：2015-02-26
患者姓名：黎　性别：男　年龄：42岁　科别：血液透析中心　病床号：377
检查项目：[胸部正侧位]

所见

胸部正侧位片

对比2015-1-8旧片：

原双肺野内以肺门为中心广泛密度增高影，已明显吸收。现左下肺见片状模糊密度增高影。气管居中，右下肺门影增大，心影增大，心胸比约0.56。主动脉弓见点、条状钙化影，双侧膈面模糊，肋膈角欠锐利。双侧胸膜增厚。上腔静脉投影区置管已移除。

印象

对比2015-1-8旧片：
1、原双肺病变已大部分吸收，现左下肺残留少许渗出性病变，请结合临床。
2、主动脉硬化，心影增大。
3、双侧胸膜增厚。

复核医师：　报告医师：　报告时间：2015-02-26 15:07:10
本报告为急诊正式报告。

治疗后胸片诊断报告

二、水肿，虚劳——脾肾阳虚，气化失司案

张某某，男，6岁6个月，陕西省渭南市蒲城县永丰镇人，2018年3月16日初诊。

主诉：颜面及双下肢水肿伴尿检异常1年。

现病史：患儿于2017年2月感冒后出现颜面、双下肢浮肿，遂在西安某医院住院检

查治疗，住院期间查尿蛋白（+++），24 小时尿蛋白定量 6.178 g，肾脏穿刺病理检查为微小病变性肾病，诊断为肾病综合征。以强的松 2 mg/（kg·d）口服，6 个月蛋白尿转阴。其后逐渐减量，至 2017 年 9 月强的松减量至隔日 2 mg，蛋白尿复至（+++）后又转咸阳某医院中药治疗，尿蛋白始终在（++ ～ +++）之间，经其他患者介绍始来我门诊治疗。

刻下症见：颜面及双下肢浮肿，面色㿠白无华，头发稀疏，神疲乏力，畏寒肢冷，纳差无味，小便清长，大便溏稀，每日 2 ～ 3 次，舌质淡，苔薄白，脉沉细无力。

西医诊断：肾病综合征。

中医诊断：水肿，虚劳。

辨证：脾肾阳虚，气化失司。

治法：温补脾肾，化气行水。

方药：右归饮合香砂六君子汤加减。

熟地黄 12 克，炒山药 12 克，山茱萸 12 克，菟丝子 10 克（包煎），枸杞子 10 克，肉桂 6 克，炮附片 10 克（先煎），巴戟天 6 克，炙黄芪 15 克，太子参 10 克，白术 12 克，茯苓 12 克，陈皮 6 克，木香 3 克（后下），砂仁 6 克（后下），炙甘草 6 克，生姜 6 克，大枣 1 枚。

用法：15 剂，上药凉水浸泡 30 分钟，开水先煎炮附片 30 分钟（煎至以口服无麻感为度），倒入浸泡好的药物，武火煎沸后文火煎 20 分钟，放入后下之木香、砂仁煎煮 10 分钟，倒出药液；翻煎 30 分钟，2 次药液混合约 200 毫升，分 2 次饭后温服，日 1 剂。继用强的松隔日 2 mg。

医嘱：调畅情志，注意休息，清淡饮食，忌辛辣、油腻、上火等刺激性食物。

2018 年 4 月 2 日二诊：患儿服上方 15 剂，颜面及双下肢浮肿减轻，面色较前改善，精神稍有好转，肢端变温，纳食较前增加，大便成形，每日 2 次，舌淡，苔薄白，脉沉细。继用上方加大炙黄芪量为 20 克，炒山药量为 15 克，停用强的松。15 剂，煎服法、医嘱同上。

2018 年 4 月 18 日三诊：患儿颜面及双下肢浮肿明显减轻，面色红润，精神较前明显好转，纳食增加，大便已成形，每日 1 次，舌淡红，苔薄白，脉沉细较前有力。继用上方 15 剂，煎服法、医嘱同上。

2018 年 5 月 4 日四诊：患儿颜面及双下肢稍有浮肿，已不觉畏寒肢冷，面色红润，精神好转，纳食、二便正常，化验尿蛋白消失，舌淡红，苔薄白，脉沉细。继用上方 15 剂，煎服法、医嘱同上。

2018 年 5 月 20 日五诊：患儿颜面及双下肢已不浮肿，面色红润，精神活动正常，纳食、二便正常，化验未见尿蛋白，舌淡红，苔薄白，脉沉。继用上方 30 剂，煎服法、医嘱同上。

2018 年 6 月 22 日六诊：患儿服上方 30 剂，化验尿蛋白未见异常，诸症皆消，纳食、二便正常，舌淡红，苔薄白，脉滑。继用上方 30 剂，巩固疗效，不适随诊。

【按语】肾病综合征属小儿常见病、疑难病，属中医“水肿”“尿浊”“虚劳”范畴。《素问·至真要大论》指出：“诸湿肿满，皆属于脾。”《医门法律·水肿门》曰：“肾司开阖，肾气从阳则开，阳太盛则关门大开，水直下而为消。肾气从阴则阖，阴太盛则关门常阖，水不通而为肿。”此案患儿脾肾阳虚，脾失传输，肾失气化，水湿内停，故颜面及双下肢浮肿；阳虚水泛则面色㿠白无华；脾肾虚弱，精血不足，故头发稀疏；气血阴亏则神疲乏力；阳虚内寒，故畏寒肢冷，小便清长；脾不健运，湿浊犯胃，故纳差无味，大便溏稀，每日 2 ～ 3 次；舌质淡，苔薄白，脉沉细无力，皆为脾肾阳虚、气化失司之征。治宜温补脾肾，化气行水，方选右归饮合香砂六君子汤加减。方中右归饮温补肾阳，化气行水，香砂六君子汤加炙黄芪健脾益气，加巴戟天温补肾阳。二诊时加大炙黄芪、炒山药用量补气养血，健脾补肾。诸药合用，共奏温补脾肾、化气行水之功，收效满意。

三、水肿，虚劳——心肾虚衰，阳虚水泛，脾虚湿阻案

高某某，男，58 岁，企业老总，广东省东莞市大岭山镇人，2017 年 3 月 6 日初诊。

主诉：头晕乏力，颜面及双下肢水肿伴尿检异常 6 年。

现病史：患者于 10 年前发现血糖高、血压高，在当地医院诊断为Ⅱ型糖尿病、高血压病。6 年前发现颜面及双下肢浮肿，遂在医院住院治疗，经化验检查尿蛋白、肌酐、尿素氮增高，肾脏穿刺病理检查为微小病变性肾病，诊断为慢性肾病综合征。运用激素、降压、降糖和中药治疗（用药不详），症状不减。2017 年 3 月 3 日检查，尿蛋白（+++），24 小时尿蛋白定量 0.679 g，肌酐 268 μmol/L，尿素氮 19.5 mmol/L，空腹血糖 9.26 mmol/L，血压 156/96 mmHg，始来我门诊就诊。

刻下症见：面色㿠白无华，颜面及双下肢浮肿，头晕乏力，心悸，畏寒肢冷，双手足麻木，纳差无味，恶心欲吐，小便短少，大便溏稀，每日 2 ～ 3 次，舌质淡，苔薄白，脉沉细弦。

西医诊断：肾病综合征，Ⅱ型糖尿病，高血压病。

中医诊断：水肿，虚劳。

辨证：心肾虚衰，阳虚水泛，脾虚湿阻。

治法：温补肾阳，健脾利水。

方药：真武汤合苓桂术甘汤加减。

人参 15 克，茯苓 15 克，白术 20 克，炮附片 15 克（先煎），赤芍 15 克，干姜 10 克，桂枝 10 克，猪苓 12 克，车前子 10 克（包煎），泽泻 10 克，炙甘草 10 克，覆盆子 12 克（包煎），菟丝子 15 克（包煎），炒山药 15 克，山茱萸 15 克，熟地黄 15 克，巴戟天 15 克。

用法：10 剂，上药凉水浸泡 30 分钟，开水先煎炮附片 30 分钟（煎至以口服无麻感为度），倒入浸泡好的药物，武火煎沸后文火煎 30 分钟，倒出药液；翻煎 30 分钟，2 次药液混合约 500 毫升，分 2 次饭后温服，日 1 剂。

医嘱：调畅情志，注意休息，低盐饮食（每日不超过 2 g），增加蛋白质摄入，减少脂肪摄入，补充微量元素。忌烟酒及辛辣、油腻、上火等刺激性食物。

2017 年 3 月 17 日二诊：患者服上方 10 剂，头晕乏力、心悸减轻，仍面色㿠白无华，颜面及双下肢浮肿，畏寒肢冷，双手足麻木，纳差无味，稍有腹胀，恶心欲吐，小便短

少，大便溏稀，每日 2 ～ 3 次，舌质淡，苔薄白，脉沉细弦。继用上方加厚朴 12 克，枳壳 12 克，焦三仙各 12 克。10 剂。煎服法、医嘱同上。

2017 年 3 月 28 日三诊：患者服上方 10 剂，面色㿠白无华稍有改善，颜面及双下肢浮肿减轻，畏寒肢冷改善，头晕乏力、心悸明显减轻，仍双手足麻木，纳食增加，腹胀、恶心欲吐减轻，小便稍有增多，大便溏稀较前好转，每日 1 ～ 2 次，舌质淡，苔薄白，脉沉细弦。继用上方 15 剂，煎服法、医嘱同上。

2017 年 4 月 14 日四诊：患者面色㿠白无华明显改善，颜面及双下肢浮肿继续好转，稍有头晕乏力、心悸，稍觉畏寒肢冷，双手足麻木减轻，纳食增加，有轻度腹胀，未再出现恶心欲吐，小便较前明显增多，大便已不溏稀，舌质淡，苔薄白，脉沉细弦。继用上方 15 剂，煎服法、医嘱同上。

2017 年 4 月 30 日五诊：患者面色稍红润，颜面及双下肢浮肿继续好转，未再出现头晕，精神明显好转，偶尔心悸，未觉畏寒肢冷，双手足麻木明显减轻，纳食正常，已不腹胀、恶心欲吐，小便正常，大便已不溏稀，舌质淡，苔薄白，脉沉细弦。继用上方 15 剂，煎服法、医嘱同上。

2017 年 5 月 16 日六诊：患者面色稍红润，颜面及双下肢轻微浮肿，精神明显好转，未出现心悸，未觉畏寒肢冷、双手足麻木，未再出现腹胀、恶心欲吐，纳食、二便正常，舌淡红，苔薄白，脉沉细。经化验检查尿蛋白（+），24 小时尿蛋白定量 0.148 g，肌酐 132 μmol/L，尿素氮 7.5 mmol/L，空腹血糖 7.6 mmol/L，血压 134/90 mmHg。继用上方 20 剂，巩固疗效，不适随诊。

【按语】此案西医诊断为糖尿病、高血压病、肾病综合征，属于中医“水肿”“虚劳”范畴。《伤寒论·辨太阳病脉证并治》曰：“太阳病，发汗，汗出不解，其人仍发热，心下悸，头眩，身瞤动，振振欲擗地者，真武汤主之。”《伤寒论·辨少阴病脉证并治》曰：“少阴病，二三日不已，至四五日，腹痛，小便不利，四肢沉重疼痛，自下利者，此为有水气。其人或咳，或小便利，或下利，或呕者，真武汤主之。”患者心肾虚衰，运化失权，开阖不利，脾虚湿阻，脾失传输，肾失气化，水湿内停，故颜面及双下肢浮肿；水湿中阻，清阳不升则头晕乏力；寒湿瘀阻则双手足麻木；脾虚湿阻，上逆肺胃，故恶心欲吐；心阳虚衰则心悸；阳虚水泛则面色㿠白无华；阳气虚衰，水湿内停则小便短少；阳虚内寒，故畏寒肢冷；脾不健运，湿浊犯胃，故纳差无味，大便溏稀，每日 2 ～ 3 次；舌质淡，苔薄白，脉沉细弦，皆为心肾虚衰、阳虚水泛、脾虚湿阻之征。治宜温补肾阳，健脾利水，方选真武汤合苓桂术甘汤加减。方中真武汤加人参、覆盆子、菟丝子、山茱萸、炒山药、熟地黄、巴戟天温补肾阳，苓桂术甘汤加猪苓、泽泻、车前子健脾利水，温阳化饮。二诊时仍纳差无味，稍有腹胀，恶心欲吐，故加厚朴、枳壳、焦三仙健脾和胃，燥湿行气。诸药合用，共奏温补肾阳、健脾利水之功，攻补兼施，标本兼顾，乃得佳效。

四、水肿，蝶疮流注，虚劳——脾肾阳虚，湿毒内蕴案

邓某某，女，35 岁，银行职员，广东省东莞市人，2018 年 3 月 12 日初诊。

主诉：面部及周身皮肤多处红斑、浮肿 5 年余。

现病史：患者于 5 年前，无明显诱因出现面部及周身皮肤多处红斑，四肢浮肿，活动时加重，伴小便泡沫增多、色偏黄，四肢乏力沉重疼痛，腰膝酸软，在广州某医院治疗诊断为狼疮性肾炎。长期服用激素，未见明显好转。现口服强的松每日 60 mg，加双氢克尿噻每次 25 mg，每日 2 次，症状未见改善。3 月 10 日检查尿蛋白（+++），红细胞（++），24 小时尿蛋白定量 0.853 g，肌酐 308 μmol/L，尿素氮 20.45 mmol/L，血压 146/94 mmHg。欲寻求中医治疗，始来我门诊诊治。

刻下症见：面部及周身皮肤多处红斑、两颧尤著，红斑色黯，面部及周身浮肿虚胖，面呈满月状、㿠白无华，头发稀疏，头晕目眩，畏寒肢冷，气短懒言，四肢乏力沉重疼痛，腰膝酸软，纳食无味，小便不利、有泡沫、色偏黄，大便溏稀不成形，月经后期、量少，带下清稀，舌体胖、边有齿痕，苔白腻，脉沉细无力。

西医诊断：狼疮性肾炎。

中医诊断：水肿，蝶疮流注，虚劳。

辨证：脾肾阳虚，湿毒内蕴。

治法：温补脾肾，利水解毒。

方药：济生肾气汤加减。

熟地黄 15 克，炒山药 15 克，山茱萸 15 克，牡丹皮 12 克，茯苓 12 克，泽泻 10 克，车前子 10 克（包煎），川牛膝 10 克，桂枝 12 克，炙附片 12 克（先煎），炙黄芪 30 克，白术 15 克，人参 15 克，益母草 15 克，丹参 15 克，三七 12 克，紫草 12 克，白花蛇舌草 15 克，蒲公英 15 克，金银花 15 克，蝉蜕 12 克。

用法：10 剂，上药凉水浸泡 30 分钟，开水先煎炙附片 30 分钟（煎至以口服无麻感为度），倒入浸泡好的药物，武火煎沸后文火煎 30 分钟，倒出药液；翻煎 30 分钟，2 次药液混合约 500 毫升，分 2 次饭后温服，日 1 剂。

医嘱：调畅情志，注意休息，低盐饮食（每日不超过 2 g），增加热量、蛋白质、维生素摄入，注意个人卫生，防止太阳光暴晒。忌辛辣（辣椒、生姜、生葱等）、油腻、上火等刺激性食物，易引发光过敏的食物不宜食用（香菜、芹菜、油菜等）。

2018 年 3 月 23 日二诊：患者服上方 10 剂，畏寒肢冷、气短懒言、四肢乏力沉重疼痛、腰膝酸软较前改善，小便较前稍有增多、有泡沫，仍面部及周身皮肤多处红斑、两颧尤著，红斑色黯，面部及周身浮肿虚胖，面呈满月状、㿠白无华，头发稀疏，头晕目眩，纳食无味，大便溏稀不成形，舌体胖、边有齿痕，苔白腻，脉沉细无力。继用上方加焦三仙各 12 克，停用双氢克尿噻，递减强的松用量。15 剂，煎服法、医嘱同上。

2018 年 4 月 8 日三诊：患者服上方 15 剂，面部及周身皮肤红斑减少，红斑色黯，面部及周身浮肿虚胖明显减轻，畏寒肢冷、气短懒言、四肢乏力沉重疼痛、腰膝酸软较前明显改善，小便较前增多、有泡沫，头晕目眩减轻，纳食稍有增加，大便溏稀不成形改善，仍面呈满月状、㿠白无华，头发稀疏，舌体胖、边有齿痕，苔白腻，脉沉细无力。继用上方 15 剂，煎服法、医嘱同上。

2018年4月24日四诊：患者面部及周身皮肤红斑明显减少，稍有面部及周身浮肿虚胖，面呈满月状，面色较前好转，头发稀疏，稍觉畏寒肢冷，精神较前好转，四肢乏力沉重疼痛、腰膝酸软明显减轻，小便较前明显增多、泡沫减少，头晕目眩明显减轻，纳食增加，大便溏稀明显改善，月经经期正常但仍量少，带下减少，舌体胖、边有齿痕，苔白略腻，脉沉细无力。继用上方15剂，煎服法、医嘱同上。

2018年5月10日五诊：患者面部及周身皮肤红斑继续减少，稍有面部及周身浮肿虚胖，面呈满月状，面色较前好转，头发稀疏，已不觉畏寒肢冷，精神较前明显好转，稍觉四肢乏力沉重疼痛、腰膝酸软，小便较前明显增多、泡沫减少，轻微头晕目眩，纳食正常，大便溏稀明显改善，舌体胖、边有齿痕，苔白略腻，脉沉细。在医院检查尿蛋白（++），红细胞（+），24小时尿蛋白定量0.641 g，肌酐275 μmol/L，尿素氮18.37 mmol/L，血压140/90 mmHg。继用上方15剂，煎服法、医嘱同上。

2018年5月26日六诊：患者面部及周身皮肤红斑继续减少，稍有面部及周身浮肿虚胖，面呈满月状，面色较前好转，头发增多，未再出现畏寒肢冷，精神较前明显好转，稍觉四肢乏力沉重疼痛、腰膝酸软，小便较前明显增多、有少量泡沫，未再发生头晕目眩，纳食正常，大便偏稀，舌体胖，苔白略腻，脉沉细。继用上方20剂，煎服法、医嘱同上。

2018年6月17日七诊：患者面部及周身皮肤红斑消退，面部及周身已不浮肿虚胖，精神较前明显好转，面呈满月状，面色较前好转，头发继续增多，偶觉四肢乏力沉重疼痛、腰膝酸软，小便正常，纳食正常，大便已不偏稀；此次月经32天来潮、经量正常，舌淡红，苔薄白，脉沉细较前明显有力。继用上方去焦三仙、紫草、蝉蜕、三七、蒲公英、金银花、白花蛇舌草，加菟丝子12克，枸杞子12克，覆盆子12克，鹿角胶10克（烊化），停用强的松。上药凉水浸泡30分钟，开水先煎炙附片30分钟（煎至以口服无麻感为度），倒入浸泡好的药物，武火煎沸后文火煎30分钟，倒出药液；翻煎30分钟，2次药液混合约500毫升，用药液冲服鹿角胶，分2次饭后温服，日1剂，医嘱同上。

2018年7月3日八诊：患者面部及周身未再出现红斑，面呈满月状，面色稍红润，头发继续增多，精神较前明显好转，偶觉四肢乏力沉重疼痛、腰膝酸软，已不浮肿虚胖，纳食、二便正常，舌淡红，苔薄白，脉沉细较前明显有力。在医院化验检查尿蛋白（+），红细胞（–），24小时尿蛋白定量、肌酐、尿素氮均在正常范围内，血压130/80 mmHg。继用上方50剂，煎服法、医嘱同上。

2018年9月15日九诊：患者停药20天复诊，诸症消失，化验尿蛋白（–），其他均在正常范围内，期间月经正常、经量适中，舌淡红，苔薄白，脉沉缓有力。继用上方20剂，煎服法、医嘱同上。

2018年10月26日十诊：患者服上方20剂，停药20天，月经40天未潮，经检查已怀孕，稍觉疲乏，恶心纳差，舌淡红，苔薄白，脉滑数。选益气健脾、养血安胎法，用泰山磐石散加味。方药：人参12克，白术12克，茯苓12克，甘草12克，当归12克，白芍12克，川芎10克，熟地黄12克，炙黄芪15克，黄芩12克，续断12克，砂仁10克（后下），糯米10克。10剂，上药凉水浸泡30分钟，武火煎沸后文火煎20分钟，放入后下之砂仁煎煮10分钟，倒出药液，翻煎30分钟，2次药液混合约500毫升，分2次饭后温服，日1剂，医嘱同上。

妊娠期间未有不适，于2019年6月25日产一女婴，胎儿足月顺产，母女平安，患者及家属欣喜异常。

【按语】此案患者西医诊断为狼疮性肾炎，属中医“水肿”“蝶疮流注”“虚劳”范畴。《诸病源候论·时气阴阳毒候》曰：“若病身重腰膝痛，烦闷，面赤斑出，咽喉痛，或下利狂走，此为阳毒；若身重背强，短气呕逆，唇青面黑，四肢逆冷，为阴毒。”患者稽患肾病日久，脾肾阳虚，水液代谢失常，久则湿毒内蕴，故面部及周身皮肤多处红斑，红斑色暗，两颧尤著；脾失传输，肾失气化，水湿内停则面部及周身浮肿虚胖；又久服激素，面呈满月状；阳虚水泛则面色㿠白无华；肾精亏损，脾气虚弱，气血不足，故头晕目眩，头发稀疏，气短懒言，四肢乏力沉重疼痛，腰膝酸软，月经后期量少，带下清稀；阳虚内寒，故畏寒肢冷；脾不健运，水湿内停，湿浊犯胃，故纳差无味，大便溏稀不成形，小便不利、有泡沫、色偏黄；舌体胖、边有齿痕，苔白腻，脉沉细无力，皆为脾肾阳虚、湿毒内蕴之征。治宜温补脾肾，利水解毒，方选济生肾气汤加减。方中济生肾气汤温肾化气，利水消肿，加炙黄芪、白术、人参健脾益气，加益母草、丹参、三七、紫草、白花蛇舌草、蒲公英、金银花、蝉蜕活血解毒祛斑。二诊时畏寒肢冷、气短懒言、四肢乏力沉重疼痛、腰膝酸软较前改善，小便较前稍有增多，故停用双氢克尿噻，递减强的松用量；仍纳食无味，故加焦三仙健脾和胃。病情日渐好转，效不更方，连用65剂。七诊时患者精神较前明显好转，偶觉四肢乏力沉重疼痛，腰膝酸软，小便正常，面部及周身皮肤红斑消退，面部及周身已不浮肿虚胖，纳食正常，大便已不偏稀，面呈满月状，面色较前好转，头发继续增多，此次月经32天来潮、经量正常，舌淡红，苔薄白，脉沉细较前明显有力。继用上方去焦三仙、紫草、蝉蜕、三七、蒲公英、金银花、白花蛇舌草，加菟丝子、枸杞子、覆盆子、鹿角胶；停用强的松。继续连服70剂，诸症皆消，小便化验正常。十诊时患者月经40天未潮，经检查已怀孕，稍觉疲乏，恶心纳差，舌淡红，苔薄白，脉滑数，故选益气健脾、养血安胎法，用泰山磐石散加味。妊娠期间未有不适，于2019年6月25日产一女婴，胎儿足月顺产，母女平安。

五、水肿，虚劳——肾阴亏虚，肝阳上升案

陈某某，男，38岁，陕西省渭南市澄城县煤矿职工，2005年5月6日初诊。

主诉：周身浮肿，头晕乏力1年余。

现病史：患者2004年4月16日因周身浮肿、发热发冷、腰痛尿少，在当地医院就诊，诊断为急性肾炎。经西药治疗好转后出院，但病情不稳定，经常复发。后于西安某医院住院治疗1个月，诊断为慢性肾小球肾炎，经用抗生素、激素疗法（用药不详）治疗，症状时轻时重。2005年5月3日化验尿蛋白（++），镜检上皮细胞5～7个，红细胞3～6个，白细胞1～5个，颗粒管型1～2个，BUN 8.09 mmol/L，血压146/96 mmHg。欲寻

求中医治疗，始来我门诊部就诊。

刻下症见：眼睑及下肢均有轻度浮肿，面色潮红，头晕头痛，心悸失眠，手足心热，倦怠乏力，纳差腹胀，口咽干燥，小便黄赤，大便干燥，舌淡红，少苔，脉沉细数。

西医诊断：慢性肾小球肾炎。

中医诊断：水肿，虚劳。

辨证：肾阴亏虚，肝阳上升。

治法：滋肾平肝，养阴利水。

方药：滋水清肝饮加减。

熟地黄15克，山药15克，山茱萸15克，牡丹皮12克，茯苓15克，泽泻10克，当归12克，白芍15克，生栀子12克，柴胡12克，酸枣仁12克，大枣3枚，大蓟15克，小蓟15克，白茅根15克，菟丝子12克（包煎），龟胶10克（烊化），鹿胶10克（烊化），珍珠母15克，牡蛎15克（先煎），龙骨15克（先煎），鳖甲15克（先煎），桑寄生12克。

用法：10剂，上药凉水浸泡30分钟，先煎牡蛎、龙骨、鳖甲30分钟，武火煎沸后文火煎30分钟，倒出药液；翻煎30分钟，2次药液混合约500毫升，用药液冲服鹿胶、龟胶，分2次饭后温服，日1剂。

医嘱：调畅情志，注意休息，清淡饮食，限制盐、蛋白质及磷的摄入，避免感染，忌辛辣、油腻、刺激性食物。

2005年5月17日二诊：患者服上方10剂，眼睑及下肢轻度浮肿、头晕头痛稍有减轻，心悸失眠、小便黄赤稍有改善，仍面色潮红，手足心热，倦怠乏力，纳差腹胀，口咽干燥，大便干燥，舌淡红，少苔，脉沉细数。继用上方加厚朴12克，枳壳12克。10剂，煎服法、医嘱同上。

2005年5月28日三诊：患者服上方10剂，面色稍有潮红，眼睑及下肢轻度浮肿，头晕头痛、手足心热、腹胀明显减轻，心悸失眠、小便黄赤较前明显改善，纳食增加，仍倦怠乏力，口燥咽干，大便干燥，舌淡红，少苔，脉沉细数。继用上方10剂，煎服法、医嘱同上。

2005年6月8日四诊：患者面色已不潮红，眼睑及下肢稍有浮肿，偶有头晕头痛、手足心热、心悸，未再出现腹胀，睡眠较前改善，小便轻微黄赤，纳食增加，稍有口燥咽干，精神明显好转，大便干燥明显改善，舌淡红，苔薄白，脉沉细。继用上方15剂，煎服法、医嘱同上。

2005年6月24日五诊：患者面色已不潮红，眼睑及下肢已不浮肿，未再出现头晕头痛、手足心热，已无腹胀、心悸，睡眠较前明显改善，小便微黄，未有口燥咽干，精神明显好转，纳食、大便正常，舌淡红，苔薄白，脉沉细。继用上方去厚朴、枳壳。15剂，煎服法、医嘱同上。

2005年7月10日六诊：患者眼睑及下肢不再浮肿，诸症皆消，精神状态良好，纳食、二便正常，舌淡红，苔薄白，脉沉细较前有力。经化验尿蛋白（+），镜检上皮细胞正常，未见红细胞、白细胞，血压130/86 mmHg。继用上方减大蓟、小蓟、白茅根。继用

15剂，巩固疗效，不适随诊。

【按语】此案西医诊断为慢性肾小球肾炎，属中医“水肿”“虚劳”范畴，辨证为肾阴亏虚，肝阳上升。患者由于肾阴久亏，水不涵木，累及脾，脾失健运，水液输布失常，故眼睑及下肢均有轻度浮肿，纳差腹胀，倦怠乏力；肝肾阴虚于下，肝阳上扰于上，则头晕头痛，面色潮红；阴虚火旺则心悸失眠，手足心热，口咽干燥；小便黄赤，大便干燥，舌淡红，少苔，脉沉细数，皆为肾阴亏虚、肝阳上升之征。《景岳全书》曰：“善补阳者必于阴中求阳，则阳得阴助而生化无穷；善补阴者必于阳中求阴，则阴得阳升而泉源不竭。”故以滋肾平肝、养阴利水为法，选滋水清肝饮加味。方中熟地黄、泽泻、山药、茯苓、山茱萸、菟丝子、牡丹皮、龟胶、鹿胶三阴并补，重在补肾，当归、白芍、柴胡、生栀子、酸枣仁平肝疏肝养血，珍珠母、牡蛎、龙骨、鳖甲、桑寄生育阴潜阳，大蓟、小蓟、白茅根凉血止血，诸药合用，共奏滋肾平肝、养阴利水之功。二诊时仍纳差腹胀，大便干燥，故加厚朴、枳壳理气消胀，通调气机。五诊时未再腹胀，大便通畅，纳食正常，故去厚朴、枳壳。六诊时小便已不黄赤，故去大蓟、小蓟、白茅根。经过近3个月的治疗，随症加减，切中病机，诸症皆消，化验检查正常。

六、水肿，虚劳——脾肾亏虚，水湿泛溢案

张某某，女，28岁，教师，陕西省西安市长安区人，2010年4月2日初诊。

主诉：全身浮肿，尿少坠痛，腰痛1年余。

现病史：患者2009年3月间因受凉感冒，出现咽喉红肿疼痛，继则出现全身浮肿、尿少坠痛、腰痛等症状。在西安某医院化验尿蛋白（+++），红细胞（+），白细胞（+），上皮细胞（+++），诊断为急性肾小球肾炎。经治出院，尔后每遇感冒或疲劳过度，经常复发，用中西药治疗少效，症状时轻时重，始来我门诊中医治疗。

刻下症见：面色萎黄，颜面及下肢浮肿，头晕身困，四肢无力，手足发冷，心悸气短，脘腹胀闷，食欲不振，大便溏，小便短少，舌质淡，苔白滑，脉沉细弱。

西医诊断：慢性肾小球肾炎。

中医诊断：水肿，虚劳。

辨证：脾肾亏虚，水湿泛溢。

治法：健脾补肾，温阳利水。

方药：实脾饮合真武汤加减。

茯苓15克，白术15克，木瓜15克，炙甘草12克，木香6克（后下），大腹皮15克，草果12克，干姜12克，川附片12克（先煎），厚朴15克，大枣3枚，白芍15克，山茱萸15克，炒山药15克，菟丝子12克（包煎）。

用法：7剂，上药凉水浸泡30分钟，开水先煎川附片30分钟（煎至以口服无麻感为度），武火煎沸后文火煎20分钟，放入后下之木香煎煮10分钟，倒出药液；翻煎30分钟，2次药液混合约500毫升，分2次饭后温服，日1剂。

医嘱：注意休息，预防感冒，低盐饮食，控制蛋白质的摄入。忌食动物内脏、豆类和

豆制品以及辛辣、油腻刺激性食物。

2010年4月9日二诊：患者服上方7剂，颜面及下肢浮肿减轻，头晕身困改善，仍面色萎黄，四肢无力，手足发冷，心悸气短，脘腹胀闷，食欲不振，大便溏，小便短少，舌质淡，苔白滑，脉沉细弱。继用上方加砂仁12克（后下），桂枝12克，炙黄芪30克。10剂，上药凉水浸泡30分钟，开水先煎川附片30分钟（煎至以口服无麻感为度），武火煎沸后文火煎20分钟，放入后下之木香、砂仁煎煮10分钟，倒出药液，翻煎30分钟，2次药液混合约500毫升，分2次饭后温服，日1剂，医嘱同上。

2010年4月20日三诊：患者服上方10剂，颜面及下肢浮肿明显减轻，头晕身困、四肢无力、手足发冷较前明显改善，心悸气短、脘腹胀闷较前好转，纳食增加，面色萎黄、大便溏较前改善，小便较前增加，舌质淡，苔白滑，脉沉细弱。继用上方10剂，煎服法、医嘱同上。

2010年5月1日四诊：患者服上方10剂，稍有颜面及下肢浮肿，头晕身困、四肢无力、手足发冷较前明显改善，心悸气短、脘腹胀闷较前明显好转，纳食增加，面色萎黄、大便溏较前改善，小便较前增多，舌质淡，苔白滑，脉沉细弱。继用上方10剂，煎服法、医嘱同上。

2010年5月12日五诊：患者面色明显改善，颜面及下肢已不浮肿，稍有头晕身困、四肢无力、手足发冷，偶觉心悸气短、脘腹胀闷，纳食增加，大便已不溏稀，小便正常，舌质淡，苔薄白，脉沉细。继用上方15剂，煎服法、医嘱同上。

2010年5月28日六诊：患者面色出现红润，未见颜面及下肢浮肿，稍有头晕身困、四肢无力、手足发冷，偶觉心悸气短，脘腹未再有胀闷感，纳食、二便正常，舌质淡，苔薄白，脉沉细。继用上方15剂，煎服法、医嘱同上。

2010年6月14日七诊：患者未再出现颜面及下肢浮肿，诸症皆消，纳食、二便正常，舌淡红，苔薄白，脉沉细。经化验尿蛋白（+），红细胞（-），白细胞（-），上皮细胞（-），继用上方15剂，巩固疗效，不适随诊。

【按语】此案西医诊断为慢性肾小球肾炎，属中医“水肿”“虚劳”等范畴。肾为封藏之本，五脏六腑之精气藏于肾，肾气充则精关固，精微则能内藏。患者肾阳虚衰，肾气不固，精微则漏泄于外；脾主运化，输布津液，外邪侵袭，脏腑虚损，脾肾亏虚，水湿泛溢，故颜面及下肢浮肿；湿性重着，故头晕身困，四肢无力，手足发冷，面色萎黄；脾阳不振，运化失司，胃失和降则脘腹胀闷，食欲不振；阳不化气，水湿不行，故心悸气短，大便溏，小便短少；舌质淡，苔白滑，脉沉细弱，皆为脾肾亏虚、水湿泛溢之征。治宜健脾补肾，温阳利水，方选实脾饮合真武汤加减。方中实脾饮温阳健脾，行气利水；真武汤加山茱萸、菟丝子温肾助阳，温运水湿；加炒山药健脾益气。二诊时仍面色萎黄，四肢无力，手足发冷，心悸气短，脘腹胀闷，食欲不振，大便溏，小便短少，舌质淡，苔白滑，脉沉细弱，故加炙黄芪补气健脾，利水消肿，加砂仁健脾消胀，加桂枝温通利水。诸药合用，共奏健脾补肾、温阳利水之功，收效满意。

七、水肿——脾失健运，湿浊下注案

孙某某，女，42岁，工人，陕西省渭南市临渭区人，2006年6月12日初诊。

主诉： 双下肢浮肿2年，加重3个月。

现病史： 患者双下肢浮肿2年，加重3个月。月经前加重，水肿呈凹陷性，伴腹胀。在当地医院化验肾功、血清白蛋白未见异常，B超检查双下肢、心、肝未见异常，诊断为特发性水肿。服用呋塞米、谷维素、维生素C等药物治疗，效果不佳，始来我门诊诊疗。

刻下症见： 双下肢水肿，按之凹陷，下肢沉重有冷感，伴腹胀，口干不欲饮，纳差食少，大便不畅，小便少，舌淡，苔白腻，有齿痕，脉滑。

西医诊断： 特发性水肿。

中医诊断： 水肿。

辨证： 脾失健运，湿浊下注。

治法： 健脾化湿，利水消肿。

方药： 藿香正气散合五皮饮加减。

藿香15克，陈皮12克，半夏曲12克，紫苏12克，白芷12克，茯苓皮12克，生姜皮12克，炒白术12克，厚朴12克，独活12克，大腹皮12克，桑白皮12克，桂枝10克，车前子10克（包煎），桔梗12克，炙甘草10克，大枣3枚。

用法： 7剂，上药凉水浸泡30分钟，武火煎沸后文火煎30分钟，倒出药液；翻煎30分钟，2次药液混合约500毫升，分早晚2次饭后温服，日1剂。

医嘱： 调畅情志，注意休息，低盐饮食。

2006年6月20日二诊：患者服上方7剂，双下肢水肿减轻，按之凹陷变浅，下肢沉重有冷感改善，腹胀减轻，仍口干不欲饮，纳差食少，大便不畅，小便少，舌淡，苔白腻，有齿痕，脉滑。上方加焦三仙各15克，枳壳12克，砂仁12克（后下）。7剂，上药凉水浸泡30分钟，武火煎沸后文火煎20分钟，放入后下之砂仁煎煮10分钟，倒出药液，翻煎30分钟，2次药液混合约500毫升，分早晚2次饭后温服，日1剂，医嘱同上。

2006年6月28日三诊：患者服上方7剂，双下肢水肿明显减轻，按之已无凹陷，下肢略有沉重冷感，稍有腹胀，口干不欲饮改善，纳食增加，二便正常，舌淡红，苔白，脉滑。继用上方7剂，煎服法、医嘱同上。

2006年7月6日四诊：患者有轻微双下肢水肿，下肢已无沉重冷感，纳食、二便正常，舌淡红，苔薄白，脉滑。继用上方加黄芪30克，党参15克。10剂，煎服法、医嘱同上。

2006年7月17日五诊：患者已无双下肢水肿，余症皆消，纳食、二便正常，舌淡红，苔薄白，脉滑。继用上方10剂，巩固疗效。3个月后随访下肢浮肿未见复发。

【按语】《素问·经脉别论》曰："饮入于胃，游溢精气，上输于脾，脾气散精，上归于肺，通调水道，下输膀胱，水精四布，五经并行。"此案患者脾失健运，水湿运行不畅，湿浊下注，故双下肢水肿，按之凹陷，下肢沉重有冷感；运化失司，胃气不降，故腹胀，口干不欲饮，纳差食少，大便不畅，小便少；舌淡，苔白腻，有齿痕，脉滑，皆为脾失健运、湿浊下注之征。《太平惠民和剂局方·卷二》记载藿香正气散可“治遍身浮肿”。故方选藿香正气散合五皮饮加减，健脾化湿，利水消肿；因下肢沉重有冷感，加桂枝温阳散寒，通络消肿；病位在下，加独活引药下行兼可祛湿。二诊时仍口干不欲饮，纳差食少，大便不畅，加焦三仙、枳壳、砂仁健脾和胃。脾主运化，脾强则水湿自去，故在治疗后期加黄芪、党参健脾益气，乃得佳效。

八、气淋——肝郁化火，下焦湿热，热伤血络案

刘某某，女，30岁，干部，陕西省西安市未央区人，2011年3月4日初诊。

主诉： 小便频数1周。

现病史： 患者1周前因与同事争吵后生气，继而出现小便频数，小便后余沥不尽，近两日症状加重。小便滴沥刺痛，势如火灼，尿色黄赤有血丝。化验尿常规：蛋白（+），白细胞6～8/HP，红细胞19～31/HP，白细胞计数16.9×10^9/L。曾口服呋喃旦啶、诺氟沙星胶囊、维生素C等西药治疗，略有缓解，始来我门诊诊疗。

刻下症见： 小便频数，余沥不尽，尿有血丝，小腹拘急，胁肋及腰部胀痛，口干口苦，恶寒发热（体温38.7℃），烦热懊侬，多梦少寐，大便干燥，舌红，苔黄燥，脉弦数。

西医诊断： 急性肾盂肾炎。

中医诊断： 气淋。

辨证： 肝郁化火，下焦湿热，热伤血络。

治法： 疏肝泻火，清利湿热，凉血止血。

方药： 丹栀逍遥散加减。

牡丹皮12克，生栀子12克，当归12克，白芍12克，柴胡20克，黄芩15克，茯苓15克，白术12克，甘草10克，薄荷10克（后下），竹叶12克，萹蓄15克，瞿麦15克，白通草10克，大蓟15克，小蓟15克，炒茜草12克。

用法： 7剂，上药凉水浸泡30分钟，武火煎沸后文火煎20分钟，放入后下之薄荷煎煮10分钟，倒出药液，翻煎30分钟，2次药液混合约500毫升，分2次饭后温服，日1剂。

医嘱： 调畅情志，注意休息，清淡饮食，忌辛辣、油腻、上火等刺激性食物。

2011年3月12日二诊：患者服上方7剂，小便频数、余沥不尽减轻，尿中有少量血丝，小腹拘急、胁肋及腰部胀痛减轻，未再恶寒发热（体温36.8℃），稍觉口干口苦，仍烦热懊侬，多梦少寐，大便干燥，舌红，苔黄，脉弦数。上方减柴胡量为12克，去黄芩。7剂，煎服法、医嘱同上。

2011年3月20日三诊：患者服上方7剂，小便频数、余沥不尽明显减轻，尿中未见血丝，小腹拘急、胁肋及腰部胀痛明显减轻，已不恶寒发热（体温正常），已无口干口苦，烦热懊侬、睡眠较前改善，大便干燥缓解，舌红，苔黄，脉弦数。继用上方7剂，煎服法、医嘱同上。

2011年3月28日四诊：患者未再出现小便频数、余沥不尽、口干口苦，尿中已无血丝，偶有小腹拘急、胁肋及腰部胀痛，精神好转，睡眠正常，大便已不干燥，舌红，苔薄黄，脉弦。上方去竹叶、萹蓄、瞿麦、白通草、大蓟、小蓟、炒茜草。7剂，煎服法、医嘱同上。

2011年4月5日五诊：患者未再出现小便频数、余沥不尽，尿中未见血丝，已无小腹拘急、胁肋及腰部胀痛，诸症消除，大便正常，舌淡红，苔薄黄，脉弦。尿常规化验正常，继用上方7剂，巩固疗效。

【按语】此案患者西医诊断为急性肾盂肾炎，属中医“气淋”范畴。患者恼怒伤肝，气郁化火，气火郁于下焦，膀胱湿热，故小便频数，余沥不尽，尿有血丝，小腹拘急，胁肋及腰部胀痛，口干口苦，恶寒发热（体温38.7℃），烦热懊侬，多梦少寐，大便干燥，舌红，苔黄燥，脉弦数，皆由肝郁化火、下焦湿热、热伤血络所致。治宜疏肝泻火，清利湿热，佐以凉血止血，故方选丹栀逍遥散加减。方中丹栀逍遥散疏肝泻火，加竹叶、萹蓄、瞿麦、白通草清利湿热，加大蓟、小蓟、炒茜草凉血止血。初诊时恶寒发热，重用柴胡，加黄芩清肝退热。二诊时发热已退，故减柴胡量，去黄芩。四诊时小便已无血丝，故去竹叶、萹蓄、瞿麦、白通草、大蓟、小蓟、炒茜草等清热凉血止血之品，以丹栀逍遥散巩固疗效而收功。

九、热淋——湿热蕴结下焦案

李某某，男，38岁，工人，陕西省西安市雁塔区人，2017年5月6日初诊。

主诉：尿频、尿痛、间歇性高热10天。

现病史：患者小便时感左侧腰部隐痛20天，于10天前出现尿频、尿痛、间歇性高热。在西安某医院B超检查提示：肾及输尿管未见结石。尿常规检查：尿蛋白（+++），脓细胞（++），红细胞少量，管型（–），上皮细胞（++）。用中西药（药名不详）治疗，效果不佳，始来我门诊诊治。

刻下症见：腰部隐痛，肾区叩击痛明显，小便时有痛感，右胁肋部、上输尿管部位有压痛，呼吸运动时疼痛加剧，倦怠乏力，寒热往来，纳差食少，口有异味，口干不欲饮，心烦欲呕，舌边尖红，苔黄腻，脉弦滑数。

西医诊断：急性肾盂肾炎。

中医诊断：热淋。

辨证：湿热蕴结下焦。

治法：清肝泻火，利湿通淋。

方药：龙胆泻肝汤合小柴胡汤加减。

龙胆12克，炒栀子12克，黄芩12克，柴胡15克，生地黄15克，车前子12克（包煎），泽泻12克，木通12克，甘草10克，当归12克，灯心草6克，萹蓄15克，瞿麦15克。

用法：3剂，上药凉水浸泡30分钟，武火煎沸后文火煎30分钟，倒出药液；翻煎

30分钟，2次药液混合约500毫升，分2次饭后温服，日1剂。

医嘱：注意休息，清淡饮食，忌辛辣、生冷、油腻等刺激性食物。

2017年5月10日二诊：患者服上方3剂，腰部隐痛、肾区叩击痛已不明显，小便时有痛感减轻，右胁肋部、上输尿管部位已无压痛，已无寒热往来，纳食增加，倦怠乏力，仍口有异味，口干不欲饮，心烦欲呕，舌边尖红，苔黄腻，脉弦滑数。继用上方7剂，煎服法、医嘱同上。

2017年5月18日三诊：患者服上方7剂，已无腰部隐痛、肾区叩击痛、小便痛感，未再出现右胁肋部、输尿管部位压痛，纳食正常，无心烦欲呕感，口中无异味，精神好转，舌淡红，苔薄黄，脉弦滑。继用上方7剂，煎服法、医嘱同上。

2017年5月26日四诊：患者未再出现小便痛感，已无腰部隐痛，右胁肋部、输尿管部位无压痛感，诸症皆除，舌淡红，苔薄白，脉滑。经小便化验尿蛋白（+），脓细胞（-），未见红细胞，管型（-），上皮细胞（-）。继用上方10剂，巩固疗效，不适随诊。

【按语】中医没有急性肾盂肾炎病名，此案属“热淋”范畴。《金匮要略·五脏风寒积聚病脉证并治》曰：“热在下焦者，则尿血，亦令淋秘不通。”《景岳全书》曰：“淋之初病，则无不由于热剧，无容辨矣。”《医学纲目》曰：“诸淋皆属于热。”少腹乃足厥阴肝经循行之处，肝经湿热下注，湿热互结，少阳枢机不利，故寒热往来，右胁肋部疼痛，纳差食少，口有异味，口干不欲饮，心烦欲呕，倦怠乏力；湿热壅遏下焦，气机不利，故腰部隐痛，肾区叩击痛明显，小便时有痛感，上输尿管部位有压痛；舌边尖红，苔黄腻，脉弦滑数，皆为湿热蕴结下焦之征。治宜清肝泻火，利湿通淋，方选龙胆泻肝汤合小柴胡汤加减。方中龙胆泻肝汤加灯心草清泻肝经实火，清利下焦湿热；加黄芩、柴胡调和退热，药证相符，诸症皆消，收效迅捷。

十、热淋——肝经湿热下注案

张某某，女，22岁，陕西省西安市碑林区人，2003年7月8日初诊。

主诉：尿频、尿急、尿痛3天。

现病史：患者于3天前出现尿频、尿急、尿痛，口服阿莫西林、诺氟沙星胶囊、八正合剂等治疗，效果不明显，始来我门诊治疗。

刻下症见：少腹拘痛，尿频，尿道口灼痛，尿黄赤短少，寒热往来，心烦欲呕，口苦口干，不欲饮食，舌红，苔黄腻，脉弦滑数。

西医诊断：急性尿路感染。

中医诊断：热淋。

辨证：肝经湿热下注。

治法：清利湿热，利尿通淋。

方药：龙胆泻肝汤加减。

龙胆12克，泽泻10克，柴胡12克，木通12克，车前子12克（包煎），生地黄15克，当归12克，栀子12克，黄芩10克，萹蓄15克，瞿麦15克，白通草10克，甘草10克。

用法： 3剂，上药凉水浸泡30分钟，武火煎沸后文火煎30分钟，倒出药液；翻煎30分钟，2次药液混合约500毫升，分2次饭后温服，日1剂。

医嘱： 清淡饮食，多饮温水，忌辛辣、油腻、生冷等刺激性食物。

2003年7月12日二诊：患者服上方3剂，少腹拘痛、尿频、尿道口灼痛明显减轻，尿黄赤短少、心烦欲呕、口苦口干、不欲饮食较前明显改善，稍有寒热往来，舌淡红，苔薄黄，脉弦滑。继用上方3剂，煎服法、医嘱同上。

2003年7月16日三诊：患者未再出现少腹拘痛、尿频、尿道口灼痛，余症皆消，纳食、二便正常，舌淡红，苔薄白，脉弦滑。继用上方2剂，巩固疗效。

【按语】急性尿路感染，中医称之为"淋证"，此案属"热淋"。《金匮要略·消渴小便不利淋病脉证并治》曰："淋之为病，小便如粟状，小腹弦急，痛引脐中。"《丹溪心法·淋》曰："淋有五，皆属乎热。"少腹乃足厥阴肝经循行之处，肝经湿热下注，湿热互结，遂致少腹拘痛，寒热往来；湿热下注则尿痛，尿频，尿道口灼痛，尿黄赤短少；肝胆疏泄不利，湿热蕴结中焦，故心烦欲呕，口苦口干，不欲饮食；舌红，苔黄腻，脉弦滑数，皆为肝经湿热下注之征。治宜清利湿热，利尿通淋，方选龙胆泻肝汤加减。方中龙胆泻肝汤清泻肝经实火，清利湿热；加萹蓄、瞿麦、白通草清热利尿通淋，使湿热之邪从小便而去，水道得以畅通，淋疾得以痊愈。

十一、热淋——肝经湿热，下注膀胱案

张某某，男，31岁，陕西省西安市新城区人，2016年3月5日初诊。

主诉： 尿频、尿急、尿痛15天。

现病史： 患者尿频、尿急、尿痛不适15天，在西安某医院就诊，B超检查示尿道周围有低回声，腺实质回声不均匀，前列腺轻度肿大；前列腺液化验示白细胞（+++），红细胞（++）；诊断为急性前列腺炎。用头孢曲松钠、左氧氟沙星静脉滴注5天，症状好转。近日复又加重，始来我门诊诊疗。

刻下症见： 尿频、尿急、尿痛，会阴部疼痛作胀难忍，放射至腰、腹、睾丸，伴恶寒发热（体温38.7℃），口苦口干，大便干燥，尿少尿黄，舌红，苔薄黄，脉弦数。肛门指诊：前列腺肿大，触痛明显，前列腺有波动感。

西医诊断： 急性前列腺炎。

中医诊断： 热淋。

辨证： 肝经湿热，下注膀胱。

治法： 清泻肝火，利湿解毒。

方药： 龙胆泻肝汤合八正散加减。

龙胆12克，泽泻12克，生地黄15克，车前子12克（包煎），大黄10克（后下），滑石15克，皂角刺12克，当归12克，木通12克，黄芩12克，柴胡15克，黄柏12克，甘草10克，栀子12克，蒲公英30克，金银花30克，连翘30克，通草10克，萹蓄15克，

瞿麦 15 克。

用法：5 剂，上药凉水浸泡 30 分钟，武火煎沸后文火煎 20 分钟，放入后下之大黄煎煮 10 分钟，倒出药液；翻煎 30 分钟，2 次药液混合约 500 毫升，分 2 次饭后温服，日 1 剂。

医嘱：注意休息，清淡饮食，忌烟酒及辛辣、油腻等刺激性食物。

2016 年 3 月 11 日二诊：患者服上方 5 剂，已不发热（体温 36.8℃），尿频、尿急、尿痛、会阴部疼痛作胀难忍减轻，未见放射至腰、腹、睾丸，口苦口干、大便干燥、尿少尿黄较前改善，舌红，苔薄黄，脉弦数。继用上方 7 剂，煎服法、医嘱同上。

2016 年 3 月 19 日三诊：患者未再发热，已无尿频、尿急、尿痛、会阴部疼痛作胀，诸症悉除，二便正常，舌淡红，苔薄白，脉弦。继用上方 7 剂，巩固疗效。

【按语】此案西医诊断为急性前列腺炎，属中医“热淋”，由肝经湿热、下注膀胱所致。湿热下注膀胱，气化不利，无以分清别浊，故尿频、尿急、尿痛，会阴部疼痛作胀难忍，放射至腰、腹、睾丸；肝经湿热，少阳枢机不利则恶寒发热，口苦口干，大便干燥，尿少尿黄；舌红，苔薄黄，脉弦数，皆为肝经湿热下注、热毒内蕴之征。治宜清泻肝火，利湿解毒，方选龙胆泻肝汤合八正散加减。方中龙胆泻肝汤清肝胆实火，泻下焦湿热；八正散清热利湿通淋；重用柴胡、黄芩调和退热；加皂角刺、黄柏、蒲公英、金银花、连翘、通草增强清热解毒、利湿通淋之效；药中病所，诸症皆消。

十二、气淋——肝郁化火，下焦湿热案

张某某，男，38 岁，干部，陕西省安康市人，1998 年 7 月 9 日初诊。

主诉：阴部及睾丸隐痛下坠半年。

现病史：患者半年前曾患淋球菌感染，经治疗后好转，但觉阴部及睾丸隐痛下坠，在当地医院化验前列腺液及 B 超检查，诊断为慢性前列腺炎。服用中西药物均未能显效，经其他患者介绍，始来我门诊部就诊。

刻下症见：阴部及睾丸隐痛下坠，小腹坠胀，精神抑郁，心烦急躁，口干口苦，纳差食少，夜寐不宁，大便干燥，小便艰涩不利、色黄，舌淡红，苔薄黄，脉弦细数。

西医诊断：慢性前列腺炎。

中医诊断：气淋。

辨证：肝郁化火，下焦湿热。

治法：疏肝清热，解毒通淋。

方药：丹栀逍遥散加减。

牡丹皮 12 克，栀子 12 克，柴胡 12 克，白芍 12 克，当归 12 克，茯苓 12 克，白术 12 克，川楝子 12 克，延胡索 12 克，甘草 10 克，荔枝核 12 克，橘核 12 克，丝瓜络 12 克，乌药 12 克，皂角刺 12 克，蒲公英 30 克，连翘 30 克，萹蓄 12 克，瞿麦 12 克。

用法：10 剂，上药凉水浸泡 30 分钟，武火煎沸后文火煎 30 分钟，倒出药液；翻煎 30 分钟，2 次药液混合约 500 毫升，分 2 次饭后温服，日 1 剂。

医嘱：调畅情志，注意休息，清淡饮食，忌烟酒及辛辣、咖啡、浓茶等刺激性食物。

1998年7月20日二诊：患者服上方10剂，阴部及睾丸隐痛下坠、小腹坠胀减轻，精神较前稍有好转，心烦急躁较前改善，仍口干口苦，纳差食少，夜寐不宁，大便干燥，小便艰涩不利、色黄，舌淡红，苔薄黄，脉弦细数。上方加炒莱菔子12克（包煎），枳壳15克，白通草10克。10剂，煎服法、医嘱同上。

1998年7月31日三诊：患者服上方10剂，阴部及睾丸隐痛下坠、小腹坠胀明显减轻，精神好转，心烦急躁、口干口苦、睡眠明显改善，纳食增加，大便已不干燥，小便已不艰涩、颜色淡黄，舌淡红，苔薄黄，脉弦细数。继用上方10剂，煎服法、医嘱同上。

1998年8月11日四诊：患者稍有阴部及睾丸隐痛下坠、小腹坠胀，已无心烦急躁，稍觉口干口苦，纳食正常，精神、睡眠好转，大便已不干燥，小便明显通畅、已不发黄，舌淡红，苔薄黄，脉弦细。继用上方10剂，煎服法、医嘱同上。

1998年8月22日五诊：患者阴部及睾丸隐痛下坠、小腹坠胀消失，未再出现心烦急躁，无口干口苦，纳食、睡眠、二便正常，舌淡红，苔薄白，脉弦。经泌尿科复查，前列腺液化验正常。继用上方10剂，巩固疗效，不适随诊。

【按语】此案西医诊断为慢性前列腺炎，属中医“气淋”范畴。《证治要诀·淋闭》曰：“气淋，气郁所致。”近年来慢性前列腺炎患者有心理障碍者不在少数，患者情志抑郁，肝失条达，气机郁结，膀胱气化不利，故见阴部及睾丸隐痛下坠，小腹坠胀，小便艰涩不利、颜色黄，心烦急躁，口干口苦，纳差食少，夜寐不宁，大便干燥；舌淡红，苔薄黄，脉弦细数，皆为肝郁化火、下焦湿热之征。治宜疏肝清热，解毒通淋。方选丹栀逍遥散加减。方中丹栀逍遥散疏肝清热，加川楝子、延胡索、荔枝核、橘核、丝瓜络、乌药、皂角刺疏肝理气通络，加蒲公英、连翘、萹蓄、瞿麦清热利湿解毒。二诊时仍小便艰涩不利、颜色黄，口干口苦，纳差食少，夜寐不宁，大便干燥，故加炒莱菔子、枳壳健脾化湿，加白通草利水通淋。诸药合用，共奏疏肝清热、解毒通淋、健脾化湿之功，收效良好。

十三、气淋——肝气郁结，下焦湿热案

赵某某，男，49岁，干部，陕西省西安市莲湖区人，2007年11月13日初诊。

主诉：小腹会阴部坠胀刺痛，小便不畅2年。

现病史：患者小腹会阴部坠胀刺痛，小便不畅2年，精神抑郁，两胁胀痛。多次在外院泌尿外科就诊，肛检示前列腺质地较硬，触痛；前列腺液常规示WBC 10～13/HP，卵磷脂小体（+）；诊断为慢性前列腺炎。先后给予阿奇霉素、左氧氟沙星及中成药八正合剂、前列康等治疗，无明显效果，症状时轻时重，始来我门诊求治。

刻下症见：小腹会阴部坠胀刺痛，小便不畅，两胁胀痛，精神抑郁，眠差梦多，大便秘结，舌质紫黯，苔薄白，脉弦涩。

西医诊断：慢性前列腺炎。

中医诊断：气淋。

辨证：肝气郁结，下焦湿热。

治法：疏肝理气，利湿通淋。

方药：柴胡疏肝散加味。

柴胡12克，香附12克，陈皮12克，枳壳12克，川芎10克，皂角刺12克，蒲公英30克，白芍15克，川楝子15克，延胡索12克，乌药12克，萹蓄15克，瞿麦15克，灯心草10克，车前子10克（包煎），王不留行12克，甘草10克。

用法：7剂，上药凉水浸泡30分钟，武火煎沸后文火煎30分钟，倒出药液；翻煎30分钟，2次药液混合约500毫升，分2次饭后温服，日1剂。

医嘱：调畅情志，饮食有节，忌烟酒及辛辣刺激性食物。

2007年11月21日二诊：患者服上方7剂，小腹会阴部坠胀刺痛、两胁胀痛减轻，仍小便不畅，精神抑郁，眠差梦多，大便秘结，舌质紫黯，苔薄白，脉弦涩。继用上方10剂，煎服法、医嘱同上。

2007年12月2日三诊：患者服上方10剂，小腹会阴部坠胀刺痛、两胁胀痛明显减轻，小便不畅、大便秘结较前改善，精神抑郁、睡眠稍有好转，舌质紫黯，苔薄白，脉弦涩。继用上方10剂，煎服法、医嘱同上。

2007年12月13日四诊：患者偶有小腹会阴部坠胀刺痛、两胁胀痛，小便不畅、大便秘结明显改善，精神、睡眠较前好转，舌淡红，苔薄白，脉弦细。继用上方10剂，煎服法，医嘱同上。

2007年12月24日五诊：患者未再出现小腹会阴部坠胀刺痛、两胁胀痛，精神好转，睡眠、二便正常，舌淡红，苔薄白，脉弦细。前列腺液常规：WBC 0～2/HP，卵磷脂小体（+++）。继用上方10剂，巩固疗效，不适随诊。

【按语】慢性前列腺炎有细菌性与非细菌性之分，而慢性非细菌性前列腺炎（chronic nonbacterial prostatitis，CNP）占慢性前列腺炎的64%～90%，许多患者有心理障碍和人格异常的明显表现，往往情绪悲观给患者造成的痛苦超过前列腺炎本身带来的痛苦，这与中医的肝脏疏泄功能失常极为吻合。肝主疏泄，足厥阴肝经绕阴器，至小腹。此案患者肝失疏泄，肝气郁结，下焦湿热，故小腹会阴部坠胀刺痛，小便不畅，大便秘结，精神抑郁，眠差梦多，两胁胀痛，舌质紫黯，苔薄白，脉弦涩，皆为肝气郁结、下焦湿热之征。治宜疏肝理气，利湿通淋，方选柴胡疏肝散加减。方中柴胡疏肝散加川楝子、延胡索、乌药疏肝理气止痛，加皂角刺、蒲公英、萹蓄、瞿麦、灯心草、车前子、王不留行利湿通淋。诸药合用，共奏疏肝理气止痛、利湿通淋之功，药后诸症皆消，效果良好。

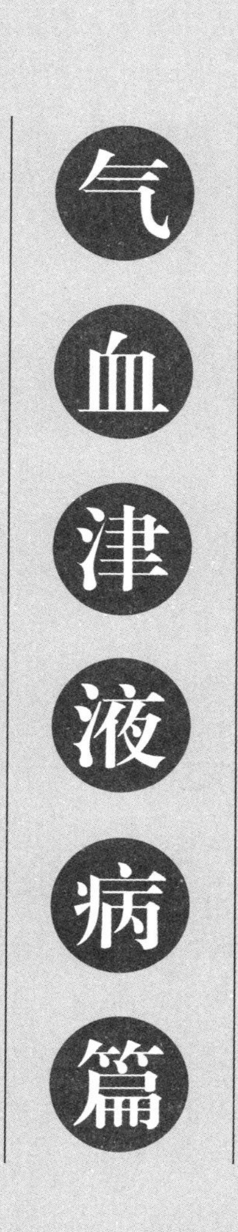
气血津液病篇

一、郁症——肝气郁结，肝脾不和案

李某某，女，42 岁，陕西省西安市莲湖区人，2007 年 5 月 14 日初诊。

主诉：失眠，精神抑郁 1 年。

现病史：患者于 1 年前离婚后经常失眠，精神郁郁寡欢，情绪低落，善太息，胸胁胀痛，痛无定处，脘腹胀闷，嗳气，腹胀纳呆，时有恶心感，月经后期，大便溏薄，溏而不爽。曾在精神病院治疗诊断为抑郁症，现每天服用盐酸舍曲林 50 mg、阿立哌唑口崩片 5 mg 抗抑郁药物治疗，症状时轻时重，为寻求中医治疗，始来我门诊求治。

刻下症见：失眠，精神郁郁寡欢，情绪低落，善太息，胸胁胀痛，痛无定处，脘腹胀闷，嗳气，腹胀纳呆，时有恶心感，月经后期，大便溏薄，溏而不爽，舌质淡，苔白腻，脉细弦。

西医诊断：抑郁症。

中医诊断：郁症。

辨证：肝气郁结，肝脾不和。

治法：疏肝理气，解郁畅中。

方药：柴胡疏肝散加减。

柴胡 12 克，白芍 15 克，枳壳 12 克，川芎 12 克，香附 12 克，郁金 12 克，陈皮 12 克，川楝子 12 克，延胡索 12 克，首乌藤 12 克，合欢皮 12 克，远志 12 克，石菖蒲 12 克，炒酸枣仁 12 克，茯神 12 克，当归 12 克，炙甘草 10 克。

用法：10 剂，上药凉水浸泡 30 分钟，武火煎沸后文火煎 30 分钟，倒出药液；翻煎 30 分钟，2 次药液混合约 500 毫升，分 2 次饭后温服，日 1 剂。

医嘱：调畅情志，饮食有节，避免精神刺激，适量活动。

2007 年 5 月 25 日二诊：患者服上方 10 剂，胸胁胀痛、脘腹胀闷、嗳气、腹胀减轻，仍失眠，精神郁郁寡欢，情绪低落，善太息，纳呆，时有恶心感，大便溏薄，溏而不爽，舌质淡，苔白腻，脉细弦。继用上方，加白术 15 克，厚朴 15 克，砂仁 12 克（后下）。15 剂，上药凉水浸泡 30 分钟，武火煎沸后文火煎 20 分钟，放入后下之砂仁煎煮 10 分钟，倒出药液；翻煎 30 分钟，2 次药液混合约 500 毫升，分 2 次饭后温服，日 1 剂，医嘱同上。

2007 年 6 月 11 日三诊：患者服上方 15 剂，胸胁胀痛、脘腹胀闷、嗳气、腹胀明显减轻，失眠改善，精神情绪好转，纳食增加，已无恶心感，大便溏薄改善，月经 2 个月未来潮，舌质淡，苔白腻，脉细弦。继用上方，加丹参 15 克，桃仁 12 克，红花 12 克，益母草 15 克。15 剂，煎服法、医嘱同上。

2007 年 6 月 27 日四诊：患者无胸胁胀痛、脘腹胀闷，未见嗳气、腹胀，失眠改善，精神情绪好转，纳食明显增加，月经于 6 月 21 日来潮，经期 5 天，量、色、质正常，大便成形，每日 1 次，舌质淡，苔薄白，脉细弦。继用上方 15 剂，煎服法、医嘱同上。

2007 年 7 月 14 日五诊：患者已能正常睡眠，精神情绪明显好转，未再出现胸胁胀痛、脘腹胀闷、嗳气、腹胀，纳食、二便正常，舌质淡，苔薄白，脉细弦。继用上方

15剂，巩固疗效，不适随诊。

【按语】抑郁症是由各种原因引起的以精神抑郁为主要症状的一组心理障碍或情感性障碍的临床症状群或状态。本案患者情志不畅，肝气郁结而引起五脏气机不和。《素问·六元正纪大论》指出："木郁达之。"《证治汇补·郁证》提出："郁病虽多，皆因气不周流，法当顺气为先。"故选柴胡疏肝散加减。方中柴胡、枳壳、香附、郁金疏肝行气解郁；陈皮理气和中，当归、白芍、川芎、甘草、川楝子、延胡索活血止痛，疏肝理气；石菖蒲、炒酸枣仁、茯神、首乌藤、合欢皮解郁安神。二诊时仍有恶心感，大便溏薄，溏而不爽，故加白术、厚朴、砂仁健脾和胃，解郁畅中。三诊时月经未来潮，属气滞血瘀，故加丹参、桃仁、红花、益母草活血化瘀。诸药合用，共奏疏肝理气、解郁畅中、活血化瘀之功，收效良好。

二、郁症——肝郁化火，心神失养案

张某某，女，45岁，干部，陕西省西安市雁塔区人，2007年4月15日初诊。

主诉：失眠，胸胁胀痛，精神抑郁半年。

现病史：患者于半年前因工作与他人争吵后经常失眠，精神抑郁，闷闷不乐，少寐多梦，胸胁胀痛，痛无定处，脘腹胀闷，嗳气，腹胀纳呆，恶心欲吐，大便干燥。曾在西安某医院检查诊断为抑郁症，用西药盐酸帕罗西汀、氟伏沙明、盐酸舍曲林等抗抑郁药物治疗，症状时轻时重，始来我门诊求治。

刻下症见：精神抑郁，闷闷不乐，少寐多梦，胸胁胀痛、痛无定处，脘腹胀闷，太息嗳气，纳呆食少，恶心欲吐，大便干燥，小便黄，舌红，苔少，脉细弦数。

西医诊断：抑郁症。

中医诊断：郁症。

辨证：肝郁化火，心神失养。

治法：疏肝清热，养血安神。

方药：丹栀逍遥散加减。

牡丹皮10克，黑栀子10克，淡豆豉12克，柴胡10克，炒当归12克，炒白芍15克，炒白术15克，茯苓12克，甘草10克，香附12克，郁金12克，青皮12克，陈皮12克，首乌藤15克，合欢皮15克，炮姜10克，薄荷10克（后下）。

用法：10剂，上药凉水浸泡30分钟，武火煎沸后文火煎20分钟，放入后下之薄荷煎煮10分钟，倒出药液；翻煎30分钟，2次药液混合约500毫升，分2次饭后温服，日1剂。

医嘱：调畅情志，注意休息，适当运动，清淡饮食，忌辛辣、油腻、上火等刺激性食物。

2007年4月26日二诊：患者服上方10剂，胸胁胀痛减轻，脘腹胀闷较前改善，太息嗳气发作减少，仍精神抑郁，闷闷不乐，少寐多梦，纳呆食少，恶心欲吐，大便干燥，小便黄，舌红，苔少，脉细弦数。继用上方，加炒枳壳15克，厚朴15克，炒酸枣仁12克。10剂，煎服法、医嘱同上。

2007年5月7日三诊：患者服上方10剂，胸胁胀痛、脘腹胀闷明显减轻，基本不出现太息嗳气，精神抑郁、闷闷不乐、少寐多梦较前改善，纳食增加，未再有恶心欲吐感，大便干燥改善，小便正常，舌红，苔少，脉细弦数。继用上方10剂，煎服法、医嘱同上。

2007年5月18日四诊：患者稍有胸胁胀痛、脘腹胀闷，已无太息嗳气，精神抑郁、闷闷不乐、少寐多梦较前明显改善，纳食明显增加，无恶心欲吐感，大便已不干燥，小便正常，舌红，苔薄白，脉细弦。继用上方去牡丹皮、黑栀子、淡豆豉。10剂，煎服法、医嘱同上。

2007年5月29日五诊：患者偶有胸胁胀痛、脘腹胀闷，未再出现太息嗳气，精神好转，未再出现恶心欲吐，睡眠、纳食、二便正常，舌淡红，苔薄白，脉细弦。继用上方10剂，巩固疗效。

【按语】《医经溯洄集·五郁论》曰："凡病之起也，多由乎郁，郁者。滞而不通之意也。"《丹溪心法·六郁》曰："气血冲和，百病不生，一有怫郁，诸病生焉，故人身诸病，多生于郁。"此案患者肝郁日久，气机郁滞，故精神抑郁，闷闷不乐。肝郁日久化火，火扰心神，心神失养则少寐多梦；肝脾不和则胸胁胀痛、痛无定处，脘腹胀闷，太息嗳气，纳呆食少，恶心欲吐；大便干燥，小便黄，舌红，苔少，脉细弦数，皆为肝郁化火、心神失养之征。治宜疏肝清热，养血安神，方选丹栀逍遥散加减。方中丹栀逍遥散疏肝清热解郁，加淡豆豉以合栀子豉汤清热除烦，宽中行气，加香附、郁金、青皮、陈皮疏肝理气解郁，加首乌藤、合欢皮养心安神。二诊时仍精神抑郁，闷闷不乐，少寐多梦，纳呆食少，恶心欲吐，大便干燥，小便黄，故加炒枳壳、厚朴、炒酸枣仁健脾养心。四诊时郁热已去，故减牡丹皮、黑栀子、淡豆豉。诸药合用，疏肝清热除烦，宽中行气，养血安神，健脾益气。方证合拍，随症加减，效果满意。

三、郁症，癔疭，呃逆——肝风内动，胃气上逆案

兰某某，女，53岁，工人，陕西省西安市灞桥区人，2007年3月6日初诊。

主诉：头痛，失眠，呃逆3个月，伴发作性抽搐1周。

现病史：患者平素工作压力大，精神抑郁，善太息，时感胸闷，两胁胀痛。3个月前出现头痛，失眠，呃逆，伴发作性抽搐1周。在西安某医院查X线胸片示肺部无异常，头颅CT无异常，心电图示窦性心律，心率86次/分，诊断为癔病性抽搐、膈肌痉挛。服用卡马西平、苯妥英钠等药物治疗，症状时轻时重，始来我门诊中医治疗。

刻下症见：精神抑郁，头痛，失眠，胸闷，两胁胀痛，纳呆食少，恶心欲吐，善太息，呃逆阵作，频繁抽搐，舌淡，苔薄白，脉弦细。

西医诊断：癔病性抽搐，膈肌痉挛。

中医诊断：郁症，癔疭，呃逆。

辨证：肝风内动，胃气上逆。

治法：疏肝解郁，平息内风，和胃降逆。

方药：柴胡疏肝散加减。

柴胡15克，枳壳12克，白芍15克，川芎12克，香附12克，陈皮12克，郁金12克，甘草10克，天麻12克，钩藤12克（后下），煅龙骨15克（先煎），煅牡蛎15克（先煎），全蝎10克，蜈蚣3条，僵蚕12克，麦冬15克，酸枣仁15克。

用法：7剂，上药凉水浸泡30分钟，先煎煅龙骨、煅牡蛎30分钟，放入浸泡好的药物，武火煎沸后文火煎20分钟，放入后下之钩藤煎煮10分钟，倒出药液；翻煎30分钟，2次药液混合约500毫升，分2次饭后温服，日1剂。

针灸：针刺合谷、太冲、劳宫、涌泉、百会、神庭、印堂等穴位，强刺激，留针30分钟，每日1次。

医嘱：调节情志，饮食有节，避免精神刺激，适量运动。

2007年3月14日二诊：患者服上方7剂，胸闷、两胁胀痛明显好转，抽搐较前减少，头痛、失眠较前改善，精神状况有所好转，仍纳呆食少，恶心欲吐，善太息，呃逆阵作，舌淡，苔薄白，脉弦细。继用上方加焦三仙各15克，厚朴15克，姜半夏15克，丁香1克（后下），柿蒂12克。7剂，上药凉水浸泡30分钟，先煎煅龙骨、煅牡蛎30分钟，放入浸泡好的药物，武火煎沸后文火煎20分钟，放入后下之钩藤、丁香煎煮10分钟，倒出药液；翻煎30分钟，2次药液混合约500毫升，分2次饭后温服，日1剂，针灸、医嘱同上。

2007年3月22日三诊：患者服上方7剂，偶有胸闷、两胁胀痛，抽搐较前明显减少，头痛、失眠较前明显改善，精神状况明显好转，纳食增加，未再出现恶心欲吐、太息，无呃逆发作，舌淡，苔薄白，脉弦细。继用上方10剂，煎服法、针灸、医嘱同上。

2007年4月3日四诊：患者服上方10剂，已无胸闷、两胁胀痛，未再出现抽搐，已无头痛，睡眠、精神状况明显好转，纳食明显增加，无呃逆发作，舌淡，苔薄白，脉弦细。继用上方10剂，煎服法、医嘱同上，停用针灸。

2007年4月14日五诊：患者已不抽搐，精神好转，诸症皆消，纳食正常，舌淡红，苔薄白，脉弦。继用上方10剂，巩固疗效，不适随诊。

【按语】癔病性抽搐又叫癔症性痉挛发作，是癔症大发作的一种，属《金匮要略》中所称的“百合病”“脏躁”“痉病”“瘛疭”等范畴。此案患者平素工作压力大，导致精神抑郁，肝气郁结，气机不畅，故精神抑郁，善太息，胸闷，两胁胀痛；肝风内动则频繁抽搐；风阳上扰则头痛头晕；肝气犯胃，胃气上逆，故纳呆食少，恶心欲吐，呃逆阵作；肝藏血功能失司则失眠；舌淡，苔薄白，脉弦细，皆为肝风内动、胃气上逆之征。治宜疏肝解郁，平息内风，和胃降逆，方选柴胡疏肝散加减。方中柴胡疏肝散加郁金疏肝解郁，加天麻、钩藤、煅龙骨、煅牡蛎、全蝎、蜈蚣、僵蚕平息内风，加麦冬、酸枣仁养血安神。二诊时仍纳呆食少，恶心欲吐，善太息，呃逆阵作，故加焦三仙、厚朴、姜半夏、丁香、柿蒂健脾和胃降逆。诸药合用，配合针灸，共奏疏肝解郁、平息内风、和胃降逆之功。药随证转，方证合拍，故收效甚捷。

四、消渴病，胁痛，目翳——肝气郁滞，气阴两伤案

张某某，女，52岁，工人，陕西省西安市新城区人，2003年5月6日初诊。

主诉：两胁胀满，口干欲饮，视物不清6年，加重半年。

现病史：患者两胁胀满，口干欲饮，视物不清6年。近半年由于工作压力大，生活不规律，病情有所加重。一直服用二甲双胍、格列齐特、消渴丸等药物，在西安某医院化验空腹血糖10.2 mmol/L，尿糖（+++）。欲寻求中医治疗，始来我门诊就诊。

刻下症见：两胁胀满，时有疼痛，视物不清，口干欲饮，烦躁易怒，夜寐不宁，小便频，大便干结，舌质红，苔薄黄，脉细弦数。查空腹血糖11.6 mmol/L，尿糖（+++）。

西医诊断：糖尿病，早期白内障。

中医诊断：消渴病，胁痛，目翳。

辨证：肝气郁滞，气阴两伤。

治法：疏肝养阴，明目退翳。

方药：柴胡疏肝散合一贯煎加减。

柴胡12克，白芍15克，陈皮12克，川芎12克，香附12克，郁金12克，枳壳12克，川楝子12克，生地黄15克，沙参15克，枸杞子12克，麦冬15克，当归12克，密蒙花12克，菊花12克（后下），炙甘草10克。

用法：10剂，上药凉水浸泡30分钟，武火煎沸后文火煎20分钟，放入后下之菊花煎煮10分钟，倒出药液；翻煎30分钟，2次药液混合约500毫升，分2次饭后温服，日1剂。

医嘱：调畅情志，注意休息，少食多餐，忌食糖类、咖啡、浓茶，忌暴饮暴食。

2003年5月17日二诊：患者服上方10剂，胁肋胀满、时有疼痛明显减轻，口干欲饮、烦躁易怒改善，仍视物不清，夜寐不宁，小便频，大便干结，舌质红，苔薄黄，脉细弦数。继用上方加炒酸枣仁、炒柏子仁、生栀子、淡豆豉各12克。10剂，煎服法、医嘱同上。

2003年5月28日三诊：患者服上方10剂，稍有两胁胀满、疼痛，口干欲饮、烦躁易怒明显减轻，视力改善，睡眠好转，小便次数较过去减少，大便已不干结，舌质红，苔薄黄，脉细弦。继用上方15剂，煎服法、医嘱同上。

2003年6月14日四诊：患者偶有两胁胀满、疼痛，已不口干欲饮，精神好转，无烦躁易怒，视力较前明显好转，睡眠、二便正常，舌淡红，苔薄白，脉弦滑。继用上方15剂，煎服法、医嘱同上。

2003年7月1日五诊：患者未再出现两胁胀满、疼痛，诸症皆消，视力较前明显好转，睡眠、二便正常，舌淡红，苔薄白，脉滑。期间多次复查尿糖（±），空腹血糖（6.8±0.5）mmol/L。继用上方15剂，巩固疗效，不适随诊。

【按语】《儒门事亲·河间三消论》说：“消渴者……耗乱精神，过违其度……之所成也。”《临证指南医案·三消》说：“心境愁郁，内火自燃，乃消症大病。”此案患者久患消渴病，消烁肺胃阴津，故口干欲饮，胁为肝之分野，肝郁气滞则两胁胀满，时有疼痛，烦躁易怒，肝郁日久化火，火扰心神则夜寐不宁；肝主目，肝阴所伤则视物不清；小便频，大便干结，舌质红，苔薄黄，脉细弦数，皆为肝郁气滞、气阴两伤之征。根据《内经》“木郁达之”和《证治准绳·消瘅》“然消渴之病……使道路散而不结，津液生而不枯，气血和而不涩，则病自已矣”的原则，治疗上应顺其条达之性，开其郁遏之气，疏肝养阴，明目退翳。方选柴胡疏肝散合一贯煎加减。方中柴胡疏肝散合一贯煎疏肝理气，滋养肝阴，加密蒙花、菊花明目退翳。二诊时仍视物不清，夜寐不宁，故加炒酸枣仁、炒柏子仁、生栀子、淡豆豉养心安神，滋阴清火。药证合拍，切中病机，故获良效。

五、消渴病，坏疽——湿毒内蕴，气虚血瘀，瘀血阻络案

曹某某，65岁，男，工人，陕西省渭南市人，2003年7月5日初诊。

主诉：左下肢发凉，左足第二趾疼痛、破溃，皮肤颜色发黑1个月。

现病史：患者素有糖尿病，平常服用二甲双胍、格列齐特等西药降糖。1个月前出现左下肢发凉，左足第二趾疼痛、破溃，皮肤颜色发黑。在当地医院检查彩色B超示：双下肢动脉硬化伴多发粥样硬化斑块形成，左足背动脉闭塞。经输液（用药不详）治疗，效果不明显，始来我门诊求治。

刻下症见：下肢疼痛，皮肤发凉，足趾紫黯，第二趾破溃，趾甲脱落，左足背动脉搏动消失，夜不能寐，舌质紫黯、有瘀斑，苔薄白，脉沉迟。

西医诊断：糖尿病，双下肢动脉硬化伴多发粥样硬化斑块形成，左足背动脉闭塞。

中医诊断：消渴病，坏疽。

辨证：湿毒内蕴，气虚血瘀，瘀血阻络。

治法：祛湿解毒，补气活血，化瘀通络。

方药：补阳还五汤加减。

生黄芪90克，当归15克，甘草10克，川芎12克，桃仁10克，地龙10克，红花10克，赤芍12克，鸡血藤20克，炮山甲15克，川牛膝12克，玄参15克，生薏苡仁30克，金银花30克。

用法：10剂，上药凉水浸泡30分钟，武火煎沸后文火煎30分钟，倒出药液；翻煎30分钟，2次药液混合约500毫升，分2次早晚饭后温服，日1剂。

外用：去腐生肌散涂抹于破溃处。

医嘱：睡时抬高下肢，避免久站、久坐，清淡饮食，忌高热量、高糖食物。

2003年7月16日二诊：患者服上方10剂，下肢疼痛减轻，皮肤已有温热感，左足背动脉稍有搏动，仍足趾紫黯，第二趾破溃、趾甲脱落，舌质紫黯、有瘀斑，苔薄白，脉沉迟。继用上方10剂，煎服法、医嘱同上，外用去腐生肌散涂抹破溃处。

2003年7月28日三诊：患者服上方10剂，下肢疼痛明显减轻，皮肤恢复温热，足趾紫黯好转，第二趾破溃处稍有愈合，左足背动脉搏动正常，舌质紫黯、有瘀斑，苔薄白，脉沉迟。继用上方10剂，煎服法、医嘱同上，外用去腐生肌散涂抹破溃处。

2003年8月9日四诊：患者下肢轻微疼痛，皮肤温热，足趾紫黯明显好转，第二趾破溃处愈合，左足背动脉搏动正常，舌略紫，苔薄白，脉沉缓。继用上方20剂，煎服法、医嘱同上，外用去腐生肌散涂抹破溃处。

2003年9月1日五诊：患者已无下肢疼痛，皮肤温度正常，足趾皮肤正常，第二趾破溃处愈合，左足背动脉搏动正常，舌淡红，苔薄白，脉沉。继用上方20剂，巩固疗效，不适随诊。

【按语】此案患者消渴病日久，气虚不能载血运行，湿毒流注经络，以致下肢筋脉失去濡养，故下肢疼痛，皮肤发凉，足趾紫黯，第二趾破溃，趾甲脱落，左足背动脉搏动消失，夜不能寐；舌质紫黯、有瘀斑，苔薄白，脉沉迟，皆属湿毒内蕴、气虚血瘀、瘀血阻络之征。故方选补阳还五汤加减，祛湿解毒，补气活血，化瘀通络，加鸡血藤补气、活血、通络，加玄参、金银花、牛膝、生薏苡仁祛湿解毒，甘草补脾和中，调和诸药。患者服药2个多月，患肢温度正常，疼痛消失，破溃痊愈。

六、虚劳，血证——脾肾亏损，气血两虚，瘀毒内蕴案

王某某，女，32岁，干部，陕西省咸阳市人，2013年11月25日初诊。

主诉：头晕乏力，心悸气短，皮肤有出血点1年，加重1个月。

现病史：患者1年前曾患腹泻，每日3～4次，便稀色黑，多方治疗少效。平素低热，周身疲乏，四肢无力，头晕，心悸气短，纳呆不欲食。曾在西安某医院化验检查诊断为再生障碍性贫血，住院3个多月，通过输血、药物治疗有所好转，出院后服用西药丙酸睾酮、强的松等，症状未改善，贫血越发加重，经常鼻衄，齿衄，月经衍期、色淡量少、绵绵不断。入住西安某医院2个多月，输血2500毫升，症状略有好转，出院后其症如故。近1个月症状加重，欲寻求中医治疗，始来我门诊诊疗。

刻下症见：形体消瘦，面色苍白无华，唇甲色淡，周身疲乏，四肢无力，发热，自汗盗汗，头晕，心悸气短，腰酸，纳呆不欲食，夜寐不宁，皮肤有出血点，常鼻衄和牙龈出血，月经淋漓不断、色淡、量少，大便溏薄，小便短少，舌质淡有瘀蓝点，脉细涩。

西医诊断：再生障碍性贫血。

中医诊断：虚劳，血证。

辨证：脾肾亏损，气血两虚，瘀毒内蕴。

治法：温补脾肾，益气补血，化瘀解毒。

方药：人参养荣汤加减。

黄芪30克，当归15克，桂心6克，炙甘草10克，橘皮10克，白术15克，人参15克，白芍15克，熟地黄15克，五味子12克，茯苓12克，远志12克，何首乌12克，枸杞子12克，阿胶10克(烊化)，土鳖虫6克，水蛭3克，红花6克，丹参12克，蒲公英15克，柴胡15克，黄芩10克，生姜6克，大枣3枚。

用法：7剂，上药凉水浸泡30分钟，武火煎沸后文火煎30分钟，倒出药液；翻煎30分钟，2次药液混合约500毫升，用药液冲服阿胶，分2次早晚饭前温服，日1剂。

医嘱：调畅情志，注意休息，合理饮食，避风寒，忌辛辣厚味、滋腻、生冷食物。

2013年12月2日二诊：患者服上方7剂，面色稍有改善，头晕、心悸气短略有好转，发热、皮肤出血点、鼻衄、牙龈出血减少，仍形体消瘦，唇甲色淡，周身疲乏，四肢

无力，自汗盗汗，腰酸，纳呆不欲食，睡眠不实多梦，月经淋漓不断、色淡、量少，大便溏薄，小便短少，舌质淡有瘀蓝点，脉细涩。继用上方7剂，煎服法、医嘱同上。

2013年12月10日三诊：患者面色苍白改善，头晕、心悸气短明显好转，未再发热，皮肤出血点、鼻衄、牙龈出血、自汗盗汗明显减少，仍形体消瘦，唇甲色淡，周身疲乏，四肢无力，腰酸，纳呆不欲食，睡眠不实多梦，月经淋漓不断、色淡、量少，大便溏薄，小便短少，舌质淡有瘀蓝点，脉细涩。继用上方去柴胡、黄芩，加焦三仙各12克，炒茜草12克，三七10克。10剂，煎服法、医嘱同上。

2013年12月21日四诊：患者服上方10剂，面色苍白改善，头晕、心悸气短明显好转，皮肤出血点、鼻衄、牙龈出血、自汗盗汗明显减少，纳食稍有增加，睡眠、大便溏薄较前改善，月经出血量明显减少，周身疲乏、四肢无力、腰酸较前好转，仍形体消瘦，唇甲色淡，小便短少，舌质淡有瘀蓝点，脉细涩。继用上方10剂，煎服法、医嘱同上。

2014年1月2日五诊：患者面色苍白、唇甲色淡、形体消瘦改善，头晕、心悸气短明显好转，皮肤出血点消退，未再出现鼻衄、牙龈出血、自汗盗汗，纳食增加，睡眠、大便溏薄较前明显改善，阴道未再出血，周身疲乏、四肢无力、腰酸较前明显好转，二便正常，舌质淡，苔薄白，脉沉细。此时瘀毒已去，上方去土鳖虫、水蛭、红花、丹参、蒲公英。10剂，煎服法、医嘱同上。

2014年1月13日六诊：患者面色苍白、唇甲色淡、形体消瘦明显改善，稍觉头晕、心悸气短，未再出现皮肤出血点、鼻衄、牙龈出血、自汗盗汗，周身疲乏、四肢无力、腰酸明显好转，纳食、睡眠、二便正常，舌质淡，苔薄白，脉沉细。继用上方15剂，煎服法、医嘱同上。

2014年1月29日七诊：患者面色稍红润，唇甲已不色淡，形体消瘦明显改善，偶觉轻度头晕，未再心悸气短，未见皮肤出血点、鼻衄、牙龈出血、自汗盗汗，周身疲乏、四肢无力、腰酸明显好转，纳食、睡眠、二便正常，舌质淡，苔薄白，脉沉细。继用上方15剂，煎服法、医嘱同上。

2014年2月15日八诊：患者面色红润，形体消瘦明显改善，已不头晕、心悸气短，纳食、睡眠、二便正常，舌淡红，苔薄白，脉沉细。继用上方15剂，巩固疗效，不适随诊。

【按语】此案西医诊断为再生障碍性贫血，属中医“虚劳”“血证”范畴。脏腑阴阳俱损，气血两虚，又有瘀血、邪毒内蕴，虚实夹杂。《难经·十四难》曰：“一损损于皮毛，皮聚而毛落；二损损于血脉，血脉虚少，不能荣于五脏六腑；三损损于肌肉，肌肉消瘦，饮食不能为肌肤；四损损于筋，筋缓不能自收持；五损损于骨，骨痿不能起于床……损其肺者，益其气；损其心者，调其荣卫；损其脾者，调其饮食，适其寒温；损其肝者，缓其中；损其肾者，益其精。此治损之法也。”《通俗伤寒论·气血虚实章》云：“虚中挟实，虽通体皆现虚象，一二处独见实证，则实证反为吃紧；实中挟虚，虽通体皆现实象，一二处独见虚证，则虚证反为吃紧。景岳所谓‘独处藏奸’是也。”《景岳全书·卷一》：“实中复有虚，虚中复有实，故每以至虚之病又见盛势，大实之病又有羸状。”患者久病失治，正气亏损，精气耗伤，由虚致损，脏气损伤，瘀血内结，新血不生，阴血暗耗，故成虚劳；邪实正虚，虚瘀共存，气血亏损，故形体消瘦；血虚不能上荣头面，故头晕，面色苍白无华，唇甲色淡；气血俱虚则周身疲乏，四肢无力；心气亏虚则自汗盗汗，心悸气短，夜寐不宁；肾气亏虚则腰酸；脾虚则统摄无权，血液不循常道，故皮肤有出血点，常鼻衄和牙龈出血，月经淋漓不断、色淡、量少；脾虚运化失司则纳呆不欲食，大便溏薄，小便短少；虚损不甚，气血运行无力，久则导致瘀血化热，瘀毒内蕴，故见发热；舌质淡有瘀蓝点，脉细涩，皆为脾肾亏损、气血两虚、瘀毒内蕴之征。治宜温补脾肾，益气补血，化瘀解毒，方选人参养荣汤加减。方中人参养荣汤温补脾肾，益气补血，养心安神，加何首乌、枸杞子、阿胶增强益气补血之功，加土鳖虫、水蛭、红花、丹参、蒲公英活血化瘀解毒，加柴胡、黄芩调和清热。三诊时未再发热，仍纳呆不欲食，月经淋漓不断、色淡、量少，故去柴胡、黄芩，加焦三仙健脾和胃，加炒茜草、三七祛瘀止血。五诊时皮肤出血点消退，未再出现鼻衄、牙龈出血，阴道未再出血，故去土鳖虫、水蛭、红花、丹参、蒲公英，守前法，继用人参养荣汤加味。患者邪祛正复，转危为安。

七、血瘀发热——瘀血阻滞，气血壅遏案

曲某某，男，38岁，工人，陕西省渭南市澄城县人，1996年10月20日初诊。

主诉：发热21天，伴右胁下疼痛。

现病史：患者于20余天前骑自行车时胸肋部受到碰撞，经胸部X线检查肋骨未见骨折裂缝，给予对症处理。3天后开始发热，开始1周有轻微咳嗽，输液5天，用抗生素及退烧药，高烧仍不退。后住院检查治疗，未发现明显病灶，血常规正常；胸片示肺纹理增重，肋骨未见异常；B超查肝胆脾胰正常；肝功化验正常；颈淋巴结肿大质硬。运用西药利福平、异烟肼、吡嗪酰胺和解热镇痛药，中药先后服用银翘散、小柴胡汤罔效。现已高热21天，每日午后2～3点开始发热，最高体温达40℃，高热时无寒热、头痛、昏迷。经过腰穿、头颅MRI、腹部B超、淋巴活检，均未发现明显病理改变，欲寻求中医治疗，邀余诊治。

刻下症见：面色晦滞，高热（体温40.5℃），以午后及夜间为著，自觉无寒热，右胁下疼痛不移，不思饮食，口干不欲饮水，精神疲惫，二便自利，舌质紫黯有瘀蓝点，苔薄白，脉细弦涩。

既往史：颈部淋巴结核病史，服用抗结核药1年痊愈。

西医诊断：高烧待查。

中医诊断：血瘀发热。

辨证：瘀血阻滞，气血壅遏。

治法：活血化瘀，清热止痛。

方药：血府逐瘀汤合小柴胡汤加减。

柴胡15克，枳壳12克，桔梗10克，桃仁10克，红花10克，当归15克，川芎12克，赤芍15克，熟地黄15克，川牛膝10克，丹参15克，地龙12克，川楝子12克，延胡索

12克，没药12克，黄芩12克，甘草10克。

用法：7剂，上药凉水浸泡30分钟，武火煎沸后文火煎30分钟，倒出药液；翻煎30分钟，2次药液混合约500毫升，分2次饭后温服，日1剂。

医嘱：高烧时酒精擦浴，物理降温，清淡饮食，注意休息，忌辛辣刺激性食物。

1996年10月28日二诊：患者服上方7剂，高烧退降，每日午后最高体温38.5℃，右胁下仍有疼痛，不思饮食，精神疲惫，面色晦滞，舌质紫黯有瘀蓝点，苔薄白，脉细弦涩。继用上方7剂，煎服法、医嘱同上。

1996年11月6日三诊：患者服药期间，有3日未发热，昨日发热体温38℃，右胁下痛减，仍面色晦滞，不思饮食，精神疲惫，舌质紫黯已无瘀点，苔薄白，脉细涩。继用上方去黄芩、甘草，加陈皮、枳实各12克。7剂，煎服法、医嘱同上。

1996年11月14日四诊：患者面色晦滞改善，已无发热，右胁下无疼痛，纳食增加，精神好转，舌暗红，苔薄白，脉细弦。继用上方7剂，巩固疗效。半个月后随访，诸症皆消，未再发热。

【按语】《血证论·发热》曰："瘀血发热者，瘀血在肌肉则翕翕发热，证象白虎，口渴心烦，肢体刺痛，宜当归补血汤合甲已化土汤加桃仁、红花、柴胡、防风、知母、石膏；血府逐瘀汤亦治之。"此案患者发热20余日不退，无表证之恶寒发热，无里证之痞满燥实，无阴虚之骨蒸痨热，无湿热之身热不扬，故前医用辛凉退热、清热解毒、疏散发汗法罔效。正如王清任言："始而滋阴，继而补阳，补之不效，则曰虚不受补……皆是血瘀之症。"笔者据患者有外伤史，胁下疼痛，发热于午后为著，自觉无寒热，面色晦滞，舌质紫黯有瘀蓝点，脉细弦涩为据，辨证为瘀血发热。瘀血阻滞，气血壅遏，以致气血运行不畅，久而化热，发泄于外则发热；瘀血病在血分，血亦属阴，故以午后及夜间为著；瘀血停着于肝经之处，气血运行受阻则右胁下疼痛不移；瘀血内阻，新血不生，血气不能濡养头面四肢则面色晦滞，精神疲惫；瘀血壅滞，阻碍气机，气机运行不畅则自觉无寒热，不思饮食，口干不欲饮水；二便自利，舌质紫黯有瘀蓝点，苔薄白，脉细弦涩，皆为瘀血阻滞、气血壅遏之征。治宜活血化瘀，清热止痛，方选血府逐瘀汤合小柴胡汤加减。方中血府逐瘀汤活血化瘀，加柴胡、黄芩和解清热，加金铃子散、丹参、没药、地龙活血化瘀，通络止痛。三诊时因不思饮食，加陈皮、枳实理气导滞，健脾和胃，瘀去而热退。

八、气虚发热——清阳不升，浊阴上乘案

孙某某，女，46岁，某大学老师，2009年4月15日初诊。

主诉：发热1年余，伴纳差、乏力。

现病史：患者1年前由于工作压力过大，作息不规律，疲劳过度，出现食欲不振，倦怠乏力。2008年3月患感冒，咳嗽，发热，经用抗生素输液治疗3天后好转。此后经常低热，以夜间多见，发热时体温常在37.5℃～38℃之间。吃饭无食欲，倦怠乏力，睡眠不实多梦，稍食生冷则大便溏稀。曾在多家医院检查仅红细胞稍低外，其他无阳性体征。用药治疗病情时轻时重，曾寻求中医治疗，服中药八珍汤、小柴胡汤、补中益气汤等加减

效果不显，经其他患者介绍来我门诊部就诊。

刻下症见：形体消瘦，面色皖白无华，发热（体温37.6℃），纳差食少，心悸气短，倦怠乏力，肢体酸困，夜寐不宁，舌淡，苔白腻，脉虚略数。

西医诊断：发热待查，轻度贫血。

中医诊断：气虚发热。

辨证：清阳不升，浊阴上乘。

治法：益气升阳。

方药：升阳益胃汤加减。

人参12克，白术12克，炙黄芪30克，黄连10克，法半夏10克，陈皮12克，茯苓12克，泽泻10克，焦三仙各12克，防风12克，羌活12克，独活12克，柴胡12克，炒白芍12克，炙甘草10克，生姜10克，大枣3枚。

用法：7剂，上药凉水浸泡30分钟，武火煎沸后文火煎30分钟，倒出药液；翻煎30分钟，2次药液混合约500毫升，分2次早晚饭前温服，日1剂。

医嘱：寒热适宜，注意休息，饮食有节，忌绿豆、白萝卜等寒凉生冷刺激性食物。

2009年4月23日二诊：患者服上方7剂，隔天发热1次，近2日未再发热，心悸气短、脘腹胀满减轻，纳食较前增加，肢体酸困、倦怠乏力好转，仍形体消瘦，面色皖白无华，舌淡，苔白腻，脉虚数。继用上方10剂，煎服法、医嘱同上。

2009年5月4日三诊：患者未再出现发热，脘腹已不胀满，纳食正常，余症明显减轻。效不更方，继用上方10剂，煎服法、医嘱同上。

2009年5月15日四诊：患者面色已红润，体重增加2公斤，未再发热，睡眠安宁，纳食、二便正常，舌淡红，苔薄白，脉滑。已能正常上班，嘱服上方10剂，巩固疗效。

【按语】李东垣《脾胃论》曰："火与元气不两立，一胜则一负。脾胃气虚，则下流于肾，阴火得以乘其土位""脾胃一伤，五乱互作，其始病遍身壮热，头痛目眩，肢体沉重，四肢不收，怠惰嗜卧，为热所伤，元气不能运用，故四肢困怠如此"。此案患者执教数年，工作压力大，生活无规律，疲劳过度，久则脾失健运，清阳不升，阴火上乘而致发热，夜间阴气盛则发热较甚；健运失司，胃失和降，故食少纳呆，脘腹胀闷，精微不能布达，则倦怠乏力，心悸气短，肢体酸困，夜寐不宁，形体消瘦，面色皖白无华；舌淡，苔白腻，脉虚数，皆为清阳不升、浊阴不降、湿浊内阻之象。故选李东垣升阳益胃汤加减益气升阳，甘温除热，升清降浊，以使热退而诸症皆愈。

九、阳虚发热——阳虚气弱，风寒束表案

牛某某，女，62岁，农民，陕西省商洛市人，2012年10月15日初诊。

主诉：发热3个月。

现病史：患者素有胃病、糖尿病，不规律用药，病情时轻时重，体质不佳，平素畏寒，动则汗出。近3个月来，每日起床后则发热（体温37.5℃～37.8℃），下午体温则正常，口服退热药无效。

刻下症见：面色㿠白无华，精神不振，低热，以上午为主，畏寒肢冷，易出汗，纳差食少，口干不欲饮水，倦怠乏力，四肢酸困，失眠多梦，大便干燥，2～3日一行，舌质淡黯、体胖大、有齿痕，脉沉细弱。

西医诊断：慢性胃炎，糖尿病，发烧待查。

中医诊断：阳虚发热。

辨证：阳虚气弱，风寒束表。

治法：助阳益气，散寒解表。

方药：再造散加减。

人参15克，炮附片12克（开水先煎），炙黄芪30克，桂枝12克，羌活12克，防风12克，川芎10克，当归12克，细辛3克，炒白芍12克，炙甘草10克，生姜10克，大枣3枚。

用法：5剂，上药凉水浸泡30分钟，开水先煎炮附片30分钟（煎至口服无麻感为度），放入浸泡好的药物，武火煎沸后文火煎煮30分钟，倒出药液；翻煎30分钟，2次药液混合约500毫升，分2次早晚饭前温服，日1剂。

医嘱：慎起居，调畅情志，饮食有节，忌食绿豆、白萝卜。

2012年10月21日二诊：患者服上方5剂，精神较前好转，低热稍减，畏寒肢冷、四肢酸困减轻，大便变软，出汗减少，仍面色㿠白无华，纳差食少，失眠多梦，舌黯淡、体胖大、有齿痕，脉沉细弱。继用上方加焦三仙各12克，炒酸枣仁12克，炒柏子仁12克。7剂，煎服法、医嘱同上。

2012年10月29日三诊：患者面色改善，未再发热，体温正常，汗止眠佳，精神较前明显好转，纳食增加，大便正常，每日1次，舌略黯，苔薄白，脉沉细。继服上方去炮附片。10剂，巩固疗效，不适随诊。

【按语】此案患者有多种慢性疾病，素体阳虚气弱，寒邪束表，正气无力抵御外邪，以致低热数月不愈，一派阳气虚弱、风寒束表之象。治当助阳益气，散寒解表，方选再造散加减。方中益气助阳药和解表药同用，标本兼顾，散中有敛，散不伤正，使寒邪解而正气充，故精神转好，低热消退。二诊时纳差食少，大便干燥，少眠多梦，则加焦三仙健脾助运，加炒酸枣仁、炒柏子仁安神润肠。药后诸症皆消，机体恢复。

十、发热，烂喉痧——邪毒内侵，热入营血案

夏某某，男，18岁，学生，陕西省渭南市澄城县人，1992年6月12日初诊。

主诉：发热，咽喉肿痛，皮肤出疹5天。

现病史：患者于5天前开始出现咽喉肿痛，吞咽困难，发烧（体温最高41℃）。3天前皮肤出现红色细小斑疹，开始以胸部及腋下为多，继则遍布全身，按之褪色，体温一直在39℃～41℃之间。西医诊断为猩红热，输液用抗生素、解热止痛类，高烧时退时发，化验白细胞14×10^9/L，中性粒细胞比率87%，要求中医合治。

刻下症见：高热，汗出而热不减，面红目赤，全身斑疹，按之褪色，口干不渴，心烦

急躁，咽部红肿溃疡，吞咽困难，不思饮食，大便干燥，小便黄，舌质红绛，苔黄燥，脉滑数。

西医诊断：猩红热。

中医诊断：发热，烂喉痧。

辨证：邪毒内侵，热入营血。

治法：清热养阴，凉血解毒。

方药：清营汤合犀角地黄汤加减。

水牛角6克（冲服），玄参15克，黄连12克，生地黄15克，麦冬15克，金银花30克，连翘30克，竹叶12克，赤芍15克，白茅根30克，板蓝根15克，蒲公英30克，蝉蜕12克，牛蒡子12克。

用法：3剂，上药凉水浸泡30分钟，武火煎沸后文火煎30分钟，倒出药液；翻煎30分钟，2次药液混合约500毫升，用药液冲服水牛角，分2次早晚饭后温服，日1剂。

医嘱：调畅情志，清淡饮食，勤洗手，注意个人卫生。

1992年6月14日二诊：患者服上方3剂，发热已退，全身红疹消失，面色淡红，口干不欲多饮，咽痛但溃疡好转，吞咽已不困难，精神好转，目不赤，仍纳食不佳，大便干燥，小便黄，舌质红，苔薄黄，脉缓滑。此时毒热已解，余毒未尽，高热伤阴，阴津未复，以养阴清热解毒为法，用沙参麦冬汤加减。方药：北沙参15克，麦冬15克，石斛15克，生地黄15克，白茅根15克，金银花15克，连翘15克，板蓝根15克，焦三仙各12克，生甘草10克。5剂，上药凉水浸泡30分钟，武火煎沸后文火煎30分钟，倒出药液；翻煎30分钟，2次药液混合约500毫升，分2次早晚饭前温服，日1剂，医嘱同上。

1992年6月20日三诊：患者诸症皆除，化验血常规正常，唯觉咽部不舒，大便稍干，继用上方3剂痊愈。

【按语】叶天士《外感温热篇》曰："温邪上受，首先犯肺，逆传心包。"此案患者外感温疫毒邪，邪热入营，正邪相争则高热不退；喉为肺之门户，故咽喉肿痛，咽后壁溃烂难以下咽食物；毒邪入营，耗伤营血，外迫肌肤，则全身皮肤出疹，按之消退，此乃"火者疹之根""疹者火之苗"也，则口干不欲饮水；火扰心神则心烦急躁，面红目赤，便干尿赤，舌质红绛，苔黄腻，脉滑数，皆为邪毒内侵、热入营血之征。治当清热养阴，凉血解毒，故以清营汤合犀角地黄汤加减。药后毒邪已解，营血自安，所以热退疹消。二诊时高热已退，毒热已解，余毒未尽，阴津未复，以养阴清热解毒为法，用沙参麦冬汤加减，养阴生津，佐以清热解毒之品以祛余毒，乃得痊愈。

十一、发热，春瘟——气营两燔，阴伤津耗案

邵某某，男，20岁，学生，陕西省渭南市白水县人，1992年3月22日初诊。

主诉：高热4天。

现病史：患者2个月来经常感冒，用"感冒药"即愈。4天前高热头痛、咳嗽、咽喉肿痛，在当地医院化验白细胞15×10^9/L，中性粒细胞比率83%，最高体温40℃，诊断为

上呼吸道感染，流脑待排。静脉输液头孢曲松钠、地塞米松（用量不详），肌肉注射退烧药（不详）未见好转，遂邀中医合治。

刻下症见： 高热（体温39.4℃），下午及夜间尤甚，口唇干裂，心烦躁扰，神志欠清，四肢厥冷，口渴欲饮，不思饮食，得食则吐，大便秘结，小便黄赤，舌红绛，苔黄燥，脉滑数。

西医诊断： 上呼吸道感染，流脑待排。

中医诊断： 发热，春瘟。

辨证： 气营两燔，阴伤津耗。

治法： 清热化营，养阴解毒。

方药： 玉女煎加减。

生地黄15克，石膏30克（先煎），知母12克，麦冬15克，玄参15克，金银花30克，连翘30克，蒲公英30克，黄连12克。

用法： 3剂，上药凉水浸泡30分钟，先煎石膏30分钟，放入浸泡好的药物，武火煎沸后文火煎30分钟，倒出药液；翻煎30分钟，2次药液混合约500毫升，分2次早晚饭后温服，日1剂。

医嘱： 清淡饮食，物理降温。

1992年3月25日二诊：患者口唇已不干裂，自昨日起体温正常（36.9℃），已无心烦，神志清楚，四肢已温，能纳食，无呕吐，昨日大便1次，小便黄，舌淡红，苔薄黄，脉滑。继用上方5剂，煎服法、医嘱同上。

1992年4月1日三诊：患者诸症皆除，唯纳食不佳，上方加焦三仙各12克。用药5剂痊愈。

【按语】《内经》谓“冬伤于寒，春必病温”，此案患者发病之前常有风寒感冒，此次病发于春季，病初即呈高热，初期邪在肺卫，未能及时有效地控制温热之邪鸱张之盛，气营未罢而营热已起，形成了气营两燔证候，故症见既有高热、大便秘结、小便黄赤、脉滑苔黄之气分热证，又见有发热、下午及夜间尤甚、口唇干裂、口渴欲饮、不思饮食、得食则呕、舌绛之热入营阴证。手足厥冷为热深厥深，心烦躁扰、神志欠清乃热扰心神之候。《温病条辨》云：“太阳温病，气血（营）两燔者，玉女煎去牛膝加玄参主之。”《内经·至真要大论》云：“热淫于内，治以咸寒，佐以苦甘。”故以清气化营、养阴解毒为法，选玉女煎为主方。方中知母、石膏有白虎汤之义，具清热生津之功并清泻气分邪热；玄参、生地黄、麦冬滋营阴，清营热；黄连、金银花、连翘、蒲公英清热解毒。三诊时胃气未复，脾不健运，加焦三仙健脾消食。诸药合奏，清泄气营，养阴生津，清热解毒，扶正培本。药证相符，从而使高热尽退，邪去正安。

十二、发热，春瘟——邪毒蕴结，少阳不利案

谢某某，女，21岁，学生，陕西省西安市三桥人，2009年2月20日初诊。

主诉： 发热22天。

现病史： 患者于22天前出现发热，右侧颈部淋巴结肿大疼痛，咽喉肿痛，入住某职工医院。当时检查血常规：白细胞3.7×10^9/L，中性粒细胞0.55×10^9/L，淋巴细胞0.38×10^9/L；胸片报告心肺膈未见异常，诊断为急性淋巴结炎、扁桃体炎。静脉输注头孢曲松钠、替硝唑（用量不详），每日体温在38℃～39.5℃之间，发热时轻时重，曾服用中药仙方活命饮效果不佳，始来我门诊求治。

刻下症见： 发热（体温38.7℃），扁桃体Ⅱ度肿大，面部潮红，右侧颈部淋巴结肿大疼痛、大小不等，按之疼痛，咽后壁潮红，头痛头晕，神疲乏力，纳差少食，恶心欲吐，口干口苦，干咳无痰，大便干，小便黄，舌红，苔黄，脉弦滑数。

西医诊断： 急性淋巴结炎，扁桃体炎。

中医诊断： 发热，春瘟。

辨证： 邪毒蕴结，少阳不利。

治法： 宣透解毒，和解少阳，清热散结。

方药： 升降散合小柴胡散汤加减。

白僵蚕12克，蝉蜕10克，大黄12克（后下），姜黄12克，柴胡15克，黄芩12克，半夏12克，党参12克，炙甘草10克，蒲公英30克，金银花30克，连翘30克，夏枯草15克，生姜10克，黄连10克，紫苏叶12克。

用法： 3剂，上药凉水浸泡30分钟，武火煎沸后文火煎20分钟，放入后下之大黄煎煮10分钟，倒出药液；翻煎30分钟，2次药液混合约500毫升，分2次早晚饭后温服，日1剂。

医嘱： 清淡饮食，忌食辛辣、油腻等刺激性食物。

2009年2月24日二诊：患者从昨日起已无发热（体温36.8℃），咽喉肿痛基本消失，扁桃体、右侧颈部淋巴结明显缩小，疼痛减轻，尚有压痛，余症同前，舌红，苔黄，脉弦滑数。继用上方3剂，煎服法、医嘱同上。

2009年2月28日三诊：患者未再有发热，咽喉不痛，扁桃体已不肿大，右侧颈部淋巴结稍有肿大，无压痛，精神好转，无头痛头晕、恶心感、咳嗽，纳食增加，微觉口苦口干，二便正常，舌淡红，苔薄白，脉滑。7剂，煎服法、医嘱同上。

2009年3月7日四诊：患者诸症皆消，纳食、二便正常，舌淡红，苔薄白，脉滑。继服上方3剂，巩固疗效，不适随诊。

【按语】 此案患者发热20余日不解，病发初春，当按春瘟辨证。瘟毒郁热内伏不解，故发热不退；症有咽喉肿痛，颈部淋巴结肿大，干咳无痰，大便秘，小便黄，恶心欲吐，头痛头晕，口苦口干，舌红，苔黄，脉弦滑数，乃属邪毒蕴结少阳，少阳枢机不利。治宜宣透解毒，和解少阳，清热散结。选升降散以升清降浊，散风清热，合小柴胡汤和解少阳，调和清热，加蒲公英、金银花、连翘、夏枯草解毒散结，配紫苏叶、黄连升清降浊治疗呕逆。药证相符，热退体安，诸症悉除。

十三、发热，暑温——暑湿内伏，气阴两虚案

王某某，男，56岁，工人，陕西省咸阳市乾县人，2008年8月12日初诊。

主诉：发热 1 个月，加重 10 天。

现病史：患者素有糖尿病，不规律服用二甲双胍、格列本脲等降糖药，症状时轻时重，血糖时高时低。1 个月前感冒发热，咳嗽，经输液用抗生素等药好转。此后第 7 天又感冒发热，输液 3 ～ 4 天痊愈。愈后复又发热，此次于 10 天前开始发热，最高体温 39.5℃。在当地医院住院 5 天，胸片示双肺陈旧性肺结核，血常规、血沉正常，B 超示肝、胆、脾、胰无明显异常。西医诊断为糖尿病、陈旧性肺结核、发烧待查。用抗生素、抗结核、激素治疗，曾服中药银翘散、小柴胡汤少效，始来我门诊部治疗。

刻下症见：发热，午后为甚，自汗出，面色㿠白，倦怠乏力，头晕目眩，纳呆食少，口干不欲饮水，肢体沉重，大便溏稀、不成形，小便短少，舌淡红，苔黄腻，脉虚数。

西医诊断：糖尿病，陈旧性肺结核，发烧待查。

中医诊断：发热，暑温。

辨证：暑湿内伏，气阴两虚。

治法：清暑化湿，益气养阴清热。

方药：李东垣清暑益气汤加减。

人参 15 克，炙黄芪 30 克，当归 12 克，炙甘草 10 克，升麻 6 克，葛根 10 克，茯苓 15 克，炒白术 15 克，陈皮 12 克，猪苓 10 克，泽泻 10 克，石菖蒲 10 克，麦冬 12 克，青蒿 12 克，石斛 12 克。

用法：3 剂，上药凉水浸泡 30 分钟，武火煎沸后文火煎 30 分钟，倒出药液；翻煎 30 分钟，2 次药液混合约 500 毫升，分 2 次早晚饭后温服，日 1 剂。

医嘱：饮食宜清淡，忌辛辣刺激性食物。

2008 年 8 月 16 日二诊：患者服上方 3 剂，体温趋向减低，每日午后 37.8℃。自觉症状改善，夜晚有畏寒发热，早上热自退，仍面色㿠白，头晕目眩，纳呆食少，口干不欲饮，肢体沉重，大便溏稀，小便短赤，舌淡红，苔黄腻，脉虚数。此时邪气渐退，正气未复，继用上方加柴胡 15 克，黄芩 12 克以调和清热。5 剂，煎服法、医嘱同上。

2008 年 8 月 22 日三诊：患者午后稍有低热（体温在 37℃～ 37.5℃之间），已无自汗出、肢体沉重，头晕目眩好转，纳食增加，口已不干，大便溏稀改善，小便正常，舌红，苔薄黄，脉虚略数。7 剂，煎服法、医嘱同上。

2008 年 8 月 30 日四诊：患者未再发热，每日体温都在正常范围内，面色、精神好转，纳食、二便正常，舌淡红，苔薄白，脉虚。继用上方 7 剂，巩固疗效。

【按语】《内经》云：“阳气者，卫外而为固也”“炅则气泄”。患者罹患糖尿病、肺结核，病程日久，素体虚弱，气阴不足。正值夏末秋初，暑湿外袭，延治日久，气阴更伤，故发热缠绵，午后为甚。气虚则面色㿠白无华，倦怠乏力，头晕目眩；脾不健运，湿浊内停则纳呆食少，口干不欲饮，肢体沉重，大便溏稀不成形；阴伤津亏则口干，小便短少；舌淡红，苔黄腻，脉虚数，皆为暑湿余邪深伏、气阴两虚之征。此时治疗徒祛邪则正愈伤，单扶正则邪愈恋，故取李东垣清暑益气汤清暑化湿，益气养阴清热。方中人参、炙黄芪、炙甘草补中益气，陈皮、泽泻、白术、茯苓、猪苓、石菖蒲健脾化湿，升麻、葛根解肌热，又以胜风寒，麦冬、青蒿、石斛、五味子酸甘微寒以养阴清热。二诊时邪气渐退，正气未复，故加柴胡、黄芩以调和清热。随症加减，药证相符，乃得佳效。

十四、发热，暑温——暑热内盛，气阴两伤案

艾某某，男，36岁，农民，陕西省渭南市澄城县人，2002年8月12日初诊。

主诉：发热8天。

现病史：患者于8天前田间劳作，回家后即发热，头晕，大汗淋漓，体温升至40℃，经当地医生诊断为“中暑”。即给予输液治疗，治疗后体温下降，随后又复高热，输液3天症状不减，入住当地卫生院，检查无明显阳性体征。继续输液退热（用药不详），口服藿香正气水、小柴胡冲剂仍高热不退，住院5天，体温仍在38℃～39.5℃之间，邀余会诊。

刻下症见：身热不退，汗出淋漓，烦躁不宁，口渴欲冷饮，咽干口燥，呼吸粗而喘息，神疲肢倦，大便干燥，小便黄少，舌红，少苔，脉细数无力。

西医诊断：高烧待查。

中医诊断：发热，暑温。

辨证：暑热内盛，气阴两伤。

治法：清涤暑热，益气养阴。

方药：王氏清暑益气汤加减。

西洋参15克，石斛15克，麦冬15克，黄连10克，竹叶12克，知母12克，荷梗12克，甘草6克，粳米12克，西瓜翠衣12克，沙参15克，生地黄15克。

用法：3剂，上药凉水浸泡30分钟，武火煎沸后文火煎30分钟，倒出药液；翻煎30分钟，2次药液混合约500毫升，分2次早晚饭前温服，日1剂。

医嘱：寒热适宜，注意休息，饮食有节，忌辛辣等刺激性食物。

2002年8月15日二诊：患者服上方3剂，身热减退，每日体温在37℃～38℃之间，少量汗出，无烦躁不宁，稍有口渴、咽干口燥，呼吸平稳，神疲肢倦较前好转，大便正常，小便黄，舌红，少苔，脉细数无力。继用上方3剂，煎服法、医嘱同上。

2002年8月18日三诊：患者已无身热，体温正常，诸症皆除，稍有神疲肢倦，纳食、二便正常，舌淡红，苔薄白，脉沉细。继用上方3剂，巩固疗效。

【按语】患者田间劳作，感受暑邪，正邪相争，故高热不退；暑热迫津外泄，所以汗出淋漓；汗出津伤则咽干口燥，口渴欲冷饮而小便黄少，大便干燥；暑热迫肺，肺气上逆则见呼吸粗而喘息；热扰心神则烦躁不宁；神疲肢倦，舌红，少苔，脉细数无力，皆为暑热内盛、津液亏虚、气阴两伤之征。虚实夹杂，治当清涤暑热，益气生津，王氏清暑益气汤当选无疑。方中黄连、竹叶、西瓜翠衣、知母清涤暑热；荷梗芳香行气，清暑热，和脾胃；西瓜翠衣清除暑热；知母既能清热又能滋阴；西洋参、石斛、麦冬、沙参、生地黄益气生津养阴；甘草、粳米护胃气。诸药合奏，益气生津，清涤暑热，无名高热消退。

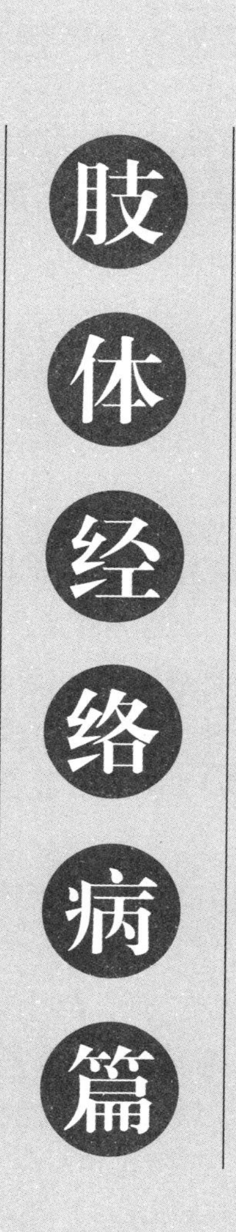
肢体经络病篇

一、气痹——肝气郁结，筋脉阻滞案

孙某某，女，52岁，陕西省渭南市人，2009年8月6日初诊。

主诉：全身关节肌肉弥漫性疼痛3年余，加重1个月。

现病史：患者全身关节肌肉弥漫性疼痛3年余，加重1个月，疼痛呈酸痛，严重时有刺痛感。曾在多家医院风湿免疫科检查治疗，诊断为纤维肌痛综合征。用西药阿米替林片、普瑞巴林胶囊、米那普仑片等药物治疗，症状缓解不明显，经其他患者介绍，始来我门诊就诊。

刻下症见：全身关节肌肉弥漫性疼痛，疼痛呈酸痛，严重时有刺痛感，每遇情绪变化疼痛加剧，精神萎靡，倦怠乏力，寐差多梦，恶心欲吐，头痛头晕，纳差食少，大便干燥，小便黄，舌红，苔黄，脉细弦数。

西医诊断：纤维肌痛综合征。

中医诊断：气痹。

辨证：肝气郁结，筋脉阻滞。

治法：疏肝理气，解郁通络。

方药：丹栀逍遥散加减。

牡丹皮10克，炒栀子10克，柴胡12克，当归12克，茯苓12克，白术12克，生甘草10克，白芍15克，薄荷6克(后下)，炮姜6克，秦艽12克，地龙12克，细辛3克，丹参12克，羌活12克，独活12克，乳香12克，没药12克。

用法：7剂，上药凉水浸泡30分钟，武火煎沸后文火煎20分钟，放入后下之薄荷煎煮10分钟，倒出药液；翻煎30分钟，2次药液混合约500毫升，分2次饭后温服，日1剂。

医嘱：调畅情志，注意休息，适当运动，清淡饮食，忌辛辣、油腻、上火等刺激性食物。

2009年8月14日二诊：患者服上方7剂，全身关节肌肉弥漫性疼痛减轻，精神萎靡、倦怠乏力、寐差多梦、恶心欲吐、头痛头晕较前改善，仍纳差食少，大便干燥，小便黄，舌红，苔黄，脉细弦数。继用上方，加焦三仙各12克，枳实12克。10剂，煎服法、医嘱同上。

2009年8月25日三诊：患者服上方10剂，全身关节肌肉弥漫性疼痛明显减轻，精神萎靡、倦怠乏力、寐差多梦、恶心欲吐、头痛头晕较前明显改善，纳食增加，大便干燥缓解，小便黄，舌红，苔薄黄，脉细弦数。继用上方10剂，煎服法、医嘱同上。

2009年9月6日四诊：患者稍有全身关节肌肉弥漫性疼痛，未再出现恶心欲吐，已不头痛头晕，精神好转，睡眠明显改善，纳食、二便正常，舌淡红，苔薄黄，脉细弦。继用上方10剂，煎服法、医嘱同上。

2009年9月17日五诊：患者偶有全身关节肌肉弥漫性疼痛，诸症皆消，睡眠、纳食、二便正常，舌淡红，苔薄白，脉沉细。继用上方10剂，巩固疗效。半年后随访未见复发。

【按语】纤维肌痛综合征是一种特发性疾病，属于中医痹症之“周痹”“肌痹”“气痹”等范畴。《灵枢·周痹》曰：“风寒湿气，客于外分肉之间……此内不在脏，而外未发于皮，独居分肉之间，真气不能周，故命曰周痹。”《医学入门》曰：“周身掣痛者，谓之周痹。乃肝气不行也。”《中藏经》曰：“气痹者，愁思喜怒过则气结于上……宜节忧思以养气，慎喜怒以全真。”此案患者情志失调，肝失条达，肝气郁结，气机不畅，血行受阻，脉络阻滞，故全身关节肌肉弥漫性疼痛，疼痛呈酸痛，严重时有刺痛感，每遇情绪变化诱发疼痛加剧；气郁日久化火则头痛头晕，火扰心神则寐差多梦，肝郁脾虚则精神萎靡，倦怠乏力，恶心欲吐，纳差食少；大便干燥，小便黄，舌红，苔黄，脉细弦数，皆为肝气郁结、郁久化热、脾不健运、筋脉阻滞之征。治宜疏肝理气，解郁通络，方选丹栀逍遥散加减。方中丹栀逍遥散疏肝理气，解郁活血，加秦艽、地龙、细辛、丹参、羌活、独活、乳香、没药活血通络止痛。二诊时仍纳差食少，大便干燥，小便黄，故加焦三仙、枳实健脾消食。方证合拍，乃得佳效。

二、血痹——气虚血瘀，脉络瘀阻案

赵某某，男，52岁，警察，陕西省西安市新城区人，2009年5月6日初诊。

主诉：四肢麻木疼痛、发冷1年。

现病史：患者于1年前开始出现两手麻木、发冷，继则两足亦开始出现麻木疼痛，遇寒加重，稍有活动症状得减，但活动剧烈症状又加重。曾在多家医院检查无器质性病变，诊断为多发性末梢神经炎。服用甲钴胺、维生素B1，注射辅酶Q10、三磷酸腺苷二钠等药物，症状不见减轻，为寻求中医治疗，始来我门诊诊疗。

刻下症见：面色㿠白，四肢麻木疼痛、发冷，肢端皮肤苍白，遇寒加重，头晕目眩，倦怠乏力，纳差食少，舌质淡紫，苔薄白，脉缓细涩。

西医诊断：多发性末梢神经炎。

中医诊断：血痹。

辨证：气虚血瘀，脉络瘀阻。

治法：补气活血，温通经络。

方药：补阳还五汤合桂枝汤加减。

生黄芪100克，当归尾12克，桃仁12克，红花12克，川芎12克，赤芍12克，地龙12克，桂枝15克，白芍15克，鸡血藤15克，透骨草15克，细辛3克，蜈蚣3条，炙甘草10克，生姜10克，大枣3枚。

用法：7剂，上药凉水浸泡30分钟，武火煎沸后文火煎30分钟，倒出药液；翻煎30分钟，2次药液混合约500毫升，分2次饭后温服，日1剂。

针灸：针刺缺盆、照海、三阴交、手三里、内关、小海、十宣、环跳、阳陵泉、足十宣等穴位，强刺激、不留针，针后加灸，每日1次。

医嘱：调畅情志，注意休息，清淡饮食，忌烟酒及辛辣、香燥等刺激性食物。

2009年5月14日二诊：患者服上方7剂，四肢麻木疼痛、发冷较前减轻，仍肢端皮肤苍白，头晕目眩，面色㿠白，倦怠乏力，纳差食少，舌质淡紫，苔薄白，脉缓细涩。继用上方7剂，煎服法、针灸、医嘱同上。

2009年5月22日三诊：患者服上方7剂，四肢麻木疼痛、发冷明显减轻，肢端皮肤颜色较前改善，仍头晕目眩，面色㿠白，倦怠乏力，纳差食少，舌质淡紫，苔薄白，脉缓细涩。继用上方加人参15克，白术15克，茯苓15克，焦三仙各12克。7剂，煎服法、针灸、医嘱同上。

2009年5月30日四诊：患者面色改善，稍有四肢麻木疼痛、发冷，肢端皮肤颜色明显改善，头晕目眩减轻，精神好转，纳食增加，舌淡紫，苔薄白，脉细缓。继用上方10剂，煎服法、针灸、医嘱同上。

2009年6月11日五诊：患者面色正常，觉轻微四肢麻木疼痛、发冷，肢端皮肤颜色恢复正常，头晕目眩明显减轻，精神明显好转，纳食正常，舌淡红，苔薄白，脉细缓。继用上方10剂，煎服法、医嘱同上，停用针灸。

2009年6月22日六诊：患者已无四肢麻木疼痛、发冷，诸症皆消，纳食正常，舌淡红，苔薄白，脉细缓。继用上方10剂，巩固疗效，半年后随访未见复发。

【按语】此案西医诊断为多发性末梢神经炎，属中医“血痹”。《类证治裁·痹症》曰：“诸痹……良由营卫先虚，腠理不密，风寒湿乘虚内袭。正气为邪所阻，不能宣行，因而留滞，气血凝涩，久而成痹。”患者四肢麻木疼痛、发冷，肢端皮肤苍白，遇寒加重，为气虚不能行血，以致脉络瘀阻所致；头晕目眩，面色㿠白，倦怠乏力，纳差食少，舌质淡紫，苔薄白，脉缓细涩，皆为气虚血瘀、脉络瘀阻之征。治宜补气活血，温通经络，方选补阳还五汤合桂枝汤加减。方中补阳还五汤补气活血，桂枝汤温通经脉，加鸡血藤、透骨草、细辛、蜈蚣通络止痛，并且配合针灸治疗通经活络。三诊时仍头晕目眩，面色㿠白，倦怠乏力，纳差食少，故加人参、白术、茯苓、焦三仙补养气血，健脾化湿。诸药合用，共奏补气活血、温通经络、健脾化湿之功，气足瘀祛，经脉通畅，血痹乃愈。

三、脉痹——气虚血瘀，脉络瘀阻案

李某某，男，50岁，教师，陕西省渭南市临渭区人，2003年8月7日初诊。

主诉：下肢静脉曲张6年，加重3个月。

现病史：患者下肢静脉曲张6年，3个月前下肢内侧血络青紫怒张，膝关节以下尤甚，以往休息稍可缓解。3个月来酸痛乏力症状加剧，行走不便，经西安某医院周围血管科诊断为下肢静脉曲张。现服用华法林、迈之灵等药物治疗2个月，症状无明显改善，为寻求中医治疗，始来我门诊就诊。

刻下症见：下肢肤色灰黯，血络青紫怒张、弯曲成团，有触痛感，肤凉，患肢沉重，酸胀麻木，疲倦无力，舌紫黯，苔薄白，脉沉细。

西医诊断：下肢静脉曲张。

中医诊断：脉痹。

辨证： 气虚血瘀，脉络瘀阻。

治法： 补气活血，化瘀通络。

方药： 补阳还五汤加减。

生黄芪100克，赤芍15克，川芎10克，桃仁10克，红花10克，地龙15克，当归15克，蜈蚣3条，木瓜15克，透骨草15克。

用法： 10剂，上药凉水浸泡30分钟，武火煎沸后文火煎30分钟，倒出药液；翻煎30分钟，2次药液混合约500毫升，分2次饭前温服，日1剂。

医嘱： 适当运动，坚持锻炼，避免久立久坐。

2003年8月18日二诊：患者服上方10剂，下肢肤色灰黯改善，血络青紫怒张、弯曲成团改善，无触痛感、肤凉，仍患肢沉重，酸胀麻木，疲倦无力，舌紫黯，苔薄白，脉沉细。继用上方15剂，煎服法、医嘱同上。

2003年9月4日三诊：患者服上方15剂，下肢肤色灰黯改善，血络青紫怒张、弯曲成团明显改善，无触痛感，皮肤变温，肢体沉重、酸胀麻木、疲倦无力好转，舌淡紫，苔薄白，脉沉细。继用上方15剂，煎服法、医嘱同上。

2003年9月21日四诊：患者下肢肤色略有灰黯改善，血络青紫怒张、弯曲成团好转，无触痛感，皮肤未再有冷感，肢体沉重、酸胀麻木、疲倦无力明显好转，舌淡紫，苔薄白，脉沉细。继用上方20剂，煎服法、医嘱同上。

2003年10月12日五诊：患者下肢肤色正常，血络青紫怒张、弯曲成团大为好转，无触痛感，皮肤未有冷感，无肢体沉重、酸胀麻木，可正常行走，舌淡红，苔薄白，脉沉。继用上方20剂，巩固疗效，不适随诊。

【按语】“气行则血行，气滞则血凝。”此案患者长期久站，劳倦过度，以致气虚无力推动血液运行，瘀血阻于脉道，故下肢肤色灰黯，血络青紫怒张、弯曲成团，有触痛感；气虚则下肢失去温煦，筋脉濡养不足，故肤凉，患肢沉重，酸胀麻木，疲倦无力；舌紫黯，苔薄白，脉沉细，皆为气虚血瘀、脉络瘀阻之征。治宜补气活血，化瘀通络，方选补阳还五汤加减。方中重用生黄芪补气以帅血行，赤芍、川芎、桃仁、红花、当归活血化瘀，地龙、蜈蚣、木瓜、透骨草搜络通脉。诸药合用，使气血充足，血液通畅，瘀去络通，收效良好。

四、痹症，腰腿痛——气虚血瘀，脉络瘀阻案

陈某某，女，48岁，工人，陕西省西安市长安区人，2007年11月2日初诊。

主诉： 腰部反复疼痛，痛引腿足2年。

现病史： 患者2年前腰部扭伤，之后腰部反复疼痛，痛引下肢，行走不便，劳累后加重。在某医院检查CT示：腰椎间盘突出症。经用牵引、针灸、按摩、服用中药治疗，症状时轻时重，始来我门诊诊疗。

刻下症见： 面色少华，腰部酸痛，腿足麻木，遇劳尤甚，体倦乏力，纳差，夜寐不宁，舌质紫黯，苔薄白，脉细涩。查腰椎平直，L_5/S_1右旁有深压痛，有轻度放射感，至

足背麻木，直腿抬高试验右侧 63°，左侧 70°。

西医诊断：腰椎间盘突出症。

中医诊断：痹症，腰腿痛。

辨证：气虚血瘀，脉络瘀阻。

治法：补气活血，通络止痛。

方药：补阳还五汤加减。

生黄芪 100 克，当归尾 10 克，桃仁 10 克，红花 10 克，地龙 10 克，川芎 10 克，赤芍 10 克，熟地黄 15 克，秦艽 12 克，防风 12 克，细辛 3 克，桑寄生 15 克，鸡血藤 15 克，独活 12 克，川牛膝 15 克，川续断 15 克。

用法：10 剂，上药凉水浸泡 30 分钟，武火煎沸后文火煎 30 分钟，倒出药液；翻煎 30 分钟，2 次药液混合约 500 毫升，分 2 次早晚饭前温服，日 1 剂。

医嘱：多平躺休息，睡硬板床。

2007 年 11 月 14 日二诊：患者服上方 10 剂，腰部酸痛、腿足麻木稍有减轻，仍面色少华，体倦乏力，纳差，夜寐不宁，舌质紫黯，苔薄白，脉细涩。继用上方 10 剂，煎服法、医嘱同上。

2007 年 11 月 25 日三诊：患者服上方 10 剂，腰部酸痛、腿足麻木减轻，面色少华、体倦乏力稍有改善，仍纳差，夜寐不宁，舌质紫黯，苔薄白，脉细涩。继用上方加焦三仙各 15 克，茯苓、人参各 15 克。10 剂，煎服法、医嘱同上。

2007 年 12 月 6 日四诊：患者面色稍红润，腰部酸痛、腿足麻木明显减轻，精神好转，纳食增加，睡眠改善，舌质淡紫，苔薄白，脉沉细。继用上方 10 剂，煎服法、医嘱同上。

2007 年 12 月 17 日五诊：患者稍有腰部酸痛、腿足麻木，面色正常，精神明显好转，纳食、睡眠正常，舌质淡紫，苔薄白，脉沉。继用上方 20 剂，巩固疗效。

【按语】本案患者腰伤日久，瘀血留滞，气虚血瘀，脉络瘀阻，经脉气血运行不畅，筋脉失去濡养。西医诊断为腰椎间盘突出症，且有坐骨神经痛征象，属中医“痹症”“腰腿痛”范畴。选补阳还五汤益气活血，通络止痛，加秦艽、防风、细辛、桑寄生、鸡血藤、独活、川牛膝、川续断祛风活血止痛，通经活络，强筋壮腰。三诊时仍纳差、倦怠乏力、夜寐不宁，加焦三仙、茯苓、人参健脾补气。诸药相伍，强筋壮腰，通则不痛而病愈。

五、痹症，腰痛——气虚血瘀，筋脉失养案

梁某某，男，65 岁，工人，陕西省宝鸡市人，2006 年 12 月 26 日初诊。

主诉：腰腿痛，伴双下肢麻木 3 年。

现病史：患者腰腿痛，伴双下肢麻木 3 年。活动时症状加剧，在当地医院 CT 检查示：第四、第五腰椎前后缘增生，曾用布洛芬、壮腰健肾丸等药物治疗。症状时轻时重，始来我门诊求治。

刻下症见：面色㿠白，腰腿痛，伴双下肢麻木、阵发性刺痛，俯仰不利，神倦乏力，便溏，纳差，舌淡略紫，苔薄白，脉沉细无力。

西医诊断：腰椎增生。

中医诊断：痹症，腰痛。

辨证：气虚血瘀，筋脉失养。

治法：补气活血，化瘀通络。

方药：补阳还五汤加减。

黄芪 90 克，当归尾 12 克，地龙 12 克，赤芍 12 克，牛膝 15 克，骨碎补 15 克，鸡血藤 15 克，丹参 15 克，桃仁 10 克，红花 10 克，川芎 10 克，菟丝子 12 克（包煎），炒杜仲 15 克，川续断 15 克。

用法：10 剂，上药凉水浸泡 30 分钟，武火煎沸后文火煎 30 分钟，倒出药液；翻煎 30 分钟，2 次药液混合约 500 毫升，分 2 次饭前温服，日 1 剂。

医嘱：多平躺休息，睡硬板床，合理饮食。

2007 年 1 月 7 日二诊：患者服上方 10 剂，腰腿痛、双下肢麻木减轻，偶有阵发性刺痛，仍俯仰不利，神倦乏力，便溏，纳差，面色㿠白，舌淡略紫，苔薄白，脉沉细无力。继用上方 10 剂，煎服法、医嘱同上。

2007 年 1 月 19 日三诊：患者服上方 10 剂，腰腿痛、双下肢麻木明显减轻，未再有阵发性刺痛，俯仰较前好转，仍神倦乏力，便溏，纳差，面色㿠白，舌淡，苔薄白，脉沉细无力。继用上方加白术 15 克，焦三仙各 12 克。10 剂，煎服法、医嘱同上。

2007 年 1 月 30 日四诊：患者面色改善，稍有腰腿痛、双下肢麻木，俯仰活动正常，精神好转，纳食增加，大便正常，舌淡，苔薄白，脉沉细。继用上方 10 剂，煎服法、医嘱同上。

2007 年 2 月 10 日五诊：患者面色明显改善，偶有腰腿痛，双下肢已无麻木感，俯仰活动自如，精神好转，纳食、二便正常，舌淡红，苔薄白，脉沉。继用上方 20 剂，巩固疗效。随访半年未复发。

【按语】此案患者气虚无力载血运行，以致筋脉失去濡养。因虚而瘀，用补阳还五汤正合方意。方中重用黄芪补气，桃仁、红花、鸡血藤、赤芍、川芎、地龙、丹参、当归尾活血祛瘀通络，骨碎补、菟丝子、川续断、炒杜仲强壮腰膝，牛膝引血下行，共达补气活血、祛瘀通络之功。三诊时神倦乏力，便溏，纳差，面色㿠白，故加白术、焦三仙健脾益气。“久病入络”“久病多瘀”“久病必虚”，因此以补气活血、化瘀通络止痛为法，收效满意。

六、痛痹——气虚夹瘀，寒凝闭阻案

吴某某，54 岁，农民，陕西省渭南市澄城县人，2002 年 5 月 3 日初诊。

主诉：左肩部疼痛，上肢活动困难 1 个月，加重 1 周。

现病史：患者于 1 个月前患感冒，在当地卫生院治疗后感冒症状好转，但出现左肩部疼痛，渐至活动困难。左上肢酸楚，只能前屈，不能后伸，旋转困难，遇寒加剧。曾在当地县医院治疗，经针灸、推拿及服用止痛药布洛芬、抗炎止痛灵治疗后，稍有缓解。1周后诸症如故，再次行普鲁卡因封闭术，但症状缓解不到3天，始来我门诊诊疗。

刻下症见：痛苦面容，左肩部疼痛，活动困难，左上肢被动体位，活动受限，无法后旋及外展，左侧肩关节压痛强阳性，遇寒加剧，少气懒言，纳差食少，舌质青紫，苔薄白，脉沉细涩。

西医诊断：肩关节周围炎。

中医诊断：痛痹。

辨证：气虚夹瘀，寒凝闭阻。

治法：益气祛瘀，散寒止痛。

方药：补阳还五汤合桂枝加葛根汤加减。

黄芪60克，当归尾10克，川芎10克，赤芍10克，地龙10克，桃仁10克，红花10克，丹参15克，羌活10克，葛根15克，细辛3克，桂枝12克，白芍12克，炙甘草10克，生姜10克，大枣3枚。

用法：7剂，上药凉水浸泡30分钟，武火煎沸后文火煎30分钟，倒出药液；翻煎30分钟，2次药液混合约500毫升，分2次早晚饭前温服，日1剂。

针灸：针刺风池、大椎、肩井、肩髃、肩髎、肩前、肩后、曲池、外关、手三里，针后加灸。

医嘱：防寒保暖，加强锻炼，纠正不良姿势，合理饮食。

2002年5月11日二诊：患者服上方7剂，左肩部疼痛减轻，左上肢被动体位、活动受限、后旋及外展改善，左侧肩关节压痛阳性，仍少气懒言，纳差食少，舌质青紫，苔薄白，脉沉细涩。继用上方加白术15克，苍术12克。7剂，煎服法、针灸穴位、医嘱同上。

2002年5月19日三诊：患者服上方7剂，左肩部疼痛明显减轻，左上肢活动、后旋及外展较前灵活，左侧肩关节压痛减轻，精神较前好转，纳食增加，舌质淡，苔薄白，脉沉细。继用上方7剂，煎服法、针灸穴位、医嘱同上。

2002年5月28日四诊：患者稍有左肩部疼痛，左上肢活动自如，左侧肩关节已无压痛，精神好转，纳食正常，舌质淡，苔薄白，脉沉细。继用上方10剂，巩固疗效，停用针灸，加强锻炼。随访半年，左上肢活动自如，诸症皆消。

【按语】此案患者感受风寒，外邪入侵，久病入络，气虚血瘀，属中医“痛痹”范畴。治疗几经周折，病情迁延，表现以气虚为主，不能祛寒于外，导致瘀阻于肩，因而出现左肩部疼痛，活动困难，左上肢被动体位，活动受限，无法后旋及外展，左侧肩关节压痛强阳性，遇寒加剧。气虚则少气懒言，脾气不足则纳差食少，舌质青紫，苔薄白，脉沉细涩，皆为气虚夹瘀、寒凝闭阻之征。选补阳还五汤合桂枝加葛根汤益气祛瘀，散寒止痛，配合针灸输送气血，营内卫外。二诊时少气懒言，纳差食少，故加白术、苍术以健脾益气。气足血行，瘀去痛止，效果良好。

七、痹症——气虚血瘀，肝肾亏损，筋脉失养案

唐某某，男，68岁，工人，陕西省西安市新城区人，1999年3月22日初诊。

主诉：膝关节疼痛半年，加重2个月。

现病史：患者于半年前开始出现膝关节疼痛，遇寒加剧，行走不便，上床需别人搀扶。于2个月前在西安某医院行CT检查，提示钙化性骨关节病。经关节注射（用药不详），口服泼尼松、双氯芬酸钠等病情好转。停药月余，又开始出现疼痛，无外伤史，始来我门诊治疗。

刻下症见：膝关节疼痛，遇寒加剧，行走不便，屈伸不利，关节局部发凉，舌质黯，苔白腻，脉沉涩。

西医诊断：退行性膝关节病。

中医诊断：痹症。

辨证：气虚血瘀，肝肾亏损，筋脉失养。

治法：益气活血，补益肝肾，化瘀通络。

方药：补阳还五汤加减。

黄芪90克，当归尾12克，地龙12克，赤芍12克，怀牛膝15克，骨碎补15克，鸡血藤15克，丹参15克，桃仁10克，红花10克，川芎10克，菟丝子12克（包煎），炒杜仲15克，川续断15克，独活12克，桑寄生12克，秦艽12克。

用法：10剂，上药凉水浸泡30分钟，武火煎沸后文火煎30分钟，倒出药液；翻煎30分钟，2次药液混合约500毫升，分2次早晚饭前温服，日1剂。

医嘱：注意休息，适当活动，合理饮食。

1999年4月2日二诊：患者服上方10剂，膝关节疼痛减轻，仍行走不便、屈伸不利、关节局部发凉，舌质黯，苔白腻，脉沉涩。继用上方10剂，煎服法、医嘱同上。

1999年4月13日三诊：患者膝关节疼痛明显减轻，可自行行走，关节活动较前明显好转，关节局部已有温热感，舌淡红，苔薄白，脉沉缓。继用上方15剂，煎服法、医嘱同上。

1999年4月30日四诊：患者稍有膝关节疼痛，可自行行走，关节活动好转，关节局部未再有发凉感，舌淡红，苔薄白，脉沉。继用上方20剂，巩固疗效。经随访半年，关节未再疼痛，活动自如。

【按语】此案患者膝关节软骨生化代谢异常，进而出现结构上的损害，产生纤维化，缝隙及整个关节面的劳损，导致关节疼痛和功能活动不便，以及关节活动协调性改变引起的一些症状。西医诊断为退行性膝关节病，属中医“痹症”“骨痹”“膝痹”等范畴。病机为“本痿标痹”，以肝肾不足、气血亏虚为本，感受风、寒、湿热，气滞血瘀为标。由于气虚无力载血运行，以致筋脉失去濡养，因虚而瘀。故选用补阳还五汤加减。方中重用黄芪益气养血，桃仁、红花、鸡血藤、赤芍、川芎、地龙、丹参、当归尾活血祛瘀通络，骨碎补、菟丝子、川续断、炒杜仲、怀牛膝强腰膝补肝肾，独活、桑寄生、秦艽通络止痛。

全方合用，益气活血，化瘀通络，强腰膝补肝肾，效果显著。

八、痹症——湿热痹阻案

黎某某，男，37岁，干部，广东省东莞市人，2016年7月16日初诊。

主诉：四肢关节疼痛3年余，加重1周。

现病史：患者嗜好烟酒，长期吃海鲜。3年前开始出现四肢关节疼痛，患处红肿、灼热，无发热，无晨僵，就诊于当地医院，检查发现尿酸高，诊断为痛风、高尿酸血症。经治疗症状有所缓解，但反复发作，严重时关节活动受限，屈伸不利，行走困难。1周前四肢关节疼痛加重，伴红肿、灼热，不规律服用秋水仙碱等西药（具体不详）未见缓解，欲寻求中医治疗，遂就诊于本门诊部。

刻下症见：四肢关节红肿，疼痛拒按，足趾与手指关节肿大，两踝尤著，触之局部灼热明显，足底痛甚，行走困难，伴有两胁疼痛，纳差，寐欠佳，大便干，小便黄，舌红，苔黄腻，脉弦滑。

西医诊断：痛风，高尿酸血症。

中医诊断：痹症。

辨证：湿热痹阻。

治法：清热利湿，活血通络。

方药：四妙散加味。

生薏苡仁30克，生黄柏12克，川牛膝15克，苍术10克，独活12克，地龙12克，秦艽15克，柴胡12克，白芍15克，枳壳12克，茵陈30克，土茯苓15克，防己12克，木瓜15克，透骨草15克，甘草10克。

用法：10剂，上药凉水浸泡30分钟，武火煎沸后文火煎30分钟，倒出药液；翻煎30分钟，2次药液混合约500毫升，分2次早晚饭后温服，日1剂。

医嘱：忌烟酒及生冷、寒凉、煎炸油腻、海鲜等刺激性食物。

2016年7月27日二诊：患者服用上方10剂，四肢关节肿痛、灼热感减轻，足底已无明显疼痛，可正常行走，纳食增加，仍足趾与手指关节肿大，两踝尤著，两胁疼痛，大便干，小便黄，舌红，苔黄腻，脉弦滑。继用上方加僵蚕12克，蜈蚣3条，桂枝12克，伸筋草15克，络石藤15克，鸡血藤15克，丹参20克。20剂，煎服法、医嘱同上。

2016年8月20日三诊：患者服上方20剂，四肢关节疼痛、灼热感进一步减轻，足趾与手指关节、两踝肿大处稍有缩小，足底已无疼痛，可正常行走，已无两胁疼痛，纳食明显增加，大便已不干，小便正常，舌红，苔黄，脉弦滑。继用上方，去柴胡、白芍、枳壳、茵陈、土茯苓，加海风藤15克。20剂，煎服法、医嘱同上。

2016年9月13四诊：患者四肢关节疼痛已不明显，足底无疼痛，足趾与手指关节、两踝肿大处明显缩小，四肢关节活动自如，纳食、睡眠、二便正常，舌红，苔薄黄，脉弦滑。继用上方20剂，煎服法、医嘱同上。

2016年10月5日五诊：患者四肢关节、足底已无疼痛感，足趾与手指关节、两踝肿大处已不明显，四肢关节活动自如，纳食、睡眠、二便正常，舌淡红，苔薄黄，脉弦滑。继用上方 20 剂，巩固疗效。随访半年未再发作。

【按语】痛风是一种尿酸盐沉积所致的晶体性关节炎，与嘌呤代谢紊乱及尿酸排泄减少所致的高尿酸血症直接相关，为代谢性风湿病，属于中医“痹症”范畴。此案患者长期嗜好烟酒、海鲜等食物，脾失健运，湿浊内生，又兼肝失疏泄，气滞血瘀，更加重湿浊内蕴，排泄不能。湿与热合，蕴结于内，流走关节，以致红肿热痛，指节肿大；湿热痹阻关节日久，气血不通，瘀血内生，兼肝失疏泄，气滞血瘀，故有两胁下疼痛；纳差，寐欠佳，大便干，小便黄，舌红，苔黄腻，脉弦滑，皆为湿热痹阻、气滞血瘀之征。治宜清热利湿，活血通络，佐以疏肝理气，方选四妙散加减。方中四妙散清热利湿，化浊通络，配四逆散合活血化瘀通络之品。二诊时仍足趾与手指关节肿大，两踝尤著，两胁疼痛，故加僵蚕、蜈蚣、桂枝、伸筋草、络石藤、鸡血藤、丹参活血化瘀，祛风通络。三诊时已无两胁疼痛，纳食明显增加，故去柴胡、白芍、枳壳、茵陈、土茯苓，加海风藤祛风湿，通经络，止痹痛。全方合用，随症加减，切中病机，则湿热去，瘀血消，筋脉通，红肿热痛、关节肿大则愈。

九、痿证——气虚血瘀，筋脉失养案

张某某，女，42 岁，教师，陕西省西安市新城区人，2011 年 3 月 6 日初诊。

主诉：肢体麻木，痿软，伴吞咽困难 3 个月。

现病史：患者 3 个月前因发烧、头痛、咽痛、肢体疼痛入住西安某医院，住院 7 天，用抗生素、解热止痛药物等治疗后，高烧减退，颈肩腰和下肢疼痛不减，继而又出现对称性肢体痿软，主观感觉障碍，腱反射减弱，伴吞咽困难，胸闷气短，面部肌肉麻木，声音嘶哑，双下肢无力，不能正常行走，诊断为格林巴利综合征。经西医采用抗炎、激素、血浆交换、免疫疗法及对症治疗病情稳定，仍吞咽困难，上肢无力，下肢痿软，不能正常行走，为求进一步中医治疗，始来我门诊就诊。

刻下症见：神志清醒，面色皖白无华，体态较胖，眩晕耳鸣，全身无力，双手及双足麻木不适，下肢痿软，吞咽困难，少气懒言，动则心悸气短，纳食无味，睡眠、大小便正常，舌质紫黯、边有瘀斑，苔薄白，脉沉细无力。

西医诊断：格林巴利综合征。

中医诊断：痿证。

辨证：气虚血瘀，筋脉失养。

治法：益气养血，化瘀通络。

方药：补阳还五汤加减。

生黄芪 100 克，当归尾 12 克，桃仁 12 克，红花 12 克，川芎 12 克，地龙 12 克，赤芍 12 克，人参 15 克，女贞子 12 克（包煎），墨旱莲 12 克，鸡血藤 15 克，补骨脂 15 克，淫羊藿 15 克，巴戟天 15 克，菟丝子 12 克（包煎），枸杞子 12 克，覆盆子 12 克（包煎），五味子 12 克。

用法：10剂，上药凉水浸泡30分钟，武火煎沸后文火煎30分钟，倒出药液；翻煎30分钟，2次药液混合约500毫升，分2次早晚饭前温服，日1剂。

针灸：针刺曲池、风池、肩髃、内关、合谷、手三里、委中、阳陵泉、足三里、八风、八邪，针后加灸，每日1次。

医嘱：调畅情志，注意休息，清淡饮食，忌辛辣、生冷、油腻等刺激性食物，家属配合肢体活动。

2011年3月17日二诊：患者服上方10剂，配合针灸，眩晕耳鸣、全身无力、下肢痿软、双手及双足麻木不适较前稍有改善，仍面色㿠白无华，少气懒言，动则心悸气短，饮食无味，吞咽困难，舌质紫黯、边有瘀斑，苔薄白，脉沉细无力。继用上方加焦三仙各12克，白术15克。10剂，煎服法、针灸、医嘱同上。

2011年3月28日三诊：患者服上方10剂，配合针灸，已无眩晕耳鸣，未再出现心悸气短，全身无力、下肢痿软、双手及双足麻木不适较前明显改善，吞咽功能较前明显好转，面色㿠白、精神稍有好转，纳食增加，舌质紫黯，苔薄白，脉沉细。继用上方10剂，煎服法、针灸、医嘱同上。

2011年4月8日四诊：患者未再出现眩晕耳鸣，无心悸气短，吞咽正常，全身较前有力，下肢已觉有力，双手及双足稍有麻木感，面色、精神明显好转，纳食明显增加，舌质紫黯，苔薄白，脉沉细。继用上方10剂，煎服法、医嘱同上，针灸隔日1次。

2011年4月19日五诊：患者全身及下肢已觉明显有力，双手及双足偶有麻木感，面色、精神、纳食、吞咽正常，舌淡红，苔薄白，脉沉较前有力。继用上方15剂，煎服法、医嘱同上，针灸隔日1次。

2011年5月6日六诊：患者面色红润，下肢有力，能正常行走，未再出现双手及双足麻木，纳食、吞咽正常，舌淡红，苔薄白，脉滑有力。继用上方10剂，巩固疗效。

【按语】格林巴利综合征是一类由免疫介导的疾病，是由于患者免疫系统对周围神经和致病微生物共有的抗原产生免疫反应所致，属于中医“痿证”范畴。《景岳全书·痿证》曰：“元气败伤，则精虚不能灌溉，血虚不能营养者，亦不少也。若概从火论，则恐真阳亏败，及土衰水涸者，有不能堪。”此案患者热病伤津，久病气血不足，气虚血瘀，筋脉不利，故全身无力，双手及双足麻木不适，下肢痿软，眩晕耳鸣，少气懒言，面色㿠白无华，动则心悸气短，饮食无味，吞咽困难，舌质紫黯、边有瘀斑，苔薄白，脉沉细无力，皆属气虚血瘀、筋脉失养之征。故方选补阳还五汤益气养血，化瘀通络，加人参、女贞子、墨旱莲、鸡血藤、补骨脂、淫羊藿、巴戟天、菟丝子、枸杞子、覆盆子、五味子益气养血，活血通络，滋补肝肾，滋养筋脉，配合针灸活血通络。二诊时仍纳食无味，吞咽困难，故加白术、焦三仙健脾和胃。既符合“治痿独取阳明”的原则，又不悖“辨证施治”“治病求本”之大法，效果满意。

十、痿证——肝郁血瘀，筋脉失养案

屈某某，女，32岁，农民，陕西省渭南市澄城县冯原镇人，1996年9月22日初诊。

主诉：双下肢痿软不能行走3个月，加重3天。

现病史：患者与丈夫感情不和经常吵闹，心情不舒，少言寡语。3个月前与丈夫吵闹后，出现双下肢痿软不能行走，几天后自行缓解，时轻时重。经常感觉胸闷，两胁胀痛，唉气连声，月经错后、色深、量少有血块，经期小腹疼痛。因头皮有血肿，当地医院按脑外伤后遗症住院治疗15天，出院后症状时轻时重。3天前症状加剧，又突发下肢痿软不能站立行走，伴右小腿疼痛，始来我门诊治疗。查：四肢脊柱无畸形，各项常规化验及脑CT均无异常，右下肢不能活动，感觉迟钝，生理反射存在，病理反射未引出。

刻下症见：双下肢痿软不能行走，胸闷，两胁胀痛，善太息，精神抑郁，手足发麻，软弱无力，纳差食少，少寐多梦，舌紫黯，苔薄白，脉沉细弦。

西医诊断：癔病性瘫痪。

中医诊断：痿证。

辨证：肝郁血瘀，筋脉失养。

治法：疏肝解郁，舒筋通络。

方药：柴胡疏肝散加减。

柴胡12克，陈皮12克，芍药15克，香附12克，川芎10克，枳壳12克，丝瓜络15克，木瓜15克，郁金12克，当归15克，桃仁10克，红花10克，鸡血藤15克，伸筋草15克，透骨草15克，川牛膝12克，地龙12克，炙甘草10克。

用法：10剂，上药凉水浸泡30分钟，武火煎沸后文火煎30分钟，倒出药液，翻煎30分钟，2次药液混合约500毫升，分2次饭后温服，日1剂。

针灸：针刺环跳、风市、阳陵泉、阴陵泉、足三里、三阴交，强刺激不留针，针后加艾灸，每日1次。

医嘱：调畅情志，饮食有节，避免精神刺激。

1996年10月3日二诊：患者服上方10剂，双下肢痿软明显减轻，已能站立、缓步行走，胸闷、两胁胀痛减轻，仍善太息，精神抑郁，手足发麻，软弱无力，纳差食少，少寐多梦，舌紫黯，苔薄白，脉沉细弦。继用上方加厚朴12克，焦三仙各12克，砂仁12克（后下）。10剂，上药凉水浸泡30分钟，武火煎沸后文火煎20分钟，放入后下之砂仁煎煮10分钟，倒出药液；翻煎30分钟，2次药液混合约500毫升，分2次饭后温服，日1剂，医嘱同上，继续针灸上述穴位。

1996年10月14日三诊：患者服上方10剂，双下肢痿软、胸闷、两胁胀痛明显减轻，已能站立、缓步行走，纳食增加，仍精神抑郁，手足发麻，少寐多梦，舌紫黯，苔薄白，脉沉细弦。继用上方10剂，煎服法，医嘱同上，继续针灸上述穴位。

1996年10月26日四诊：患者稍觉双下肢痿软，能正常站立行走，已无胸闷、两胁胀痛、手足发麻，精神状况好转，纳食明显增加，睡眠改善，舌淡红，苔薄白，脉细弦。继用上方10剂，煎服法、医嘱同上。停用针灸。

1996年11月7日五诊：患者已不觉双下肢痿软，可正常站立行走，未见胸闷、两胁胀痛、手足发麻，精神状况明显好转，纳食、睡眠正常，舌淡红，苔薄白，脉细弦。继用上方10剂，巩固疗效，不适随诊。

【按语】癔病属于中医学“郁证”“脏躁”等范畴，而癔病性瘫痪则以肢痿为主，又可归属“痿证”范畴。《临证指南医案·痿·邹滋九按》曰：“夫痿证之旨，不外乎肝肾肺胃四经之病。盖肝主筋，肝伤则四肢不为人用，而筋骨拘挛。肾藏精，精血相生，精虚则不能灌溉诸末，血虚则不能营养筋骨。肺主气，为高清之脏，肺虚则高源化绝，化绝则水涸，水涸不能濡润筋骨。阳明为宗筋之长，阳明虚则宗筋纵，宗筋纵则不能束筋骨以流利机关，此不能步履，痿弱筋缩之症作矣。”此案患者肝郁气滞血瘀，筋失所养，故双下肢痿软不能行走并手足发麻，软弱无力；肝郁气滞则胸闷，两胁胀痛；肝气不疏则善太息，精神抑郁，少寐多梦；肝气横逆，犯脾犯胃则纳差食少；舌紫黯，苔薄白，脉沉细弦，皆为肝郁血瘀、筋脉失养之征。治当疏肝解郁，舒筋通络，故方选柴胡疏肝散加减。方中柴胡疏肝散疏肝理气，活血化瘀，加当归、桃仁、红花加强柴胡疏肝散活血化瘀之功，加丝瓜络、木瓜、地龙、鸡血藤、伸筋草、透骨草、川牛膝舒筋活络。二诊时仍善太息，精神抑郁，手足发麻，软弱无力，纳差食少，少寐多梦，故加厚朴、焦三仙、砂仁健脾和胃。全方合奏，共达疏肝解郁、舒筋通络之功，配合针灸，舒筋活血。方证合拍，药达病所，诸症皆消，肢体痿软恢复正常。

十一、痿证——气虚血瘀，经脉痹塞案

赵某某，男，29岁，农民，陕西省渭南市澄城县人，2003年12月10日初诊。

主诉：四肢麻木无力半个月余。

现病史：患者于1个月前晚间睡眠时煤气中毒，昏迷不醒，在当地医院住院抢救，1天后苏醒，住院1周。出院后出现四肢麻木无力，需人搀扶行走，伴头晕目眩。经CT、脑血流图检查无异常；查血常规、尿常规正常；血生化正常；腰穿脑脊液32滴/分、无色透明，葡萄糖2.7 mmol/L，白细胞0.003×10^9/L，红细胞0～2/低视；诊断为中毒性神经损伤。给予静脉点滴能量合剂、复方丹参注射液、脑蛋白水解物注射液，症状无明显改善，邀余会诊，中医治疗。

刻下症见：面色皖白无华，四肢麻木，痛觉减退，行走无力，头晕目眩，倦怠乏力，恶心欲吐，纳差食少，疲乏嗜睡，二便正常，舌质紫黯，脉沉细涩。

西医诊断：中毒性神经损伤。

中医诊断：痿证。

辨证：气虚血瘀，经脉痹塞。

治法：益气养血，温经通络。

方药：补阳还五汤合桂枝汤加减。

生黄芪60克，当归尾12克，桃仁12克，红花12克，川芎12克，地龙12克，赤芍12克，怀牛膝12克，桂枝12克，白芍12克，太子参12克，白术15克，炙甘草10克，生姜10克，大枣3枚。

用法：7剂，上药凉水浸泡30分钟，武火煎沸后文火煎30分钟，倒出药液；翻煎

30分钟，2次药液混合约500毫升，分2次早晚饭前温服，日1剂。

医嘱： 调畅情志，注意休息，清淡饮食，忌辛辣、生冷、油腻等刺激性食物。

2003年12月18日二诊：患者服上方7剂，四肢麻木稍有好转，痛觉略有恢复，下肢稍觉有力但不能自行行走，仍面色㿠白无华，头晕目眩，倦怠乏力，恶心欲吐，纳差食少，疲乏嗜睡，二便正常，舌质紫黯，脉沉细涩。继用上方10剂，煎服法、医嘱同上。

2003年12月29日三诊：患者服上方10剂，面色改善，四肢麻木明显好转，痛觉恢复，下肢明显有力，能自行拄拐行走，头晕目眩减轻，精神好转，纳食增加，无恶心欲吐感，二便正常，舌质略紫，脉沉细。继用上方10剂，煎服法、医嘱同上。

2004年1月12日四诊：患者面色红润，四肢已无麻木感，痛觉恢复，下肢明显有力，能自行行走，已无头晕目眩，精神明显好转，纳食、二便正常，舌淡红，苔薄白，脉沉细。继用上方10剂，巩固疗效。

【按语】 中毒性神经损伤是指由各种有毒物质引起的多发性神经炎，中医没有相关文献记载。此案患者面色㿠白无华，四肢麻木，痛觉减退，行走无力，头晕目眩，倦怠乏力，恶心欲吐，纳差食少，疲乏嗜睡，二便正常，舌质紫黯，脉沉细涩，根据中医辨证属于“痿证”范畴。因煤气之毒侵犯血分，耗气伤血，导致气血瘀阻，经脉痹塞，故用补阳还五汤加减补气活血，温经通络。方中补阳还五汤益气活血，重用黄芪取气旺瘀散之意，加桂枝汤、怀牛膝温经通络，可促使毒性消散，同时遵循“治痿独取阳明”的原则，加太子参、白术健脾益气，标本兼顾，使诸症得除，肢体功能恢复。

十二、痿证——气虚血瘀，脉络瘀阻案

马某某，女，7岁5个月，陕西省西安市人，2021年5月29日初诊。

主诉： 左下肢痿软无力不能站立行走2个月。

现病史： 患儿正上小学，兼练舞蹈，2021年4月8日上学途中忽然左腿疼痛，无法行走，遂去西安三院就诊，检查结果基本无异常，诊断为肌肉劳损，建议休息观察2天后再做检查。休息2日后症状未见明显缓解，随即前往省中医院和红会医院儿骨科就诊，经左腿CT和左侧髋关节B超检查提示：左侧髋关节滑囊积液，左侧髌上囊积液；建议支具固定，避免负重，2周后复查。1周后，左大腿疼痛消失，小腿及腘窝疼痛有少许缓解，左腿依然无力，不能站立行走。自4月19日起，40余天内，先后在市儿童医院、脑病医院、空军军医大学第一附属医院、交大二附院等医院就诊，分别进行了骨科以及神经科全面检查。西安中医脑病医院MRI检查诊断：腰椎MRI平扫未见明显异常，左膝关节MRI平扫未见明显异常。空军军医大学第一附属医院核医学科诊断：左膝关节骨代谢活跃度较右侧略低，全身其余骨骼未见明显骨代谢异常病灶；SPECT/CT融合断层显像示双膝关节骨质结构、密度未见明显异常，左膝关节骨骺区骨代谢程度较对侧略低，请结合临床，建议MRI进一步检查；断层范围内其余骨骼未见明显结构、密度异常与骨代谢异常。陕西省交通医院MRI检查诊断：颅脑MR平扫未见明显异常；颈椎曲度变直；胸椎MR扫描示T2～T7水平脊髓后方蛛网膜下腔内线样低信号影，考虑脑脊液流动伪影。均建议短

期内复查，无法做有效治疗，建议去北京大医院进一步检查。其间曾用针灸、按摩、理疗，并配合外敷用药治疗，均未奏效。截至2021年5月29日，患儿左小腿疼痛基本消失，左腘窝仍有压痛，左腿依然痿软无力，触痛不敏感，不能自行活动及站立行走，并见左下肢明显肌肉萎缩，为寻求中医治疗，遂来我门诊就诊。

刻下症见：面色皖白无华，精神疲惫，左下肢痿软无力，不能自行活动及站立行走，左下肢和右下肢比较，肌肉萎缩明显，青筋显现，左腘窝有明显压痛，余处触动无明显知觉，语言、纳食、二便正常，舌质黯淡，苔薄白，脉沉细。

西医诊断：左下肢痿软不用待查。

中医诊断：痿证。

辨证：气虚血瘀，脉络瘀阻。

治法：益气养营，活血行瘀。

方药：圣愈汤合补阳还五汤加减。

炙黄芪30克，太子参10克，当归尾10克，川芎6克，杭白芍12克，熟地黄10克，地龙6克，炒桃仁6克，红花6克，橘络6克，木瓜10克，桑寄生10克，土鳖虫6克，制水蛭3克，鸡血藤10克，僵蚕6克，川牛膝6克。

用法：7剂，上药凉水浸泡30分钟，武火煎沸后文火煎30分钟，倒出药液；翻煎1次，2次药液混合约300毫升，分3次饭前温服，日1剂。

针灸：取患侧环跳、风市、阳陵泉、悬钟四穴，毫针刺入，不留针，每日1次。

医嘱：合理饮食，适当运动，按摩及活动左下肢肢体，保持患儿心情愉悦；避风寒，忌生冷、寒凉食物。

2021年6月6日二诊：患儿服上方7剂，配合针灸治疗，左下肢足趾可轻微自主活动，肌肉触及时稍有知觉，仍面色皖白无华，精神疲惫，左下肢仍痿软无力，不能自行活动及站立行走，左下肢和右下肢比较肌肉萎缩明显，青筋显现，左腘窝有明显压痛，语言、纳食、二便正常，舌质黯淡，苔薄白，脉沉细。继用上方7剂，煎服法、医嘱、针灸同上。

2021年6月14日三诊：患儿服上方7剂，配合针灸治疗，左下肢足趾活动较前明显好转，肌肉触及时较前明显有知觉，面色、精神较前改善，左下肢稍能自觉抬起，肌肉萎缩、青筋显现明显改善，左腘窝未见压痛，仍不能自行活动及站立行走，语言、纳食、二便正常，舌质黯淡，苔薄白，脉沉细。继用上方7剂，煎服法、医嘱、针灸同上。

2021年6月22日四诊：患儿服上方7剂，配合针灸治疗，左下肢足趾活动较前明显增强，肌肉触及时明显有知觉，面色、精神较前明显改善，左下肢自觉抬起力度较前明显增大，肌肉萎缩、青筋显现明显改善，左腘窝已无压痛，但不能自行活动，稍能站立但不能行走，语言、纳食、二便正常，舌质黯淡，苔薄白，脉沉细。继用上方加杜仲12克，锁阳10克。15剂，煎服法、医嘱、针灸同上。

2021年7月10日五诊：患儿服上方15剂，配合针灸治疗，左下肢足趾已能正常活动，肌肉触及时痛觉正常，面色红润，精神好转，左下肢已能自觉抬起，肌肉萎缩明显好转，青筋已不显现，已能自行活动，站立基本正常，已能自行行走，纳食佳，二便正常，舌质淡红，苔薄白，脉滑。继用上方15剂，煎服法、医嘱同上；针灸上述穴位，隔日1次。

2021年8月1日六诊：患儿服上方15剂，配合针灸治疗，肌肉触及时痛觉正常，面色红润，左下肢肌肉萎缩恢复正常，未见青筋显现，活动自如，站立、行走正常，纳食佳，二便正常，舌质淡红，苔薄白，脉滑。继用上方15剂，巩固疗效，停用针灸。

【按语】痿证是肢体筋脉弛缓、软弱无力，日久因不能随意运动而致肌肉萎缩的一种病症。《素问玄机原病式·五运主病》："痿，谓手足痿弱，无力以运行也。"临床上以下肢痿弱较为多见，故称"痿躄"。"痿"是指肢体痿弱不用，"躄"是指下肢软弱无力，不能步履之意。患儿左下肢痿软不能活动站立行走，经多家医院各种检查未有明确诊断，故不能做有效治疗。根据患儿脏腑娇嫩、气血未充之特点，又加之练习舞蹈经脉所伤，瘀阻气血，经脉不通而失荣，证属中医痿证气虚血瘀，脉络瘀阻。气虚血瘀，瘀血阻滞，脉络不通，筋脉肌肉失养，以致左下肢痿软无力，不能自行活动及站立行走，日久而不能随意运动，故左下肢和右下肢比较，肌肉萎缩明显；瘀阻脉络，脉络不通则青筋显现，左腘窝有明显压痛；气血不荣则肌肉触动无明显知觉，面色㿠白无华，精神疲惫；舌质黯淡，苔薄白，脉沉细，皆为气虚血瘀、脉络瘀阻之征。治宜益气养营，活血行瘀，方选圣愈汤合补阳还五汤加减。方中圣愈汤益气养血，补阳还五汤补气活血通络，加橘络、木瓜、水蛭、鸡血藤活血通络化瘀，加桑寄生、土鳖虫续筋壮骨，加僵蚕祛风散结，加川牛膝活血祛瘀，通利关节，引诸药下行，配合针灸输送气血，营内卫外。诸药合用，共奏益气养营、活血行瘀之功。四诊时仍不能自行活动，稍能站立但不能行走，故加杜仲、锁阳补肾强筋壮骨。经过2个多月的治疗，患儿活动行走如常，得以痊愈。

瘤癌篇

一、癥瘕——肝郁脉阻，气滞血瘀案

郑某某，男，58岁，农民，陕西省渭南市澄城县冯原镇人，2002年4月26日初诊。

主诉： 两胁胀满作痛3个月。

现病史： 患者3个月来两胁胀满作痛，扪之右胁下有块，就诊于当地医院。B超检查描述：肝脏实质回声增强，分布欠均匀，肝内见多个稍低回声，最大位于肝右叶，大小约3.0 cm×2.5 cm，肿块边界尚清，肝内管道部分结构受压，显示不清，左、右肝内胆管内径分别为0.3 cm、0.5 cm，门静脉未见明显扩张，提示为肝肿瘤。未做治疗，欲寻求中医诊治，始来我门诊就诊。

刻下症见： 形体消瘦，面色晦滞无华，两胁胀满作痛，脘腹胀闷，嗳气反酸，恶心，纳差，倦怠乏力，大便干燥，2～3日一行，小便黄赤，舌质紫黯有瘀斑，苔白厚腻，脉细弦。

西医诊断： 肝肿瘤。

中医诊断： 癥瘕。

辨证： 肝郁脉阻，气滞血瘀。

治法： 疏肝理气，活血化瘀，散结消癥。

方药： 柴胡疏肝散合大黄䗪虫丸加减。

柴胡12克，白芍15克，枳壳12克，川芎12克，香附12克，陈皮12克，青皮12克，白芥子12克（包煎），鳖甲30克，大黄10克（后下），䗪虫12克，当归12克，黄芩10克，桃仁10克，干地黄12克，干漆10克，虻虫12克，水蛭12克，蛴螬10克，三棱10克，莪术10克，牡丹皮12克，五灵脂12克，红花12克，炙甘草10克。

用法： 10剂，上药凉水浸泡30分钟，武火煎沸后文火煎20分钟，放入后下之大黄煎煮10分钟，倒出药液；翻煎30分钟，2次药液混合约500毫升，分2次饭后温服，日1剂。

医嘱： 调畅情志，注意休息，饮食有节，忌烟酒及辛辣、油腻、生冷等刺激性食物。

2002年5月7日二诊：患者服上方10剂，胁痛腹胀减轻，大便干燥缓解，2日一行，仍形体消瘦，面色晦滞无华，嗳气反酸，恶心，纳差，倦怠乏力，小便黄赤，舌质紫黯有瘀斑，苔白厚腻，脉细弦。继用上方15剂，煎服法、医嘱同上。

2002年5月23日三诊：患者服上方15剂，胁痛腹胀明显减轻，大便干燥缓解，1日一行，嗳气反酸、恶心较前好转，纳食增加，仍形体消瘦，面色晦滞无华，倦怠乏力，小便黄，舌质紫黯有瘀斑，苔白腻，脉细弦。继用上方15剂，煎服法、医嘱同上。

2002年6月9日四诊：患者形体消瘦、面色晦滞无华较前改善，胁痛腹胀明显减轻，大便干燥缓解，1日一行，嗳气反酸、恶心较前好转，纳食明显增加，精神好转，小便正常，舌质紫黯，瘀斑已不明显，苔白腻，脉细弦。继用上方15剂，煎服法、医嘱同上。

2002年6月25日五诊：患者形体消瘦改善，面色已不晦滞，稍觉胁痛腹胀，嗳气反酸明显好转，已不恶心，纳食明显增加，精神较前好转，二便正常，舌质紫黯，苔薄白，脉细弦。继用上方 15 剂，煎服法、医嘱同上。

2002 年 7 月 11 日六诊：患者形体消瘦、精神明显改善，未再出现胁痛腹胀，未见嗳气反酸，纳食、二便正常，舌略紫黯，苔薄白，脉滑。B 超检查：肝脏实质回声增强，分布欠均匀，肝内见多个稍低回声，最大位于肝右叶，大小约 1.5 cm×1.0 cm，肿块边界尚清，肝内管道部分结构受压显示不清，左、右肝内胆管内径分别为 0.3 cm、0.5 cm，门静脉未见明显扩张。继用上药改为丸剂，连用 2 个月，巩固疗效。3 个月后随访，患者诸症皆消，精神良好。

【按语】《诸病源候论·癥瘕》曰："癥瘕者，皆由寒温不调，饮食不化，于脏器相搏结所生也。其病不动者，直名为癥，若病虽有结瘕而可推移者，名为癥瘕。瘕者假也，谓虚假可动也。"此案患者肝失疏泄，气滞血瘀，肝郁脉阻，积瘀肝中，久而成形，则胁下有块，固定不移，两胁胀满作痛；肝中气滞血瘀日久，脾胃运化失调则脘腹胀闷，嗳气反酸，恶心，纳差，久则形体消瘦，倦怠乏力；气机不畅则大便干燥，数日一解，小便黄；气血凝聚日久，络脉阻塞则面色灰滞无华；舌质紫黯有瘀斑，苔白厚腻，脉细弦，皆为肝郁脉阻、气滞血瘀之征。治宜疏肝理气，散结消癥，活血化瘀，故方选柴胡疏肝散加大黄䗪虫丸加减。方中柴胡疏肝散疏肝理气，活血止痛；大黄䗪虫丸化瘀通络，软坚散结；加鳖甲、三棱、莪术以助化瘀通络、软坚散结消癥之功。经过 5 个多月的治疗，患者肿块消散，诸症皆除，精神状态良好。

二、噎膈，反胃——肝气犯胃，胃气上逆，痰瘀互结案

何某某，男，73 岁，工人，福建省泉州市晋江市人，2016 年 4 月 11 日初诊。

主诉：吞咽困难 3 个月余，加重半个月。

现病史：患者于 3 个月前出现吞咽困难，近半个月来症状加重，喝稀粥难以下咽。在福州某医院行电子胃镜检查显示距门齿 30 cm，可见菜花样新生物，表面糜烂、充血水肿、质硬、污感，管腔狭窄、镜体不能通过。病理检查确诊为食管癌下段进展期、鳞状细胞癌。进行放化疗治疗 3 个疗程，症状如故，始来我门诊求治。

刻下症见：形体消瘦，精神疲惫，面色㿠白无华，发热（体温 38℃），吞咽困难，不能进食，饮水即吐，呕吐黄苦水，反酸，嗳气频繁，胸胁闷痛，大便干结，3 ～ 4 日一行，小便黄少，舌红，少苔，脉弦细数。

西医诊断：食管癌下段进展期，鳞状细胞癌。

中医诊断：噎膈，反胃。

辨证：肝气犯胃，胃气上逆，痰瘀互结。

治则：疏肝和胃，降逆止呕，化瘀祛痰。

方药：半夏厚朴汤合左金丸加味。

法半夏 10 克，厚朴 10 克，茯苓 12 克，紫苏梗 10 克，黄连 6 克，吴茱萸 1 克，半枝莲 15 克，重楼 15 克，壁虎 3 条，白及 12 克，三七粉 3 克（冲服），竹茹 6 克，三棱 12 克，莪术 12 克，平消散 10 克（自配，冲服），柴胡 15 克，黄芩 12 克。

用法：2剂，上药凉水浸泡30分钟，武火煎沸后文火煎30分钟，倒出药液；翻煎30分钟，2次药液混合约300毫升，用药液冲服三七粉、平消散，分早中晚3次温服，日1剂。配合西医输液支持疗法。

医嘱：调畅情志，注意休息，清淡流食。

2016年4月13日二诊：患者初服上方第1次，服药即吐，嘱其多次服用。第2天再次服用，未再呕吐，可以饮少量水，已不呕吐黄苦水，仍发热，吞咽困难，不能进食，反酸，嗳气频繁，形体消瘦，精神疲惫，面色㿠白无华，胸胁闷痛，大便干结未解，小便黄少，舌红，少苔，脉弦细数。继用上方3剂，煎服法、医嘱同上。继续配合西医输液支持疗法。

2016年4月17日三诊：患者服上方3剂，饮水量增加，未再出现呕吐黄苦水，已不发热，体温正常，吞咽困难略有好转，稍能进流食，反酸、嗳气较前减轻，大便1次，仍形体消瘦，精神疲惫，面色㿠白无华，胸胁闷痛，小便黄少，舌红，少苔，脉弦细数。继用上方3剂，煎服法、医嘱同上。继续配合西医输液支持疗法。

2016年4月21日四诊：患者服上方3剂，未再出现呕吐黄苦水，吞咽困难明显好转，能进流食，反酸、嗳气、胸胁闷痛较前明显减轻，大便1次，小便黄少改善，仍形体消瘦，精神疲惫，面色㿠白无华，舌红，少苔，脉弦细。此时症状好转，正气虚衰，继用上方加灵芝30克，炙黄芪15克，人参15克。3剂，煎服法、医嘱同上，继续配合西医输液支持疗法。

2016年4月25日五诊：患者服上方3剂，吞咽困难较前明显好转，能进流食，反酸、嗳气、胸胁闷痛较前明显好转，精神疲惫较前改善，3日大便2次，小便正常，仍形体消瘦，面色㿠白无华，舌红，少苔，脉弦细。继用上方3剂，煎服法、医嘱同上，继续配合西医输液支持疗法。

2016年4月29日六诊：患者服上方3剂，吞咽困难较前明显好转，能进流食，偶见反酸、嗳气，胸胁闷痛较前明显好转，精神疲惫较前明显改善，大便每日1次，小便正常，仍形体消瘦，面色㿠白无华，舌红，少苔，脉弦细。继用上方5剂，煎服法、医嘱同上，继续配合西医输液支持疗法。

2016年5月5日七诊：患者吞咽困难明显好转，每日可进流食，偶见反酸、嗳气、胸胁闷痛，精神好转，面色较前改善，大便每日1次，小便正常，仍形体消瘦，舌红，苔薄白，脉弦细。继用上方10剂，煎服法、医嘱同上，停用西医输液。

2016年5月16日八诊：患者吞咽明显好转，可食少量软面条，偶见反酸、嗳气、胸胁闷痛，精神明显好转，面色较前明显改善，大便每日1次，小便正常，仍形体消瘦，舌红，苔薄白，脉弦细。继用上方10剂，煎服法、医嘱同上。

2016年5月27日九诊：患者每日流食，饭量较前明显增加，吞咽不觉困难，偶见反酸、嗳气，未再胸胁闷痛，精神好转，面色较前明显改善，二便正常，仍形体消瘦，舌红，苔薄白，脉弦细。继用上方20剂，巩固疗效。3个月后随访，患者每日三餐流食，精神尚可，二便正常。

【按语】此案西医诊断为食管癌下段进展期、鳞状细胞癌，属中医“噎膈”“反胃”“噎塞”“膈气”范畴。中医经典中多有相关论述，如《素问·通评虚实论》曰：“膈塞闭绝，上下不通，则暴忧之病也。”《灵枢·四时气》曰：“食饮不下，膈塞不通，邪在胃脘。”《太平圣惠方·第五十卷》曰：“寒温失宜，食饮乖度，或恚怒气逆，思虑伤心致使阴阳不和，胸膈痞塞，故名膈气也。”《医宗必读·反胃噎塞》曰：“大抵气血亏损，复因悲思忧恚，则脾胃受伤，血液渐耗，郁气生痰，痰则塞而不通，气则上而不下，妨碍道路，饮食难进，噎塞所由成也。”患者年老体衰，精血虚衰，运化乏力，饮食失节，气滞痰瘀互结，壅塞食管而发为噎膈、反胃。痰瘀互结，壅塞食道，故吞咽困难，不能进食，饮水即吐，呕吐黄苦水；肝失疏泄，胃气不降则反酸，嗳气频繁，胸胁闷痛；长期饮食不入，化源告竭必形体消瘦，精神疲惫，面色㿠白无华；痰瘀交阻，气血壅遏，以致气血运行不畅，久而化热，发泄于外则发热；大便干结，小便黄少，亦为胃肠津亏热结所致；舌红，少苔，脉弦细数，皆为肝气犯胃、胃气上逆、痰瘀互结之征。治宜疏肝和胃，降逆止呕，化瘀祛痰，方选半夏厚朴汤合左金丸加味。方中半夏厚朴汤加竹茹行气散结，降逆化痰止呕；左金丸泻火行湿，开结祛痞；加半枝莲、重楼、壁虎、白及、三七粉、三棱、莪术、平消散化瘀解毒，软坚散结；加柴胡、黄芩疏肝清热。四诊时症状好转，正气虚衰，故加灵芝、炙黄芪、人参扶助正气，亦使正复邪散，前期配合西医输液支持疗法。中西互补，患者转危为安。

三、鼻衄——阴虚肺燥，热毒内蕴，气血两虚案

谢某某，男，84岁，退休干部，广东省东莞市虎门镇人，2017年1月13日初诊。

主诉：反复流鼻血2个月余。

现病史：患者2个月前开始流鼻血，反复不止，伴有头晕，无明显头痛。于2016年12月在东莞市某医院住院检查及治疗，出院诊断为：老年慢性支气管炎，肺气肿并双肺感染；鼻咽癌，鼻出血，重度贫血；鼻窦炎；过敏性皮炎；高血压病Ⅲ级（极高危）；陈旧性腔隙性脑梗死；老年退行性瓣膜病；内痔术后；肝囊肿；双肾结石，左肾囊肿。住院曾输血纠正贫血，其他用药不详，因年老体弱不适宜放化疗，西医建议出院后使用中医药治疗，遂于2017年1月13日就诊于本门诊部。

刻下症见：形体消瘦，面色萎黄无华，流鼻血不止，胸膈满闷，口燥咽干，纳差不欲食，头晕眼花，少气懒言，倦怠乏力，大便5日未解，小便黄少，舌紫黯，苔黄燥，脉弦细数。

西医诊断：鼻咽癌，鼻窦炎，老年慢性支气管炎、肺气肿并双肺感染，高血压病Ⅲ级（极高危），陈旧性腔隙性脑梗死，重度贫血。

中医诊断：鼻衄。

辨证：阴虚肺燥，热毒内蕴，气血两虚。

治法：润肺滋阴，清热解毒，养血止血。

方药：麦门冬汤加减。

北沙参12克，麦冬12克，粳米30克，法半夏12克，红枣15克，炙甘草12克，重楼15克，白花蛇舌草15克，半边莲15克，太子参15克，棕榈炭15克（包煎），血余炭15克（包煎），蒲公英15克，鱼腥草15克。

用法：5剂，上药凉水浸泡30分钟，武火煎沸后文火煎30分钟，倒出药液；翻煎30分钟，2次药液混合约500毫升，分早晚2次饭后温服，日1剂。

医嘱：调畅情志，注意休息，清淡饮食，忌烟酒及生冷、辛辣、油腻等刺激性食物。

2017年1月19日二诊：患者服上方5剂，流鼻血减少，口燥咽干减轻，大便1次，仍形体消瘦，面色萎黄无华，胸膈满闷，纳差不欲食，头晕眼花，少气懒言，倦怠乏力，小便黄少，舌紫黯，苔黄燥，脉弦细数。继用上方加全瓜蒌15克，薤白12克。10剂，煎服法、医嘱同上。

2017年2月6日三诊：患者服上方10剂，少许鼻出血，胸膈满闷、口燥咽干明显减轻，纳食增加，大便每日1次，仍面色萎黄无华，形体消瘦，头晕眼花，少气懒言，倦怠乏力，小便黄少，舌紫黯，苔薄黄，脉弦细。继用上方，去全瓜蒌、薤白、棕榈炭、血余炭。10剂，煎服法、医嘱同上。

2017年2月18日四诊：患者已无鼻出血，稍觉口燥咽干，无胸膈满闷，纳食明显增加，头晕眼花、少气懒言略有好转，仍面色萎黄无华，形体消瘦，倦怠乏力，大便每日1次，小便黄，舌黯，苔薄黄，脉弦细。此乃正气虚弱、气血不足之故，则加益气养血之炙黄芪15克，当归12克，去蒲公英、鱼腥草。10剂，煎服法、医嘱同上。

2017年3月2日五诊：患者面色改善，未再出现鼻出血，已无口燥咽干，未见胸膈满闷，纳食增加，精神好转，二便正常，舌淡红，苔薄白，脉弦细。继用上方10剂，巩固疗效，不适随诊。

【按语】此案患者以流鼻血为主要症状，西医诊断为鼻咽癌，予西药止血消炎治疗，症状并无缓解，故而寻求中医治疗。患者年老体虚，且癌症亦属消耗性疾病，长期消耗人体正气，正气更虚，而邪毒尤甚。肺经热盛，邪毒内蕴，气血两虚，虚实夹杂，正虚邪实，治宜润肺滋阴，清热解毒，养血止血，扶正与祛邪并重。故以麦门冬汤为主方，加北沙参清养肺胃，降逆下气，清降虚火，加重楼、白花蛇舌草、半边莲、蒲公英、鱼腥草解毒清热，加棕榈炭、血余炭止血。二诊时胸膈满闷加全瓜蒌、薤白宽胸理气，通阳散结。四诊时鼻血已止，邪毒已清，故去蒲公英、鱼腥草，加炙黄芪、当归益气养血，扶助正气，使得邪去正升，效果满意。

四、肺瘤癌，悬饮——痰热互结，瘀堵阻肺，气滞血瘀，正虚邪实案

唐某某，女，33岁，农民，陕西省汉中市人，2014年6月8日初诊。

主诉：发烧，咳嗽，咯血，胸闷1年。

现病史：患者约1年前无明显诱因出现刺激性咳嗽，咯血丝，伴胸闷不适，于2014年6月1日在西安某医院就诊，诊断为左肺癌、骨转移癌（多发）、肝转移癌（多发）、右肾上腺转移癌、脑转移癌（多发）、淋巴结转移癌（多发），经化疗10次及对症处理后出院。

因体质衰弱，不宜继续化疗，故寻求中医治疗，始来我门诊就诊。

刻下症见：形体消瘦，面色㿠白，发热（体温39.2℃），头痛头晕，语言无力，精神困倦，咳嗽痰多难以咯出，呈黄色黏痰，痰中带血丝，喘促不能平卧，咳唾引痛，咳唾转侧时疼痛加重，全身关节疼痛不适，口苦咽干，纳差食少，恶心呕吐，呕吐物为胃内容物，腹痛腹胀，胁肋疼痛，夜寐不宁，大便3日不解，小便黄，舌质紫黯，苔黄燥，脉弦细数。

西医诊断：左肺癌，骨转移癌（多发），肝转移癌（多发），右肾上腺转移癌，脑转移癌（多发），淋巴结转移癌（多发）。

中医诊断：肺瘤癌，悬饮。

辨证：痰热互结，瘀堵阻肺，气滞血瘀，正虚邪实。

治法：清热化痰，宽胸散结，行气活血，祛瘀解毒。

方药：柴胡枳桔陷胸汤加减。

瓜蒌实20克，黄连12克，姜半夏12克，柴胡20克，黄芩15克，西洋参12克，枳壳15克，桔梗15克，苦杏仁12克，青皮12克，炒莱菔子12克，川椒目15克，重楼20克，半边莲20克，白花蛇舌草20克，鱼腥草15克，赤芍15克，桃仁12克，红花12克，百部12克，紫菀12克，炙甘草10克，葶苈子12克（包煎），大枣3枚。

用法：5剂，上药凉水浸泡30分钟，武火煎沸后文火煎30分钟，倒出药液；翻煎30分钟，2次药液混合约500毫升，分早中晚3次饭后温服，日1剂。

医嘱：调畅情志，注意休息，预防感冒，清淡饮食，少量多餐，避免油腻，忌辛辣、冰冻寒凉及腌制食物。

2014年6月14日二诊：患者服上方5剂，发热已退，体温正常，头痛、咳嗽咳痰减轻，有少量黄色黏痰，痰中血丝较前减少，喘促、咳唾引痛较前好转，咳唾转侧时稍有疼痛，偶有恶心，未再呕吐，头晕头痛、腹痛腹胀、胁肋疼痛较前减轻，口苦咽干较前好转，纳食较前增加，5日内大便2次，仍面色㿠白，形体消瘦，语言无力，精神困倦，全身关节疼痛不适，夜寐不宁，小便黄，舌质紫黯，苔黄燥，脉弦细数。继用上方5剂，煎服法、医嘱同上。

2014年6月20日三诊：患者服上方5剂，面色㿠白较前改善，未再发热，体温正常，稍觉头痛，咳嗽咳痰明显减轻，已无黄色黏痰，痰中未见血丝，喘促、咳唾引痛较前明显好转，咳唾转侧时已不疼痛，未见恶心呕吐、腹痛腹胀，偶觉胁肋疼痛，已不觉口苦咽干，纳食较前明显增加，大便每日1次，小便正常，精神好转，仍形体消瘦，语言无力，全身关节疼痛不适，夜寐不宁，舌质紫黯，苔黄燥，脉弦细数。此时发热已退，大便已通，喘促、咳唾引痛较前明显好转，咳唾转侧时已不疼痛，上方去柴胡、黄芩、炒莱菔子、葶苈子，加灵芝30克。10剂，煎服法、医嘱同上。

2014年7月1日四诊：患者面色㿠白较前明显改善，稍觉头痛，咳嗽咳痰明显减轻，喘促、咳唾引痛明显好转，咳唾转侧时未再出现疼痛，未见恶心呕吐、腹痛腹胀、口苦咽干，稍觉胁肋疼痛，纳食增加，二便正常，精神好转，仍形体消瘦，全身关节疼痛不适，夜寐不宁，舌质紫黯，苔黄燥，脉弦细数。继用上方，加炙黄芪30克补气解毒，加秦艽12克通络止痛。15剂，煎服法、医嘱同上。

2014年7月17日五诊：患者服上方15剂，面色㿠白较前明显改善，偶觉头痛、胁肋疼痛，稍有咳嗽咳痰、喘促、咳唾引痛，纳食增加，二便正常，精神好转，形体消瘦、睡眠较前改善，全身关节疼痛不适减轻，舌质紫黯，苔薄黄，脉弦细。继用上方15剂，巩固疗效，不适随诊。服上方后，患者来电告知，无咳嗽咳痰、胸闷胸痛，头痛头晕再未出现，全身关节疼痛不明显，于2014年7月23日于当地医院行CT检查提示“肺癌骨转移”，增强扫描提示“脑内多发转移瘤”，与2014年6月2日对比，病灶范围有所缩小。

【按语】患者西医诊断为肺癌，且已发生脑、骨、淋巴结等全身多发转移，病情之重，可想而知。中医但求辨证论治，以胸痹作为切入点。患者发热，咳嗽咳痰，胸闷胸痛为主症，肺主治节，主宣发肃降、通调水道，其饮食肥甘厚腻无节制，加之情志不畅，徒使肺脾受损，肺气不宣，水道不通，则引起咳嗽、咳痰带血丝，痰饮不化，久而化热而成痰热，加之饮食肥甘厚腻，脾不健运，痰热更甚。脾为生痰之源，肺为储痰之器，故痰热积久于肺而生病变。痰热为实证，阻碍气血之运行，胸腑之气受阻，滞而成胸闷胸痛之症。痰热互结于胸，影响脾胃气机，脾气受痰热阻碍则无以升清，脾气不升，胃气不降，故有恶心呕吐；痰热阻络，久而成瘀，损伤肺络，故痰中带血。本病以痰热互结于胸为主要病机，先予柴胡枳桔陷胸汤合三子养亲汤以清热化痰，宽胸散结，祛瘀解毒，加桃仁、红花、赤芍，祛瘀活血止血，同时配合重楼、半边莲、白花蛇舌草清热解毒化瘀，经两诊服10剂药后，未再发热，体温正常，稍觉头痛，咳嗽咳痰明显减轻，已无黄色黏痰，痰中未见血丝，喘促、咳唾引痛较前明显好转，咳唾转侧时已不疼痛，未见恶心呕吐、腹痛腹胀，偶觉胁肋疼痛，已不觉口苦咽干，纳食较前明显增加，大便每日1次，小便正常，面色㿠白较前改善，精神好转，故三诊时上方去柴胡、黄芩、炒莱菔子、葶苈子，由于正气虚衰加灵芝补气安神，扶正以祛邪外出。四诊时仍形体消瘦，全身关节疼痛不适，夜寐不宁，上方加炙黄芪补气解毒，加秦艽通络止痛。五诊时继用上方15剂，服上方后，患者来电告知，无咳嗽咳痰、胸闷胸痛，头痛头晕再未出现，全身关节疼痛不明显。于2014年7月23日在当地医院行CT检查提示“肺癌骨转移”，增强扫描提示“脑内多发转移瘤”，与2014年6月2日对比，病灶范围有所缩小，患者病情转危为安。

五、癥瘕，痛经——肝郁气滞，湿热瘀血蕴结案

鲁某某，女，28岁，公司职员，陕西省西安市未央区人，2013年3月12日初诊。

主诉：经行腹痛3年，加重3个月。

现病史：患者14岁月经初潮，月经周期正常，5～7天/28天。3年前开始经行腹痛，以经前和经期疼痛为著，烦躁易怒，胁下乳房胀痛，每次必服止痛片。近3个月来疼痛加剧，经某医院妇科检查：宫颈轻度糜烂、前位子宫、宫体略大，形态欠规则。质较硬，无压痛。妇科B超检查提示：子宫前后径5.1 cm，内膜厚1.2 cm，后壁探及0.9 cm×6.7 cm弱回声团，左壁探及2.6 cm×1.4 cm弱回声团，边界欠清。双侧附件未探及确切包块，诊

断为子宫腺肌瘤。药物治疗效果不佳，建议手术，患者拒绝，始来我门诊中医治疗。

刻下症见：月经来潮第 5 天，小腹疼痛连及胁肋，月经量少、色黯、有血块，块下痛减，伴腰部疼痛，肛门坠痛，痛剧时冷汗自出，恶心呕吐，情绪烦躁，大便秘结，小便黄，平素白带量多、色黄，有异味，舌质紫黯，苔白厚腻，脉细弦数。

西医诊断：子宫腺肌瘤，宫颈糜烂Ⅱ度。

中医诊断：癥瘕，痛经。

辨证：肝郁气滞，湿热瘀血蕴结。

治法：行气活血，清热除湿，化瘀止痛。

方药：柴胡疏肝散合金铃子散、失笑散加味。

柴胡 12 克，白芍 15 克，枳壳 12 克，川芎 12 克，香附 12 克，陈皮 12 克，炒蒲黄 12 克，五灵脂 12 克，川楝子 12 克，延胡索 12 克，重楼 15 克，半枝莲 15 克，蒲公英 30 克，夏枯草 15 克，白花蛇舌草 15 克，连翘 30 克，炙甘草 10 克。

用法：20 剂，上药凉水浸泡 30 分钟，武火煎沸后文火煎 30 分钟，倒出药液；翻煎 30 分钟，2 次药液混合约 500 毫升，分 2 次饭后温服，日 1 剂。

医嘱：调畅情志，清淡饮食，注意休息。

2013 年 4 月 12 日二诊：患者月经 4 月 4 日来潮，7 天干净，量中、色暗红、血块较上次少，经期前 3 天腹痛，疼痛及两胁肋、乳房胀痛较过去减轻，烦躁易怒好转，白带减少无异味，纳眠尚可，大便秘结，2 ～ 3 日一行，小便黄，舌质黯，苔白厚腻，脉细弦数。继用上方加大黄 12 克（后下），土鳖虫 12 克。20 剂，上药凉水浸泡 30 分钟，武火煎沸后文火煎 20 分钟，放入后下之大黄煎煮 10 分钟，倒出药液；翻煎 30 分钟，2 次药液混合约 500 毫升，分 2 次饭后温服，日 1 剂，医嘱同上。

2013 年 5 月 9 日三诊：患者 5 月 2 日月经来潮，经期 6 天，量中、色暗红、未见血块，经期前 1 天稍觉腹痛，疼痛及两胁肋、乳房胀痛明显减轻，精神好转，白带减少无异味，纳眠尚可，大便秘结好转，1 ～ 2 日一行，小便正常，舌质黯，苔薄白，脉细弦。继用上方 20 剂，煎服法、医嘱同上。

2013 年 6 月 8 日四诊：患者 5 月 30 日月经来潮，经期 7 天，月经量正常、色暗红、未见血块，经期前和经期未再发生痛经，已无两胁肋、乳房胀痛，精神好转，白带减少无异味，纳眠可，大便正常，1 ～ 2 日一行，舌淡红，苔薄白，脉弦滑。继用上方，减大黄量为 6 克，20 剂，巩固疗效，不适随诊。

【按语】此案西医诊断为子宫腺肌瘤，属中医“癥瘕”“痛经”范畴。患者肝失疏泄，气滞血瘀，经期气血下注冲任，瘀滞更甚，血行不畅，不通则痛，故见小腹疼痛连及胁肋，月经量少，色黯有血块，块下则瘀滞减轻，痛减；瘀血内阻影响机体水湿运行，内湿停滞，湿热与瘀血相搏，久聚不化则结为癥瘕；肝气横逆，克伐脾胃，湿热中阻，胃失和降，故见痛剧时冷汗自出，恶心呕吐，情绪烦躁；湿热瘀血损伤任带二脉，任脉失约，带脉失固，流注下焦，故见腰部疼痛，白带量多、色黄、有异味，肛门坠痛，大便秘结，小便黄；舌质紫黯，苔白厚腻，脉细弦数，皆为肝郁气滞、湿热瘀血蕴结之征。治宜行气活血，清热除湿，化瘀止痛，方选柴胡疏肝散合金铃子散、失笑散加味。方中柴胡疏肝散加失笑散、金铃子散疏肝理气，活血化瘀，加重楼、半枝莲、蒲公英、夏枯草、白花蛇舌草、连翘清热解毒，软坚散结。二诊时大便仍秘结，加大黄、土鳖虫通肠化瘀，又可加强消癥之功。四诊时大便正常，减大黄量。辨证得当，随症加减，疗效满意。

六、癥瘕——癥瘕积聚，气血两虚案

张某某，女，46岁，工人，陕西省西安市未央区人，2004年10月16日初诊。

主诉：阴道不规则出血4个月，伴小腹疼痛。

现病史：患者2004年6月因阴道出血到医院检查发现有子宫肌瘤，B超显示子宫质地不均匀、子宫多发性肌瘤，宫颈纳氏囊肿，盆腔静脉瘀血。经病理检验诊断为子宫肌瘤，建议手术。因患者畏惧手术，服用桂枝茯苓丸2个月，仍见阴道出血，精神状况不佳，寻求中医治疗，始来我门诊诊疗。

刻下症见：形体消瘦，面色㿠白无华，阴道时有出血，小腹拘紧，触之坚硬，疼痛拒按，气短懒言，四肢不温，纳眠欠佳，大便干燥，2～3日一行，舌紫黯，苔白腻，脉细涩。

西医诊断：子宫肌瘤。

中医诊断：癥瘕。

辨证：癥瘕积聚，气血两虚。

治则：消癥化瘀，益气养血。

方药：益气消癥汤（自拟）加减。

黄芪30克，当归15克，人参15克，灵芝15克，白术15克，三棱12克，莪术12克，桂枝12克，茯苓15克，桃仁12克，红花12克，牡丹皮12克，赤芍12克，天花粉12克，重楼15克，半枝莲15克，白花蛇舌草15克，焦茜草12克。

用法：10剂，上药凉水浸泡30分钟，武火煎沸后文火煎30分钟，倒出药液；翻煎30分钟，2次药液混合约500毫升，分2次饭后温服，日1剂。

医嘱：调畅情志，合理饮食，注意休息，忌白萝卜、绿豆及生冷、辛辣、油腻等刺激性食物。

2004年10月28日二诊：患者服上方10剂后，阴道出血减少，小腹疼痛、拘紧感减轻，坚硬较前变软，手脚较前变暖，仍形体消瘦，面色㿠白无华，气短懒言，纳眠欠佳，稍有腹胀，大便干燥，2～3日一行，舌淡紫黯，苔白，脉细涩。继服上方加焦三仙各12克，厚朴15克，枳壳12克。10剂，煎服法、医嘱同上。

2004年11月9日三诊：患者服上方10剂，面色稍红润，已无阴道出血，小腹疼痛、拘紧感明显减轻，精神好转，纳食增加，睡眠尚可，腹胀感消失，仍形体消瘦，大便干燥，1～2日一行，舌紫黯，苔白，脉细涩。继用上方减焦茜草，加大灵芝量为30克。10剂，煎服法、医嘱同上。

2004年11月20日四诊：患者服上方，形体消瘦较前改善，面色稍红润，阴道未再出血，已无小腹疼痛、拘紧感，精神明显好转，纳食正常，睡眠可，大便已不干燥，日一行，舌淡红，苔薄白，脉细涩。继用上方20剂，煎服法、医嘱同上。

2004年12月11日五诊：患者形体消瘦较前明显改善，面色稍红润，未见阴道出血，小腹无不适，精神好转，纳食、睡眠、二便正常，舌淡红，苔薄白，脉细弦。继用上方20剂，巩固疗效，不适随诊。

【按语】此案西医诊断为子宫肌瘤，属中医“癥瘕”范畴。《灵枢·水胀》载：“石瘕生于胞中，寒气客于子门，子门闭塞，气不得通，恶血当泻不泻，衃以留止，日以益大，状如怀子，月事不以时下，皆生于女子，可导而下。”《诸病源候论·积聚病诸候》说：“诸脏受邪，初未能成积聚，留滞不去，乃成积聚。”《中医内科学》：妇女下腹有结块，或胀，或满，或痛者，称为“癥瘕”。患者素体虚弱，形体消瘦，面色㿠白无华，气短懒言，为气血两虚之候，胞宫结块日久而见小腹结块坚硬、疼痛拒按，瘀血阻络，血不归经，故见阴道出血，四肢不温，纳眠欠佳，大便干燥，2～3日一行，舌紫黯，苔白腻，脉细涩，皆为癥瘕积聚、气血两虚之征。本虚标实，治宜标本兼顾，以益气养血、消癥化瘀为法，自拟益气消癥汤，取得良好效果。

七、胃瘤癌——瘀血阻络，湿热内蕴案

贾某某，男，63岁，农民，陕西省榆林市神木市人，2006年3月2日初诊。

主诉：间断胃脘部胀闷隐痛6个月，伴呕血、黑便，加重1个月。

现病史：患者嗜好烟酒、辛辣、肉食，于6个月前出现胃脘部胀闷隐痛，症状逐渐加重。1个月前出现恶心呕吐，食后加重，呕吐物为胃内容物，呈咖啡色，就诊于当地医院，检查诊断为胃出血，住院治疗10天后未再呕吐。出院后胃脘部胀闷疼痛加剧，恶心呕吐，呕吐物为咖啡色胃内容物，大便干结呈黑褐色，即转入西安交大二附院电子胃镜检查示“胃癌”“胃黏膜下肿物”，病理诊断为胃体低分化腺癌。患者及家属拒绝手术，欲寻求中医保守治疗，始来我门诊部诊治。

刻下症见：形体消瘦，面色萎黄，胃脘部胀闷隐痛，伴恶心呕吐，呕吐物为咖啡色胃内容物，食后加重，时有反酸烧心，口苦口干，纳差不欲饮食，倦怠乏力，头晕耳鸣，大便3日未行，小便黄，舌紫黯，苔黄腻，脉细弦数。

既往史：素有高血压病史5年，脑梗死病史3年，未规律用药。

西医诊断：胃癌（胃体低分化腺癌），高血压病，脑梗死。

中医诊断：胃瘤癌。

辨证：瘀血阻络，湿热内蕴。

治法：化瘀通络，清热化湿。

方药：失笑散合丹参饮加减。

炒蒲黄12克，五灵脂12克，丹参15克，白檀香6克，砂仁12克（后下），葛花15克，重楼15克，白花蛇舌草15克，半枝莲15克，栀子12克，蒲公英15克，白及12克，仙鹤草15克，炒茜草12克，三七粉3克（冲服），平消散10克（自配，冲服），枳实12克，大

黄10克（后下）。

用法：7剂，上药凉水浸泡30分钟，武火煎沸后文火煎20分钟，放入后下之砂仁、大黄煎煮10分钟，倒出药液；翻煎30分钟，2次药液混合约500毫升，用药液冲服三七粉、平消散，分2次饭后温服，日1剂。

医嘱：调畅情志，注意休息，清淡饮食，忌烟酒及辛辣、油腻、生冷等刺激性食物。

2006年3月10日二诊：患者服上方7剂，胃脘部胀闷疼痛减轻，恶心呕吐减少，呕吐物为咖啡色胃内容物，反酸烧心减轻，仍形体消瘦，面色萎黄，口苦口干，纳差不欲饮食，倦怠乏力，头晕耳鸣，大便2日一行，质干而色黑、量少，小便黄，舌紫黯，苔黄腻，脉细弦数。继用上方加枳壳15克，炒莱菔子10克。10剂，煎服法、医嘱同上。

2006年3月21日三诊：患者服上方10剂，胃脘部胀闷疼痛明显减轻，偶有恶心呕吐、反酸烧心，口苦口干、头晕耳鸣较前减轻，面色萎黄、倦怠乏力较前改善，纳食增加，大便2日一行，量少色黑，小便黄，舌紫黯，苔薄黄，脉细弦数。继用上方10剂，煎服法、医嘱同上。

2006年4月2日四诊：患者服上方10剂，胃脘部胀闷疼痛明显减轻，未再呕吐，偶有烧心，无反酸，稍觉口苦口干，头晕耳鸣较前减轻，精神好转，纳食较前明显增加，大便色黑，每日一行，小便黄，舌质略紫黯，苔薄黄，脉细弦。上方加焦三仙各15克。15剂，煎服法、医嘱同上。

2006年4月13日五诊：患者偶有胃脘部胀闷不适、头晕耳鸣，未见疼痛恶心呕吐、反酸烧心，轻微口苦口干，精神明显好转，纳食明显增加，大便仍色黑，每日一行，略偏稀，舌淡红略紫黯，苔薄白，脉细弦。此时腑气已通，正气虚弱，继用上方，去枳实、大黄、炒莱菔子，加大重楼量至30克，加炙黄芪30克，当归12克。15剂，煎服法、医嘱同上。

2006年4月29日六诊：患者无明显胃脘部不适，精神状况好转，已无头晕耳鸣，纳食尚可，大便色黑减轻，每日一行，小便正常，舌淡红略紫黯，苔薄白，脉细弦。拒绝胃镜检查，继用上方15剂，巩固疗效，不适随诊。

【按语】胃癌病因复杂，病机多变且虚实兼杂。此案患者长期嗜好烟酒、肉食，久则湿热内蕴，损伤胃络，瘀血内停肠胃，故胃脘部胀闷疼痛，吐血与黑便并见；胃纳受阻，脾不健运，腑气不通则见纳食不佳，口干口苦，大便数日一行；舌紫黯，苔黄腻，脉细弦数，皆为瘀血阻络、内蕴湿热之象。故以化瘀通络、清热化湿为法，选失笑散合丹参饮加味。方中失笑散合丹参饮活血祛瘀，行气止痛，白及、仙鹤草、炒茜草止血活血，重楼、栀子、蒲公英、白花蛇舌草、半枝莲、平消散清热解毒抗癌，枳实、大黄通腑散结。二诊时仍纳差不欲饮食，大便干而黑色、量少，小便黄，故加枳壳、炒莱菔子消导通便。三诊时加焦三仙增强健脾和胃之功。五诊时腑气已通，大便秘结改善，故去枳实、大黄、炒莱菔子，加大重楼量以解毒抗癌；正气虚弱，故加炙黄芪、当归益气扶正。诸药合用，邪退正复，效果显著。

八、水肿，噎膈反胃——脾气受困，湿毒浸渍案

关某某，男，62 岁，广东省广州市人，2020 年 6 月 3 日初诊。

主诉：左上肢及双下肢水肿 1 个月余。

现病史：患者既往有慢性支气管炎、肺气肿、陈旧性肺结核、十二指肠球炎、慢性浅表性胃炎伴胆汁反流病史。半年前因吞咽困难，在广州某医院检查诊断为食道癌，经住院治疗，症状有所缓解。出院后服用 2 个月余中药（具体用药不详），症状时轻时重。1 个月前开始出现不明原因手脚水肿，以左上肢及双下肢水肿为甚。2020 年 1 月 19 日中山大学附属肿瘤医院病历报告提示：（左侧腋窝淋巴组织）鳞状细胞癌转移。2020 年 3 月 16 日入住广东省中医院大学城医院，检查诊断为食道癌（鳞状细胞癌，中分化）、轻度贫血。经治疗症状未缓解，于 5 月 15 日至广州某医院检查，结果提示食道癌（鳞状细胞癌，中分化）、轻度贫血，心电图正常，前列腺钙化灶，双肾彩超未见异常，白蛋白（ALB）33 g/L。又住院 1 周，症状如故，出院后经其他患者介绍，遂来我门诊就诊。

刻下症见：形体消瘦，左手肘关节以下、双下肢膝关节以下水肿较甚，皮肤绷亮，按之凹陷，阴囊水肿如牛卵般、色黯，身体困重，胸闷气短，咳嗽咯白色痰，脘痞腹胀，纳差食少，大便干结，2 日一行，小便短少，舌淡红，苔剥两侧苔白腻，左脉沉细弦夹涩，右脉弦滑。

西医诊断：食道癌，鳞状细胞癌转移，水肿待查。

中医诊断：水肿，噎膈反胃。

辨证：脾气受困，湿毒浸渍。

治法：健脾化湿解毒，通阳利水。

方药：五苓散合五皮饮加减。

茯苓 30 克，猪苓 15 克，桂枝 12 克，泽泻 12 克，白术 30 克，陈皮 15 克，茯苓皮 20 克，生姜皮 15 克，桑白皮 12 克，大腹皮 30 克，重楼 20 克，半枝莲 15 克，平消散 10 克（自配，冲服），瓜蒌皮 30 克，川贝母 10 克，葶苈子 12 克（包煎），红枣 15 克，车前子 12 克（包煎）。

用法：5 剂，上药凉水浸泡 30 分钟，武火煎沸后文火煎 30 分钟，倒出药液；翻煎 30 分钟，2 次药液混合约 500 毫升，用药液冲服平消散，分 3 次饭后温服，日 1 剂。

医嘱：适当增加蛋白摄入，嘱至医院检查四肢及下腹部是否有血管或者淋巴病变。

2020 年 6 月 11 日二诊：患者服上方 5 剂，左手肘关节以下、双下肢膝关节以下水肿明显消退，已无皮肤绷亮，肤温稍高，按之凹陷，阴囊水肿减轻，身体困重、胸闷气短减轻，咳嗽减少，大便量少，但每日 1 次，小便量增加，呈黄褐色、稍黏稠，仍脘痞腹胀，纳差食少，舌淡红，苔剥上部少苔，左脉沉弦滑，右脉弦滑。遵医嘱至广州某医院检查，2020 年 6 月 4 日四肢动静脉彩超提示：双下肢动脉硬化并多发小斑块形成。2020 年 6 月 5 日腹部 CT 提示：前列腺钙化，腹、盆腔积液，下腹部皮下水肿。继用上方加水蛭 12

克，白花蛇舌草 15 克，焦三仙各 12 克。7 剂，煎服法、医嘱同上。

2020 年 6 月 21 日三诊：患者服上方 7 剂，左手腕关节水肿消退，双下肢踝关节附近轻度水肿，阴囊已无水肿，身体困重、胸闷气短明显减轻，脘痞腹胀较前明显改善，纳食增加、食稍硬食物则吞咽不下，稍食多则易泛逆而出，时有干咳，大便少，日一行，小便量可、色时黄时清，舌淡红，苔根稍腻，左脉细弦滑，右脉弦滑。继用上方加枳壳 15 克，厚朴 15 克。7 剂，煎服法、医嘱同上。

2020 年 6 月 29 日四诊：患者左手腕关节水肿完全消退，未见双下肢踝关节附近水肿，阴囊水肿、身体困重、胸闷气短明显减轻，脘痞腹胀较前明显改善，纳食增加，食硬食物则吞咽不利，稍食多则易泛逆而出，大便少，日一行，小便量可、色时黄时清，舌淡红，苔根稍腻，左脉细弦滑，右脉弦滑。继用上方 10 剂，煎服法、医嘱同上。

2020 年 7 月 10 日五诊：患者左手腕关节未见水肿，双下肢踝关节附近水肿、阴囊水肿完全消退，精神好转，胸闷气短明显减轻，脘痞腹胀较前明显改善，纳食增加，食硬食物仍吞咽不利，食后再未见泛逆而出，大便少，日一行，小便正常，舌淡红，苔薄白，脉弦滑。继用上方 10 剂，煎服法、医嘱同上。

2020 年 7 月 21 日六诊：患者左手腕关节水肿、双下肢踝关节附近水肿、阴囊水肿再未出现，精神明显好转，稍觉胸闷气短、脘痞腹胀，纳食增加，食硬食物仍吞咽不利，食后再未见泛逆而出，二便正常，舌淡红，苔薄白，脉弦滑。继用上方 10 剂，巩固疗效，不适随诊。

【按语】《素问·脉要精微论》："肝脉软而散，色泽者，当病溢饮。溢饮者，渴暴多饮而易入肌皮、肠胃之外也。"《金匮要略·痰饮咳嗽病脉证并治》："饮水流行，归于四肢，当汗出而不汗出，身体疼重，谓之溢饮。"此案西医诊断为食道癌，鳞状细胞癌转移，水肿待查，双下肢动脉硬化并多发小斑块形成，腹、盆腔积液，下腹部皮下水肿，属中医"噎膈""反胃""水肿"范畴。患者癌毒内侵，损伤脏腑，脾不运化，胃失和降，肺失宣肃，肾不气化，水湿之邪浸渍肌肤，壅滞不行，故左手肘关节以下、双下肢膝关节以下水肿较甚，皮肤绷亮，按之凹陷，阴囊水肿如牛卵般；脾失健运，胃失和降则脘痞腹胀，纳差食少，大便干结；正虚邪实，故形体消瘦，身体困重；肺失宣肃则胸闷气短，咳嗽咯白色痰，水湿内聚，三焦决渎失司，膀胱气化失常，所以小便短少，呈黄褐色、稍黏稠，舌淡红，苔剥两侧苔白腻，左脉沉细弦夹涩，右脉弦滑，皆为脾气受困、湿毒浸渍之征。急则治其标，首当健脾化湿解毒，通阳利水，方选五苓散合五皮饮加减。方中五苓散合五皮饮健脾化湿，通阳利水，加重楼、半枝莲、平消散化浊解毒，加瓜蒌皮、川贝母、葶苈子、红枣宣肺泄水。二诊时血脉积块，脘痞腹胀，纳差食少，故加焦三仙、白花蛇舌草、水蛭健脾消食，解毒通络。三诊时仍脘痞腹胀，食硬食物则吞咽不利，稍食多则易泛逆而出，故加枳壳、厚朴通利气机，调畅脾胃。药证相符，随症加减，使脏腑功能恢复，促进邪水从小便而出，血脉通利而正气复生，脏腑功能得到改善，症状、舌苔及脉象的变化亦是佐证。

九、瘤癌病，癥瘕积聚，虚劳，黄疸——肝失疏泄，气滞血瘀，邪毒内蕴，脾虚湿滞，气血亏虚案

谢某某，女，59岁，广东省东莞市高埗镇人，2018年3月16日初诊。

主诉： 右下腹及右胁下疼痛3个月余。

现病史： 患者3个月前开始出现右下腹及右胁下疼痛，未予重视及治疗，疼痛渐渐加重。延至2018年2月22日入住东莞市人民医院进行检查，腹部CT结果提示：结肠肝曲肠壁局部增厚，高代谢肿块形成，考虑结肠癌可能性大，邻近淋巴结转移；肝内多发转移瘤，最大者约5.5 cm×4.3 cm；双侧颈部Ⅱ区、主肺动脉窗、双侧腋窝多淋巴结炎性增生；左肺上叶下舌段、右肺中内侧段、右肺下叶少量慢性炎症，右肺多发小结节及类小结节；轻度脂肪肝，肝周少量积液；左侧输尿管下段结石，以上输尿管扩张及左肾积液。肝胆脾胰彩超显示：肝内多发占位，考虑转移瘤；胆囊壁隆起性病变，考虑胆囊息肉可能。肿瘤标志物显示：甲胎蛋白39.06 ng/mL，癌胚抗原117.5 ng/mL，糖类抗原19-9 1189.5 U/mL。肝功能检查：谷丙转氨酶18.2 U/L，天冬氨酸氨基转移酶62.1 U/L，总胆红素22.6 μmol/L，直接胆红素5.4 μmol/L，间接胆红素17.2 μmol/L。诊断为：结肠癌肝转移Ⅳ期，轻度脂肪肝，肝周少量积液，左肾积液，淋巴结炎性增生，慢性肺炎并多发小结节，胆囊息肉。住院期间使用奥沙利铂、卡培他滨按疗程化疗7次，并使用托烷司琼止呕、雷贝拉唑抑酸护胃等处理。出院口服带药有甲钴胺片、十一味参芪片。出院后仍觉右下腹及胁下疼痛，其余症状不减，因体质虚弱，不适宜继续化疗，寻求中医治疗，经其他患者介绍，始来我门诊就诊。

刻下症见： 形体消瘦，精神困倦，面色晦暗青滞萎黄，巩膜及皮肤轻度黄染，右下腹及胁下疼痛，夜寐不宁，甚至彻夜不能入眠，纳差，恶心呕吐，餐后脘腹胀满疼痛，咳嗽气短，咯白色泡沫痰，大便色黑、时带暗红色血块、溏稀不成形，每日3～5次，小便量少色黄。腹部检查：肝肋下3 cm可扪及，边缘质较硬，肝区压痛明显，右下腹可扪及包块，压痛明显，无反跳痛。舌紫黯有瘀斑，苔白腻，脉细弦涩。

西医诊断： 结肠癌肝转移Ⅳ期，淋巴结炎性增生，慢性肺炎并多发小结节，肝周少量积液，左肾积液，胆囊息肉。

中医诊断： 瘤癌病，癥瘕积聚，虚劳，黄疸。

辨证： 肝失疏泄，气滞血瘀，邪毒内蕴，脾虚湿滞，气血亏虚。

治法： 疏肝行气，化瘀解毒，通经消癥，健脾祛湿，益气养血。

方药： 柴胡疏肝散合大黄䗪虫丸加减。

柴胡12克，白芍15克，香附12克，陈皮12克，川芎10克，枳壳12克，炙甘草12克，大黄6克（后下），金边土鳖虫12克，水蛭12克，虻虫12克，干漆6克，蛴螬12克，桃仁10克，苦杏仁10克，茵陈30克，土茯苓15克，川楝子12克，延胡索12克，瓜蒌皮15克，厚朴12克，砂仁12克（后下），重楼15克，猫爪草15克，三七粉3克（冲服），焦茜草12克，焦地榆12克，炒槐花12克，平消散10克（自配，冲服），人参15克，灵芝

15克，白术15克，焦三仙各12克。

用法：7剂，上药凉水浸泡30分钟，武火煎沸后文火煎20分钟，放入后下之砂仁、大黄煎煮10分钟，倒出药液；翻煎30分钟，2次药液混合约500毫升，用药液冲服三七粉、平消散，分3次饭后温服，日1剂。

医嘱：调畅情志，清淡饮食，少量多餐，避免油腻，忌口辛辣、冰冻寒凉及腌制食物。注意休息，适当活动，避免劳累，预防感冒。

2018年3月24日二诊：患者服上方7剂，右下腹及胁下疼痛减轻，夜寐不宁改善，纳食稍有增加，恶心呕吐发作减少，餐后脘腹胀满疼痛较前减轻，咳嗽气短减轻，咳痰减少，大便色黑，已无暗红色血块，溏稀不成形，每日3～5次，小便量少色黄，仍形体消瘦，精神困倦，面色晦暗青滞萎黄，巩膜及皮肤轻度黄染，舌紫黯有瘀斑，苔白腻，脉细弦涩。腹部检查：肝肋下3 cm可扪及，边缘质较硬，肝区压痛较前减轻，右下腹可扪及包块，压痛明显，无反跳痛。继用上方10剂，煎服法、医嘱同上。

2018年4月6日三诊：患者服上方10剂，精神改善，巩膜及皮肤已无黄染，右下腹及胁下疼痛明显减轻，纳食稍有增加，已无恶心呕吐，餐后脘腹胀满疼痛缓解，夜寐可，偶有咳嗽，仍有气短，大便色黑，已无黑色血块，溏稀不成形改善，每日2～3次，小便量较前增加，舌紫黯有瘀斑，苔薄白，脉细弦涩。腹部检查：肝肋下3 cm可扪及，边缘质较硬，肝区压痛较前减轻，右下腹可扪及包块，压痛明显，无反跳痛。此时患者大便已无血块，继用上方去三七粉、焦茜草、焦地榆、炒槐花。10剂，煎服法、医嘱同上。

2018年4月17日四诊：患者服上方10剂，右下腹及胁下疼痛偶有发作，疼痛发作时痛感较前减轻，睡眠可，精神困倦改善，纳食增加，已无明显脘腹胀满疼痛，咳嗽缓解，仍有气短，大便仍色黑、时有成形，每日2～3次，小便可，舌紫黯有瘀斑，苔薄白，脉细弦涩。腹部检查：肝肋下3 cm可扪及，边缘质较硬，肝区压痛较前明显减轻，右下腹可扪及包块，压痛较前减轻，无反跳痛。此时患者诸症改善，仍有气短、乏力，属正气不足，无力抗邪，继用上方人参加至20克，灵芝加至30克扶正益气，护肝抗瘤。20剂，煎服法、医嘱同上。

2018年5月8日五诊：患者右下腹及右胁下偶有疼痛，精神较前好转，纳食增加，脘腹胀满疼痛已不明显，咳嗽缓解，气短减轻，大便颜色正常且成形，每日1～2次，小便正常，舌紫黯，苔薄白，脉细弦涩。腹部检查：肝肋下3 cm可扪及，边缘质较硬，肝区压痛较前明显减轻，右下腹可扪及包块，压痛较前减轻，无反跳痛。此时咳嗽缓解，正气渐复，继用上方去瓜蒌皮，加白花蛇舌草15克，半枝莲15克，壁虎12克以增强抗癌解毒之力。15剂，煎服法、医嘱同上。

2018年5月24日六诊：患者前几日食用寒凉食物后出现恶心呕吐，脘腹胀痛，右下腹及右胁下疼痛稍有加重，睡眠欠佳，纳食减少，倦怠乏力，时有气短，大便溏泻，每日3～4次，小便可，舌紫黯，苔白厚腻，脉弦紧。腹部检查：胃脘腹部按压胀痛。患者本身正气未复，脾气虚弱，加之饮食寒温失节，导致呕吐泄泻，胃失和降，寒湿内蕴，宜健脾和胃，芳香化浊，温阳化湿。

方药：不换金正气散加减。

藿香15克，苍术15克，厚朴15克，陈皮15克，法半夏15克，茯苓15克，草豆蔻12克，木香6克（后下），砂仁12克（后下），紫苏叶10克，生姜10克，红枣3枚，炙甘草5克。

用法：5剂，上药凉水浸泡30分钟，武火煎沸后文火煎20分钟，放入后下之木香、砂仁煎煮10分钟，倒出药液；翻煎30分钟，2次药液混合约500毫升，分3次饭后温服，日1剂，医嘱同上。

2018年5月30日七诊：患者服上方5剂，已无恶心呕吐、腹泻，脘腹胀痛缓解，右下腹及右胁下疼痛，睡眠改善，纳食增加，倦怠乏力改善，仍时有气短，大便日行1～2次，小便可，舌紫黯，苔白腻，脉弦紧。腹部检查：肝肋下3 cm可扪及，边缘质较硬，肝区压痛，右下腹可扪及包块，压痛较前减轻，无反跳痛。

方药：柴胡疏肝散合大黄䗪虫丸加减。

柴胡12克，白芍15克，香附12克，陈皮12克，川芎10克，枳壳12克，炙甘草12克，大黄6克（后下），金边土鳖虫12克，水蛭12克，虻虫12克，干漆6克，蛴螬12克，桃仁10克，苦杏仁10克，川楝子12克，延胡索12克，厚朴12克，砂仁12克（后下），重楼15克，猫爪草15克，平消散10克（自配，冲服），人参20克，灵芝30克，白术15克，焦三仙各12克，白花蛇舌草15克，半枝莲15克，壁虎12克。

用法：30剂，上药凉水浸泡30分钟，武火煎沸后文火煎20分钟，放入后下之砂仁、大黄煎煮10分钟，倒出药液；翻煎30分钟，2次药液混合约500毫升，用药液冲服平消散，分3次饭后温服，日1剂，医嘱同上。

2018年8月16日八诊：患者服上方后，右下腹及右胁下疼痛减轻，睡眠改善，纳食增加，倦怠乏力较前改善，仍时有气短，大便日行1～2次，小便可，舌紫黯，苔白腻，脉弦紧。8月10日复查肝胆脾胰彩超提示：肝内多发实性占位，结合病史考虑转移瘤可能；胆囊壁隆起性病变，考虑胆囊息肉可能；胆囊泥沙样结石；胰、脾未见明显异常。腹部检查：肝肋下3 cm可扪及，边缘质较硬，肝区压痛，右下腹可扪及包块，压痛较前减轻，无反跳痛。此时患者右下腹及右胁下疼痛减轻，但肝肋下痞硬、右下腹包块压痛变化不大，此为瘀毒凝结、聚而不散、迁延日久所致，继服上方加大猫爪草量至30克，加红花15克，鳖甲30克以增强活血消癥、软坚散结之力。

用法：15剂，上药凉水浸泡30分钟，先煎鳖甲煎沸30分钟，倒入浸泡好的药物，武火煎沸后文火煎20分钟，放入后下之砂仁、大黄煎煮10分钟，倒出药液；翻煎30分钟，2次药液混合约500毫升，用药液冲服平消散，分3次饭后温服，日1剂，医嘱同上。

2018年9月16日九诊：患者面色较前改善、略红润，右下腹及右胁下疼痛减轻，体重增加，纳眠可，大便日一行、质色均正常，小便可，舌紫黯，苔白腻，脉弦紧。腹部检查：肝肋下3 cm可扪及，边缘质较硬，肝区压痛，右下腹可扪及包块，压痛较前减轻，无反跳痛。2018年8月29日于东莞市人民医院复查肝胆脾胰超声所见：肝大小形态正常，包膜尚光滑，肝内见散在大小不等的类圆形高回声团，直径约 9 ～ 28 mm，边界欠清，部分内可见暗区，CDFI 未见明显血流信号；肝内血管部分受压变细，门静脉主干内径未见增宽，CDFI 门静脉为红色入肝血流；胆囊大小形态正常，附壁见数个偏高回声乳头状结节隆起，大小约 3 mm×3 mm，无声影，不随体位改变而移动，囊内见泥沙样强回声集合成堆，范围约 23 mm×6 mm，后方不伴声影，可随体位改变而移动。超声提示：肝内多发实性占位，结合病史考虑转移瘤可能；胆囊壁隆起性病变，考虑胆囊息肉可能；胆囊泥沙样结石。舌红略紫黯，苔薄白，脉弦涩。效不更方，继用上方 15 剂，煎服法、医嘱同上。

2018 年 11 月 16 日十诊：患者服上药后右下腹及右胁下疼痛减轻，近段时间又食用羊肉，夜间时觉口苦口干，大便 2 ～ 3 日一行、偏干硬，小便可，舌紫黯，苔少，脉弦细。腹部检查：肝肋下 3 cm 可扪及，边缘质偏硬，肝区轻压痛，右下腹可扪及包块，压痛较前减轻，无反跳痛。患者脾气虚弱，正气未复，又食用温热的羊肉，消耗阴液，导致出现口苦口干的症状，加北沙参、麦冬、五味子、玉竹、石斛益气养阴。

方药：大黄䗪虫丸合生脉饮加减。

大黄 6 克（后下），金边土鳖虫 12 克，水蛭 12 克，虻虫 12 克，干漆 6 克，蛴螬 12 克，桃仁 10 克，苦杏仁 10 克，川楝子 12 克，延胡索 12 克，厚朴 12 克，砂仁 12 克（后下），重楼 15 克，猫爪草 30 克，白术 15 克，焦三仙各 12 克，人参 20 克，灵芝 30 克，白花蛇舌草 15 克，半枝莲 15 克，北沙参 15 克，麦冬 15 克，五味子 10 克，玉竹 15 克，石斛 15 克，平消散 10 克（自配，冲服），红花 15 克，鳖甲 30 克（先煎）。

用法：15 剂，上药凉水浸泡 30 分钟，先煎鳖甲煎沸 30 分钟，倒入浸泡好的药物，武火煎沸后文火煎 20 分钟，放入后下之砂仁、大黄煎煮 10 分钟，倒出药液；翻煎 30 分钟，2 次药液混合约 500 毫升，用药液冲服平消散，分 3 次饭后温服，日 1 剂，医嘱同上。

2019 年 1 月 16 日十一诊：患者右下腹及右胁下疼痛减轻，口苦口干改善，纳可，多梦易醒，大便 1 ～ 2 日一行、偏干硬，小便可，舌紫黯，苔少，脉弦细。腹部检查：肝肋下 3 cm 可扪及，边缘质偏硬，肝区轻压痛，右下腹可扪及包块，压痛较前减轻，无反跳痛。2019 年 1 月 7 日于东莞市人民医院行 CT 检查见：肝脏体积未见明显增大，边缘整齐；肝脏见多发性局灶性结节，散在分布，呈圆形或类圆形，边缘清楚或欠清楚，多发较前缩小，较大者约 23 mm×11 mm，大部分呈高低混合密度，增强扫描呈轻度、中度结节、环形状强化，表现为“牛眼”征；肝门区结构清楚，门静脉未见增粗或狭窄；胆囊体积不大，壁未见增厚，其内未见明显异常高密度灶；脾脏未见增大，密度均匀，边缘光整；胰腺大小、形态未见异常密度病变；双肾大小、形态无异常，左侧肾盂肾盏及上段输尿管扩张、积液，左肾积液程度较前稍减轻；结肠肝曲局限性肠壁增厚；腹膜后主动脉旁少量软组织密度结节，较大者约 11 mm×10 mm；腹腔无明显积液；胸腰椎骨质增生。印象：结肠肝曲肠壁局限性增厚，较前变化不大，请结合临床及肠镜检查；考虑肝脏多发转移瘤，大部分病灶较前不同程度缩小；左肾轻度积液，较前稍减轻，左输尿管上段扩张；腹膜后多发淋巴结，个别稍大，较前相仿；胸腰椎退行性变。此时患者症状减轻，检查肝内转移瘤病灶缩小，证明中药治疗效果理想，继续化瘀解毒、活血消癥、软坚散结为法治疗。唯睡眠不实、梦多易醒，此为肝血不足，加调营敛肝饮以养血活血，调营养肝。此时患者已无阴虚表现，去北沙参、麦冬、玉竹、石斛；疼痛已不明显，去金铃子散；纳食正常，去砂仁、焦三仙。

方药：大黄䗪虫丸合调营敛肝饮加减。

大黄6克（后下），金边土鳖虫12克，水蛭12克，虻虫12克，干漆6克，蛴螬12克，桃仁10克，苦杏仁10克，当归12克，白芍15克，阿胶6克（冲服），酸枣仁12克，五味子6克，枸杞子12克，陈皮12克，木香6克（后下），川芎10克，茯苓15克，厚朴12克，重楼15克，猫爪草30克，白术15克，人参20克，灵芝30克，白花蛇舌草15克，半枝莲15克，壁虎12克，红花15克，鳖甲30克（先煎），平消散10克（自配，冲服）。

用法：15剂，上药凉水浸泡30分钟，先煎鳖甲煎沸30分钟，倒入浸泡好的药物，武火煎沸后文火煎20分钟，放入后下之木香、大黄煎煮10分钟，倒出药液；翻煎30分钟，2次药液合在一起约500毫升，用药液冲服阿胶、平消散，分3次饭后温服，日1剂，医嘱同上。

2019年2月16日十二诊：患者右下腹及右胁下疼痛不明显，已无口苦口干，纳眠正常，大便1～2日一行，质软成形，小便可，舌紫黯，苔薄白，脉弦细。腹部检查：肝肋下3 cm可扪及，边缘质偏硬，肝区压痛不明显，右下腹可扪及包块质软，压痛不明显，无反跳痛。继用上方15剂，煎服法、医嘱同上。

2019年4月16日十三诊：患者面色红润，右下腹及右胁下疼痛近无发作，纳食正常，睡眠改善，大便日一行，质软成形，小便可，舌紫黯，苔薄白，脉弦细。腹部检查：肝肋下3 cm可扪及，边缘质偏硬，肝区压痛不明显，右下腹可扪及包块质软，压痛不明显，无反跳痛。2019年4月13日于东莞市人民医院CT检查结果显示：结肠肝曲肠壁局限性增厚，较前变化不大；考虑肝脏多发转移瘤，部分病灶较前有所缩小（较大者约16 mm×15 mm）；左肾轻度积液，左输尿管上段扩张，较前相仿；腹膜后多发淋巴结，部分较前缩小；胸腰椎退行性变；右肺中叶外侧段及下叶前、后基底段胸膜下多发小结节及类小结节；纵隔散在淋巴结，部分稍大；纵隔及右肺门钙化灶较前相仿。此时患者诸症改善，CT检查与1月7日报告对比显示，肝脏转移瘤明显缩小，胸膜淋巴结部分较前缩小，继用上方20剂，维持疗效，嘱不适随诊。

此后1年内断续服用上方约60剂，患者肝区及右下腹疼痛未再发作，面色红润，饮食、睡眠正常，体重增加，二便调。病情稳定，无特殊不适，生活质量改善，能参加轻微体力劳动，继服上方50剂，巩固疗效。

2020年9月3日十四诊：患者2020年4月14日于东莞市人民医院CT检查结果显示：结肠肝曲肠壁增厚，较前相仿；考虑肝脏多发转移瘤，肝S2段一病灶较前增大，其余部分病灶较前缩小；左输尿管下段结石，以上输尿管扩张及左肾积液；腹膜后多发淋巴结，较前相仿；胸腰椎退行性变；右肺中叶外侧段及下叶背段、前基底段小结节及类小结节；纵隔散在淋巴结；纵隔及右肺门钙化灶。患者病情稳定，偶有腹胀纳差，右胁下不舒，稍有咳嗽咯白色黏痰，二便正常，舌紫黯，苔白腻，脉弦滑。继用上方，减活血祛瘀之水蛭、虻虫量至 6 克，加法半夏 12 克以燥湿化痰。30 剂，煎服法、医嘱同上。

2020 年 10 月 20 日十五诊：患者已无腹胀，纳食尚可，稍有右胁下不适，右下腹未见不适，已不咳嗽吐痰，精神状况尚可，舌略紫黯，苔薄白，脉弦滑。2020 年 10 月 19 日于东莞市人民医院 CT 检查结果显示：结肠肝曲肠壁增厚，较前变化不大；考虑肝脏多发转移瘤，肝 S2、S7 段病灶较前稍缩小，其余部分病灶较前变化不大；左输尿管上段扩张及左肾积液，较前相仿；腹膜后多发淋巴结，较前相仿；胸腰椎退行性变；所见双肺透亮度不均匀增高伴斑片灶。继用上方 40 剂，巩固疗效。

2020 年 12 月 29 日十六诊：患者未见腹胀，稍有右胁下不适，右下腹未见不适，已不咳嗽吐痰，精神状况尚可，纳食、二便正常，舌略紫黯，苔薄白，脉弦滑。能做一般的家务劳动。继用上方 30 剂，煎服法、医嘱同上。

2021 年 3 月 21 日十七诊：患者自行就诊，偶见右胁下不适，未见腹胀、咳嗽、吐痰，精神状况尚可，纳食、二便正常，两手掌瘙痒蜕皮，舌淡红，苔薄白，脉弦滑；能做一般的家务劳动。2021 年 3 月 19 日在东莞市人民医院检查，胸腹部 CT 报告：结肠肝曲肠壁局限性增厚，较前相仿；肝实质多发稍低密度结节，考虑转移瘤，部分病灶较前缩小；腹膜后淋巴结均较前缩小。继服上方 30 剂，煎服法、医嘱同上。

2021 年 11 月 18 日十八诊：患者自行就诊，偶见右胁下不舒，精神状况尚可，纳食、二便正常，两手掌瘙痒蜕皮痊愈，舌淡红，苔薄白，脉弦滑；能做一般的家务劳动。2021 年 11 月 17 日于东莞市人民医院检查：癌胚抗原 60.96 ng/mL，糖类抗原 19–9 916.8 U/mL，甲胎蛋白 2.16 ng/mL，糖类抗原 125 19.0 U/mL，糖类抗原 15–3 12.8 U/mL，其余均在正常范围。继用上方 30 剂，巩固疗效，不适随诊。

【按语】此案西医诊断为结肠癌肝转移Ⅳ期；轻度脂肪肝；肝周少量积液，左肾积液；淋巴结炎性增生；慢性肺炎并多发小结节；胆囊息肉。根据祖国传统医学的认识，当属于中医“瘤癌病”“癥瘕积聚”“虚劳”“黄疸”范畴。如《灵枢·百病始生》记载：“风雨寒热不得虚，邪不能独伤人。卒然逢疾风暴雨而不病者，盖无虚，故邪不能独伤人，此必因虚邪之风，与其身形，两虚相得，乃客其形……是故虚邪之中人也……留而不去，传舍于肠胃之外，募原之间，留着于脉，稽留而不去，息而成积。”《景岳全书·积聚》载：“积聚之病，凡饮食、血气、风寒之属，皆能致之，但曰积曰聚，当详辨也。盖积者，积垒之谓，由渐而成者也；聚者，聚散之谓，作止不常者也。由此言之，是坚硬不移者，本有形也，故有形者曰积；或聚或散者，本无形也，故无形者曰聚。诸有形者，或以饮食之滞，或以脓血之留，凡汁沫凝聚，旋成癥块者，皆聚之类，其病多在血分，血有形而静也。”《通俗伤寒论·气血虚实章》曰：“虚中挟实，虽通体皆现虚象，一二处独见实证，则实证反为吃紧；实中挟虚，虽通体皆现实象，一二处独见虚证，则虚证反为吃紧。景岳所谓‘独处藏奸’是也。”《景岳全书》云：“实中复有虚，虚中复有实，故每以至虚之病又见盛势，大实之病又有羸状。”患者素体虚弱，正气内虚，气血推动乏力，肠道传导失职，日久因虚致实，气机不畅，致血行瘀滞，日久积聚成块，邪毒内生，随气血流行而转移，迁延日久，遂成本病。此时邪实正虚，虚瘀共存，气血亏损，故形体消瘦，精神困倦；气滞血瘀，积聚于右下腹及胁下，故见肝肋下 3 cm 可扪及，边缘质较硬，肝区压痛明显，右下腹可扪及包块，压痛明显，以致夜寐不宁，甚至彻夜不能入眠；肝失疏泄，气机不利，胆汁排泄不畅，泛溢肌肤则面色晦暗青滞萎黄，巩膜及皮肤轻度黄染，小便量少色黄；肝气横逆犯脾犯胃，脾失健运而湿滞，胃失和降而上逆，故纳差、恶心呕吐，餐后脘腹胀满疼痛；瘀毒内蕴，流注于肺，肺失宣肃，故咳嗽气短，咯白色泡沫痰；邪毒下注，肠络受损，则大便色黑，时带暗红色血块，溏稀不成形，每日 3 ～ 5 次；舌紫黯有瘀斑，苔白腻，脉细弦涩，皆为气滞血瘀、瘀毒内蕴、脾虚湿滞、气血亏虚之征。治宜疏肝行气，化瘀解毒，通经消癥，健脾祛湿，益气养血，方选柴胡疏肝散合大黄䗪虫丸加减。方中柴胡疏肝散疏肝行气，加大黄䗪虫丸通经消癥，加茵陈、土茯苓、厚朴、砂仁、白术、焦三仙健脾和胃、化湿退黄，加川楝子、延胡索行气止痛，加瓜蒌皮清肺化痰，加重楼、猫爪草、平消散解毒抗癌、消癥散结，加三七粉、焦茜草、焦地榆、炒槐花活血止血，加人参、灵芝扶正益气。三诊时患者大便已无血块，去三七粉、焦茜草、焦地榆、炒槐花。四诊时患者诸症改善，仍有气短，此时正气不足，无力抗邪，人参加至20克，灵芝加至30克扶正益气。五诊时患者咳嗽缓解，去瓜蒌皮；正气渐复，加白花蛇舌草、半枝莲、壁虎以增强抗癌解毒之力。六诊时患者饮食寒温失节，导致呕吐泄泻，胃失和降，寒湿内蕴，宜健脾和胃、芳香化浊、温阳化湿，方选不换金正气散加减。七诊时已无呕吐腹泻，寒湿已除，胃肠功能恢复，继用柴胡疏肝散合大黄䗪虫丸加减。八诊时患者右下腹及右胁下疼痛减轻，但肝肋下痞硬、右下腹包块压痛变化不大，此为瘀毒凝结、聚而不散、迁延日久所致，猫爪草加量至30克，加红花、鳖甲以增强活血消癥、软坚散结之力。九诊时患者右下腹及右胁下疼痛减轻，面色较前改善，略红润，体重增加，效不更方。十诊时患者脾气虚弱，正气未复，又食用温热的羊肉，消耗阴液，导致出现口苦口干的症状，加北沙参、麦冬、五味子、玉竹、石斛以益气养阴。十一诊时患者症状减轻，检查肝内转移瘤病灶缩小，证明中药治疗效果理想，继续化瘀解毒、活血消癥、软坚散结，唯睡眠不实、梦多易醒，此为肝血不足，加调营敛肝饮以养血活血、调营养肝。此时患者已无阴虚表现，去北沙参、麦冬、玉竹、石斛；疼痛已不明显，去金铃子散；纳食正常，去砂仁、焦三仙。十二诊时患者右下腹及右胁下疼痛不明显，已无口苦口干，纳眠正常，大便 1 ～ 2 日一行，质软成形，小便可，舌紫黯，苔薄白，脉弦细。腹部检查：肝肋下 3 cm 可扪及，边缘质偏硬，肝区压痛不明显，右下腹可扪及包块质软，压痛不明显，无反跳痛，效不更方。十三诊时患者诸症改善，CT 检查与 1 月 7 日报告对比显示，肝脏转移瘤明显缩小，胸膜淋巴结部分较前缩小。此后 1 年内断续服用上方药物，患者肝区及右下腹疼痛未再发作，面色红润，饮食、睡眠正常，体重增加，二便调。2020 年 4 月 14 日于东莞市人民医院 CT 检查结果显示：结肠肝曲肠壁局限性增厚，较前相仿；考虑肝脏多发转移瘤，肝 S2 段一病灶较前增大，其余部分病灶较前缩小；左输尿管下段结石，以上输尿管扩张及左肾积液；腹膜后多发淋巴结，较前相仿；胸腰椎退行性变；右肺中叶外侧段及下叶背段、前基底段小结节及类小结节；纵隔散在淋巴结；纵隔及右肺门钙化灶较前相仿。十四诊时患者偶有腹胀纳差，右胁下不舒，稍有咳嗽咯白色黏痰，二便正常，舌紫黯，苔白腻，脉弦滑，继用上方减活血祛瘀之水蛭、虻虫量，加法半夏燥湿化痰。十五诊后患者精神状况尚可，无特殊不适，继续用药70余剂，巩固疗效。十七诊时患者未有家属陪伴，自行就诊，偶见右胁下不舒，未见腹胀、咳嗽、咳痰，精神状况尚可，纳食、二便正常，两手掌瘙痒蜕皮，舌淡红，苔薄白，脉弦滑，能做一般的家务劳动。2021年3月19日在东莞市人民医院检查，胸腹部CT报告：结肠肝曲肠壁局限性增厚，较前相仿；肝实质多发稍低密度结节，考虑转移瘤，部分病灶较前缩小；腹膜后淋巴结均较前缩小。十八诊时癌胚抗原、糖类抗原较前明显降低，肝内多发实性占位、肝转移瘤未见明显异常。继用上方30剂，巩固疗效，不适随诊。

全程以中医整体观念，辨证论治，随症加减，药证相符，瘤癌得到有效控制，正气得以恢复。经过近4年的治疗观察，患者病情稳定，逐渐好转，生活质量改善，能做一般家务劳动，效果较为满意。

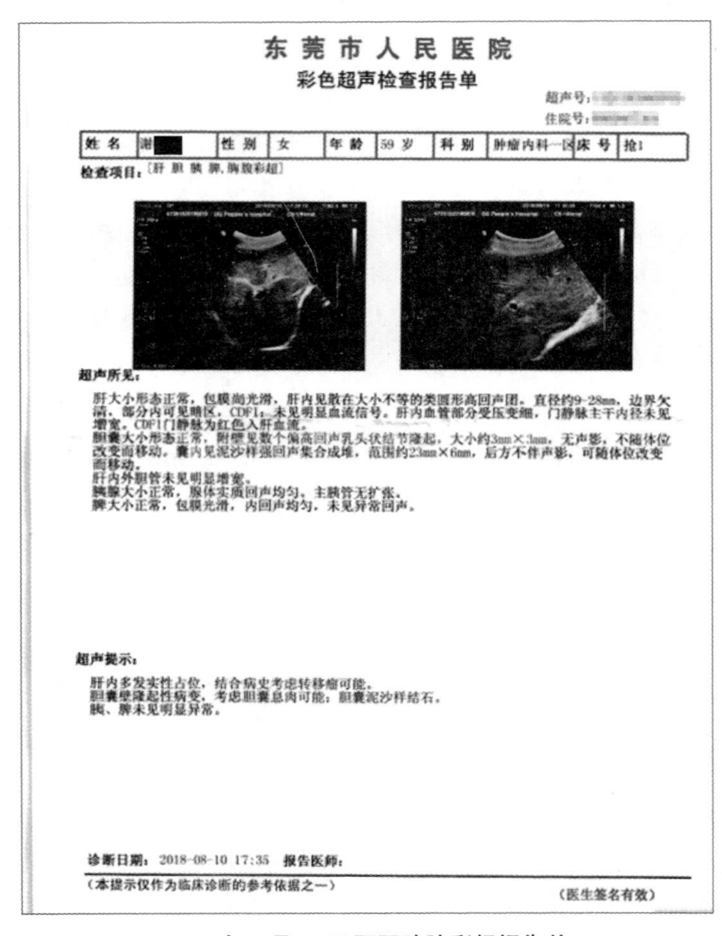

东莞市人民医院

彩色超声检查报告单

超声号：

住院号：

姓名	谢■	性别	女	年龄	59岁	科别	肿瘤内科一区	床号	抢1

检查项目：〔肝 胆 胰 脾，胸腹彩超〕

超声所见：

肝大小形态正常，包膜尚光滑，肝内见散在大小不等的类圆形高回声团，直径约9-28mm，边界欠清，部分内可见暗区，CDFI：未见明显血流信号。肝内血管部分受压变细，门静脉主干内径未见增宽，CDFI门静脉为红色入肝血流。

胆囊大小形态正常，附壁见数个偏高回声乳头状结节隆起，大小约3mm×3mm，无声影，不随体位改变而移动。囊内见泥沙样强回声集合成堆，范围约23mm×6mm，后方不伴声影，可随体位改变而移动。

肝内外胆管未见明显增宽。

胰腺大小正常，腺体实质回声均匀，主胰管无扩张。

脾大小正常，包膜光滑，内回声均匀，未见异常回声。

超声提示：

肝内多发实性占位，结合病史考虑转移瘤可能。

胆囊壁隆起性病变，考虑胆囊息肉可能；胆囊泥沙样结石。

胰、脾未见明显异常。

诊断日期：2018-08-10 17:35　报告医师：

（本提示仅作为临床诊断的参考依据之一）

（医生签名有效）

2018年8月10日肝胆脾胰彩超报告单

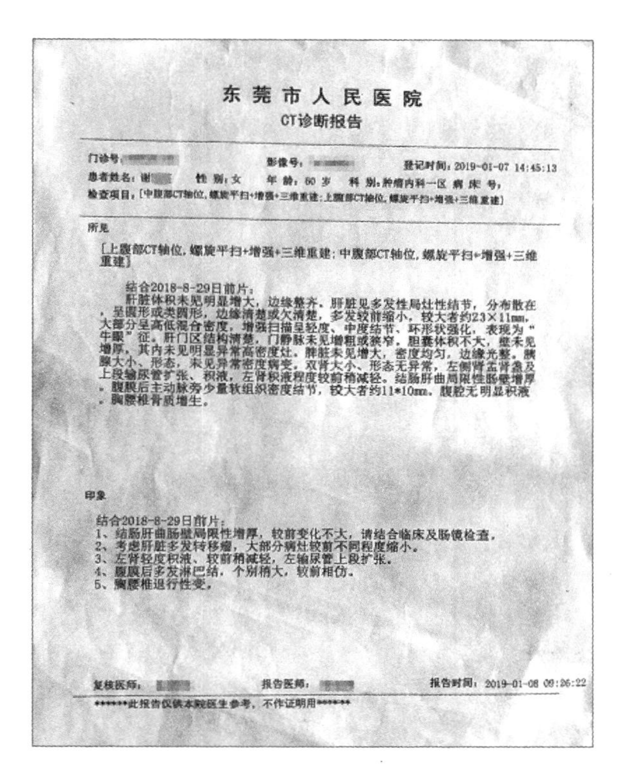

东莞市人民医院

CT诊断报告

门诊号：　　影像号：　　登记时间：2019-01-07 14:45:13

患者姓名：谢　　性别：女　年龄：60岁　科别：肿瘤内科一区　病床号：

检查项目：[中腹部CT轴位，螺旋平扫+增强+三维重建；上腹部CT轴位，螺旋平扫+增强+三维重建]

所见

[上腹部CT轴位，螺旋平扫+增强+三维重建；中腹部CT轴位，螺旋平扫+增强+三维重建]

结合2018-8-29日前片：

肝脏体积未见明显增大，边缘整齐。肝脏见多发性局灶性结节，分布散在，呈圆形或类圆形，边缘清楚或欠清楚，多发较前缩小。较大者约23×11mm，大部分呈高低混合密度，增强扫描呈轻度、中度结节、环形状强化，表现为“牛眼”征。肝门区结构清楚，门静脉未见增粗或狭窄。胆囊体积不大，壁未见增厚，其内未见明显异常高密度灶。脾脏未见增大，密度均匀，边缘光整。胰腺大小、形态，未见异常密度病变。双肾大小、形态无异常，左侧肾盂肾盏及上段输尿管扩张、积液，左肾积液程度较前稍减轻。结肠肝曲局限性肠壁增厚。腹膜后主动脉旁少量软组织密度结节，较大者约11*10mm。腹腔无明显积液。胸腰椎骨质增生。

印象

结合2018-8-29日前片：

1、结肠肝曲肠壁局限性增厚，较前变化不大，请结合临床及肠镜检查。

2、考虑肝脏多发转移瘤，大部分病灶较前不同程度缩小。

3、左肾轻度积液，较前稍减轻，左输尿管上段扩张。

4、腹膜后多发淋巴结，个别稍大，较前相仿。

5、胸腰椎退行性变。

复核医师：　　报告医师：　　报告时间：2019-01-08 09:26:22

******此报告仅供本院医生参考，不作证明用******

2019 年 1 月 7 日 CT 检查报告单

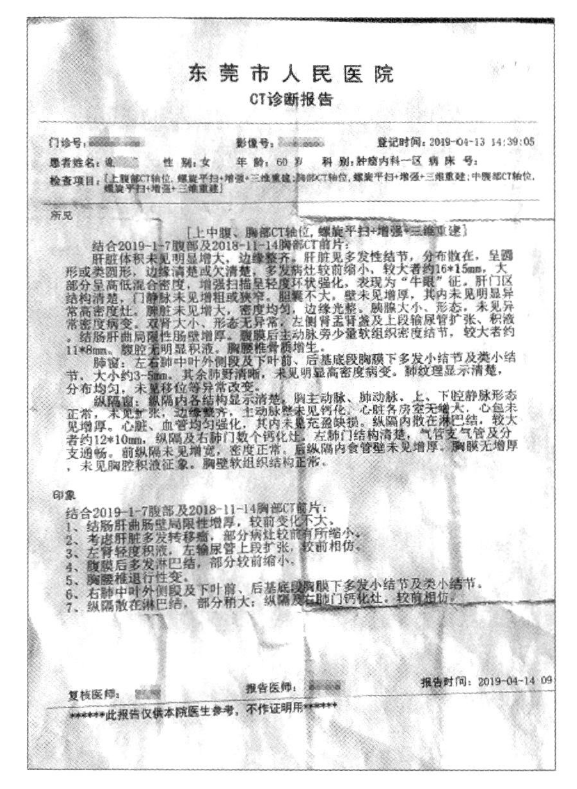

东莞市人民医院

CT诊断报告

门诊号：　　影像号：　　登记时间：2019-04-13 14:39:05

患者姓名：谢　　性别：女　年龄：60岁　科别：肿瘤内科一区　病床号：

检查项目：[上腹部CT轴位，螺旋平扫+增强+三维重建；胸部CT轴位，螺旋平扫+增强+三维重建；中腹部CT轴位，螺旋平扫+增强+三维重建]

所见

[上中腹、胸部CT轴位，螺旋平扫+增强+三维重建]

结合2019-1-7腹部及2018-11-14胸部CT前片：

肝脏体积未见明显增大，边缘整齐。肝脏见多发性结节，分布散在，呈圆形或类圆形，边缘清楚或欠清楚，多发病灶较前缩小，较大者约16*15mm，大部分呈高低混合密度，增强扫描呈轻度环状强化，表现为“牛眼”征。肝门区结构清楚，门静脉未见增粗或狭窄。胆囊不大，壁未见增厚，其内未见明显异常高密度灶。脾脏未见增大，密度均匀，边缘光整。胰腺大小、形态，未见异常密度病变。双肾大小、形态无异常，左侧肾盂肾盏及上段输尿管扩张、积液。结肠肝曲局限性肠壁增厚。腹膜后主动脉旁少量软组织密度结节，较大者约11*8mm。腹腔无明显积液。胸腰椎骨质增生。

肺窗：左右肺中叶外侧段及下叶前、后基底段胸膜下多发小结节及类小结节，大小约3-5mm。其余肺野清晰，未见明显高密度病变。肺纹理显示清楚，分布均匀，未见移位等异常改变。

纵隔窗：纵隔内各结构显示清楚，胸主动脉、肺动脉、上、下腔静脉形态正常，未见扩张，边缘整齐，主动脉壁未见钙化。心脏各房室无增大，心包未见增厚。心脏、血管均匀强化，其内未见充盈缺损。纵隔内散在淋巴结，较大者约12*10mm，纵隔及右肺门数个钙化灶。左肺门结构清楚，气管支气管及分支通畅。前纵隔未见增宽，密度正常，后纵隔内食管壁未见增厚。胸膜无增厚，未见胸腔积液征象。胸壁软组织结构正常。

印象

结合2019-1-7腹部及2018-11-14胸部CT前片：

1、结肠肝曲肠壁局限性增厚，较前变化不大。

2、考虑肝脏多发转移瘤，部分病灶较前有所缩小。

3、左肾轻度积液，左输尿管上段扩张，较前相仿。

4、腹膜后多发淋巴结，部分较前缩小。

5、胸腰椎退行性变。

6、右肺中叶外侧段及下叶前、后基底段胸膜下多发小结节及类小结节。

7、纵隔散在淋巴结，部分稍大；纵隔及右肺门钙化灶，较前相仿。

复核医师：　　报告医师：　　报告时间：2019-04-14 09

******此报告仅供本院医生参考，不作证明用******

2019 年 4 月 13 日 CT 检查报告单

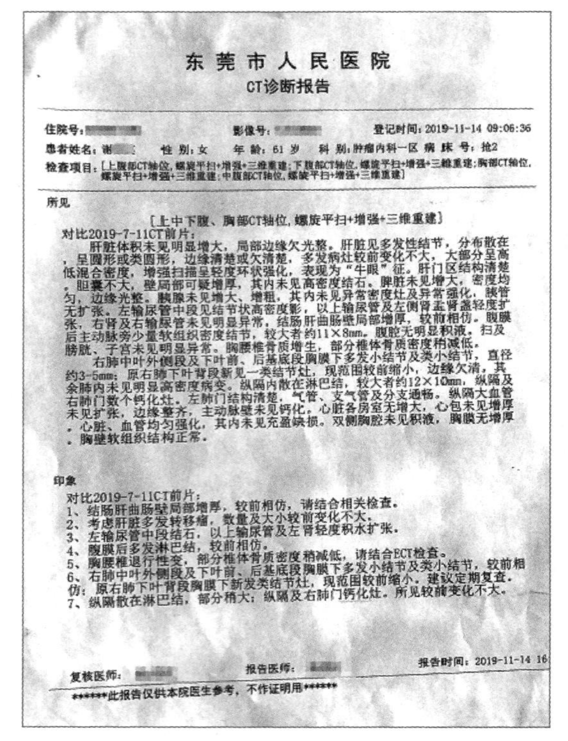

东莞市人民医院

CT诊断报告

住院号： 影像号： 登记时间：2019-11-14 09:06:36

患者姓名：谢 性别：女 年龄：61岁 科别：肿瘤内科一区 病床号：抢2

检查项目：[上腹部CT轴位，螺旋平扫+增强+三维重建；下腹部CT轴位，螺旋平扫+增强+三维重建；胸部CT轴位，螺旋平扫+增强+三维重建；中腹部CT轴位，螺旋平扫+增强+三维重建]

所见

[上中下腹、胸部CT轴位，螺旋平扫+增强+三维重建]

对比2019-7-11CT前片：

肝脏体积未见明显增大，局部边缘欠光整。肝脏见多发性结节，分布散在，呈圆形或类圆形，边缘清楚或欠清楚，多发病灶较前变化不大，大部分呈高低混合密度，增强扫描呈轻度环状强化，表现为"牛眼"征。肝门区结构清楚，胆囊不大，壁局部可疑增厚，其内未见高密度结石。脾脏未见增大，密度均匀，边缘光整。胰腺未见增大、增粗，其内未见异常密度灶及异常强化，胰管无扩张。左输尿管中段见结节状高密度影，以上输尿管及左侧肾盂肾盏轻度扩张，右肾及右输尿管未见明显异常，结肠肝曲肠壁局部增厚，较前相仿。腹膜后主动脉旁少量软组织密度结节，较大者约11×8mm。腹腔无明显积液。扫及膀胱、子宫未见明显异常。胸腰椎骨质增生，部分椎体骨质密度稍减低。

右肺中叶外侧段及下叶前、后基底段胸膜下多发小结节及类小结节，直径约3-5mm；原右肺下叶背段新见一类结节灶，现范围较前缩小，边缘欠清，其余肺内未见明显高密度病变。纵隔内散在淋巴结，较大者约12×10mm，纵隔及右肺门数个钙化灶。左肺门结构清楚，气管、支气管及分支通畅。纵隔大血管未见扩张，边缘整齐，主动脉壁未见钙化。心脏各房室无增大，心包未见增厚。心脏、血管均匀强化，其内未见充盈缺损。双侧胸腔未见积液，胸膜无增厚。胸壁软组织结构正常。

印象

对比2019-7-11CT前片：

1、结肠肝曲肠壁局部增厚，较前相仿，请结合相关检查。
2、考虑肝脏多发转移瘤，数量及大小较前变化不大。
3、左输尿管中段结石，以上输尿管及左肾轻度积水扩张。
4、腹膜后多发淋巴结，较前相仿。
5、胸腰椎退行性变，部分椎体骨质密度稍减低，请结合ECT检查。
6、右肺中叶外侧段及下叶前、后基底段胸膜下多发小结节及类小结节，较前相仿；原右肺下叶背段胸膜下新发类结节灶，现范围较前缩小，建议定期复查。
7、纵隔散在淋巴结，部分稍大；纵隔及右肺门钙化灶。所见较前变化不大。

复核医师： 报告医师： 报告时间：2019-11-14 16

******此报告仅供本院医生参考，不作证明用******

2019年11月14日CT检查报告单

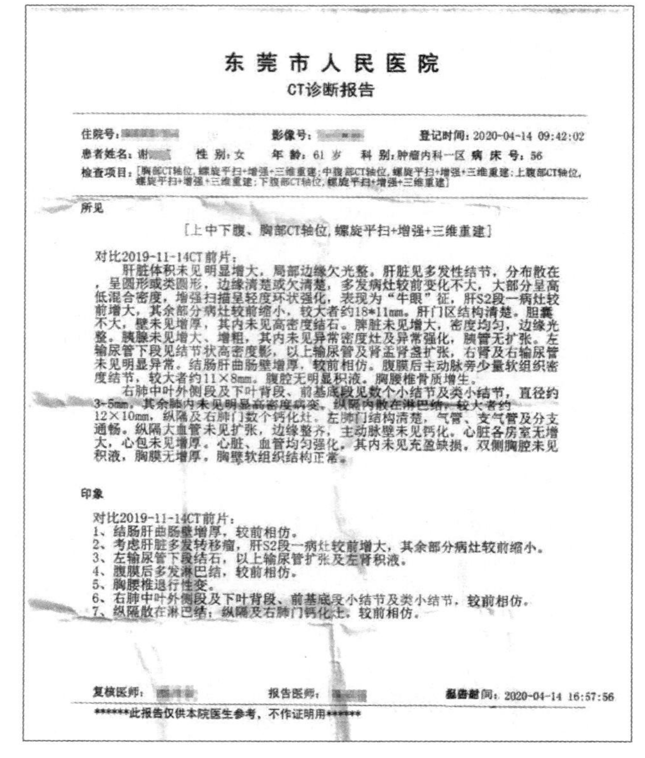

东莞市人民医院

CT诊断报告

住院号： 影像号： 登记时间：2020-04-14 09:42:02

患者姓名：谢 性别：女 年龄：61岁 科别：肿瘤内科一区 病床号：56

检查项目：[胸部CT轴位，螺旋平扫+增强+三维重建；中腹部CT轴位，螺旋平扫+增强+三维重建；上腹部CT轴位，螺旋平扫+增强+三维重建；下腹部CT轴位，螺旋平扫+增强+三维重建]

所见

[上中下腹、胸部CT轴位，螺旋平扫+增强+三维重建]

对比2019-11-14CT前片：

肝脏体积未见明显增大，局部边缘欠光整。肝脏见多发性结节，分布散在，呈圆形或类圆形，边缘清楚或欠清楚，多发病灶较前变化不大，大部分呈高低混合密度，增强扫描呈轻度环状强化，表现为"牛眼"征，肝S2段一病灶较前增大，其余部分病灶较前缩小，较大者约18*11mm。肝门区结构清楚。胆囊不大，壁未见增厚，其内未见高密度结石。脾脏未见增大，密度均匀，边缘光整。胰腺未见增大、增粗，其内未见异常密度灶及异常强化，胰管无扩张。左输尿管下段见结节状高密度影，以上输尿管及肾盂肾盏扩张，右肾及右输尿管未见明显异常。结肠肝曲肠壁增厚，较前相仿。腹膜后主动脉旁少量软组织密度结节，较大者约11×8mm。腹腔无明显积液。胸腰椎骨质增生。

右肺中叶外侧段及下叶背段、前基底段见数个小结节及类小结节，直径约3-5mm。其余肺内未见明显高密度病变。纵隔内散在淋巴结，较大者约12×10mm，纵隔及右肺门数个钙化灶。左肺门结构清楚，气管、支气管及分支通畅。纵隔大血管未见扩张，边缘整齐，主动脉壁未见钙化。心脏各房室无增大，心包未见增厚。心脏、血管均匀强化，其内未见充盈缺损，双侧胸腔未见积液，胸膜无增厚，胸壁软组织结构正常。

印象

对比2019-11-14CT前片：

1、结肠肝曲肠壁增厚，较前相仿。
2、考虑肝脏多发转移瘤，肝S2段一病灶较前增大，其余部分病灶较前缩小。
3、左输尿管下段结石，以上输尿管扩张及左肾积液。
4、腹膜后多发淋巴结，较前相仿。
5、胸腰椎退行性变。
6、右肺中叶外侧段及下叶背段、前基底段小结节及类小结节，较前相仿。
7、纵隔散在淋巴结；纵隔及右肺门钙化灶，较前相仿。

复核医师： 报告医师： 报告时间：2020-04-14 16:57:56

******此报告仅供本院医生参考，不作证明用******

2020年4月14日CT检查报告单

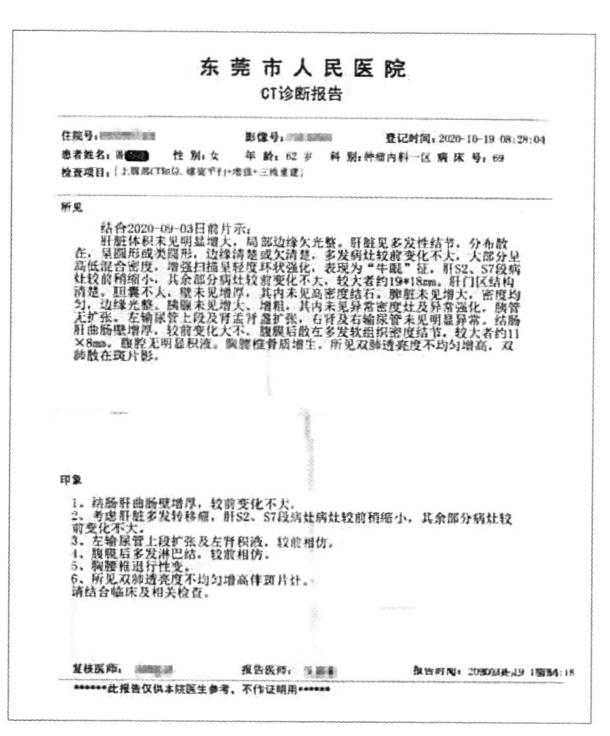

东 莞 市 人 民 医 院

CT诊断报告

住院号： 影像号： 登记时间：2020-10-19 08:28:04

患者姓名：谢 性 别：女 年 龄：62 岁 科 别：肿瘤内科一区 病 床 号：69

检查项目：[上腹部CT扫描、螺旋平扫+增强+三维重建]

所见

结合2020-09-03日前片示：

肝脏体积未见明显增大，局部边缘欠光整。肝脏见多发性结节，分布散在，呈圆形或类圆形，边缘清楚或欠清楚，多发病灶较前变化不大，大部分呈高低混合密度，增强扫描呈轻度环状强化，表现为“牛眼”征，肝S2、S7段病灶较前稍缩小，其余部分病灶较前变化不大，较大者约19*18mm。肝门区结构清楚。胆囊不大，壁未见增厚，其内未见高密度结石。脾脏未见增大，密度均匀，边缘光整。胰腺未见增大、增粗，其内未见异常密度灶及异常强化，胰管无扩张。左输尿管上段及肾盂肾盏扩张，右肾及右输尿管未见明显异常。结肠肝曲肠壁增厚，较前变化大不。腹膜后散在多发软组织密度结节，较大者约11×8mm。腹腔无明显积液。胸腰椎骨质增生。所见双肺透亮度不均匀增高，双肺散在斑片影。

印象

1、结肠肝曲肠壁增厚，较前变化不大。
2、考虑肝脏多发转移瘤，肝S2、S7段病灶病灶较前稍缩小，其余部分病灶较前变化不大。
3、左输尿管上段扩张及左肾积液，较前相仿。
4、腹膜后多发淋巴结，较前相仿。
5、胸腰椎退行性变。
6、所见双肺透亮度不均匀增高伴斑片灶。
请结合临床及相关检查。

复核医师： 报告医师： 报告时间：

******此报告仅供本院医生参考，不作证明用******

2020 年 10 月 19 日 CT 检查报告单

东莞市人民医院检验报告单

采样时间：2021-11-17 11:26

姓名：谢 门诊号： 标 本 号： 接收时间：2021-11-17 11:44
性别：女 科 别：肿瘤中心门诊 送检医师：廖景升 报告时间：2021-11-17 15:32
年龄：63岁 床 号： 标本种类：血清 备 注：

项 目	结果	提示	参考区间	单位
甲胎蛋白(AFP)	2.16		0—9	ng/mL
癌胚抗原(CEA)	60.96	↑	0—5	ng/mL
糖类抗原19-9(CA19-9)	916.8	↑	0--35	U/mL
糖类抗原125(CA125)	19.0		0—35	U/mL
糖类抗原15-3(CA15-3)	12.8		0--31.3	U/mL

检验者： 审核者： 结果仅对送检标本负责，如有疑问，请于报告日期三天内提出

东莞市人民医院检验报告单

采样时间：2021-11-17 11:25

姓名：谢 门诊号： 标 本 号： 接收时间：2021-11-17 11:45
性别：女 科 别：肿瘤中心门诊 送检医师： 报告时间：2021-11-17 13:59
年龄：63岁 床 号： 标本种类：血清 备 注：

项 目	结果	提示	参考区间	单位
尿素(UREA)	6.49		3.1—8.8	mmol/L
肌酐(CR)	56.9		41--81	umol/L
尿酸(UA)	307.0		154.7--357	umol/L
葡萄糖(GLU)	5.71		4.3--5.9	mmol/L
二氧化碳(CO2)	26.8		21--31	mmol/L
胱抑素C(Cys-C)	0.92		0.54—1.15	mg/L

检验者： 审核者： 果仅对送检标本负责，如有疑问，请于报告日期三天内提出

2021 年 11 月 17 日检验报告单

十、瘤癌术后，虚劳——癌毒结聚，气血两虚，脾胃失和，正虚邪实案

王某某，女，63岁，陕西省渭南市人，2020年1月18日初诊。

主诉：宫颈鳞状细胞癌术后2个月余。

现病史：患者3个月前因腹痛、阴道不规则出血，入住渭南市妇幼医院。病理诊断为：宫颈鳞状细胞癌Ⅱ级，侵及宫颈间质3/4，向上未累及宫颈管，阴道切缘见瘤组织。于2019年11月1日行“广泛子宫＋双侧附件切除＋盆腔淋巴清扫术”。于术后23天在空军军医大学第一附属医院给予PT方案（紫杉醇210 mg+顺铂100 mg）全身静脉化疗8个疗程，并行全盆外照射治疗：50 Gy/25 F，拟行阴道残端加量外照射10 Gy/5 F治疗。20个疗程后患者头晕耳鸣，恶心呕吐，纳差食少，精神困倦，脱发，便血而终止放化疗。2020年1月16日于空军军医大学第一附属医院检查血常规：白细胞计数1.94×10^9/L，单核细胞百分率0.134，嗜碱性粒细胞百分率0.015，中性粒细胞绝对值1.00×10^9/L，淋巴细胞绝对值0.60×10^9/L。肿瘤标志物化验：癌胚抗原59.03 ng/mL，糖类抗原CA125 198.06 U/mL，鳞状细胞癌相关抗原5.700 ng/mL。寻求中医治疗，始来我门诊部就诊。

刻下症见：面色苍白虚肿，头发稀疏，头晕耳鸣，恶心呕吐，少腹部阵发性疼痛，肛门坠痛，同时出现腰部、尾骶部、腿根部酸痛，严重时需口服止痛药，脘腹胀满，纳差不欲食，倦怠乏力，疲乏嗜睡，夜寐不宁，大便色黑出血，小便不利，舌紫黯有瘀斑，少苔，脉细涩无力。

西医诊断：宫颈鳞状细胞癌术后放化疗后，高血压病Ⅲ级（高危），高脂血症，分泌性中耳炎，贫血，白细胞减少症，右肺中叶及左肺上叶舌段条索状，盆前壁软组织水肿，盆腔少量积液，左侧颈部肿大淋巴结、部分皮质厚，放射性肠炎。

中医诊断：瘤癌术后，虚劳。

辨证：癌毒结聚，气血两虚，脾胃失和，正虚邪实。

治法：解毒散结，益气养血，调和脾胃，收敛止血。

方药：扶正祛瘀汤（自拟）加减。

重楼15克，白花蛇舌草15克，半枝莲15克，平消散10克（自配，冲服），人参12克，灵芝15克，当归12克，炙黄芪20克，白术12克，茯苓12克，厚朴12克，砂仁12克（后下），半夏12克，黄连10克，竹茹6克，紫苏叶6克，水蛭6克，土鳖虫6克，壁虎6克，白及12克，大蓟12克，小蓟12克，炒茜草12克，焦地榆12克，茅根炭10克。

用法：7剂，上药凉水浸泡30分钟，武火煎沸后文火煎20分钟，放入后下之砂仁煎煮10分钟，倒出药液；翻煎30分钟，2次药液混合约500毫升，用药液冲服平消散，分3次饭后温服，日1剂。

医嘱：调畅情志，清淡饮食，少量多餐，避免油腻，忌口白萝卜、绿豆、辛辣、冰冻寒凉及腌制食物。注意休息，适量活动，避免劳累，预防感冒。

2020年1月26日二诊：患者服上方7剂，恶心呕吐、脘腹胀满较前减轻，纳食较前好转，大便出血较前减少，小便稍利，仍面色苍白虚肿，头发稀疏，头晕耳鸣，少腹部阵

发性疼痛，肛门坠痛，同时出现腰部、尾骶部、腿根部酸痛，严重时需口服止痛药，倦怠乏力，疲乏嗜睡，夜寐不宁，舌紫黯有瘀斑，少苔，脉细涩无力。继用上方加醋延胡索12克，三七12克。10剂，煎服法、医嘱同上。

2020年2月7日三诊：患者服上方10剂，面色苍白虚肿较前改善，有少量头发长出，恶心呕吐、脘腹胀满较前明显减轻，纳食较前明显好转，大便色黑有少量出血，小便正常，头晕耳鸣明显好转，少腹部阵发性疼痛、肛门坠痛减轻，腰部、尾骶部、腿根部酸痛较前减轻，已不服用止痛药，倦怠乏力、疲乏嗜睡、夜寐不宁较前改善，舌紫黯有少许瘀斑，少苔，脉细涩较前稍有力。继用上方，灵芝用量增至30克，炙黄芪用量增至30克，人参用量增至15克。10剂，煎服法、医嘱同上。

2020年2月18日四诊：患者服上方10剂，面色苍白虚肿较前明显改善，有少量头发长出，已无恶心呕吐、脘腹胀满，纳食较前明显好转，大便色黑、已无出血，小便正常，头晕耳鸣明显好转，少腹部阵发性疼痛、肛门坠痛明显减轻，腰部、尾骶部、腿根部酸痛较前明显减轻，未再服用止痛药，倦怠乏力、疲乏嗜睡、夜寐不宁较前明显改善，舌紫黯有少许瘀斑，苔薄白，脉沉细。继用上方10剂，煎服法、医嘱同上。

2020年3月1日五诊：患者面色苍白虚肿较前明显改善，有少量头发长出，未再出现恶心呕吐、脘腹胀满，纳食正常，大便已不色黑、未再出血，小便正常，稍有头晕耳鸣，偶有少腹部阵发性疼痛、肛门坠痛，稍有腰部、尾骶部、腿根部酸痛，精神明显好转，睡眠改善，舌紫黯，苔薄白，脉沉细。于2020年2月26日在空军军医大学第一附属医院血常规检查：白细胞4.45×10^9/L，淋巴细胞绝对值0.95×10^9/L，红细胞分布宽度CV 0.171，其他均在正常范围内。继用上方，加大重楼量为20克，人参量为30克；去白及、大蓟、小蓟、焦地榆、醋延胡索。方药：重楼20克，白花蛇舌草15克，半枝莲15克，平消散10克（自配，冲服），人参30克，灵芝30克，当归12克，炙黄芪30克，白术12克，茯苓12克，厚朴12克，砂仁12克（后下），半夏12克，黄连10克，竹茹6克，紫苏叶6克，水蛭6克，土鳖虫6克，壁虎6克，炒茜草12克，三七12克。20剂，煎服法、医嘱同上。

2020年3月23日六诊：患者服上方20剂，面色已不苍白虚肿，头发继续长出，偶有头晕耳鸣，已无少腹部阵发性疼痛、肛门坠痛，偶有腰部、尾骶部、腿根部酸痛，精神明显好转，睡眠、二便正常，舌紫黯，苔薄白，脉沉细。继用上方30剂，煎服法、医嘱同上。

2020年4月25日七诊：患者面色稍红润，头发继续长出，偶有头晕耳鸣，未再出现少腹部阵发性疼痛、肛门坠痛，已无腰部、尾骶部、腿根部酸痛，精神好转，纳食、睡眠、二便正常，舌紫黯，苔薄白，脉沉细。继用上方30剂，煎服法、医嘱同上。

2020年5月27日八诊：患者服上方30剂，面色红润，头发长出，已无头晕耳鸣，未再出现少腹部阵发性疼痛、肛门坠痛，已无腰部、尾骶部、腿根部酸痛，精神好转，纳食、睡眠、二便正常，舌紫黯，苔薄白，脉沉细。继用上方30剂，煎服法、医嘱同上。

2020年7月16日九诊：患者服上方30剂，停药20天。1天前因食用生冷，出现脘腹胀痛，恶寒发热，恶心呕吐，腹泻1日6次、呈水样便，舌淡红，苔白腻，脉浮滑。

西医诊断：急性肠胃炎。

中医诊断：寒湿腹泻。

辨证：外感风寒，内伤湿滞。

治法：解表化湿，理气和中。

方药：藿香正气散加减。

藿香12克，大腹皮15克，白芷12克，紫苏12克，茯苓12克，半夏曲12克，白术15克，陈皮12克，厚朴12克，桔梗10克，葛根12克，柴胡15克，黄芩10克，炙甘草10克。

用法：5剂，上药凉水浸泡30分钟，武火煎沸后文火煎30分钟，倒出药液；翻煎30分钟，2次药液混合约500毫升，分3次饭后温服，日1剂。

医嘱：注意休息，清淡饮食，忌辛辣、生冷、油腻等刺激性食物。

2020年7月22日十诊：患者服上方5剂，已无脘腹胀痛，未再出现恶寒发热、恶心呕吐，大便正常，又复纳食不佳，倦怠乏力，头晕耳鸣，夜寐不宁，腹部阵发性疼痛、肛门坠痛，腰部、尾骶部、腿根部酸痛，舌紫黯，苔薄白，脉沉细。

辨证：癌毒未尽，气血两虚，脾胃失和。

治法：解毒散结，益气养血，调和脾胃。

方药：扶正祛瘀汤加减。

重楼20克，白花蛇舌草15克，半枝莲15克，平消散10克（自配，冲服），人参30克，灵芝30克，当归12克，炙黄芪30克，白术12克，茯苓12克，厚朴12克，砂仁12克（后下），半夏12克，黄连10克，竹茹6克，紫苏叶6克，水蛭6克，土鳖虫6克，壁虎6克，三七12克。

用法：30剂，上药凉水浸泡30分钟，武火煎沸后文火煎20分钟，放入后下之砂仁煎煮10分钟，倒出药液；翻煎30分钟，2次药液混合约500毫升，用药液冲服平消散，分3次饭后温服，日1剂。

医嘱：调畅情志，清淡饮食，少量多餐，避免油腻。忌口白萝卜、绿豆、辛辣、冰冻寒凉及腌制食物。注意休息，适量运动，避免劳累，预防感冒。

2020年8月23日十一诊：患者服上方30剂，纳食较前改善，精神好转，头晕耳鸣较前减轻，睡眠改善，未再出现腹部阵发性疼痛、肛门坠痛及腰部、尾骶部、腿根部酸痛，舌紫黯，苔薄白，脉沉细。继用上方30剂，煎服法、医嘱同上。

2020年9月24日十二诊：患者服上方30剂，纳食较前明显改善，精神明显好转，稍有头晕耳鸣，睡眠正常，未再出现腹部阵发性疼痛、肛门坠痛及腰部、尾骶部、腿根部酸痛，舌紫黯，苔薄白，脉沉细。继用上方30剂，煎服法、医嘱同上。

2020年11月14日十三诊：患者服上方30剂，停药20天，稍觉疲乏无力，偶有头晕耳鸣，偶尔出现少腹部隐痛，肛门坠胀，腰部、尾骶部、腿根部隐痛，舌质略紫黯，苔薄白，脉沉细。于2020年11月11日在空军军医大学第一附属医院门诊化验：癌胚抗原7.590 ng/mL，糖类抗原CA125 5.190 U/mL，鳞状细胞癌相关抗原0.800 ng/mL。此时正气未复，癌毒不净，继以扶正祛邪、解毒散结、益气养血、调和脾胃为治。方药：重楼

20克，白花蛇舌草15克，半枝莲15克，平消散10克（自配，冲服），人参30克，灵芝30克，当归12克，炙黄芪30克，白术12克，茯苓12克，厚朴12克，砂仁12克（后下），半夏12克，黄连10克，竹茹6克，紫苏叶6克，水蛭6克，土鳖虫6克，壁虎6克，三七12克。50剂，煎服法、医嘱同上。

2021年1月5日十四诊：患者服上方50剂，面色红润，头发茂密黑亮有光泽，诸症皆消，精神良好，睡眠、纳食、二便正常，舌淡红，苔薄白，脉滑。2020年12月29日在空军军医大学第一附属医院检查：癌胚抗原2.9 ng/mL，糖类抗原CA125 5.080 U/mL，糖类抗原CA19–9 6.780 U/mL。

患者可以正常工作活动，操持家务，开车出行，全家人如释重负，欣喜异常，其先生为学者型政府官员，为此作诗：“内子服中药数月余，元旦前做第四次复查，诸指标悉归正常，举家为之吐气，致王教授：数枝灵草报春还，小大寒来不作寒。渭水之南梅信早，徐娘一笑在梅先。”

【按语】此案患者患有宫颈鳞状细胞癌，行“广泛子宫+双侧附件切除+盆腔淋巴清扫术”。术后又给予PT方案全身静脉化疗，并行全盆外照射治疗：50 Gy/25 F，拟行阴道残端加量外照射10 Gy/5 F治疗。本案属中医“瘤癌”“虚劳”范畴，正虚邪实，虚实夹杂。《素问·通评虚实论》曰：“邪气盛则实，精气夺则虚。”《通俗伤寒论·气血虚实章》曰：“虚中挟实，虽通体皆现虚象，一二处独见实证，则实证反为吃紧；实中挟虚，虽通体皆现实象，一二处独见虚证，则虚证反为吃紧。景岳所谓‘独处藏奸’是也。”患者脏腑耗损，正气大伤，气血两亏，癌毒未尽，脾胃运化功能失常，故面色苍白虚肿，头发稀疏，头晕耳鸣，倦怠乏力，疲乏嗜睡，夜寐不宁；脾气不升，胃气不降则恶心呕吐，脘腹胀满，纳差不欲食；大肠传导失司，加上多次化疗损伤肠络，络脉受损（放射性肠炎），故见大便色黑出血，小便不畅，少腹部阵发性疼痛，肛门坠痛，同时出现腰部、尾骶部、腿根部酸痛，严重时需口服止痛药；舌紫黯有瘀斑，少苔，脉细涩无力，皆为癌毒结聚、气血两虚、脾胃失和、正虚邪实之征。治宜解毒散结，益气养血，调和脾胃，收敛止血，自拟扶正祛瘀汤加减。方中重楼、白花蛇舌草、半枝莲、平消散、水蛭、土鳖虫、壁虎祛瘀抗癌、散结解毒以祛邪，人参、灵芝、当归、炙黄芪益气养血以扶正；白术、茯苓、厚朴、砂仁健脾和胃增强脾胃运化功能；半夏、黄连、竹茹、紫苏叶升清降浊，和胃止呕；加白及、大蓟、小蓟、炒茜草、焦地榆、茅根炭收敛止血以治便血。二诊时仍少腹部阵发性疼痛，肛门坠痛，同时出现腰部、尾骶部、腿根部酸痛，故加延胡索、三七活血止痛。三诊时余毒减轻，邪气稍退，正气未复，恶心呕吐减轻，纳食好转，则加大人参、灵芝、炙黄芪量。五诊时未再出现恶心呕吐、脘腹胀满，纳食正常，大便已不色黑、未再出血，小便正常，精神明显好转，睡眠改善，血常规检查示白细胞4.45×10^9/L，淋巴细胞绝对值0.95×10^9/L，红细胞分布宽度CV 0.171，其他均在正常范围内，故减白及、大蓟、小蓟、焦地榆、醋延胡索；仍稍有头晕耳鸣，偶有少腹部阵发性疼痛、肛门坠痛，稍有腰部、尾骶部、腿根部酸痛，此时癌毒未尽，正气未复，故加大重楼、人参量。九诊时因饮食不节，出现脘腹胀痛，恶寒发热，恶心呕吐，腹泻1日6次、呈水样便，舌淡红，苔白腻，脉浮滑，证属外感风寒，内伤湿滞，以藿香正气散加减解表化湿，理气和中，用药

5 剂而愈。十诊时又复纳食不佳，倦怠乏力，头晕耳鸣，多梦易醒，腹部阵发性疼痛、肛门坠痛，腰部、尾骶部、腿根部酸痛，舌紫黯，苔薄白，脉沉细，此时癌毒未尽，气血两虚，脏腑亏损，脾胃失和，治法遵前仍以解毒散结、益气养血、调和脾胃为法，继服扶正祛瘀汤加减。十三诊时患者稍觉疲乏无力，偶有头晕耳鸣，偶尔出现少腹部隐痛，肛门坠胀，腰部、尾骶部、腿根部隐痛，舌质略紫黯，苔薄白，脉沉细，化验癌胚抗原较前明显降低，糖类抗原、鳞状细胞癌相关抗原均在正常范围。但此时正气未复，癌毒不净，继以扶正祛邪、解毒散结、益气养血、调和脾胃为治，继用药 50 剂。十四诊时患者面色红润，头发茂密黑亮有光泽，精神良好，睡眠、纳食、二便正常，诸症皆消，舌淡红，苔薄白，脉滑。化验癌胚抗原、糖类抗原、血常规均在正常范围，即告痊愈，患者一如常人。

综上所述，此案全程以中医整体观念，辨证论治，扶正祛邪，随症加减，药证相符。患者病情逐渐好转，正气得以恢复，邪气得以祛除，可以正常工作活动，操持家务，开车出行，效果满意。

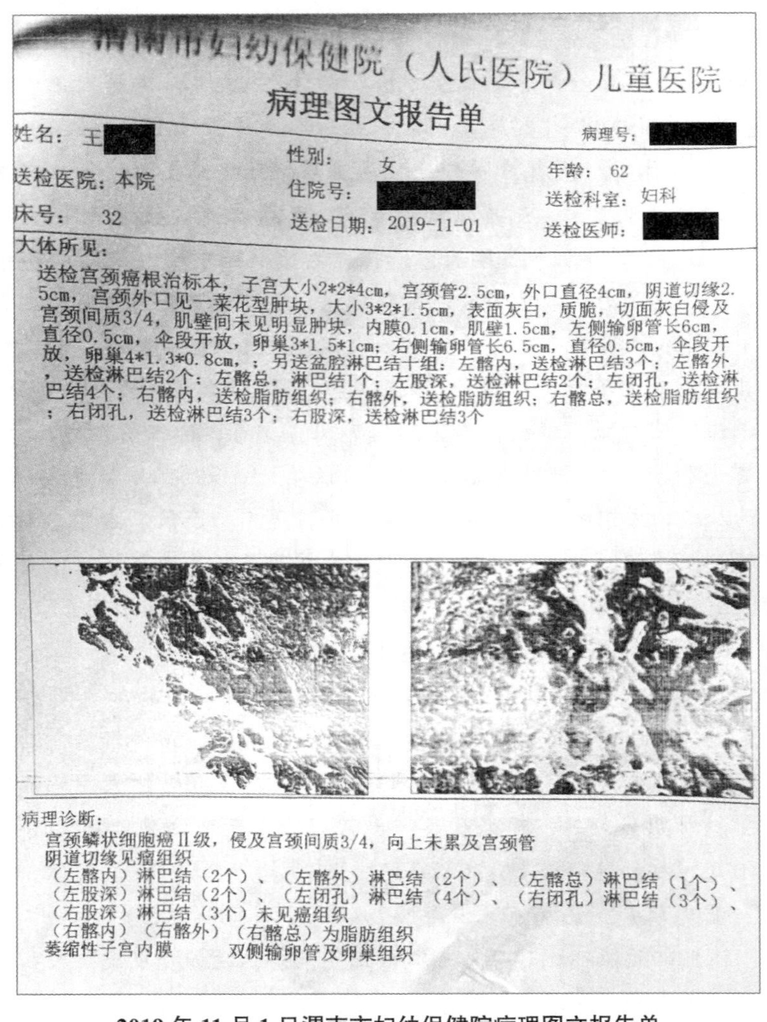

渭南市妇幼保健院（人民医院）儿童医院

病理图文报告单

姓名：王[redacted] 病理号：[redacted]

性别：女 年龄：62

送检医院：本院 住院号：[redacted] 送检科室：妇科

床号：32 送检日期：2019-11-01 送检医师：[redacted]

大体所见：

送检宫颈癌根治标本，子宫大小2*2*4cm，宫颈管2.5cm，外口直径4cm，阴道切缘2.5cm，宫颈外口见一菜花型肿块，大小3*2*1.5cm，表面灰白，质脆，切面灰白侵及宫颈间质3/4，肌壁间未见明显肿块，内膜0.1cm，肌壁1.5cm，左侧输卵管长6cm，直径0.5cm，伞段开放，卵巢3*1.5*1cm；右侧输卵管长6.5cm，直径0.5cm，伞段开放，卵巢4*1.3*0.8cm，；另送盆腔淋巴结十组：左髂内，送检淋巴结3个；左髂外，送检淋巴结2个；左髂总，淋巴结1个；左股深，送检淋巴结2个；左闭孔，送检淋巴结4个；右髂内，送检脂肪组织；右髂外，送检脂肪组织；右髂总，送检脂肪组织；右闭孔，送检淋巴结3个；右股深，送检淋巴结3个

病理诊断：

宫颈鳞状细胞癌Ⅱ级，侵及宫颈间质3/4，向上未累及宫颈管

阴道切缘见瘤组织

（左髂内）淋巴结（2个）、（左髂外）淋巴结（2个）、（左髂总）淋巴结（1个）、（左股深）淋巴结（2个）、（左闭孔）淋巴结（4个）、（右闭孔）淋巴结（3个）、（右股深）淋巴结（3个）未见癌组织

（右髂内）（右髂外）（右髂总）为脂肪组织

萎缩性子宫内膜　　双侧输卵管及卵巢组织

2019 年 11 月 1 日渭南市妇幼保健院病理图文报告单

渭南市妇幼保健院（人民医院） 儿童医院

诊 断 证 明 书

姓名	王[redacted]		工作单位及地址				
姓别	女	年龄	63岁	科别	妇科门诊	就诊号	[redacted]

病情摘要：

2019-11-01于我院行广泛子宫+双侧附件切除+盆腔淋巴结清扫术，术后14天（2019-11-15）测残余尿量20ml

未查

诊断：

诊断：子宫颈恶性肿瘤

处理意见：

尽快放化疗治疗

2019 年 12 月 11 日渭南市妇幼保健院诊断证明

渭南市妇幼保健院（人民医院） 儿童医院

出院记录

科室：妇科 床号：02 姓名：王[redacted] 性别：女 年龄：62岁 住院号：[redacted]

出院时情况及医嘱：无双下肢酸困，无恶心、呕吐，无腹痛、腹胀及阴道出血，无心慌、气短，无发热。精神及夜休可，饮食可，大小便正常。查体：T：36.5℃，咽不红，心肺听诊未闻及明显异常。腹软，腹部伤口愈合良好，全腹无压痛及反跳痛，肠鸣音每分钟5次。双下肢无水肿、压痛。嘱出院后：1.注意休息，加强营养；2.禁房事、盆浴2月；3.继续口服药物升白细胞治疗，间隔3天复查血常规、肝肾功及电解质；5.建议尽快放化疗治疗；6.高脂血症、高血压病内科随诊；7.如有不适，随诊。

出院诊断：1.宫颈鳞状细胞癌ⅡA期
2.高血压病3级（高危）
3.高脂血症
4.分泌性中耳炎
5.贫血（轻度）
6.白细胞减少症

渭南市妇幼保健院出院记录

空军军医大学第一附属医院放射影像中心

CT 检查报告单

西安市长乐西路15号
电话：029-84775414

检查日期 2019-12-10
影像号

王■ 女 63 岁 送检科室 放射治疗科门诊 住院号 床号

部位：胸部平扫

扫描序列： 造影剂：d造影剂类型 d注射总量

影像所见：

双肺野清晰，肺纹理规整，右肺中叶及左肺上叶舌段条索影，余未见异常组织密度影及占位性病变。气管支气管通畅，未见狭窄或阻塞征，肺门影不大。纵隔结构清楚，未见占位病变，气管旁、隆突前下、血管前及腔静脉后未见肿大淋巴结。双侧胸膜无增厚，未见胸腔积液。

诊断意见：

右肺中叶及左肺上叶舌段条索灶。

2019 年 12 月 11 日空军军医大学第一附属医院 CT 检查单

空军军医大学第一附属医院放射影像中心

MR 检查报告单

西安市长乐西路15号
电话：029-84775414

检查日期 2019-12-16
影像号

王■ 女 63 岁 送检科室 放射治疗科门诊 住院号 床号

部位：盆骨平扫，肝脏弥散加权成像

扫描序列： 造影剂：d造影剂类型 d注射总量

影像所见：

系"宫颈癌术后"，现片示宫颈癌术后改变，子宫及双侧附件区缺如，术区见直肠前方少许积液影，阴道残端未见明显软组织影，盆前壁软组织水肿，左侧髂腰肌旁见类圆形长T2T1信号，大小约6.1cm×3.7cm 界清光整。膀胱及直肠壁尚光滑。左侧髂血管旁及双侧腹股沟区见稍大淋巴结影。肠道准备差，肠腔内多发粪石。

诊断意见：

系"宫颈癌术后"，现片示宫颈癌术后改变，术区未见复发征象，盆前壁软组织水肿，盆腔少量积液。左侧髂腰肌旁囊性灶，包裹积液？结合临床。

2019 年 12 月 16 日空军军医大学第一附属医院 MR 检查单

血细胞分析+五分类

空军军医大学第一附属医院检验科报告单 门诊

姓名：王█ ID号：█ 标本种类：全血 样本编号：█
性别：女 科别：放射治疗科门诊 送检医生：█ 申请单号：█
年龄：63岁 床号： 临床诊断：宫颈癌术后放化疗

No	项目	结果		参考值	单位
1	白细胞计数	1.94	↓	3.5-9.5	X10E9/L
2	中性粒细胞百分率	0.516		0.400-0.750	
3	淋巴细胞百分率	0.309		0.200-0.500	
4	单核细胞百分率	0.134	↑	0.030-0.100	
5	嗜酸性粒细胞百分率	0.026		0.004-0.080	
6	嗜碱性粒细胞百分率	0.015	↑	0-0.010	
7	中性粒细胞绝对值	1.00	↓	1.80-6.30	X10E9/L
8	淋巴细胞绝对值	0.60	↓	1.10-3.20	X10E9/L
9	单核细胞绝对值	0.26		0.10-0.60	X10E9/L
10	嗜酸性粒细胞绝对值	0.05		0.02-0.52	X10E9/L
11	嗜碱性粒细胞绝对值	0.03		0-0.06	X10E9/L
12	红细胞计数	4.36		3.80-5.10	X10E12/L
13	血红蛋白	133		115-150	g/L
14	血细胞比容	0.393		0.350-0.450	
15	平均红细胞体积	90.1		82-100	fl
16	平均血红蛋白含量	30.5		27.0-34.0	pg
17	平均血红蛋白浓度	338		326-354	g/L
18	红细胞分布宽度CV	0.132		0.04-0.15	
19	红细胞分布宽度SD	43.7		37-54	fl
20	血小板计数	150		125-350	X10E9/L
21	血小板分布宽度	15.7		12-18	fl
22	平均血小板体积	11.40		4.0-12.0	fl
23	大血小板比率	0.367		0.15-0.45	

采样时间：2020-01-16 10:52 接收时间：2020-01-16 10:52
报告时间：2020-01-16 10:59 备注：

2020年1月16日空军军医大学第一附属医院血常规检查报告单

血细胞分析+五分类

空军军医大学第一附属医院检验科报告单 门诊

姓名：王█ ID号：█ 标本种类：全血 样本编号：█
性别：女 科别：放射治疗科门诊 送检医生：█ 申请单号：█
年龄：63岁 床号： 临床诊断：宫颈癌术后放化疗

No	项目	结果		参考值	单位
1	白细胞计数	4.45		3.5-9.5	X10E9/L
2	中性粒细胞百分率	0.684		0.400-0.750	
3	淋巴细胞百分率	0.213		0.200-0.500	
4	单核细胞百分率	0.081		0.030-0.100	
5	嗜酸性粒细胞百分率	0.013		0.004-0.080	
6	嗜碱性粒细胞百分率	0.009		0-0.010	
7	中性粒细胞绝对值	3.04		1.80-6.30	X10E9/L
8	淋巴细胞绝对值	0.95	↓	1.10-3.20	X10E9/L
9	单核细胞绝对值	0.36		0.10-0.60	X10E9/L
10	嗜酸性粒细胞绝对值	0.06		0.02-0.52	X10E9/L
11	嗜碱性粒细胞绝对值	0.04		0-0.06	X10E9/L
12	红细胞计数	3.83		3.80-5.10	X10E12/L
13	血红蛋白	121		115-150	g/L
14	血细胞比容	0.358		0.350-0.450	
15	平均红细胞体积	93.5		82-100	fl
16	平均血红蛋白含量	31.6		27.0-34.0	pg
17	平均血红蛋白浓度	338		326-354	g/L
18	红细胞分布宽度CV	0.171	↑	0.04-0.15	
19	红细胞分布宽度SD	57.2	↑	37-54	fl
20	血小板计数	94	↓	125-350	X10E9/L
21	血小板分布宽度	22.5	↑	12-18	fl
22	平均血小板体积	14.50	↑	4.0-12.0	fl
23	大血小板比率	0.594	↑	0.15-0.45	

采样时间：2020-02-26 10:13 接收时间：2020-02-26 10:23
报告时间：2020-02-26 10:31 备注：

2020年2月26日空军军医大学第一附属医院血常规检查报告单

空军军医大学第一附属医院

诊 断 证 明

患者姓名	王	性别	女	年龄	63岁	门诊号	
现住址							
症状摘要	病人主诉：宫颈癌术后放化疗后 现 病 史：患者因宫颈癌IIA期，于2019-11-01在渭南市妇幼医院行“广泛子宫+双侧附件切除+盆腔淋巴结清扫术”，术后病理：宫颈鳞状细胞癌II级，侵及间质3/4，向上未累及宫颈管，阴道切缘见瘤组织，术后患者于2019-12-06至2020-02-04在我院行全盆外照射治疗：50Gy/25F，后拟行阴道残端加量外照射10Gy/5F，实际执行1次，因疫情原因导致治疗中断1月余，现拟继续行后装治疗。 查 体：						
诊断	宫颈癌术后放化疗后						
医师意见	继续后装治疗						
医师签字（盖章）		科室	放射治疗科门诊		日期	2020-03-04	
注	1. 请在各科室挂号就诊，今日坐诊医师根据病情开具诊断证明书. 2. 请持今日门诊病历及化验，检验报告单在一楼门诊办公室加盖门诊诊断证明专用章，方可有效.						

2020 年 3 月 4 日空军军医大学第一附属医院诊断证明

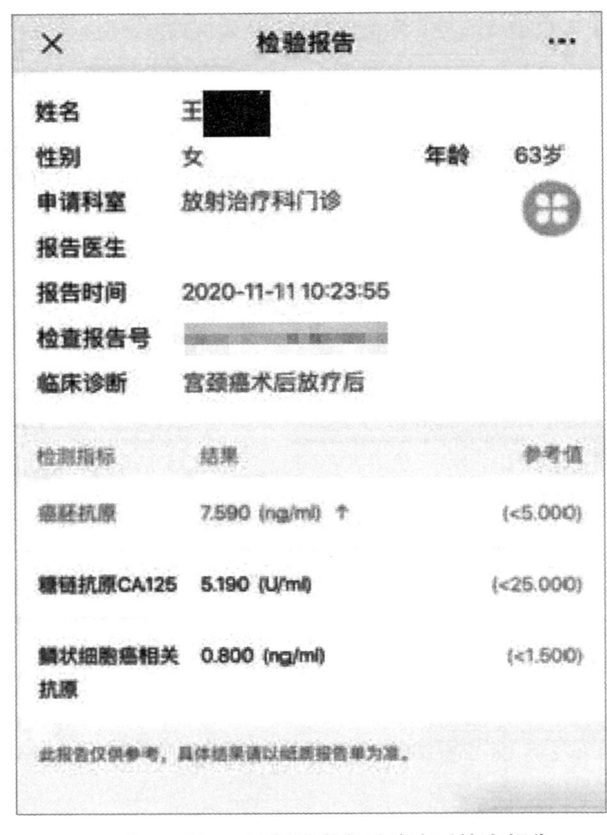

检验报告

姓名 王

性别 女 年龄 63岁

申请科室 放射治疗科门诊

报告医生

报告时间 2020-11-11 10:23:55

检查报告号

临床诊断 宫颈癌术后放疗后

检测指标	结果	参考值
癌胚抗原	7.590 (ng/ml) ↑	(<5.000)
糖链抗原CA125	5.190 (U/ml)	(<25.000)
鳞状细胞癌相关抗原	0.800 (ng/ml)	(<1.500)

此报告仅供参考，具体结果请以纸质报告单为准。

2020 年 11 月 11 日宫颈癌术后放疗后检查报告

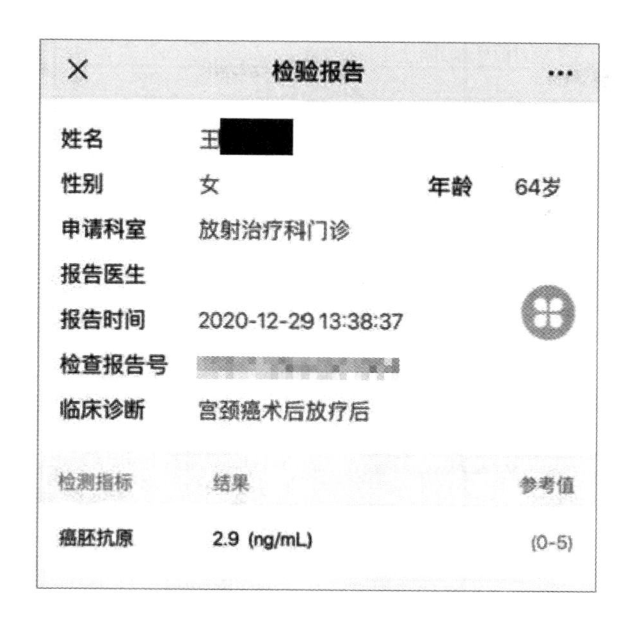

检验报告

姓名 王

性别 女 年龄 64岁

申请科室 放射治疗科门诊

报告医生

报告时间 2020-12-29 13:38:37

检查报告号

临床诊断 宫颈癌术后放疗后

检测指标	结果	参考值
癌胚抗原	2.9 (ng/mL)	(0-5)

检验报告

姓名 王

性别 女 年龄 64岁

申请科室 放射治疗科门诊

报告医生

报告时间 2020-12-29 13:38:37

检查报告号

临床诊断 宫颈癌术后放疗后

检测指标	结果	参考值
糖链抗原CA19-9	6.780 (U/ml)	(<30.000)
糖链抗原CA125	5.080 (U/ml)	(<25.000)

2020 年 12 月 29 日宫颈癌术后放疗后检查报告

十一、瘰疬——肝郁气滞，血瘀痰凝案

江某某，女，47 岁，干部，陕西省渭南市富平县人，2001 年 3 月 23 日初诊。

主诉：颈部多发性肿块 3 年。

现病史：患者颈部多发性肿块 3 年，经当地医院检查诊断为颈部淋巴结肿大，建议手术切除，患者不愿意手术，为寻求中医治疗，始来我门诊就诊。

刻下症见：触之颈部多发性肿块，最大 3 cm×2 cm×1.5 cm，光滑质较硬，颈部有压迫感，精神忧郁，胁肋胀痛，纳差食少，神疲乏力，少寐多梦，舌质紫黯，苔白腻，脉弦涩。

西医诊断：多发性颈部淋巴结肿大。

中医诊断：瘰疬。

辨证：肝郁气滞，血瘀痰凝。

治法：疏肝理气，活血化瘀，软坚散结。

方药：柴胡疏肝散加减。

柴胡12克，白芍15克，川芎10克，当归12克，枳壳12克，香附12克，陈皮12克，青皮12克，白芥子12克，夏枯草15克，橘核12克，荔枝核12克，连翘30克，海藻15克，昆布15克，三棱12克，莪术12克，炙甘草10克。

用法：10剂，上药凉水浸泡30分钟，武火煎沸后文火煎30分钟，倒出药液；翻煎30分钟，2次药液混合约500毫升，分2次饭后温服，日1剂。

医嘱：调节情志，注意休息，清淡饮食，忌辛辣、油腻、生冷等刺激性食物。

2001年4月4日二诊：患者服上方10剂，触之颈部多发性肿块较前缩小，肿块光滑，质较硬，胁肋胀痛减轻，颈部仍有压迫感，精神忧郁，纳差食少，神疲乏力，少寐多梦，舌质紫黯，苔白腻，脉弦涩。继用上方15剂，煎服法、医嘱同上。

2001年4月21日三诊：患者服上方15剂，触之颈部多发性肿块明显缩小，肿块光滑，质较硬，颈部有压迫感减轻，精神忧郁较前好转，胁肋胀痛明显减轻，纳食增加，神疲乏力好转，睡眠改善，舌质紫黯，苔白腻，脉弦涩。继用上方15剂，煎服法、医嘱同上。

2001年5月7日四诊：触之颈部多发性肿块缩小约二分之一，肿块变软，无颈部压迫感，精神好转，已无胁肋胀痛，纳食正常，神疲乏力明显好转，睡眠正常，舌质紫黯，苔白腻，脉弦涩。继用上方15剂，煎服法、医嘱同上。

2001年5月23日五诊：患者原有较小肿块消失，最大肿块减小约三分之二，光滑质软，无颈部压迫感，精神状况佳，无神疲乏力，睡眠正常，舌淡红，苔薄白，脉弦。继用上方15剂，煎服法、医嘱同上。

2001年6月9日六诊：患者颈部肿块已不明显，诸症皆消，纳食、二便正常，舌淡红，苔薄白，脉弦滑。继用上方15剂，巩固疗效。嘱其勿忧思动气，不适随诊。

【按语】此案西医诊断为多发性颈部淋巴结肿大，属中医“瘰疬”“痰核”范畴。肝主疏泄，性喜条达而恶抑郁，其疏泄功能涉及气血津液各方面。肝气郁结而致气机阻滞，久之凝聚成痰，气滞则血瘀，痰凝阻滞气机运行，更使血瘀加重。气、痰、瘀三者循经壅结于颈前之筋膜，逐渐肿大而成瘰疬、痰核，故颈部多发性肿块；肝郁不疏则胁肋胀痛，精神忧郁，失眠多梦；脾失健运，气血亏虚则纳差食少，神疲乏力；舌质紫黯，苔白腻，脉弦涩，皆为肝郁气滞、血瘀痰凝之征。故以疏肝理气、活血化瘀、软坚散结为法，选用柴胡疏肝散加减。方中柴胡疏肝散疏肝理气，活血化瘀，加青皮、白芥子化皮里膜外之痰，加连翘、夏枯草解毒散结，加橘核、荔枝核、海藻、昆布、三棱、莪术软坚通络。诸药合用，共奏疏肝理气、活血化瘀、软坚散结之功。患者肿块消退，诸症悉除。

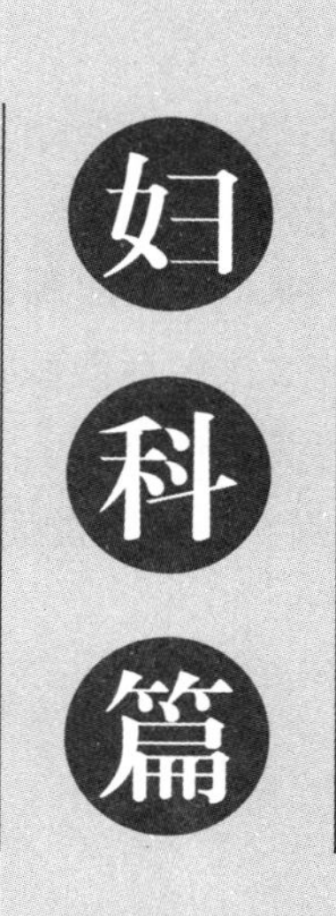
妇科篇

一、经行感冒——气虚血弱，营卫不调案

申某某，女，36岁，陕西省西安市新城区人，2015年4月28日初诊。

主诉：经期感冒1年余。

现病史：患者1年前每遇月经来潮，即患感冒，发热，周身酸困乏力，头痛鼻塞流清涕，汗出恶风，咳嗽痰多色白清稀，纳差不欲食，每次月经来潮时必输液2～3次方得缓解。此次月经来潮第2天，又复感冒。

刻下症见：面色皖白无华，精神疲惫，舌淡，苔薄白，脉沉细无力。

西医诊断：上呼吸道感染。

中医诊断：经行感冒。

辨证：气虚血弱，营卫不调。

治法：益气养血，调和营卫。

方药：圣愈汤加桂枝汤。

炙黄芪30克，人参15克，当归15克，川芎12克，杭白芍15克，熟地黄15克，桂枝15克，炙甘草10克，生姜10克，大枣3枚。

用法：5剂，上药凉水浸泡30分钟，武火煎沸后文火煎30分钟，倒出药液；翻煎30分钟，2次药液混合约500毫升，分2次饭后温服，日1剂。

医嘱：避免风寒，忌生冷、辛辣等刺激性食物。

2015年5月3日二诊，患者服上方5剂，感冒症状皆无，仍纳食不佳，舌淡，苔白，脉沉细。

辨证：气血两虚，脾不健运。

治法：益气养血，健脾和胃。

方药：八珍汤加焦三仙。

当归15克，川芎12克，杭白芍15克，熟地黄15克，人参15克，白术15克，茯苓15克，炙甘草10克，炙黄芪30克，焦三仙各12克，生姜10克，大枣3枚。

用法：15剂，煎服法、医嘱同上。

2015年5月29日三诊：患者服上方15剂后，逢月经来潮，未再感冒，纳食尚可，舌淡红，苔薄白，脉细。继用上方10剂，巩固疗效。

【按语】经期反复感冒，临床常见，非感受外邪所致，多为劳倦过度或运化失司、气虚血弱引起。劳倦内伤，损伤元气，致使脾胃运化功能失司，气血化源不足，每至经期，气血更亏，营卫不和，故感冒时发。治疗若以疏散表邪之法则难以启效，而务在益气养血，调和营卫。本案用圣愈汤益气养血，大补脾肺之气，合桂枝汤调和营卫，共奏益气养血、调和营卫之功。复以八珍汤善后，故气血旺，营卫调，脾胃和，热自消。

二、月经先期——肝郁化热，冲任不固案

张某某，女，25岁，教师，陕西省咸阳市秦都区人，2007年3月8日初诊。

主诉：月经先期1年。

现病史：患者于15岁月经初潮，周期26天，经期5～7天。近1年来，月经周期提前，约18～20天，有时1个月2次，量少色紫红、质稠，伴有胁肋、乳房胀痛，面色潮红，口苦口干，手足发热，头晕耳鸣，心烦燥热，夜寐不宁，不思饮食，大便干燥，小便黄，曾服乌鸡白凤丸、归脾丸等中成药，症状不减，此次正值月经来潮第6天，始来我处诊治。

刻下症见：舌红，苔薄黄，脉弦滑数。

西医诊断：月经不调。

中医诊断：月经先期。

辨证：肝郁化热，冲任不固。

治法：疏肝解郁，清热固冲。

方药：丹栀逍遥散加减。

牡丹皮12克，焦栀子12克，当归12克，柴胡12克，白芍12克，茯苓12克，白术12克，炙甘草10克，薄荷12克（后下），炮姜12克，龟甲10克，女贞子12克，墨旱莲15克，生地黄12克，炒黄芩12克，血余炭12克。

用法：7剂，上药凉水浸泡30分钟，武火煎沸后文火煎20分钟，放入后下之薄荷煎煮10分钟，倒出药液；翻煎30分钟，2次药液混合约500毫升，分2次饭后温服，日1剂。

医嘱：调畅情志，注意休息，清淡饮食，忌辛辣、生冷、油腻等刺激性食物。

2007年3月16日二诊：患者服上方7剂，月经已止，胁肋、乳房胀痛减轻，仍面色潮红，口苦口干，手足发热，头晕耳鸣，心烦燥热，夜寐不宁，不思饮食，大便干燥，小便黄，舌红，苔薄黄，脉弦滑数。上方去炒黄芩、血余炭，改焦栀子为生栀子。7剂，煎服法、医嘱同上。

2007年3月24日三诊：患者服上方7剂，面色潮红改善，胁肋、乳房胀痛明显减轻，未再出现口苦口干、手足发热、头晕耳鸣、心烦燥热，睡眠较前改善，纳食增加，二便正常，舌红，苔薄黄，脉弦滑。继用上方10剂，煎服法、医嘱同上。

2007年4月5日四诊：患者此次月经3月30日来临，周期28天，月经量、色、质正常，已无胁肋、乳房胀痛。诸症皆除，睡眠、纳食、二便正常，舌红，苔薄白，脉弦滑。继用上方10剂，巩固疗效。5个月后随访，月经周期正常。

【按语】月经周期提前7天以上，甚至一月两潮者，称为“月经先期”，亦称“经期超前”或“经早”。《丹溪心法》曰：“经水不及期而来者，血热也。”此案患者情志抑郁，肝郁化火，热迫血行，冲任不固，故月经周期提前；肝郁气机不畅，故量少色紫红、质稠；肝郁气滞，故胁肋、乳房胀痛；肝郁化火，上扰清窍，下犯心神，故面色潮红，口苦口干，手足发热，头晕耳鸣，心烦燥热，夜寐不宁；肝木犯脾，脾不健运，故不思饮食，大便干燥，小便黄；舌红，苔薄黄，脉弦滑数，皆为肝郁化热、冲任不固之征。治宜疏肝解郁，清热固冲，方选丹栀逍遥散加减。方中丹栀逍遥散疏肝解郁，加龟甲、女贞子、墨旱莲、生地黄、炒黄芩、血余炭清热养阴，凉血止血。二诊时月经已止，故减炒黄芩、血余炭，仍肝郁化火，故焦栀子改为生栀子。诸药合用，随症加减，共奏疏肝解郁、清热固冲之功。

三、月经衍期——肝气郁结，气滞血瘀案

蒋某某，女，30岁，教师，陕西省咸阳市渭城区人，2003年9月23日初诊。

主诉：月经衍期2年。

现病史：患者于2年前行放环术，此后每次月经来潮前后无定期。经期10天左右，量少、色紫，并见胸胁、少腹、乳房胀痛，时欲叹息，郁郁不乐，嗳气食少。曾用中西药治疗，效果不佳。此次8月10日月经来潮，经期10天左右，经停后12天，月经复来，至今未止。经量时多时少，少则漏下淋漓，血色紫黑有块。

刻下症见：面色晦滞，月经前后无定期，经期10天左右，量少、色紫，并见胸胁、少腹、乳房胀痛，时欲叹息，郁郁不乐，嗳气食少，倦怠乏力，舌质紫黯，苔薄白，脉弦细涩。

西医诊断：月经不调。

中医诊断：月经衍期。

辨证：肝气郁结，气滞血瘀。

治法：疏肝理气，活血化瘀。

方药：柴胡疏肝散加减。

柴胡10克，枳壳12克，陈皮12克，当归10克，杭白芍15克，川芎10克，制香附10克，炒蒲黄10克，五灵脂12克，炒茜草12克，桃仁12克，红花12克，炙甘草12克，炮姜12克。

用法：5剂，上药凉水浸泡30分钟，武火煎沸后文火煎30分钟，倒出药液；翻煎30分钟，2次药液混合约500毫升，分2次饭后温服，日1剂。

医嘱：调畅情志，饮食有节，忌寒凉、生冷等食物。

2003年10月12日二诊：患者服上方5剂，已无出血，仍面色晦滞，胸胁、少腹、乳房胀痛，时欲叹息，郁郁不乐，嗳气食少，倦怠乏力，舌质紫黯，苔薄白，脉弦细涩。上方去炒蒲黄、五灵脂、炒茜草、桃仁、红花，加焦三仙、厚朴、砂仁（后下）各12克。7剂，上药凉水浸泡30分钟，武火煎沸后文火煎20分钟，放入后下之砂仁煎煮10分钟，倒出药液；翻煎30分钟，2次药液混合约500毫升，分2次饭后温服，日1剂，医嘱同上。

2003年10月20日三诊：患者面色晦滞改善，胸胁、少腹、乳房胀痛明显减轻，精神好转，纳食增加，倦怠乏力较前好转，舌淡，苔薄白，脉弦细。继用上方加炙黄芪30克，太子参15克，大枣3枚。10剂，煎服法、医嘱同上。

2003年11月1日四诊：患者面色晦滞明显好转，已无胸胁、少腹、乳房胀痛；精神好转，纳食正常，舌淡红，苔薄白，脉弦滑。继用上方10剂，煎服法、医嘱同上。

2003年11月17日五诊：患者于11月10日月经来潮，经期6天，未见胸胁、少腹、乳房胀痛，纳食、二便正常，舌淡红，苔薄白，脉弦滑。继服上方10剂，巩固疗效。

【按语】《傅青主女科》云："妇人有经来断续，或前或后无定期，人以为气血之虚也，谁知是肝气之郁结乎！夫经水出诸肾，而肝为肾之子，肝郁则肾亦郁矣。"此案患者肝气郁结，疏泄失常，气血逆乱，血海不宁，故月经衍期、量少、色紫。肝郁则气滞，气滞则血行不畅，故胸胁、少腹、乳房胀痛，郁郁不乐；叹息则疏肝气，肝气不疏故时欲叹息；肝气犯胃，胃气不降则嗳气食少；食少久则气血化源不足，故倦怠乏力，面色晦滞；舌质紫黯，苔薄白，脉弦细涩，皆为肝气郁结、气滞血瘀之征。故方选柴胡疏肝散加减。方中柴胡疏肝散疏肝理气，活血化瘀，加当归、炒蒲黄、五灵脂、炒茜草、桃仁、红花、炮姜化瘀止血活血。二诊时瘀去血止，去炒蒲黄、五灵脂、炒茜草、桃仁、红花，脾胃运化功能未复，故加焦三仙、厚朴、砂仁健脾和胃。三诊时正气未复，气血虚弱，加炙黄芪、太子参、大枣，补气升阳，瘀祛血止，气血通畅，正气恢复，乃收良效。

四、月经衍期——肝郁化火，气血逆乱案

白某某，女，26岁，公司职员，陕西省西安市莲湖区人，2006年7月9日初诊。

主诉：月经不规律1年余。

现病史：患者已婚1年未孕，婚后月经不规律，每次月经净后10天左右又见出血，淋漓量少。1个月前经某医院妇科检查有宫颈息肉，手术切除术后，20天后又见阴道出血，始来我门诊治疗。

刻下症见：阴道出血5天，量少、有黑色血块，胁肋及乳房、少腹胀痛，胸闷不舒，时欲叹息，嗳气频频，倦怠乏力，头晕耳鸣，纳差食少，大便干结，小便黄，舌红略紫黯，苔薄黄，脉细弦数。

西医诊断：经间期出血。

中医诊断：月经衍期。

辨证：肝郁化火，气血逆乱。

治法：疏肝散火，养血调经。

方药：丹栀逍遥散加减。

牡丹皮12克，栀子12克，当归12克，赤白芍各12克，柴胡12克，薄荷12克（后下），白术12克，茯苓12克，炙甘草10克，藕节12克，炮姜炭6克，生地黄15克，墨旱莲12克，女贞子12克，益母草15克，泽兰12克，红花12克，太子参12克。

用法：7剂，上药凉水浸泡30分钟，武火煎沸后文火煎20分钟，放入后下之薄荷煎煮10分钟，倒出药液；翻煎30分钟，2次药液混合约500毫升，分2次饭后温服，日1剂。

医嘱：调畅情志，注意休息，清淡饮食，忌辛辣、生冷等刺激性食物。

2006年7月17日二诊：患者服上方7剂，阴道未再出血，胁肋及乳房、少腹胀痛减轻，胸闷不舒、时欲叹息、嗳气频频减轻，仍倦怠乏力，头晕耳鸣，纳差食少，大便干

结，小便黄，舌红略紫黯，苔薄黄，脉细弦数。上方加焦三仙、枳实、厚朴各12克，大黄10克（后下）。7剂，煎服法、医嘱同上。

2006年7月25日三诊：患者服上方7剂，阴道未见出血。胁肋及乳房、少腹胀痛减轻，胸闷不舒、时欲叹息、嗳气频频明显减轻，精神好转，头晕耳鸣较前改善，纳食增加，大便干结较前改善，小便黄，舌红略紫黯，苔薄黄，脉细弦数。继用上方10剂，煎服法、医嘱同上。

2006年8月6日四诊：患者于昨日月经来潮，月经量、色正常，未见血块，稍有胁肋及乳房、少腹胀痛，未见胸闷不舒、时欲叹息、嗳气频频，精神明显好转，已无头晕耳鸣，纳食、二便正常，舌淡红，苔薄白，脉弦滑。继用上方10剂，煎服法、医嘱同上。

2006年8月17日五诊：患者此次月经正常，经期6天，未见胁肋及乳房、少腹胀痛，未再出现胸闷不舒、时欲叹息、嗳气频频，纳食、二便正常，舌淡红，苔薄白，脉弦滑。继用上方10剂，巩固疗效。随访1年，月经正常。

【按语】中医称经间期出血为“月经衍期”“月经先后无定期”。《叶天士女科》云：“月经或前或后，此因脾土不胜，不思饮食，由此血衰，故月水往后；或次月饮食多进，月水又往前矣。”《本草纲目》记载：“女子阴类也，以血为主，其血上应太阴，下应海潮，月有盈亏，潮有朝夕，月事一月一行，与之相符，故谓月水。”此案患者肝失疏泄，气血逆乱，血海不宁，故月经不规则来临，淋漓不尽，量少、有黑色血块；肝气郁结，气机不畅则胁肋及乳房、少腹胀痛；肝气郁结犯脾犯胃，则胸闷不舒，时欲叹息，嗳气频频，倦怠乏力，纳差食少，大便干结，小便黄；肝火上扰则头晕耳鸣；舌红略紫黯，苔薄黄，脉细弦数，皆为肝郁化火、气血逆乱之征。治宜疏肝散火，养血调经，方选丹栀逍遥散加减。方中丹栀逍遥散疏肝散火，加藕节、生地黄、墨旱莲、女贞子、益母草、泽兰、红花、太子参养血活血调经。二诊时仍倦怠乏力，头晕耳鸣，纳差食少，大便干结，小便黄，此乃肝气犯脾，胃失和降，故加大黄、焦三仙、枳实、厚朴健脾和胃，通腑散结。诸药合用，共奏疏肝散火、养血调经、健脾和胃、通腑散结之功，效果良好。

五、癥瘕积聚——肝郁化火，痰瘀互结，癥聚胞宫案

张某某，女，18岁，西安某大学学生，2019年7月28日初诊。

主诉：月经错后，3个月未潮。

现病史：患者平素月经错后，量少，现闭经3个月，自觉乳房、胁肋胀痛，午后夜间手足发热，腰痛，头晕，倦怠乏力，纳差食少，夜寐不宁，面部痤疮。2019年7月25日在某医院B超检查，子宫：前位，长径约58 mm，后径约38 mm，宽径约50 mm，形态正常，实质切面回声均匀，内膜厚约13 mm，回声增强。附件：左侧卵巢大小约38 mm×17 mm，右侧卵巢大小约45 mm×24 mm，双侧卵巢均可见10个以上囊性回声，大小均小于10 mm。子宫直肠窝可见约17 mm×6 mm的液性回声。CDFI：未见明显异常血流信号。诊断为子宫内膜增厚、双侧卵巢多囊状态、盆腔积液。服用二甲双胍、氯米芬、氟化酰胺等药物治疗，效果不佳，寻求中医治疗，始来我门诊就诊。

刻下症见：面部痤疮，月经错后、量少，现闭经3个月，自觉乳房、胁肋胀痛，午后夜间手足发热，腰痛，头晕，倦怠乏力，口苦口干，纳差食少，夜寐不宁，大便干燥，小便黄赤，舌质紫黯有瘀斑，苔薄黄，脉沉细涩。

西医诊断：多囊卵巢综合征。

中医诊断：癥瘕积聚。

辨证：肝郁化火，痰瘀互结，癥聚胞宫。

治法：疏肝清热，活血化瘀，散结消癥。

方药：丹栀逍遥散合桂枝茯苓丸加减。

牡丹皮12克，栀子12克，柴胡12克，茯苓15克，当归12克，白术12克，赤芍15克，桂枝12克，桃仁12克，红花12克，蒲公英15克，皂角刺15克，水蛭10克，川牛膝12克，陈皮12克，甘草10克，炮姜10克。

用法：10剂，上药凉水浸泡30分钟，武火煎沸后文火煎30分钟，倒出药液；翻煎30分钟，2次药液混合约500毫升，分2次饭后温服，日1剂。

医嘱：调畅情志，注意休息，清淡饮食，忌动物内脏、油炸、烧烤等油腻食物。

2019年8月8日二诊：患者服上方10剂，月经于8月7日来潮，少腹疼痛，月经量少、有黑色血块，乳房、胁肋胀痛，仍面部痤疮，午后夜间手足发热，腰痛，头晕，倦怠乏力，口苦口干，纳差食少，夜寐不宁，大便干燥，小便黄赤，舌质紫黯有瘀斑，苔薄黄，脉沉细涩。继用上方，加益母草15克，延胡索12克，香附12克。10剂，煎服法、医嘱同上。

2019年8月19日三诊：患者服上方10剂，月经于8月12日干净，已无少腹疼痛，乳房、胁肋胀痛减轻，午后夜间手足发热、腰痛、口苦口干减轻，仍面部痤疮，头晕，倦怠乏力，纳差食少，夜寐不宁，大便干燥，小便黄赤，舌质紫黯有瘀斑，苔薄黄，脉沉细涩。继用上方去当归、白术、益母草、延胡索，加焦三仙各15克，枳实12克，大黄10克（后下）。15剂，上药凉水浸泡30分钟，武火煎沸后文火煎20分钟，放入后下之大黄煎煮10分钟，倒出药液；翻煎30分钟，2次药液混合约500毫升，分2次饭后温服，日1剂，医嘱同上。

2019年9月4日四诊：患者面部痤疮较前明显好转，乳房、胁肋胀痛较前明显减轻，午后夜间手足发热、腰痛、口苦口干明显减轻，头晕、倦怠乏力较前好转，纳食增加，睡眠改善，大便干燥缓解，小便已不黄赤，舌质紫黯有少量瘀斑，苔薄白，脉沉细弦。继用上方15剂，煎服法、医嘱同上。

2019年9月20日五诊：患者服上方15剂，面部痤疮消退，于9月14日月经来潮，经期6天，月经量中等、有少量黑色血块。此次经期稍有乳房、胁肋胀痛，已无午后夜间手足发热，腰部稍有疼痛，不再口苦口干，头晕、倦怠乏力较前明显好转，纳食、睡眠、二便正常，舌质紫黯，苔薄白，脉细弦。继用上方，去大黄、焦三仙、枳实。方药：牡丹皮12克，栀子12克，柴胡12克，茯苓15克，赤芍15克，桂枝12克，桃仁12克，红花12克，蒲公英15克，皂角刺15克，水蛭12克，川牛膝12克，陈皮12克，甘草

10克，炮姜10克，香附12克。20剂，上药凉水浸泡30分钟，武火煎沸后文火煎30分钟，倒出药液；翻煎30分钟，2次药液混合约500毫升，分2次饭后温服，日1剂，医嘱同上。

2019年10月14日六诊：患者服上方20剂，面部未再出现痤疮，于昨日月经来潮，月经量中等，未见黑色血块及少腹、胁肋和腰部疼痛，稍有乳房胀痛，精神好转，纳食、睡眠、二便正常，舌淡红，苔薄白，脉细弦。继用上方20剂，煎服法、医嘱同上。

2019年11月6日七诊：患者服上方20剂，诸症皆消，纳食、睡眠、二便正常，舌淡红，苔薄白，脉细弦。继用上方20剂，煎服法、医嘱同上。

2019年12月7日八诊：患者于11月13日月经来潮，经期6天，月经量、色正常，除乳房稍有轻微胀痛感外，未见其他不适，舌淡红，苔薄白，脉弦滑。继用上方15剂，此后每次月经过后服上方7剂，巩固疗效。

2020年5月20日随访，月经每月按时来潮，经量、色、质正常。经西安市某医院B超检查，子宫大小56 mm×42 mm×48 mm，形态规则，轮廓清晰，肌壁回声均匀，内膜厚7.7 mm，宫颈前后径27 mm，CDFI未见明显异常；右侧卵巢大小27 mm×19 mm，左侧卵巢大小23 mm×15 mm，双侧卵巢内可见模糊的小卵泡回声，数目不易显示。诊断：子宫体及双侧卵巢未见明显异常。

【按语】《素问·阴阳别论》曰："二阳之病发心脾，有不得隐曲，女子不月。"《诸病源候论》曰："癥瘕之病，由饮食不节，寒温不调，气血劳伤，脏腑虚弱，受于风冷，令人腹内与血相结所生。"此案西医诊断为多囊卵巢综合征，属中医"闭经""癥瘕"范畴。患者为青春期多囊卵巢综合征，根据脉症，辨证为肝郁化火，痰瘀互结，癥聚胞宫。气以宣通为顺，气机郁滞，不能行血，冲任不通则经闭不行，月经错后、量少，闭经3个月；气机闭阻，瘀血与痰浊互结胞宫，故经行腹痛，腰痛，经血夹有黑块，子宫内膜增厚，双侧卵巢多囊状态，盆腔积液；肝不疏泄，气机不畅，则乳房、胁肋胀痛；肝郁化火则午后夜间手足发热，面部痤疮，口苦口干；火扰心神则头晕，夜寐不宁；肝脾不和，脾不健运则倦怠乏力，纳差食少；大便干燥，小便黄赤，舌质紫黯有瘀斑，苔薄黄，脉沉细涩，皆为肝郁化火、痰瘀互结、癥聚胞宫之征。治宜疏肝清热，活血化瘀，散结消癥，方选丹栀逍遥散合桂枝茯苓丸加减。方中丹栀逍遥散疏肝清热，桂枝茯苓丸散结消癥，加蒲公英、皂角刺解毒消瘀散结，水蛭、川牛膝活血通络，陈皮健脾化痰。二诊经行时少腹疼痛，月经量少，有黑色血块，乳房、胁肋胀痛，故加益母草、延胡索、香附理气活血止痛。三诊月经干净，未再少腹、乳房、胁肋胀痛，故去益母草、延胡索；仍头晕，倦怠乏力，纳差食少，夜寐不宁，面部痤疮，大便干燥，小便黄赤，加焦三仙、枳实、大黄健脾和胃，通瘀消癥。五诊不再口苦口干，头晕、倦怠乏力较前好转，面部痤疮消退，纳食、睡眠、二便正常，故去焦三仙、枳实、大黄。全方合用，疏肝清热，活血化瘀，散结消癥。随症加减，药证相符，诸症皆消，收效满意。

六、经行腹痛——肝郁化火，气滞血瘀案

林某某，女，24岁，工人，陕西省西安市灞桥区人，2006年10月5日初诊。

主诉： 痛经1年余。

现病史： 患者1年前开始出现痛经，痛时胀痛如掣，冷汗自出，面色晦滞，经期5天，月经周期28天。每次经前2～3天感觉小腹和腰部胀痛，经血来1～2天内疼痛加剧，经血量少且有少量血块，血色紫黑，经行不畅，并且乳房胀痛，腹部胀满，烦躁易怒，口干口苦，头晕耳鸣，纳差食少，夜寐不宁，大便干燥，小便黄。此次月经来潮第2天，腹痛剧烈，始来我门诊诊治。

刻下症见： 舌紫黯，苔薄黄，脉弦细数。

西医诊断： 痛经。

中医诊断： 经行腹痛。

辨证： 肝郁化火，气滞血瘀。

治法： 疏肝清热，化瘀止痛。

方药： 丹栀逍遥散加减。

牡丹皮12克，栀子12克，当归12克，白芍12克，白术12克，柴胡12克，茯苓12克，炙甘草10克，薄荷12克（后下），炮姜12克，延胡索12克，郁金12克，香附12克，川楝子12克，益母草15克。

用法： 5剂，上药凉水浸泡30分钟，武火煎沸后文火煎20分钟，放入后下之薄荷煎煮10分钟，倒出药液；翻煎30分钟，2次药液混合约500毫升，分2次饭后温服，日1剂。

医嘱： 调畅情志，注意休息，清淡饮食，忌辛辣、油腻、生冷等刺激性食物。

2006年10月11日二诊：患者服上方5剂，小腹和腰部胀痛消失，乳房胀痛、腹部胀满、烦躁易怒、口干口苦、头晕耳鸣明显减轻，纳食增加，睡眠好转，大便干燥改善，小便黄，舌紫黯，苔薄黄，脉弦细。继用上方7剂，煎服法、医嘱同上。

2006年10月19日三诊：患者诸症悉除，精神好转，纳食、二便正常，舌淡红，苔薄白，脉滑。继用上方7剂，巩固疗效。经随访半年，未再出现痛经。

【按语】 明代《景岳全书·妇人规·经期腹痛》指出："经行腹痛，证有虚实……实者多痛于未行之前，经痛而痛自减；虚者多痛于既行之后，血去而痛未止，或血去而痛益甚，大都可揉可按为虚，拒按拒揉为实。"此案患者经前期小腹和腰部胀痛，经血来1～2天内疼痛加剧，经血量少且有少量血块，血色紫黑，经行不畅，乳房胀痛，腹部胀满，烦躁易怒，口干口苦，头晕耳鸣，纳差食少，夜寐不宁，大便干燥，小便黄，舌紫黯，苔薄黄，脉弦细数，辨证属肝郁化火，气滞血瘀。治宜疏肝清热，化瘀止痛，方选丹栀逍遥散加减。方中丹栀逍遥散疏肝清热，加延胡索、郁金、香附、川楝子、益母草疏肝理气，化瘀止痛。诸药合用，切中病机，疗效良好。

七、经行腹痛——肝气郁结，气滞血瘀案

黄某，女，25岁，未婚，陕西省西安市长安区人，2005年4月15日初诊。

主诉： 经期腹痛10余年。

现病史： 患者经期腹痛10余年。15岁月经来潮，从第1次月经来潮即下腹两侧疼痛，每次来潮时第1～2天疼痛明显，恶心呕吐，月经色黑有块，伴腰酸困痛，带下较多，倦怠乏力，头晕，面色㿠白无华，自冷汗。服用布洛芬、元胡止痛片等药物治疗，症状时轻时重，始来我门诊诊疗。

刻下症见： 面色㿠白无华，经行腹痛，以下腹两侧为著，腰酸困痛，带下较多，恶心呕吐，倦怠乏力，头晕，自冷汗，舌质淡偏黯，苔薄白润，脉沉细涩。

西医诊断： 痛经。

中医诊断： 经行腹痛。

辨证： 肝气郁结，气滞血瘀。

治法： 疏肝理气，活血止痛。

方药： 柴胡疏肝散加减。

柴胡12克，白芍30克，香附12克，枳壳12克，川芎12克，五灵脂12克，蒲黄12克，延胡索12克，桃仁12克，乌药12克，红花12克，益母草15克，甘草6克。

用法： 10剂，上药凉水浸泡30分钟，武火煎沸后文火煎30分钟，倒出药液；翻煎30分钟，2次药液混合约500毫升，分2次饭后温服，日1剂。

医嘱： 调节情志，饮食有节，忌生冷、辛辣刺激性食物。

2005年4月26日二诊：患者服上方10剂，于24日月经来潮，经行腹痛，下腹两侧疼痛，腰酸困痛较上月明显减轻，带下减少，无恶心呕吐，仍面色㿠白无华，倦怠乏力，头晕，舌质偏黯，苔薄白润，脉沉细涩。继用上方15剂，煎服法、医嘱同上。

2005年5月28日三诊：患者于5月25日月经来潮，未再痛经，诸症皆消，舌淡红，苔薄白，脉沉细。继用上方10剂，巩固疗效。此后每于月经前5天开始服药，每次服中药5剂，直至月经来潮，连续治疗3个月经周期，痛经消失。后随访未再复发。

【按语】《沈氏女科辑要笺正》谓："经前腹痛无非厥阴气滞，络脉不疏。"此案患者肝气郁结，气滞血瘀，以致胞脉受阻，不通则痛，故经行腹痛，以下腹两侧为著，腰酸困痛，带下较多；肝气郁结，肝气不和则恶心呕吐，久则导致气血不足，故倦怠乏力，头晕，面色㿠白无华，自冷汗；舌质淡偏黯，苔薄白润，脉沉细涩，皆为肝气郁结、气滞血瘀之征。治以疏肝理气、活血止痛之法，方选柴胡疏肝散加减。方中柴胡疏肝散疏肝理气，活血化瘀，加五灵脂、蒲黄、延胡索、桃仁、乌药、红花、益母草活血化瘀，理气止痛，效果满意。

八、经行腹痛——肝郁气滞，瘀留胞宫案

李某某，女，26岁，已婚，陕西省西安市灞桥区人，2003年5月20日初诊。

主诉：经行腹痛 2 年余。

现病史：患者于 2001 年 3 月结婚，至今未孕。婚后 2 个月经行腹痛，疼痛以经前至经期为甚，腰腹及肛门坠痛，痛剧时恶心呕吐、冷汗出，胁肋乳房胀痛，经期延长，每次 10 余天，经血色暗红、夹有血块，块下痛减。每次经行服索米痛片、元胡止痛片疼痛缓解。经多家医院检查诊断为子宫内膜异位症，治疗未效。末次月经 5 月 8 日至 5 月 19 日，经净，寻求中医治疗，始来我门诊就诊。

刻下症见：经前经期痛经，淋漓不畅，血色暗红有血块，块下痛减，伴胁肋乳房胀痛，舌紫黯，舌边尖有瘀蓝点，苔薄白，脉细弦。

西医诊断：子宫内膜异位症。

中医诊断：经行腹痛。

辨证：肝郁气滞，瘀留胞宫。

治法：疏肝行气，化瘀止痛。

方药：柴胡疏肝散合失笑散加减。

柴胡 12 克，赤芍 15 克，枳壳 12 克，川芎 12 克，香附 12 克，陈皮 12 克，乌药 12 克，益母草 15 克，鸡血藤 15 克，炒蒲黄 12 克（包煎），五灵脂 12 克，川楝子 12 克，延胡索 12 克，水蛭 10 克，红花 12 克，炙甘草 12 克。

用法：15 剂，上药凉水浸泡 30 分钟，武火煎沸后文火煎 30 分钟，倒出药液；翻煎 30 分钟，2 次药液混合约 500 毫升，分 2 次饭后温服，日 1 剂。

医嘱：调畅情志，清淡饮食，忌生冷、辛辣刺激性食物。

2003 年 6 月 20 日二诊：患者服上方 15 剂，于 6 月 9 日月经来潮，至 6 月 17 日月经干净。此次经行腹痛、胁肋乳房胀痛明显减轻，血块较上次减少，舌紫黯，苔薄白，脉细弦。继用上方，加桃仁，加大蒲黄、五灵脂量。方药：柴胡 12 克，赤芍 15 克，枳壳 12 克，川芎 12 克，香附 12 克，陈皮 12 克，乌药 12 克，益母草 15 克，鸡血藤 15 克，炒蒲黄 15 克（包煎），五灵脂 15 克，川楝子 12 克，延胡索 12 克，水蛭 12 克，红花 12 克，炙甘草 12 克，桃仁 12 克。15 剂，煎服法、医嘱同上。

2003 年 7 月 18 日三诊：患者此次月经 7 月 10 日至 7 月 17 日，经期略有腹痛，有少量血块，胁肋乳房仍有胀痛，舌紫黯，苔薄白，脉细弦。继用上方加荔枝核 12 克，橘核 12 克，青皮 12 克。15 剂，煎服法、医嘱同上。

2003 年 8 月 14 日四诊：患者末次月经 8 月 11 日，现经行第 4 天，未见经行腹痛，胁肋乳房略有胀感，经血未见血块，舌淡暗，苔薄白，脉细弦。继用上方，去炒蒲黄、五灵脂。

此后每于月经来前服上方 10 剂，连服 3 个月，疗效巩固。2 年后随访，未见复发。

【按语】此案西医诊断为子宫内膜异位症，属中医“痛经”“月经后期”“癥瘕”等范畴。患者经前经期痛经，淋漓不畅，血色暗红有块，块下痛减，伴有胁肋乳房胀痛，皆属气滞血瘀，冲任失调，经脉不利，经血滞于胞中而致，舌紫黯，舌边尖有瘀蓝点，脉细弦，皆为肝郁气滞、瘀留胞宫之征。以疏肝行气、化瘀止痛为法，选柴胡疏肝散加乌药、川楝子、延胡索以疏肝理气，合失笑散加鸡血藤、水蛭、红花活血化瘀，通络止痛。二诊时仍经行腹痛，胁肋乳房胀痛，故加桃仁，加大蒲黄、五灵脂的量，增强活血化瘀之功。三诊时胁肋乳房仍有胀痛，故加荔枝核、橘核、青皮行气通络。四诊时未再出现经行腹痛，瘀血已去，故去失笑散。药随症转，气滞得消，瘀血得去，经行腹痛得愈，诸症皆消。

九、经行腹痛——寒凝胞宫，气滞血瘀案

苏某某，女，30岁，工人，广东省东莞市人，2015年1月15日初诊。

主诉：痛经10余年。

现病史：患者痛经10余年，曾多次在当地医院妇科治疗，B超检查子宫附件正常，无明显阳性体征。运用中西药、针灸等方法治疗，症状无明显好转。每次行经时需服用止痛药缓解症状，经其他患者介绍，始来我门诊就诊。

刻下症见：末次月经2015年1月4日，经期下腹冷痛，每日下午2点后腹痛加剧，伴血块，热敷腹痛减轻，腰酸不适，夜寐不宁，多梦易醒，纳尚可，舌淡黯有瘀斑，苔薄白，脉弦细。

西医诊断：痛经。

中医诊断：经行腹痛。

辨证：寒凝胞宫，气滞血瘀。

治法：温经散寒，行气祛瘀。

方药：艾附暖宫丸合四逆散加减。

艾叶15克，制香附12克，制吴茱萸3克，肉桂12克，生地黄15克，炒白芍15克，川芎12克，当归15克，炙黄芪30克，续断12克，柴胡12克，炒枳实10克，炙甘草10克，乌药12克，益母草15克。

用法：14剂，上药凉水浸泡30分钟，武火煎沸后文火煎30分钟，倒出药液；翻煎30分钟，2次药液混合约500毫升，分2次饭后温服，日1剂。

医嘱：调畅情志，清淡饮食，避风寒，忌寒凉、生冷、辛辣等刺激性食物。

2015年3月18日二诊：患者服上方14剂，末次月经2015年3月12日，本月月经推迟4天，5天干净，下腹胀痛、腰酸不适明显缓解，血块较前减少，纳可，易醒，多梦，自诉记忆力减退，遗尿，舌淡黯有瘀斑，苔薄白，脉弦细。此乃兼有肾阳不足、气化失常证。继用上方，加益智仁15克，桑螵蛸15克。14剂，煎服法、医嘱同上。

2015年4月20日三诊：患者月经按时而至，无腹胀痛、腰酸等不适，记忆力减退、遗尿症状明显改善，纳食、二便正常，舌黯，苔薄白，脉弦。继用上方15剂，巩固疗效。

【按语】《金匮要略》曰："妇人之病，因虚、积冷、结气，为诸经水断绝。至有历年，血寒积结胞门，寒伤经络，凝坚在上……经候不匀，冷阴掣痛，少腹恶寒，或引腰脊。"患者病史时间长，行经时伴有下腹冷痛、腰酸等不适，此为寒凝胞宫、痛引腰脊所致。因于寒，则月事非时而下，出现月经延期。治宜温经散寒，行气祛瘀，方选艾附暖宫丸合四

逆散加减。方中艾附暖宫丸养血温经散寒，四逆散加乌药、益母草行气活血祛瘀。二诊时经行下腹冷痛、腰酸等症状均有所缓解，但伴有遗尿和记忆力减退，此时兼有肾阳不足、气化失常，故加益智仁、桑螵蛸补肾固精缩尿。随症加减，方证合拍，诸症乃愈。

十、崩漏——肝郁化火，迫血妄行案

张某某，女，26岁，陕西省渭南市人，2009年9月4日初诊。

主诉： 阴道出血，淋漓不断20天。

现病史： 患者平素月经量多，经期7～10天，色紫，并伴有少腹疼痛，此次月经8月14日来潮，至今淋漓不断。经当地医院妇科检查，子宫附件正常，无器质性病变，诊断为功能性子宫出血。使用止血药后，出血量稍有减少，药停复又出血，始来我门诊部中医治疗。

刻下症见： 阴道出血，淋漓不断，血色深红、有少量黑色血块，少腹胀痛，口干口苦，头晕面赤，烦躁易怒，纳差食少，夜寐不宁，大便干结，小便黄，舌紫黯，苔薄黄，脉弦滑数。

西医诊断： 功能性子宫出血。

中医诊断： 崩漏。

辨证： 肝郁化火，迫血妄行。

治法： 疏肝清热，凉血止血。

方药： 丹栀逍遥散加减。

牡丹皮12克，栀子12克，当归12克，柴胡12克，焦白术12克，茯苓12克，白芍12克，炙甘草10克，生地黄15克，益母草15克，炒蒲黄12克，棕榈炭12克，阿胶10克（烊化）。

用法： 7剂，上药凉水浸泡30分钟，武火煎沸后文火煎30分钟，倒出药液；翻煎30分钟，2次药液混合约500毫升，用药液冲服阿胶，分2次饭后温服，日1剂。

医嘱： 调畅情志，注意休息，清淡饮食，忌寒凉、辛辣、生冷等刺激性食物。

2009年9月12日二诊：患者服上方7剂，阴道已不出血，少腹不再胀痛，口干口苦、头晕面赤、烦躁易怒较前改善，纳食增加，睡眠改善，大便已不干结，小便正常，舌紫黯，苔薄黄，脉弦滑数。继用上方7剂，煎服法、医嘱同上。

2009年9月20日三诊：患者服上方7剂，未再出现阴道出血，诸症悉除，纳食、二便正常，舌淡红，苔薄白，脉弦滑。继用上方7剂，巩固疗效。经随访半年月经正常，未再出现出血淋漓不断。

【按语】 此案西医诊断为功能性子宫出血，属中医“崩漏”范畴。《素问·痿论》曰：“悲哀太甚，则胞络绝，胞络绝则阳气内动，发则心下崩，数溲血也。”叶天士《临证指南医案》云：“女子以肝为先天”“肝气厥逆，悲哀太甚冲任皆病”。患者肝郁气滞，肝火内炽，热伤冲任，迫血妄行，故阴道出血，淋漓不断，少腹胀痛，血色深红、有少量黑色血块；口干口苦，头晕面赤，烦躁易怒，纳差食少，夜寐不宁，大便干结，小便黄，舌紫黯，苔薄黄，脉弦滑数，皆属肝郁化火、迫血妄行之征。治宜疏肝清热，凉血止血，方选丹栀逍遥散加减。方中丹栀逍遥散疏肝清热，加生地黄、益母草、炒蒲黄、棕榈炭凉血止血，加阿胶养血止血，使热去而不伤阴。诸药合用，奏效之速，立竿见影。

十一、经行吐衄——肝郁化火，热伤血络案

白某某，女，17岁，学生，陕西省西安市灞桥区人，2005年3月8日初诊。

主诉：月经期间断吐血1年。

现病史：患者15岁月经初潮，经期4～5天，经血量较少。从1年前开始，每次月经来潮前1～2天则出现吐血，每日吐1～2次，吐血量不大、色暗红，吐血随着月经的来潮逐渐减少消失。曾在多家医院行胃镜检查，诊断为慢性浅表性胃炎。使用奥美拉唑、西咪替丁、阿莫西林、酚磺乙胺等治疗，效果不佳。此次月经来潮第1天，吐血数口，始来我门诊中医治疗。

刻下症见：恶心呕吐，吐出物为胃内容物及少量血块，经血量少，颜色暗红，少腹及两胁胀痛，情绪抑郁，头晕耳鸣，口干心烦，纳差食少，夜寐不宁，大便干结，小便黄，舌质红，苔薄黄，脉弦数。

西医诊断：月经期吐血。

中医诊断：经行吐衄。

辨证：肝郁化火，热伤血络。

治法：疏肝泻火，降逆止血。

方药：丹栀逍遥散加减。

牡丹皮12克，栀子12克，柴胡12克，当归12克，茯苓12克，白芍15克，白术12克，薄荷12克（后下），炮姜12克，生地黄15克，白茅根30克，川牛膝15克，茜草炭12克，甘草10克，大蓟12克，小蓟12克，黄连12克，紫苏叶12克。

用法：5剂，上药凉水浸泡30分钟，武火煎沸后文火煎20分钟，放入后下之薄荷煎煮10分钟，倒出药液；翻煎30分钟，2次药液混合约500毫升，分2次饭后温服，日1剂，医嘱同上。

医嘱：调畅情志，注意休息，清淡饮食，忌寒凉、辛辣、生冷等刺激性食物。

2005年3月14日二诊：患者服上方5剂，吐血已止，少腹及两胁胀痛减轻，情绪好转，头晕耳鸣减轻，仍口干心烦，纳差食少，夜寐不宁，大便干结，小便黄，舌质红，苔薄黄，脉弦数。继用上方10剂，煎服法、医嘱同上。

2005年3月25日三诊：患者服上方7剂，已无少腹及两胁胀痛，情绪明显好转，头晕耳鸣明显改善，口干心烦、夜寐不宁较前好转，纳食增加，大便干结缓解，小便正常，舌质红，苔薄黄，脉弦数。继用上方10剂，煎服法、医嘱同上。

2005年4月7日四诊：患者此次月经4月4日来潮，经前、经期未见吐血，少腹及两胁未再出现疼痛，诸症消失，纳食、二便正常，舌质红，苔薄白，脉弦滑。继用上方7剂，巩固疗效。经随访半年，未再有经期吐血。

【按语】中医称月经期吐血为“经行吐衄”“倒经”“逆经”。《傅青主女科》云：“经未行之前一二日，忽然腹疼而吐血，人以为火热之极也，谁知是肝气之逆乎。夫肝之性最急，宜顺而不宜逆，顺则气安，逆则气动。血随气为行止，气安则血安，气动则血动。”此案患者精神抑郁，肝气拂逆日久，相火内盛，火炎气逆，血不循经，故恶心呕吐，吐出物为胃内容物及少量血块，颜色暗红；血从上出，故经血量少；两胁及少腹为肝经所布，肝气郁结，气机不利，故少腹及两胁胀痛；肝郁化火则头晕耳鸣，口干心烦，夜寐不宁；肝火犯胃则纳差食少；大便干结，小便黄，舌质红，苔薄黄，脉弦数，皆为肝郁化火、热伤血络之征。治宜疏肝泻火，降逆止血，方选丹栀逍遥散加减。方中丹栀逍遥散疏肝泻火，加川牛膝引血下行，加生地黄、白茅根、茜草炭、大蓟、小蓟凉血止血，加黄连、紫苏叶升清降浊，和胃止呕。诸药合用，共奏疏肝泻火、降逆止血之功，收效良好。

十二、经行鼻衄——肝胆郁热，气血上逆案

林某某，女，18岁，学生，陕西省西安市未央区人，2007年6月5日初诊。

主诉：经期鼻出血3年。

现病史：患者素体康健，性情急躁易怒。14岁月经初潮，经期5～6天、经血量较少，经期鼻出血4～5次，出血量较多、色鲜红。曾在西安市多家医院治疗，用西药止血和鼻腔填塞等方法，效果不佳，寻求中医治疗，始来我门诊就诊。

刻下症见：正值月经来潮第2天，经血量较少，鼻腔大量出血，心情烦躁，面部潮热，口苦咽干，睡眠不宁，大便干结，小便黄，舌边尖红，苔薄黄，脉弦数。

西医诊断：月经期鼻出血。

中医诊断：经行鼻衄。

辨证：肝胆郁热，气血上逆。

治法：疏肝泻火，降逆止衄。

方药：龙胆泻肝汤加减。

龙胆12克，栀子12克，黄芩12克，当归12克，车前子10克（包煎），柴胡6克，生地黄12克，泽泻10克，木通10克，川牛膝15克，牡丹皮12克，炒茜草12克，甘草10克，白茅根15克，大小蓟各15克。

用法：5剂，上药凉水浸泡30分钟，武火煎沸后文火煎30分钟，倒出药液；翻煎30分钟，2次药液混合约500毫升，分2次饭后温服，日1剂。

医嘱：调畅情志，注意休息，清淡饮食，忌生冷、辛辣、油腻等刺激性食物。

2007年6月11日二诊：患者服上方5剂，鼻衄已止，烦躁易怒减轻，面部潮热改善，已无口苦咽干，睡眠、二便正常，舌淡红，苔薄白，脉弦滑。继用上方5剂，煎服法、医嘱同上。嘱下次月经来潮前5天复诊。

2007年6月28日三诊：患者烦躁不安，面部潮热，口苦咽干，夜寐不宁，大便干燥，小便黄，舌红，苔薄黄，脉弦数。继用龙胆泻肝汤加减。方药：龙胆12克，栀子12克，黄芩12克，当归12克，车前子10克（包煎），柴胡6克，生地黄12克，泽泻10克，木

通10克，川牛膝15克，牡丹皮12克，炒茜草12克，甘草10克，白茅根15克，大小蓟各15克，三七粉6克（冲服），香附12克。5剂，上药凉水浸泡30分钟，武火煎沸后文火煎30分钟，倒出药液；翻煎30分钟，2次药液混合约500毫升，用药液冲服三七粉，分2次饭后温服，日1剂。调畅情志，注意休息，清淡饮食，忌生冷、辛辣、油腻等刺激性食物。

2007年7月3日四诊：患者服上方5剂，月经来潮第2天，未出现经行鼻衄，精神状况较好，未出现面部潮热、口苦咽干，睡眠、二便正常，舌淡红，苔薄白，脉弦滑。继用上方5剂，巩固疗效。经随访，经期未再出现鼻衄，经血量正常。

【医案】《内经》云，肝主疏泄，喜条达舒畅，恶抑郁。此案患者性情急躁，肝气郁结，郁久化火，肝胆郁火挟冲任之气上逆而为鼻衄，月经期冲脉气盛上逆损伤阳络而发生衄血。经血上行由口鼻而出，必致下注冲任者少，故经行血衄时，月经量较少。心情烦躁，面部潮热，口苦咽干，睡眠不宁，大便干结，小便黄，舌边尖红，苔薄黄，脉弦数，皆为肝胆郁热、气血上逆之征。治宜疏肝泻火，降逆止衄，故方选龙胆泻肝汤加减。方中龙胆泻肝汤疏肝泻火，加牡丹皮、炒茜草、白茅根、大蓟、小蓟降逆止衄，加川牛膝引血下行。三诊时考虑到经期冲任脉盛，郁热内炽，宜在经前郁热欲盛而未盛之时，直折其欲盛之势，使得经期冲任调畅，郁热得平。故在经前用龙胆泻肝汤加减，疏肝泻火，降逆止衄，加三七粉、香附疏肝活血止血，收效满意。

十三、经前后诸证——肝郁化火，经络阻滞案

王某某，女，20岁，陕西某大学学生，2009年7月2日初诊。

主诉：经前情绪焦躁，伴有乳房及两胁肋胀痛半年。

现病史：患者于15岁月经来潮，经期尚准。近半年来，每于月经前后出现情绪焦躁不能自制，伴有乳房及两胁肋胀痛，头痛头晕，夜寐不宁，小腹胀痛，不欲饮食，大便干燥，小便黄，经净后症状渐消失，反复发作半年。

刻下症见：舌红，苔薄黄，脉弦细数。

西医诊断：经前后期综合征。

中医诊断：经前后诸证。

辨证：肝郁化火，经络阻滞。

治法：疏肝清热，活血通络。

方药：丹栀逍遥散加减。

牡丹皮12克，栀子12克，柴胡12克，当归12克，生白芍12克，白术15克，茯苓12克，炙甘草10克，薄荷12克（后下），炮姜12克，川楝子12克，郁金12克，丝瓜络12克，香附12克。

用法：7剂，上药凉水浸泡30分钟，武火煎沸后文火煎20分钟，放入后下之薄荷煎煮10分钟，倒出药液；翻煎30分钟，2次药液混合约500毫升，分2次饭后温服，日1剂。

医嘱：调畅情志，注意休息，清淡饮食，忌辛辣、生冷等刺激性食物。

2009年7月10日二诊：患者服上方7剂，情绪焦躁、头痛头晕较前改善，乳房及两胁肋胀痛、小腹胀痛减轻，仍夜寐不宁，不欲饮食，大便干燥，小便黄，舌红，苔薄黄，脉弦细数。继用上方，加炒柏子仁12克，炒酸枣仁12克，炒枳壳12克。10剂，煎服法、医嘱同上。

2009年7月21日三诊：患者服上方7剂，情绪焦躁、头痛头晕较前明显改善，乳房及两胁肋胀痛、小腹胀痛明显减轻，睡眠改善，纳食增加，大便干燥改善，小便正常，舌淡红，苔薄黄，脉弦细。继用上方10剂，煎服法、医嘱同上。

2009年8月5日四诊：患者此次月经来潮前后未再出现情绪焦躁、头痛头晕、乳房及两胁肋胀痛、小腹胀痛诸症，睡眠、纳食、二便正常，舌淡红，苔薄白，脉弦滑。继用上方10剂，巩固疗效，半年后随访未复发。

【按语】中医称经前后期综合征为经前后诸证，属于"脏躁""经前乳胀""经行泄泻""经行水肿""经行头痛""经行身痛"等范畴。此案患者肝失条达冲和之性，气机不利，血行不畅，故出现情绪焦躁不能自制，伴有乳房及两胁肋胀痛，小腹胀痛；肝郁化火，上扰清窍，下犯心神，故头痛头晕，夜寐不宁；肝木犯脾，脾不运化，故不欲饮食；大便干燥，小便黄，舌红，苔薄黄，脉弦细数，皆为肝郁化火、经络阻滞之征。治宜疏肝清热，活血通络，方选丹栀逍遥散加减。方中丹栀逍遥散疏肝清热，加川楝子、郁金、丝瓜络、香附理气活血，通络止痛。二诊时仍夜寐不宁，不欲饮食，大便干燥，小便黄，故加炒枳壳、炒柏子仁、炒酸枣仁健脾和胃，养心安神。诸药合用，共奏疏肝清热、活血通络、理气止痛、健脾和胃、养心安神之功。方证合拍，诸症皆消。

十四、少腹痛，带下病——肝郁化火，气滞血瘀，下焦湿热案

何某某，女，28岁，公司职员，陕西省西安市新城区人，2007年6月3日初诊。

主诉：流产后1年未孕，下腹部隐痛3个月。

现病史：患者于2006年1月受孕，孕后5个月自行流产，流产后精神抑郁，胁下胀闷不舒，纳差食少，此后1年未孕。月经量少，月经周期30天，经期5～6天。3个月前出现下腹部隐痛，曾在某医院检查肝功能正常，B超检查肝、胆、脾、胰未见异常，左右附件增粗，诊断为双侧附件炎。经用替硝唑、头孢曲松钠静脉滴注，症状有所缓解。1周后，复又发作，始来我门诊寻求中医治疗。

刻下症见：两胁下及乳房胀痛，下腹部隐痛，下腹部两侧有条索状包块，按之柔软不坚，带下量多、色黄、味臭、质稠，口苦口干，烦躁易怒，大便干燥，小便黄，舌质红，苔薄黄，脉弦数。

西医诊断：双侧附件炎。

中医诊断：少腹痛，带下病。

辨证：肝郁化火，气滞血瘀，下焦湿热。

治法：疏肝泻火，活血化瘀，清热解毒。

方药：丹栀逍遥散加减。

牡丹皮12克，栀子12克，当归12克，白芍12克，白术12克，柴胡12克，茯苓12克，甘草10克，薄荷12克（后下），炮姜12克，川楝子12克，延胡索12克，香附12克，蒲公英30克，皂角刺12克。

用法：5剂，上药凉水浸泡30分钟，武火煎沸后文火煎20分钟，放入后下之薄荷煎煮10分钟，倒出药液；翻煎30分钟，2次药液混合约500毫升，分2次饭后温服，日1剂。

医嘱：调畅情志，注意休息，注意个人卫生，清淡饮食，忌食辛辣刺激、生冷油腻之品。

2007年6月9日二诊：患者服上方5剂，两胁下及乳房胀痛、下腹部隐痛减轻，仍下腹部两侧有条索状包块，按之柔软不坚，带下量多、色黄、味臭、质稠，口苦口干，烦躁易怒，大便干燥，小便黄，舌质红，苔薄黄，脉弦数。继用上方7剂，煎服法、医嘱同上。

2007年6月17日三诊：患者服上方7剂，两胁下及乳房胀痛、下腹部隐痛明显减轻，下腹部两侧条索状包块变小，带下量减少，色黄改善，已无味臭，质变稀，口苦口干、烦躁易怒较前改善，大便干燥缓解，小便黄，舌质红，苔薄黄，脉弦数。继用上方7剂，煎服法、医嘱同上。

2007年6月25日四诊：患者已无两胁下及乳房胀痛、下腹部隐痛，下腹部两侧条索状包块明显变小，带下量明显减少，色黄较前明显改善，已无味臭，质变稀，已无口苦口干，精神好转，大便正常，小便黄，舌质红，苔薄白，脉弦。继用上方7剂，煎服法、医嘱同上。

2007年7月3日五诊：患者未再出现两胁下及乳房胀痛、下腹部隐痛，下腹部两侧条索状包块消失，少量带下，二便正常，舌淡红，苔薄白，脉弦。继用上方10剂，巩固疗效。

【按语】此案妇科诊断为双侧附件炎，属中医“少腹痛”“带下”“月经不调”“不孕”等范畴。《内经》云：“任脉为病……女子带下瘕瘕。”《妇科辑要》曰：“痛在经前，诚是气滞，正惟气滞而血亦滞。”患者情志失调，肝气郁结，郁久化热，气滞血瘀，故两胁下及乳房胀痛、下腹部隐痛，下腹部两侧有条索状包块，按之柔软不坚；脾虚湿盛，郁久化热，肝热脾湿，湿热互结，流注下焦，故带下量多、色黄、味臭、质稠；肝火内炽，故口苦口干，烦躁易怒；大便干燥，小便黄，舌质红，苔薄黄，脉弦数，皆为肝郁化火、气滞血瘀、下焦湿热之征。治宜疏肝泻火，活血化瘀，清热解毒，方选丹栀逍遥散加减。方中丹栀逍遥散疏肝泻火，加川楝子、延胡索、香附疏肝理气，活血化瘀，加蒲公英、皂角刺清热解毒。肝气得疏，气血得通，任脉通畅，少腹痛除，包块消散。

十五、少腹痛，带下病——肝经实火，湿热下注案

陈某某，女，38岁，农民，陕西省渭南市澄城县人，2002年7月6日初诊。

主诉： 小腹疼痛 2 周。

现病史： 患者平素白带多，气味腥臭，间有黄带。近 2 周小腹疼痛，腰酸腿困。在当地医院妇科检查诊断为急性盆腔炎，经抗生素（用药不详）及外洗治疗，效果均不显著，始来我门诊中医诊疗。

刻下症见： 小腹疼痛，腰酸腿困，带下量多腥臭，头晕目眩，口苦咽干，急躁易怒，小便黄赤，大便秘结，舌红，苔黄腻，脉弦滑数。

西医诊断： 急性盆腔炎。

中医诊断： 少腹痛，带下病。

辨证： 肝经实火，湿热下注。

治法： 清泻肝火，利湿解毒。

方药： 龙胆泻肝汤加减。

龙胆 15 克，黄芩 12 克，黄柏 12 克，栀子 12 克，泽泻 12 克，苍术 12 克，甘草 10 克，车前子 12 克（包煎），当归 12 克，生地黄 15 克，土茯苓 15 克，蒲公英 30 克，金银花 30 克，连翘 30 克。

用法： 5 剂，上药凉水浸泡 30 分钟，武火煎沸后文火煎 30 分钟，倒出药液；翻煎 30 分钟，2 次药液混合约 500 毫升，分 2 次饭后温服，日 1 剂。

医嘱： 调畅情志，注意休息，清淡饮食，忌辛辣、生冷刺激性食物。

2002 年 7 月 12 日二诊：患者服上方 5 剂，小腹疼痛、腰酸腿困减轻，带下量减少，腥臭味减轻，头晕目眩、口苦咽干、急躁易怒较前改善，小便黄，大便秘结，舌红，苔黄腻，脉弦滑。继用上方 7 剂，煎服法、医嘱同上。

2002 年 7 月 20 日三诊：患者服上方 7 剂，已无小腹疼痛、腰酸腿困，带下量明显减少，已无腥臭味，头晕目眩、口苦咽干、急躁易怒较前明显改善，小便黄，大便已不干结，舌红，苔薄黄，脉弦滑。继用上方 7 剂，煎服法、医嘱同上。

2002 年 7 月 28 日四诊：患者未再出现小腹疼痛、腰酸腿困，余症悉除，二便正常，舌淡红，苔薄白，脉滑。继用上方 7 剂，巩固疗效。再经妇科检查，盆腔炎已愈。

【按语】 盆腔炎是妇科常见病，本病的产生与肝、脾、肾三脏有关，属中医“少腹痛”“带下病”范畴。此案患者平素性情急躁，恼怒伤肝，肝失疏泄，横逆犯脾，脾失健运，湿热内生，郁久化热，湿热下注，伤及任带二脉，固约无权，则小腹疼痛，腰酸腿困，带下量多腥臭，头晕目眩，口苦咽干，急躁易怒，小便黄赤，大便秘结，舌红，苔黄腻，脉弦滑数。治宜清泻肝火，利湿解毒，方选龙胆泻肝汤清利肝胆湿热，加土茯苓、蒲公英、金银花、连翘清热利湿解毒，使湿热得清，热毒得祛，则少腹痛愈，带下可止。

十六、妊娠咳嗽——阴虚液亏，肺失濡润案

张某某，女，34 岁，教师，陕西省渭南市人，2017 年 6 月 19 日初诊。

主诉： 孕 24 周，反复咳嗽。

现病史： 患者孕 24 周，反复咳嗽，干咳少痰，有时咳出少量血丝，为阵发性连声咳，

伴胸闷心慌不适，无胸痛，为求中医药治疗，遂至本门诊部就诊。

刻下症见：怀孕24周，反复咳嗽，干咳少痰，有时咳出少量血丝，咽干口燥，咳之不利，午后潮热，小腹轻度下坠感，无恶寒发热，无胸痛，舌红，苔薄黄而干，脉浮滑数。

西医诊断：怀孕咳嗽。

中医诊断：妊娠咳嗽。

辨证：阴虚液亏，肺失濡润。

治法：养阴滋肺，止咳安胎。

方药：百合固金汤加减。

生地黄15克，熟地黄15克，麦冬15克，川贝母12克，百合12克，当归12克，白术12克，玄参15克，桔梗12克，生甘草12克，阿胶6克（烊化）。

用法：5剂，上药凉水浸泡30分钟，武火煎沸后文火煎30分钟，倒出药液；翻煎30分钟，2次药液混合约500毫升，用药液冲服阿胶，分2次饭后温服，日1剂。

医嘱：注意休息，清淡饮食，忌食辛辣、油腻、煎炸等刺激性食物。

2017年6月25日二诊：患者服上方5剂，咳嗽明显减轻，未再咳出血丝，咽干口燥、午后潮热、小腹轻度下坠感明显减轻，舌红，苔薄黄，脉浮滑数。继用上方5剂，巩固疗效。随访诸症皆消，痊愈。

【按语】妊娠咳嗽，古名“子嗽”。患者怀孕24周，素体肺阴不足，孕后血养胎元则阴虚火旺，上灼肺津，肺失濡润则反复咳嗽，干咳少痰，有时咳出少量血丝；津伤液耗则咽干口燥，咳之不利，午后潮热；久咳伤胎故小腹轻度下坠；舌红，苔薄黄而干，脉浮滑数，皆为阴虚液亏、肺失濡润之象。故方选百合固金汤加阿胶滋阴养血安胎，润肺止咳。咳止而诸症皆消。

十七、妊娠咳嗽——脾虚痰湿案

黄某某，女，29岁，陕西省西安市未央区人，2016年5月8日初诊。

主诉：孕14周，咳嗽半个月余。

现病史：患者孕14周，半个月前受凉后出现咳嗽，为阵发性连声咳，痰多、色白、质黏稠，伴胸闷心慌不适，无胸痛，为求中医药治疗，遂至本门诊部就诊。

刻下症见：孕14周，咳嗽，痰多、色白、质黏稠，咳之不利，伴胸闷心慌，时有恶心，不思饮食，四肢倦怠乏力，舌淡，苔白腻，脉浮滑。

西医诊断：怀孕上呼吸道感染。

中医诊断：妊娠咳嗽。

辨证：脾虚痰湿。

治法：健脾祛湿，化痰止咳。

方药：二陈汤加味。

陈皮12克，法半夏12克，茯苓12克，炙甘草12克，白术15克，紫苏叶12克，紫菀 12 克，生姜 10 克，砂仁 12 克（后下）。

用法： 5 剂，上药凉水浸泡 30 分钟，武火煎沸后文火煎 20 分钟，放入后下之砂仁煎煮 10 分钟，倒出药液；翻煎 30 分钟，2 次药液混合约 500 毫升，分 2 次饭后温服，日 1 剂。

医嘱： 注意休息，清淡饮食，忌食生冷、寒凉、油腻、海鲜等食物。

2016 年 5 月 14 日二诊：患者服上方 5 剂，咳嗽明显减轻，有少量白痰，未再出现胸闷心慌，已无恶心，仍觉不思饮食，四肢倦怠乏力，舌淡，苔白，脉浮滑。继用上方，加人参 15 克，黄芪 15 克，当归身 12 克。5 剂，煎服法、医嘱同上。

2016 年 5 月 19 日三诊：患者未再咳嗽，纳食正常，倦怠乏力好转，舌淡红，苔薄白，脉滑。继用上方 5 剂，巩固疗效。

【按语】 患者咳嗽日久，自诉因怀孕而未敢就诊治疗。由于平素脾胃之气本弱，饮食不思，倦怠乏力，而脾胃为气血生化之源，脾胃虚则正气不足，脾肺之气亦弱。又《校注妇人良方》曰："嗽久不愈者，多因脾土虚而不能生肺气。"患者脾胃气虚，脾虚则痰湿内生，脾为生痰之源，肺为贮痰之器，痰湿蕴结于肺，影响肺气宣发肃降，故而咳嗽上气。治以二陈汤为主方，加白术、紫苏叶、砂仁健脾安胎理气，祛湿止咳化痰。患者服上方 5 剂，咳嗽明显好转。二诊时气血不足，故加人参、黄芪、当归身健脾益气养血。用药精确，效果良好。

十八、妊娠恶阻——血壅气盛，胃失和降，肺胃失和案

杜某某，女，28 岁，工人，陕西省西安市莲湖区人，2015 年 5 月 3 日初诊。

主诉： 怀孕 3 个月，恶心呕吐 2 个月，加重 20 天。

现病史： 患者停经 3 个月未潮，2 个月前出现恶心呕吐，经产科检查为"早孕 3 个月"，20 天来恶心呕吐逐日加剧，有时吐出黄色苦水，不能饮水进食，食入则吐，住院治疗运用支持、止吐药物 20 余天，症状如故，为寻求中医治疗，始来我门诊就诊。

刻下症见： 恶心呕吐，吐出黄色苦水，不能饮水进食，食入则吐，但热不寒，汗出胸痞，神倦头晕眼花，心烦失眠，小便黄，大便秘，舌红，少苔，脉弦滑数。

西医诊断： 怀孕呕吐。

中医诊断： 妊娠恶阻。

辨证： 血壅气盛，胃失和降，肺胃失和。

治法： 清热利湿，调理肺胃，和胃降逆。

方药： 苏连竹茹汤（自拟）。

川黄连 1.5 克，紫苏叶 1.5 克，竹茹 2 克。

用法： 2 剂，上药凉水浸泡 30 分钟，武火煎沸后文火煎 20 分钟，倒出药液；翻煎 30 分钟，2 次药液混合约 300 毫升，分 5 ～ 6 次频频温服，日 1 剂。

2015 年 5 月 5 日二诊：患者服上方 2 剂后，恶心呕吐止，稍能纳食。继服 2 剂，巩固疗效。

【按语】呕吐是临床常见症状，祖国医学认为其主要是“胃失和降，气逆于上”引起。本案病机为妊娠血壅气盛，胃失和降，肺胃失和，则恶心呕吐逐日加剧，有时吐出黄色苦水，不能饮水进食。食入则吐，但热不寒，汗出胸痞，神倦头晕眼花，心烦失眠，小便黄，大便秘，舌红，少苔，脉弦滑数，皆为妊娠血壅气盛、胃失和降、肺胃失和之征。故选用“苏连竹茹汤”（自拟），黄连苦寒清热燥湿为主药，泻降胃火，辅以辛温之紫苏叶芳香化浊，宣肺利气，更佐以竹茹甘微寒之品以奏清热养阴止呕之功。本着“诸呕吐酸，皆属于热，阳明有热，则为呕哕，温气……解阳胃之热，则邪气退而呕哕止矣”！

十九、胎漏下血——气血不足，胎元不固案

邓某某，女，35岁，广东省东莞市人，2017年6月22日初诊。

主诉：妊娠12周，阴道出血1周。

现病史：患者怀孕12周，1周前因奔波劳累而出现阴道出血、量少色鲜，伴腰部酸痛，下腹时有坠胀感，遂就诊于本门诊部。

刻下症见：阴道出血、量少色鲜，腰部酸痛，时有下腹坠胀感，头晕耳鸣，汗多，自觉呼吸不畅，疲倦乏力，纳欠佳，大便调，舌淡，苔薄白，脉滑。

西医诊断：先兆流产。

中医诊断：胎漏下血。

辨证：气血不足，胎元不固。

治法：益气养血，补肾安胎。

方药：泰山磐石散合寿胎丸加减。

熟地黄12克，川芎10克，白芍12克，当归身6克，人参6克，炒白术15克，炙甘草12克，炙黄芪15克，炒黄芩6克，川续断10克，炒杜仲10克，砂仁10克（后下），菟丝子10克（包煎），阿胶6克（烊化），桑寄生10克，糯米10克。

用法：5剂，上药凉水浸泡30分钟，武火煎沸后文火煎20分钟，放入后下之砂仁煎煮10分钟，倒出药液；翻煎30分钟，2次药液混合约500毫升，分3次饭后温服，日1剂。

医嘱：卧床休息，减少活动，忌白萝卜、绿豆及寒凉、生冷等刺激性食物。

2017年6月28日二诊：患者服上方5剂，已无阴道出血，下腹坠胀感消失，稍有腰部酸痛、头晕耳鸣，仍汗多，疲倦乏力，纳欠佳，大便调，舌淡，苔薄白，脉滑。继用上方5剂，煎服法、医嘱同上。

2017年7月4日三诊：患者未再出现阴道出血，下腹坠胀感、腰部酸痛消失，稍有头晕耳鸣，精神好转，纳食增加，已无自汗，二便正常，舌淡红，苔薄白，脉滑。继用上方5剂，巩固疗效，不适随诊。

【按语】《景岳全书》曰：“凡胎不固，无非气血损伤之病。盖气虚则提摄不固，血虚则灌溉不固，所以多致小产。”患者孕12周阴道出血，疲倦乏力，汗多，纳差，呼吸不畅，皆为脾胃气虚之表现；又腰部酸痛，头晕耳鸣，为肾气不足之表现；脾虚而不能统

血，又奔波劳累损伤胎元，是故胎漏下血；患者素体肾虚，胎元生长发育又依赖肾气之充养及推动，今肾气不足，胎元亦受损；舌淡，苔薄白，脉滑，皆为气血不足、胎元不固之征。治宜益气养血，补肾安胎，方选泰山磐石散合寿胎丸加减。方中泰山磐石散益气健脾，养血安胎；寿胎丸补肾安胎。用方15剂，气血调和，肾气充养，胎元稳固，胎漏下血止，诸症皆消，收效满意。

二十、产后血痹——气虚血瘀，经脉痹阻案

孙某某，女，26岁，公司职员，陕西省西安市碑林区人，2004年6月2日初诊。

主诉：产后右侧大腿水肿1周。

现病史：患者于5月26日生产，胎儿发育正常。产后右侧大腿水肿，皮肤颜色苍白，按之无迹，轻度胀痛，运动受限，左侧大腿正常，无发热感，全身情况良好，血检正常。在西安某医院B超检查诊断为产后股静脉血栓，运用静脉滴注左氧氟沙星、丹参注射液治疗1周，症状不缓解，且水肿逐渐加重，邀余会诊。

刻下症见：面色淡白，右侧大腿水肿，皮肤颜色苍白，按之无迹，轻度胀痛，运动受限，倦怠乏力，纳差食少，少气懒言，多汗，眠差梦多，舌质淡紫，苔薄白，脉细涩。

西医诊断：产后股静脉血栓。

中医诊断：产后血痹。

辨证：气虚血瘀，经脉痹阻。

治法：补气活血，祛瘀通络。

方药：补阳还五汤加减。

生黄芪50克，当归尾12克，赤芍6克，川芎6克，红花6克，桃仁12克，地龙15克，丹参15克，白术15克，焦三仙各12克，太子参12克，炙甘草10克，生姜10克，大枣3枚。

用法：7剂，上药凉水浸泡30分钟，武火煎沸后文火煎30分钟，倒出药液；翻煎30分钟，2次药液混合约500毫升，分2次饭后温服，日1剂。

医嘱：注意休息，清淡饮食，忌白萝卜、绿豆及辛辣、油腻、生冷等刺激性食物。

2004年6月10日二诊：患者服上方7剂，右侧大腿水肿稍有消退，胀痛减轻，皮肤颜色稍有改善，仍面色淡白，倦怠乏力，纳差食少，少气懒言，多汗，眠差梦多，舌质淡紫，苔薄白，脉细涩。继用上方10剂，煎服法、医嘱同上。

2004年6月21日三诊：患者服上方10剂，右侧大腿水肿明显消退，已无胀痛感，腿部活动较前好转，皮肤颜色、面色淡白明显改善，倦怠乏力减轻，纳食增加，少气懒言好转，出汗减少，睡眠改善，舌质淡红，苔薄白，脉沉细。继用上方10剂，煎服法、医嘱同上。

2004年7月2日四诊：患者面色淡红，右侧大腿水肿消退，皮肤颜色恢复正常，腿部活动自如，精神好转，纳食、睡眠、二便正常，舌淡红，苔薄白，脉沉细。继用上方10剂，巩固疗效。

【按语】患者产后气虚，无力载血运行，瘀于血脉，经脉不通，故引起大腿水肿，轻度胀痛，皮肤颜色苍白，运动受限。面色淡白，倦怠乏力，纳差食少，少气懒言，多汗，眠差梦多，舌质淡紫，苔薄白，脉细涩，皆为气虚血瘀、经脉痹阻之征。治宜补气活血，祛瘀通络，选补阳还五汤加减。方中补阳还五汤加丹参补气活血通络，兼有脾不健运，故加白术、焦三仙、太子参、炙甘草、生姜、大枣益气健脾。诸药合用，共奏补气活血养血、祛瘀通络健脾之功。患者气血运行正常，经脉通畅，脾气得健，水肿得愈。

二十一、乳痈——肝郁化火，乳汁瘀滞案

张某某，女，29岁，教师，陕西省西安市莲湖区人，2010年3月6日初诊。

主诉：右乳外侧红肿胀痛7天。

现病史：患者初产18天，因琐事与丈夫争吵，7天前右乳外侧红肿胀痛，痛处拒按，伴发热，纳差，遂来我门诊诊疗。

刻下症见：右乳外侧红肿胀痛，痛处拒按，伴两侧胁肋胀痛，乳汁稀少，恶寒发热，口苦咽干，纳差食少，烦躁不宁，大便干燥，小便黄，舌红，苔薄黄，脉弦滑数。

西医诊断：急性乳腺炎。

中医诊断：乳痈。

辨证：肝郁化火，乳汁瘀滞。

治法：疏肝通乳，清热解毒。

方药：龙胆泻肝汤加减。

龙胆12克，当归12克，柴胡12克，黄芩12克，车前子12克（包煎），栀子12克，生地黄12克，泽泻10克，连翘20克，金银花20克，木通10克，瞿麦10克，路路通10克，王不留行12克，蒲公英30克，甘草10克。

用法：5剂，上药凉水浸泡30分钟，武火煎沸后文火煎30分钟，倒出药液；翻煎30分钟，2次药液混合约500毫升，分2次饭后温服，日1剂。

医嘱：调畅情志，注意休息，保持乳头清洁，清淡饮食，忌生冷、辛辣、油腻等刺激性食物。

2010年3月12日二诊：患者服上方5剂，右乳外侧红肿胀痛、痛处拒按、两侧胁肋胀痛减轻，乳汁较前增多，已不恶寒发热、口苦咽干，纳差食少、烦躁不宁较前改善，大便已不干燥，小便黄，舌红，苔薄黄，脉弦滑。继用上方5剂，煎服法、医嘱同上。

2010年3月18日三诊：患者右乳外侧红肿胀痛、痛处拒按、两侧胁肋胀痛明显减轻，乳汁较前明显增多，未再出现恶寒发热、口苦咽干，纳食增加，精神好转，二便正常，舌淡红，苔薄白，脉弦滑。继用上方5剂，煎服法、医嘱同上。

2010年3月24日四诊：患者右乳外侧已不红肿胀痛，未再出现两侧胁肋胀痛，乳汁正常，诸症皆除，纳食、二便正常，舌淡红，苔薄白，脉弦滑。继用上方5剂，巩固疗效，不适随诊。

【按语】《诸病源候论·乳候》云："此由新产后，儿未能饮之，及饮不泄，或断儿乳，

捻其乳汁不尽，皆令乳汁蓄积，与气血相搏，即壮热大渴引饮，牢强掣痛，手不得近也。”此案患者产后恼怒伤肝，肝郁气滞化火，双乳及胁下属厥阴肝经，厥阴之气失于疏泄，乳汁发生壅滞结块，故右乳外侧红肿胀痛，乳汁稀少，痛处拒按，伴两侧胁肋胀痛；恶寒发热，口苦咽干，纳差食少，烦躁不宁，大便干燥，小便黄，舌红，苔薄黄，脉弦滑数，皆为肝郁化火、乳汁瘀滞之征。治宜疏肝通乳，清热解毒，方选龙胆泻肝汤加减。方中龙胆泻肝汤疏肝通乳，加连翘、金银花、瞿麦、路路通、王不留行、蒲公英清热解毒，通乳散结。诸药合用，共奏疏肝通乳、清热解毒之功，收效较捷。

二十二、乳癖，瘰疬——肝郁化火，气滞痰凝，瘀血阻络案

何某某，女，30岁，公司职员，陕西省西安市新城区人，2007年3月12日初诊。

主诉：间断乳房胀痛1年。

现病史：患者工作繁忙，精神压力大，1年前出现双侧乳房胀痛，痛引胸胁肩背及腋下。曾在西安多家医院诊治，B超检查示双侧乳腺区皮肤完整光滑；皮下脂肪层呈低回声区，内可见弱点、线状低回声；双侧腺体结构紊乱，右乳8～9点钟方向可见2个偏低回声，边界清，形态欠规则，较大者大小约为6 mm×3 mm；左乳可见数个偏低回声，较大者位于12点钟方向，形态欠规则，大小约为14 mm×8 mm，余内部回声不均匀，腺体呈中等回声的光点、光斑，导管呈大小不等的管形暗区，CDFI示其内未见明显异常血流信号；双侧胸大肌呈条索状回声；左侧腋下可见椭圆形实性偏低回声，形态规则，边界清楚，CDFI示其内可见点状血流信号，较大者大小约为14 mm×4 mm，右侧腋下未见明显肿大淋巴结。诊断为双侧乳腺增生，左侧腋下淋巴结肿大。运用乳癖消、乳康片等药物治疗，疼痛时轻时重，始来我门诊诊疗。

刻下症见：面色青滞，形体消瘦，双侧乳房肿块触痛，表面光滑，质均匀，双侧腋下淋巴结可触及，按之疼痛，痛引胸胁肩背及腋下，每遇情志不畅则加重，经前痛甚，经后缓解，月经前痛经，经行不畅，夹有血块，胸闷纳呆，心烦易怒，倦怠乏力，口干口苦，大便干结，舌紫黯，苔薄黄，脉细弦数。

西医诊断：双侧乳腺增生，腋下淋巴结肿大。

中医诊断：乳癖，瘰疬。

辨证：肝郁化火，气滞痰凝，瘀血阻络。

治法：疏肝散火，理气化痰，通络散结。

方药：丹栀逍遥散加减。

牡丹皮12克，栀子12克，当归12克，白术12克，白芍12克，柴胡12克，炙甘草10克，茯苓12克，薄荷12克（后下），炮姜12克，香附12克，青皮12克，白芥子12克，三棱12克，莪术12克，夏枯草15克，连翘30克，蒲公英30克，丝瓜络10克。

用法：7剂，上药凉水浸泡30分钟，武火煎沸后文火煎20分钟，放入后下之薄荷煎煮10分钟，倒出药液；翻煎30分钟，2次药液混合约500毫升，分2次饭后温服，日1剂。

医嘱：调畅情志，注意休息，清淡饮食，忌辛辣、寒凉、油腻等刺激性食物。

2007年3月20日二诊：患者服上方7剂，双侧乳房胀痛稍有减轻，双侧腋下淋巴结可触及，按之疼痛较前减轻，胸闷纳呆、心烦易怒、口干口苦较前改善，仍面色青滞，形体消瘦，倦怠乏力，大便干结，舌紫黯，苔薄黄，脉细弦数。继用上方，加大黄10克（后下）。10剂，上药凉水浸泡30分钟，武火煎沸后文火煎20分钟，放入后下之薄荷、大黄煎煮10分钟，倒出药液；翻煎30分钟，2次药液混合约500毫升，分2次饭后温服，日1剂，医嘱同上。

2007年3月31日三诊：患者服上方10剂，面色青滞、形体消瘦改善，双侧乳房胀痛减轻，胸闷纳呆较前明显改善，双侧腋下淋巴结按之疼痛较前明显减轻，已无心烦易怒、口干口苦，精神好转，大便干结缓解，舌紫黯，苔薄黄，脉细弦数。继用上方10剂，煎服法、医嘱同上。

2007年4月11日四诊：患者面色青滞、形体消瘦明显改善，双侧乳房胀痛明显减轻，稍有腋下淋巴结按之疼痛，未再出现胸闷、心烦易怒、口干口苦，精神明显好转，纳食正常，大便已不干结，舌淡紫，苔薄黄，脉细弦。继用上方10剂，煎服法、医嘱同上。

2007年4月22日五诊：患者面色淡红，体重增加，双侧乳房肿块明显缩小，无胀痛感，腋下淋巴结正常，精神好转，纳食、二便正常，舌淡红，苔薄白，脉细弦。继用上方10剂，煎服法、医嘱同上。

2007年5月3日六诊：患者双侧乳房肿块已不明显，此次月经来潮前及经期未再出现乳房胀痛和腹痛，纳食、二便正常，舌淡红，苔薄白，脉细弦。经B超检查，双侧乳房肿块消失，腋下淋巴结正常。继用上方10剂，巩固疗效。

【按语】此案西医诊断为双侧乳腺增生、腋下淋巴结肿大，属中医“乳癖”“瘰疬”范畴。《疡科心得集·辨乳癖乳痰乳岩论》云：“有乳中结核，形如丸卵，不疼痛，不发寒热，皮色不变，其核随喜怒而消长，此名乳癖。”《圣济总录》云：“冲任二经，上为乳汁，下为月水。”患者肝气郁结，郁久化热，冲任失调，气机阻滞，故心烦易怒，面色青滞，形体消瘦；肝郁痰凝血瘀，阻于乳络，故双侧乳房胀痛，痛引胸胁肩背及腋下，遇情志不畅加重，瘀留腋下则腋下淋巴结肿大而成瘰疬；经脉运行不畅，故经前痛经，经行不畅，夹有血块；肝气横逆，犯脾犯胃，脾胃运化失司则胸闷纳呆，倦怠乏力；肝郁化火，气机郁滞，故口干口苦，大便干结；舌紫黯，苔薄黄，脉细弦数，皆为肝郁化火、气滞痰凝、瘀血阻络之征。治宜疏肝散火，理气化痰，通络散结，方选丹栀逍遥散加减。方中丹栀逍遥散疏肝散火，解郁消滞；加香附调畅气机，活血化瘀；加青皮、白芥子、三棱、莪术、夏枯草、连翘、丝瓜络化痰通络散结。二诊时仍面色青滞，形体消瘦，倦怠乏力，大便干结，故加大黄通腑泻热解毒。诸药合用，疏肝散火，理气化痰，通络散结，冲任调和，标本兼顾，乳癖得愈，瘰疬肿块消于无形。

二十三、乳癖——肝郁气滞，血瘀痰凝案

胡某某，女，37岁，干部，陕西省西安市碑林区人，2003年4月2日初诊。

主诉：乳房肿块胀痛 4 年。

现病史：患者 4 年前因乳房肿块胀痛曾在多家医院治疗，乳腺 B 超检查示：双侧乳房见数目不等，密度增高，阴影模糊。诊断为双乳小叶增生，服用乳癖消、百消丹及三苯氧胺等中西药治疗，病情时轻时重。经期双乳胀痛较剧，肿块增大，经期紊乱，量少，经停后可自行缓解。症状反复发作，为寻求中医治疗，始来我门诊就诊。

刻下症见：乳房肿块胀痛，月经期间加剧，左右乳房均扪及不规则肿块，质地中等、可活动、大小不一，呈片状或结节状，扪之疼痛，伴有胸闷胁胀，纳差食少，善郁易怒，眠差梦多，神疲乏力，经期紊乱、量少，舌紫黯，苔薄白，脉细弦。

西医诊断：乳腺小叶增生。

中医诊断：乳癖。

辨证：肝郁气滞，血瘀痰凝。

治法：疏肝理气，活血化瘀，软坚散结。

方药：柴胡疏肝散加减。

柴胡 12 克，白芍 15 克，川芎 10 克，当归 12 克，枳壳 12 克，香附 12 克，陈皮 12 克，青皮 12 克，白芥子 12 克，蒲公英 30 克，夏枯草 15 克，丝瓜络 12 克，连翘 30 克，海藻 20 克，昆布 20 克，王不留行 12 克，三棱 12 克，莪术 12 克，炙甘草 10 克。

用法：10 剂，上药凉水浸泡 30 分钟，武火煎沸后文火煎 30 分钟，倒出药液；翻煎 30 分钟，2 次药液混合约 500 毫升，分 2 次饭后温服，日 1 剂。

医嘱：调节情志，饮食有节，忌辛辣、油腻、生冷等刺激性食物。

2003 年 4 月 13 日二诊：患者服上方 10 剂，乳房肿块胀痛、胁下不舒减轻，纳食增加，轻微腹胀，仍精神抑郁，眠差梦多，舌紫黯，苔薄白，脉细弦。继用上方 15 剂，煎服法、医嘱同上。

2003 年 4 月 29 日三诊：患者服上方 15 剂，乳房肿块胀痛、胁下不舒明显减轻，纳食增加，已无腹胀，精神较前好转，睡眠改善，舌紫黯，苔薄白，脉细弦。继用上方 15 剂，煎服法、医嘱同上。

2003 年 5 月 16 日四诊：患者此次月经来潮乳房稍有胀痛，纳食增加，精神明显好转，睡眠正常，舌淡红，苔薄白，脉细弦。继用上方 15 剂，煎服法、医嘱同上。

2003 年 6 月 2 日五诊：患者未再出现乳房胀痛，肿块消失，月经正常。B 超检查双乳正常。继用上方 15 剂，巩固疗效，不适随诊。

【按语】《疡科心得集·辨乳癖乳痰乳岩论》云："有乳中结核，形如丸卵，不疼痛，不发寒热，皮色不变，其核随喜怒消长，此名乳癖。"此案患者情志不畅，肝郁气滞，脾失健运，痰浊内阻，气血瘀滞，肝郁痰凝瘀血阻于乳络，故致乳房肿块，伴胀痛；肝郁气滞血瘀，故胸闷胁胀，善郁易怒，失眠多梦；肝气横逆犯脾，脾失健运，气血亏虚则纳差食少，神疲乏力；冲任失调，经水逆乱，故经期紊乱、量少；舌紫黯，苔薄白，脉细弦，皆为肝郁气滞、血瘀痰凝之征。故以疏肝理气、活血化瘀、软坚散结为法，选用柴胡疏肝散加减。方中柴胡疏肝散疏肝理气，活血化瘀，加青皮、白芥子化皮里膜外之痰，加蒲公英、连翘、夏枯草解毒散结，加丝瓜络、海藻、昆布、王不留行、三棱、莪术软坚通络。诸药合用，共奏疏肝理气、活血化瘀、解毒散结、软坚通络之功，乃收佳效。

二十四、不孕症——肝郁血阻，肾亏血虚案

王某某，女，28岁，已婚，陕西省西安市周至县人，2007年2月10日初诊。

主诉：婚后6年不孕。

现病史：患者15岁月经初潮，周期40～50天，经行5～6天，量少、色暗红、稍有血块，经前两乳房胀痛，经期少腹两侧疼痛，腰酸，婚后6年不孕。在西安某医院妇科B超检查诊断为“双侧输卵管不通”，运用西药治疗（用药不详），症状如故，为寻求中医治疗，始来我门诊就诊。

刻下症见：月经后期，量少、色暗红，经前两乳房胀痛，经期少腹两侧疼痛，伴腰酸，精神抑郁，烦躁易怒，眠差梦多，纳差食少，舌暗红，苔薄白，脉细弦。

西医诊断：双侧输卵管不通。

中医诊断：不孕症。

辨证：肝郁血阻，肾亏血虚。

治法：疏肝化瘀，补肾养血。

方药：柴胡疏肝散加减。

柴胡12克，香附12克，白芍12克，枳壳12克，川芎12克，陈皮12克，甘草10克，丹参15克，水蛭10克，地龙10克，熟地黄15克，杜仲12克，菟丝子12克，枸杞子15克，益母草15克。

用法：7剂，上药凉水浸泡30分钟，武火煎沸后文火煎30分钟，倒出药液；翻煎30分钟，2次药液混合约500毫升，分2次饭后温服，日1剂。

医嘱：调畅情志，注意休息，清淡饮食，忌辛辣、油腻、生冷等刺激性食物。

2007年2月18日二诊：患者服上方7剂，精神状况好转，烦躁易怒、睡眠改善，纳食增加，舌质淡红，苔薄白，脉沉缓而弦。继用上方10剂，煎服法、医嘱同上。

2007年3月2日三诊：患者服上方10剂，精神状况明显好转，烦躁易怒、睡眠明显改善，纳食正常，舌质淡红，苔薄白，脉沉缓而弦。继用上方10剂，煎服法、医嘱同上。

2007年3月13日四诊：患者此次月经周期35天，经期5天，月经量、色正常，未有血块，已不痛经，未见乳房胀痛，精神状况良好，已无烦躁易怒，纳食正常，舌质淡红，苔薄白，脉沉缓。继用上方10剂，巩固疗效。妇科检查双侧输卵管通畅。经随访3个月，月经正常，于2007年7月怀孕。

【按语】《石室秘录·论子嗣》曰：“女子不能生子，有十病……”十病者为：胎胞冷、脾胃寒、带脉急、肝气郁、痰气盛、相火旺、肾水衰、督脉病、膀胱气化不利、气血虚。中医学认为不孕症的病因主要为肾虚、肝气郁结、瘀滞胞宫、痰湿内阻等。此案患者情志不畅，肝气郁结，疏泄失常，气血不足，冲任不能相资，以致不孕；肝郁气滞，血行不畅，故月经周期延长（40～50天），量少、色暗红、稍有血块，经前乳房胀痛，经期少

腹两侧疼痛；肝郁则情志抑郁，郁而化火则精神不佳，烦躁易怒，眠差梦多；肝郁肾虚，冲任不能相资，故有腰酸；肝脾不和，脾不健运，胃失和降，故纳差食少；舌质淡红，苔薄白，脉沉缓而弦，皆为肝郁血阻、肾亏血虚之征。治宜疏肝化瘀，补肾养血，方选柴胡疏肝散加减。方中柴胡疏肝散疏肝理气，加丹参、水蛭、地龙、益母草活血化瘀，加熟地黄、杜仲、菟丝子、枸杞子补肾养血。诸药合用，共奏疏肝理气、活血化瘀、补肾养血、调理冲任之功，收效良好。

二十五、不孕症——肾阳不足，气滞血瘀案

杨某某，女，28岁，已婚，教师，陕西省西安市新城区人，2006年6月9日初诊。

主诉：不孕4年，月经后期，伴少腹冷痛。

现病史：患者于16岁月经初潮，24岁结婚，婚后4年一直未孕。月经周期异常，2～3个月一次，经期4天，量少、色黯、有少量血块，少腹疼痛，体重明显增加。在西安某医院妇科检查：宫颈轻度糜烂，宫体前位，大小、质地、活动正常，可触及增大的双侧卵巢。B超检查：子宫大小6.2 cm×4.0 cm×3.1 cm，内膜厚1.1 cm，双侧卵巢增大，卵泡数增多，直径达0.5 cm以上的有9～11个，诊断为多囊卵巢综合征。服用螺内酯、阿卡波糖、地塞米松、来曲唑等药物治疗，效果不显著，一直未孕。为寻求中医治疗，始来我门诊就诊。

刻下症见：形体虚胖，月经周期2～3个月，经期4天，量少、色黯、有少量血块，少腹冷痛，夜寐不宁，腰膝酸软，畏寒肢冷，倦怠乏力，大便溏稀不成形，小便清长，夜尿偏多，舌质紫黯，苔薄白，脉沉缓。

西医诊断：多囊卵巢综合征。

中医诊断：不孕症。

辨证：肾阳不足，气滞血瘀。

治法：温补肾阳，活血化瘀。

方药：右归饮合五子衍宗丸加减。

熟地黄15克，山药15克，山茱萸15克，川附片15克（先煎），枸杞子15克，肉桂12克，菟丝子15克，覆盆子15克，女贞子15克，车前子10克（包煎），补骨脂15克，淫羊藿12克，黄精15克，鹿角霜15克，丹参15克，鸡血藤30克，益母草15克，水蛭12克。

用法：10剂，上药凉水浸泡30分钟，开水先煎川附片30分钟（煎至口服无麻感为度），放入浸泡好的药物，武火煎沸后文火煎30分钟，倒出药液；翻煎30分钟，2次药液混合约500毫升，分2次饭前温服，日1剂。

医嘱：调畅情志，注意休息，防止感冒，清淡饮食，忌油腻、生冷、辛辣等食物。

2006年6月20日二诊：患者服上方10剂，少腹冷痛、腰膝酸软、畏寒肢冷减轻，仍形体虚胖，夜寐不宁，倦怠乏力，大便溏稀不成形，小便清长，夜尿偏多，舌质紫黯，苔薄白，脉沉缓。继用上方10剂，煎服法、医嘱同上。

2006年7月2日三诊：患者服上方10剂，于6月26日月经来潮，经期5天，经血色淡、量少，有少量血块，少腹冷痛、腰膝酸软、畏寒肢冷明显改善，体重有所下降，睡眠、倦怠乏力好转，大便已不溏稀，小便清长，夜尿减少，舌质紫黯，苔薄白，脉沉缓。继用上方，加大川附片量为30克，肉桂量为15克，加红花12克。15剂，煎服法、医嘱同上。

2006年7月19日四诊：患者稍觉少腹冷痛、腰膝酸软、畏寒肢冷，虚胖明显改善，睡眠、倦怠乏力明显好转，大便正常，小便已不清长，夜尿1次，舌淡紫黯，苔薄白，脉沉缓。继用上方15剂，煎服法、医嘱同上。

2006年8月5日五诊：患者服上方15剂，于7月28日月经来潮，经期6天，经量增多，经色正常，已无血块，稍觉少腹冷痛，未见腰膝酸软、畏寒肢冷，精神好转，二便正常，舌淡黯，苔薄白，脉沉缓。继用上方15剂，煎服法、医嘱同上。

2006年8月22日六诊：患者未再出现少腹冷痛，已无腰膝酸软、畏寒肢冷，精神好转，二便正常，舌淡红，苔薄白，脉沉细。继用上方20剂，巩固疗效。半年后随访，月经每月按期而至，经量、色、质正常，于2007年元月受孕。

【按语】《素问·上古天真论》曰："女子七岁，肾气盛，齿更发长；二七而天癸至，任脉通，太冲脉盛，月事以时下，故有子。"《素问·骨空论》指出："女子不孕……督脉生病，治督脉。"督脉主一身之阳，阳虚不能温煦子宫，子宫虚冷，不能摄精成孕，说明了肾阳虚是导致不孕的原因之一。此案患者西医诊断为多囊卵巢综合征，依据脉症，辨证属肾阳不足，气滞血瘀。肾虚冲任失养，血海不足，故月经周期为2～3个月，经期4天，量少、色暗、有少量血块，少腹冷痛；腰为肾之府，肾阳不足，命门火衰，故腰膝酸软，畏寒肢冷；肾阳不足，上不能温煦脾阳，下不能温煦膀胱，运化失司，水湿内停则倦怠乏力，形体虚胖，大便溏稀不成形，膀胱虚寒则小便清长，夜尿偏多；舌质紫黯，苔薄白，脉沉缓，皆为肾阳不足、气滞血瘀之征。治宜温补肾阳，活血化瘀。方选右归饮合五子衍宗丸加减。方中右归饮温肾助阳，益火之源；五子衍宗丸补肾益精；加淫羊藿、黄精、鹿角霜、丹参、鸡血藤、益母草、水蛭补肾益精，活血化瘀。三诊时仍经血色淡、量少，有少量血块，少腹冷痛，腰膝酸软，畏寒肢冷，睡眠差，倦怠乏力，小便清长，舌质紫黯，苔薄白，脉沉缓，故加大川附片、肉桂用量，加红花活血化瘀。全方合用，共奏温补肾阳、活血化瘀之功。经3个月左右治疗，经期正常，诸症皆消，于2007年元月受孕。

二十六、胞脉痈疡，发热——湿热蕴结，弥漫三焦案

聂某某，女，36岁，农民，陕西省渭南市澄城县人，1994年8月24日初诊。

主诉：间断发热，伴少腹疼痛35天。

现病史：患者于35天前开始发热，伴少腹疼痛。开始为低热，3天后恶寒、高热，最高体温达41℃，伴少腹痛。在当地卫生院诊断为慢性盆腔炎，住院7天，运用抗生素治疗，高烧减退，腹已不痛。出院后3天，复又少腹疼痛，每日发热，最高体温在38℃～38.5℃之间，持续20余天，服用中药仙方活命饮7剂，症状如故，始来我门诊就诊。

刻下症见：午后发热（最高38℃～38.5℃），少腹疼痛，腰酸腿困，倦怠嗜卧，头晕

目眩，口苦口干，恶心不欲食，食后腹胀，脘闷太息，汗出黏腻，身热不扬，小便黄少，大便溏而不爽，舌淡红，苔黄腻，脉濡细。

西医诊断： 慢性盆腔炎，发烧待查。

中医诊断： 胞脉痈疡，发热。

辨证： 湿热蕴结，弥漫三焦。

治法： 清热化湿，通利三焦。

方药： 三仁汤加减。

苦杏仁12克，白豆蔻12克，生薏苡仁15克，厚朴12克，半夏12克，白通草10克，滑石15克，淡竹叶12克，藿香12克，佩兰12克，蒲公英30克，金银花15克，连翘15克。

用法： 5剂，上药凉水浸泡30分钟，武火煎沸后文火煎30分钟，倒出药液；翻煎30分钟，2次药液混合约500毫升，分2次饭后温服，日1剂。

医嘱： 调畅情志，注意休息，清淡饮食，忌辛辣、油腻、生冷、煎炸等刺激性食物。

1994年8月30日二诊：患者服上方5剂，发热较前退减，午后最高体温37.5℃，少腹疼痛、腰酸腿困减轻，已无恶心，食后腹胀、脘闷太息、口苦口干改善，仍纳食不佳，头晕目眩，倦怠嗜卧，二便正常，舌淡红，苔黄腻，脉濡。继用上方加焦三仙各12克。7剂，煎服法、医嘱同上。

1994年9月8日三诊：患者低热已退，少腹疼痛、腰酸腿困明显减轻，纳食增加，已不觉腹胀脘闷、口苦口干，稍觉头晕、倦怠乏力，二便正常，舌淡，苔薄黄，脉细滑。继用上方加白术15克，炙黄芪15克，炒山药15克。7剂，煎服法、医嘱同上。

1994年9月16日四诊：患者未见低热，已无少腹疼痛、腰酸腿困，余症皆消，纳食、二便正常，舌淡红，苔薄白，脉滑。继用上方10剂，巩固疗效，不适随诊。

【按语】 此案西医诊断为慢性盆腔炎、发烧待查，属中医胞脉痈疡、发热。运用抗生素治疗，发热已退，少腹已不疼痛，而出院3天，复又少腹疼痛，每日发热。前医自知其热毒内蕴，运用清热解毒法，不得奏效，乃不知其湿热弥漫三焦。湿为阴邪，其性黏腻，缠绵难愈，日久则化热。患者午后发热（最高38℃～38.5℃），少腹疼痛，腰酸腿困，倦怠嗜卧，头晕目眩，口苦口干，恶心不欲食，食后腹胀，脘闷太息，汗出黏腻，身热不扬，小便黄少，大便溏而不爽，舌淡红，苔黄腻，脉濡细，皆为湿热蕴结、弥漫三焦之征。故以三仁汤加藿香、佩兰芳香化浊，通利三焦，加蒲公英、金银花、连翘清热解毒，达到湿去热退之功。二诊时湿困脾胃，纳食不佳，加焦三仙以健脾和胃。三诊顾及病已日久，正气耗伤，仍以化湿和中之法，加黄芪、白术、山药扶助正气。全方合用，清热化湿，通利三焦，健脾和胃，扶助正气。三焦之湿热湿毒得去，发热则退，胞脉痈疡痊愈，诸症皆消，正气恢复，乃得佳效。

二十七、阴痒——肝经湿热，湿热下注案

黄某某，36岁，已婚，工人，陕西省西安市灞桥区人，2018年3月14日初诊。

主诉： 外阴瘙痒6个月。

现病史： 患者自6个月前开始出现外阴瘙痒，经期为甚，经后减轻，伴有心烦少寐，坐卧不安，烦躁易怒，乳房胀痛，口苦咽干，带多色黄。2个月前经净后去西安市某医院就诊，查白带滴虫（+），尿糖（–），血糖（–），诊断为滴虫性阴道炎，给予口服替硝唑、头孢克肟钠，外用洁尔阴冲洗治疗。用药后病情好转，停药即反复，月经提前，为寻求中医治疗，始来我门诊诊疗。

刻下症见： 经净后3天，妇检外阴潮红、肿胀、有新旧溃疡面，阴道充血，宫颈轻度糜烂，带黄、味腥秽，心烦少寐，坐卧不安，烦躁易怒，乳房胀痛，口苦咽干，舌质红，苔黄腻，脉弦数。

西医诊断： 滴虫性阴道炎。

中医诊断： 阴痒。

辨证： 肝经湿热，湿热下注。

治法： 清肝散热，利湿解毒。

方药： 龙胆泻肝汤加减。

龙胆12克，黄芩12克，栀子12克，泽泻12克，木通12克，当归12克，柴胡12克，炙甘草10克，车前子12克（包煎），生地黄15克，地肤子12克（包煎），白蒺藜12克，苦参12克，黄柏12克，苍术12克。

用法： 7剂，上药凉水浸泡30分钟，武火煎沸后文火煎30分钟，倒出药液；翻煎30分钟，2次药液混合约500毫升，分2次饭后温服，日1剂。

外洗方： 蛇床子15克，苦参15克，地肤子15克，黄柏15克，苍术15克，花椒10克。

用法： 7剂，上药煎沸后煎煮20分钟，放温，用药液坐浴15～20分钟，日1剂。

医嘱： 调畅情志，注意休息，合理饮食，忌辛辣、煎炸等刺激性食物。

2018年3月22日二诊：患者服上方7剂。妇检：外阴潮红、肿胀，阴道充血减轻，新旧溃疡面愈合，宫颈轻度糜烂，带黄、味腥秽较前好转。心烦少寐、坐卧不安、烦躁易怒、乳房胀痛、口苦咽干减轻，舌质红，苔黄腻，脉弦数。继用上方7剂，煎服法、医嘱同上。外洗方7剂，用法同上。

2018年3月30日三诊：患者未再出现阴痒，诸症消失，舌淡红，苔薄白，脉滑。继用上方7剂、外洗方7剂，巩固疗效。3个月后随访，月经按时来潮，经期6天，阴痒未见复发。

【按语】 阴痒是妇科常见临床症状，以霉菌性阴道炎、滴虫性阴道炎较为常见。《景岳全书·妇人规》曰："妇人阴痒者必有阴虫，微则痒，甚则痛，或为脓水淋漓，多由湿热所化，名曰䘌。"中医辨证以湿热下注居多，治疗以清肝散热、利湿解毒、杀虫止痒为主。此案患者辨证属肝经湿热，湿热下注，故选龙胆泻肝汤加减。方中龙胆、黄芩、栀子苦寒清热，解郁泻火，车前子、木通清利湿热，生地黄、当归养肝血而护阴，柴胡条达肝气，甘草和中解毒并协调诸药，加地肤子、白蒺藜、苦参、黄柏、苍术解毒止痒，再配以蛇床子、苦参、地肤子、黄柏、苍术、花椒外洗解毒燥湿，杀虫止痒。药后诸症皆消，效果良好。

二十八、脏躁症——肝郁化火，热扰心神案

王某某，女，48岁，干部，陕西省西安市碑林区人，1999年5月6日初诊。

主诉：头痛头晕，失眠1年余，加重3个月。

现病史：患者于1年前月经停止，开始出现头痛头晕、耳鸣、心悸失眠、潮热汗出、心烦意乱、焦躁不安、情绪低落、精神抑郁、记忆力减退等症状。近3个月来夜难入寐，稍寐则醒，时有盗汗，口苦口干，善太息，大便干结，小便黄。曾在某医院检查心电图、脑CT无异常，诊断为围绝经期综合征。服用更年康、归脾丸、谷维素、维生素B1等药治疗，症状未见好转，始来我门诊部就诊。

刻下症见：舌淡红，苔薄黄，脉细弦数。

西医诊断：围绝经期综合征。

中医诊断：脏躁症。

辨证：肝郁化火，热扰心神。

治法：疏肝散火，清心安神。

方药：丹栀逍遥散加减。

牡丹皮12克，栀子12克，醋柴胡12克，当归12克，白芍15克，薄荷12克（后下），炮姜12克，茯苓12克，白术12克，炒酸枣仁12克，炒柏子仁12克，知母12克，合欢皮15克，首乌藤15克，生甘草10克，浮小麦12克，大枣5枚。

用法：7剂，上药凉水浸泡30分钟，武火煎沸后文火煎20分钟，放入后下之薄荷煎煮10分钟，倒出药液；翻煎30分钟，2次药液混合约500毫升，分2次饭后温服，日1剂。

医嘱：调畅情志，注意休息，清淡饮食，忌辛辣、油腻、生冷等刺激性食物。

1999年5月14日二诊：患者服上方7剂，头痛头晕、耳鸣减轻，心悸失眠、潮热汗出、心烦意乱较前改善，仍情绪低落，精神抑郁，记忆力减退，口苦口干，善太息，大便干结，小便黄，舌淡红，苔薄黄，脉细弦数。继用上方7剂，煎服法、医嘱同上。

1999年5月22日三诊：患者头痛头晕、耳鸣明显减轻，心悸失眠、潮热汗出、心烦意乱、口苦口干较前明显改善，情绪、精神、记忆力好转，太息减少，大便干结改善，小便黄，舌淡红，苔薄黄，脉细弦。继用上方7剂，煎服法、医嘱同上。

1999年5月30日四诊：患者已无头痛头晕、耳鸣，未再出现口苦口干、心悸失眠、潮热汗出、心烦意乱，无太息，二便正常，舌淡红，苔薄白，脉细弦。继用上方10剂，巩固疗效，随访半年未再复发。

【按语】围绝经期是女性卵巢功能逐渐衰退至完全消失的一个过渡时期，一般发生在45～55岁之间。围绝经期综合征是性激素减少所导致的一系列症状，包括自主神经功能失调、内分泌系统功能紊乱的症候群等。中医无围绝经期综合征病名，现代中医教科书把

本病归于“经断前后诸证”，属于“脏躁”“郁证”“虚劳”等范畴。此案患者头痛头晕，耳鸣，心悸失眠，潮热汗出，心烦意乱，焦躁不安，情绪低落，精神抑郁，记忆力减退，夜难入寐，稍寐则醒，时有盗汗，口苦口干，善太息，大便干结，小便黄，舌淡红，苔薄黄，脉细弦数，辨病属于脏躁，由肝郁化火、热扰心神所致。治宜疏肝散火，清心安神，方选丹栀逍遥散加减。方中丹栀逍遥散疏肝解郁散火，加炒酸枣仁、炒柏子仁、知母、合欢皮、首乌藤、浮小麦、大枣解郁清心安神。诸药合用，切中病机，故获良效。

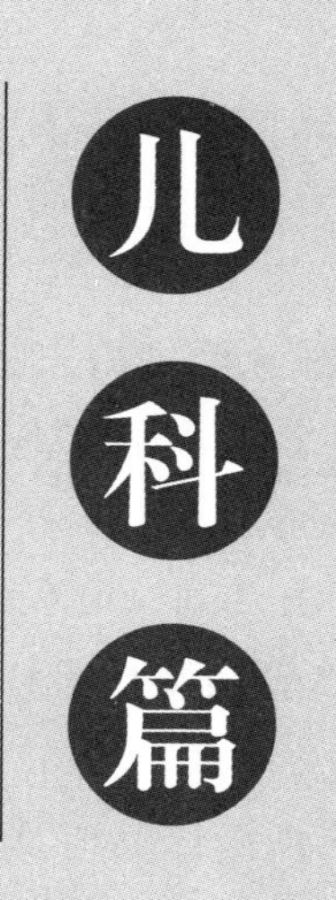
儿
科
篇

一、小儿顽固流涎——脾虚湿阻夹热案

刘某某，男，4岁，陕西省西安市莲湖区人，2006年6月8日初诊。

主诉：流涎2年余。

现病史：患儿1岁多时，曾患急性肠胃炎住院治疗1周，愈后大便失调，口水增多，流涎不止，曾在多家医院诊断为复发性阿弗他口炎。运用中西药治疗少效，始来我门诊就诊。

刻下症见：口水淋漓，嘴角及下颌嫩红有溃疡，纳差食少，大便不调，舌红，苔白腻，脉细滑。

西医诊断：复发性阿弗他口炎。

中医诊断：顽固流涎。

辨证：脾虚湿阻夹热。

治法：健脾祛湿，兼清热。

方药：藿香正气散加减。

藿香10克，紫苏10克，白芷6克，半夏曲10克，厚朴10克，陈皮6克，大腹皮10克，白术10克，茯苓10克，桔梗6克，甘草6克，生姜6克，大枣1枚，黄连3克。

用法：3剂，上药浸泡30分钟，武火煎沸后文火煎30分钟，倒出药液，翻煎30分钟，2次药液混合约200毫升，分早晚2次饭后温服，日1剂。

医嘱：定时定量用餐，忌生冷、油炸食品。

2006年6月12日二诊：患儿服上方3剂，口水淋漓明显减轻，嘴角及下颌嫩红处颜色变淡，溃疡处稍愈合，纳食增加，大便改善，舌红，苔薄白，脉细滑。继用上方3剂，煎服法、医嘱同上。

2006年6月16日三诊：患儿已不流涎，嘴角及下颌肤色正常，溃疡处愈合，纳食、二便正常，舌淡红，苔薄白，脉滑。继用上方2剂，巩固疗效。

【按语】患儿因患急性肠胃炎，致脾胃损伤，运化失常，且小儿饮食不慎，恣食生冷，致湿阻中焦。脾本喜燥恶湿，脾在液为涎，脾虚不能摄津，故口水淋漓，嘴角及下颌嫩红有溃疡；脾不健运，故纳差食少，大便不调，舌红，苔白腻，脉细滑，皆为脾虚湿阻夹热之征。治宜健脾祛湿，兼清热，方选藿香正气散加减。方中藿香正气散芳化湿浊，理气和中，加黄连清热燥湿。诸药合用，湿去则脾健而能摄津，故流涎自止。

二、痄腮，发热——肝经实火，热毒壅盛案

赵某某，男，12岁，学生，陕西省西安市新城区人，2016年3月9日初诊。

主诉：右耳下肿胀疼痛3天。

现病史：患儿右耳下肿胀疼痛3天，皮色如常，伴有发热（体温38.6℃），头痛，目赤，食欲不振，时有恶心，大便干燥，小便黄，舌红，苔黄厚，脉浮数。

西医诊断：流行性腮腺炎。

中医诊断：痄腮，发热。

辨证：肝经实火，热毒壅盛。

治法：清热解毒，消痈散结。

方药：龙胆泻肝汤加减。

龙胆 10 克，当归 10 克，柴胡 15 克，黄芩 10 克，栀子 10 克，大青叶 15 克，木通 6 克，泽泻 6 克，牛蒡子 10 克，金银花 15 克，连翘 15 克，蒲公英 15 克，甘草 10 克。

用法：3 剂，上药凉水浸泡 30 分钟，武火煎沸后文火煎 20 分钟，倒出药液；翻煎 30 分钟，2 次药液混合约 400 毫升，分 2 次饭后温服，日 1 剂。

外用：栀乳散，用白醋调匀，敷于肿胀处。

医嘱：注意休息，清淡饮食。

2016 年 3 月 13 日二诊：患儿服上方 3 剂，右耳下肿胀疼痛明显减轻，发热已退（体温 36.7℃），已无头痛、目赤、恶心，纳食增加，二便正常，舌红，苔薄黄，脉浮滑。继用上方 3 剂，煎服法、医嘱同上。继续外敷栀乳散。

2016 年 3 月 17 日三诊：患儿痊愈，未再复发。

【按语】流行性腮腺炎是由腮腺病毒引起的急性传染病，以腮腺肿大、疼痛、发热为主要临床特征，属中医“痄腮病”。此案患儿外感风温，疫毒侵袭，肝经实火，蕴结少阳，邪毒循经外发，致耳下肿胀疼痛，伴恶心发热，目赤。故以龙胆泻肝汤加大青叶、牛蒡子、金银花、连翘、蒲公英清热解毒，消痈散结；重用柴胡、黄芩退热；外用栀乳散外敷，散结消肿。药到病除，奏效迅速，立竿见影。

三、五软，五迟——气虚血瘀，脑窍不通，肝风内动案

张某某，女，2 岁 2 个月，陕西省渭南市澄城县人，1992 年 4 月 5 日初诊。

主诉：不能站立行走，四肢间断抽搐 1 年余。

现病史：患儿为第一胎，出生时难产，生后有头皮血肿、阵发抽搐，在当地医院诊断为新生儿颅内出血，住院 10 多天后出院。至今不能站立行走、不会言语，每天发作四肢抽搐 1 ～ 2 次。在西安某医院住院，CT 检查提示广泛皮质轻度萎缩，诊断为小儿脑瘫、婴幼儿手足抽搦症、先天代谢性功能障碍。住院治疗 2 个月，效果不佳，为寻求中医治疗，始来我门诊就诊。

刻下症见：神志清楚，每天四肢抽搐 1 ～ 2 次，运动功能相当于 1 岁左右，坐不稳，能腹爬但不会四肢爬，不会站立行走，四肢肌张力增强，膝腱反射亢进，轻度尖足，巴氏征（+），舌暗红，苔薄白，指纹紫滞，脉沉细。

西医诊断：小儿脑瘫（痉挛型）。

中医诊断：五软，五迟。

辨证：气虚血瘀，脑窍不通，肝风内动。

治法：补气祛瘀，通窍活络，平肝息风。

方药：补阳还五汤合通窍活血汤加减。

生黄芪15克，桃仁3克，赤芍3克，地龙3克，红花3克，川芎3克，当归尾3克，麝香0.1克（冲服），白僵蚕3克，蝉蜕3克，天麻3克，钩藤3克（后下），大枣1枚，生姜1片。

用法：5剂，上药凉水浸泡30分钟，武火煎沸后文火煎20分钟，放入后下之钩藤煎煮10分钟，倒出药液；翻煎20分钟，2次药液混合约200毫升，用药液冲服麝香，分4次服用，日1剂。

针灸：针刺百会、四神聪、合谷、内关、神门，强刺激，不留针。

医嘱：注意休息，合理饮食，配合肢体活动。

1992年4月11日二诊：患儿服上方5剂，四肢抽搐时间减少，发作时症状较过去减轻，余症同前，舌暗红，苔薄白，指纹紫滞，脉沉细。继用上方10剂，煎服法、针灸穴位、医嘱同上。

1992年4月22日三诊：患儿服上方10剂，四肢抽搐时间明显减少，每日约发作1次，余症同前，舌暗红，苔薄白，指纹紫滞，脉沉细。继用上方10剂，煎服法、针灸穴位、医嘱同上。

1992年5月3日四诊：患儿四肢抽搐时间进一步减少，每3～5日发作1次，发作时症状较过去明显减轻，余症同前，舌暗红，苔薄白，指纹紫滞，脉沉细。继用上方15剂，煎服法、针灸穴位、医嘱同上。

1992年5月19日五诊：患儿四肢未再抽搐，肌张力、肌腱反射正常，余症同前，舌红，苔薄白，指纹紫滞，脉沉细。上方制为膏方，连服3个月，停用针灸，配合肢体运动。

1992年8月25日六诊：患儿未再出现抽搐，已能坐、站立、爬行，扶着能走路。继用膏方3个月，巩固疗效。3个月后随访，患儿未再抽搐，能自行站立、行走。

【按语】小儿脑瘫是多由先天或者出生前到出生后大脑发育时期非进行性脑损伤所致的综合征，主要表现为中枢性运动障碍及姿势异常。病位在脑，累及四肢，表现多样，可伴有智力低下、惊厥、听觉和视觉障碍、行为异常等，是儿童致残的主要疾病之一，属中医“五迟”“五软”范畴。此案患儿出生时难产致颅内出血，瘀血阻脑，心窍不通，则智力失聪；瘀血阻滞经络，筋脉不利，故肢体运动障碍而出现五迟等脑瘫症状；筋脉失去濡养，肝风内动则出现四肢抽搐；舌暗红，苔薄白，指纹紫滞，脉沉细，皆为气虚血瘀、脑窍不通、肝风内动之征。治宜补气祛瘀，通窍活络，平肝息风，方选补阳还五汤合通窍活血汤加减。方中补阳还五汤补气祛瘀，通窍活血汤通窍活络，加白僵蚕、蝉蜕、天麻、钩藤平肝息风镇惊。诸药合用，配合针灸，共奏补气祛瘀、通窍活络、平肝息风镇惊之功。经过7个多月的治疗，患儿未再抽搐，已能自行站立行走。

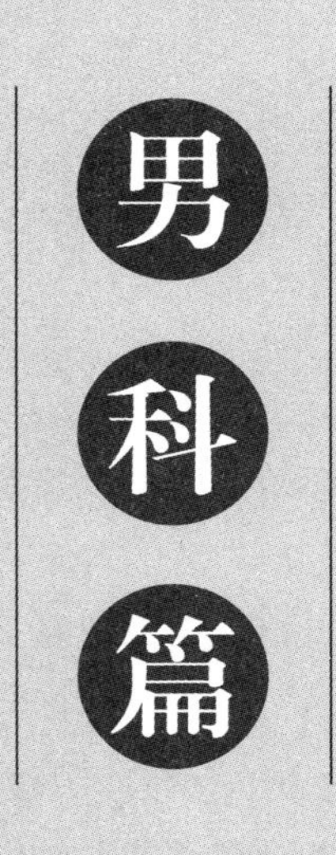
男
科
篇

一、阳痿——肝气郁结，瘀血阻络，宗筋失养案

李某某，男，31岁，公务员，陕西省西安市新城区人，2005年2月5日初诊。

主诉：阳痿1年。

现病史：患者阳痿1年，性冲动时阴茎不能正常勃起，但根部胀痛。于多家医院求诊，服补肾壮阳汤剂数十剂，中成药金匮肾气丸、男宝及雄狮丸等仍无效，始来我门诊诊疗。

刻下症见：阳痿，性冲动时阴茎不能正常勃起，但根部胀痛，胸胁胀满，少气太息，精神抑郁，舌质淡有瘀点，苔薄白，脉弦涩。

西医诊断：性功能障碍。

中医诊断：阳痿。

辨证：肝气郁结，瘀血阻络，宗筋失养。

治法：疏肝行气，活血通络。

方药：柴胡疏肝散加减。

柴胡12克，香附12克，陈皮12克，枳壳12克，川芎10克，白芍15克，锁阳12克，巴戟天15克，淫羊藿15克，蜈蚣2条，甘草10克。

用法：7剂，上药凉水浸泡30分钟，武火煎沸后文火煎30分钟，倒出药液；翻煎30分钟，2次药液混合约500毫升，分2次饭后温服，日1剂。

医嘱：调节情志，饮食有节，忌烟酒、生冷、辛辣、厚味的食物。

2005年2月13日二诊：患者服上方7剂，阳痿，性冲动时阴茎不能正常勃起，但根部胀痛、胸胁胀满减轻，太息改善，仍精神抑郁，舌质淡有瘀点，苔薄白，脉弦涩。继用上方10剂，煎服法、医嘱同上。

2005年2月24日三诊：患者服上方10剂，阳痿，性冲动时阴茎勃起有所改善，根部胀痛、胸胁胀满明显减轻，已无太息，精神状况较前好转，舌质淡有瘀点，苔薄白，脉弦涩。继用上方10剂，煎服法、医嘱同上。

2005年3月7日四诊：患者服上方10剂，阳痿，性冲动时阴茎勃起较前明显改善，已无根部胀痛，偶有胸胁胀满，精神状况较前明显好转，舌质淡有瘀点，苔薄白，脉弦涩。继用上方10剂，煎服法、医嘱同上。

2005年3月18日五诊：患者性冲动时阴茎已能正常勃起，诸症悉除，舌淡红，苔薄白，脉弦细。继用上方20剂，巩固疗效，不适随诊。

【按语】《素问·五脏别论》云："人有五脏化五气，以生喜怒忧悲恐。"情志变化会影响脏腑功能活动，包括性功能。此案患者由于缺乏性知识，紧张疲劳，性生活不能和谐，夫妻情感淡漠而致抑郁。长期情志不畅，肝失条达，疏泄失常，此为因郁致病（阳痿），因病致郁。肝经绕阴器，宗筋乃肝所主，肝失疏泄，气血运行不畅，不能濡润宗筋，阳痿乃作。肝肾同源，精血互相资生，肝郁藏血减少，不能濡养肾精，而致肾虚阳痿，肾精亏损不能生血，肝郁累及心肾乃成心肾气虚之候。故用柴胡疏肝散疏达肝脉，畅行宗筋。方

中加入巴戟天、淫羊藿、锁阳温肾壮阳，加蜈蚣活血通络，畅行宗筋。诸药合用，共奏疏肝行气、温肾壮阳、活血通络、畅行宗筋之功，乃得收效。

二、小便不禁——气虚血瘀，气化失司案

王某某，男，73岁，陕西省西安市雁塔区人，2007年4月2日初诊。

主诉：尿失禁3个月。

现病史：患者曾患前列腺增生，经常排尿不畅。曾行前列腺切除术、尿道扩张术，多次用导尿管排尿，3个月前开始出现尿失禁。在西安某医院行尿道造影检查，膀胱镜示未见梗阻物，精阜清晰可见，化验尿常规正常，诊断为真性尿失禁。运用中药缩泉丸、桑螵蛸散、桂附地黄丸，以及针灸治疗，屡治不效，始来我门诊治疗。

刻下症见：面容暗褐憔悴，尿液不能自控而外溢，少腹坠胀，身倦少气，夜寐不宁，口干不欲饮，大便溏稀不成形，舌质紫黯有瘀斑，苔薄白，脉沉细涩。

西医诊断：真性尿失禁。

中医诊断：小便不禁。

辨证：气虚血瘀，气化失司。

治法：补气化瘀，益肾固摄。

方药：补阳还五汤加减。

黄芪60克，赤芍12克，当归12克，地龙6克，桃仁6克，红花6克，川芎6克，桔梗6克，熟地黄15克，肉桂10克，桑螵蛸12克，益智仁12克。

用法：10剂，上药凉水浸泡30分钟，武火煎沸后文火煎30分钟，倒出药液；翻煎30分钟，2次药液混合约500毫升，分2次饭后温服，日1剂。

医嘱：适当运动，合理饮食，忌烟酒、辛辣、生冷、油腻等刺激性食物。

2007年4月13日二诊：患者服上方10剂，尿液自溢稍有好转，有时可以约束，仍面容暗褐憔悴，少腹坠胀，身倦少气，夜寐不宁，口干不欲饮，大便溏稀不成形，舌质紫黯有瘀斑，苔薄白，脉沉细涩。继用上方10剂，煎服法、医嘱同上。

2007年4月25日三诊：患者服上方10剂，尿液自溢明显好转，可以约束排尿，少腹坠胀减轻，身倦少气、面容、睡眠改善，已无口干，大便成形，舌质紫黯，苔薄白，脉沉细涩。继用上方15剂，煎服法、医嘱同上。

2007年5月11日四诊：患者面容明显改善，偶有尿液自溢，可以正常约束排尿，已无少腹坠胀感，精神好转，能正常入睡，纳食、大便正常，舌质紫黯，苔薄白，脉沉细。继用上方15剂，煎服法、医嘱同上。

2007年5月27日五诊：患者面色正常，已无尿液自溢，可正常排尿，精神好转，纳食、二便正常，舌质淡红，苔薄白，脉沉细。继用上方20剂，巩固疗效。

【按语】《太平圣惠方·治遗尿诸方》曰："夫遗尿者，此由膀胱虚冷，不能制约于水故也。"《妇人大全良方》曰：此乃心肾之气失其常度，故有便道涩而遗者，有失禁而不知自遗者，亦有伤产伤膀胱不时而遗者，有胞寒脏冷而不自知者。此案患者经手术和后续

治疗，正气损伤，气不摄津，尿液不固则尿液不能自控而外溢；气虚血瘀则少腹坠胀，身倦少气，面容暗褐憔悴，夜寐不宁；肾气不足，膀胱气化功能失司，运化失常则口干不欲饮，大便溏稀不成形；舌质紫黯有瘀斑，苔薄白，脉沉细涩，皆为气虚血瘀、气化失司之征。治宜补气化瘀，益肾固摄，方选补阳还五汤加减。方中补阳还五汤补气化瘀，加桔梗升提气血，加熟地黄益肾填精，加肉桂、桑螵蛸、益智仁固精缩尿，补肾助阳。药证合拍，切中病机，效果良好。

三、子痈，发热——湿热下注，筋脉瘀积案

高某某，男，37 岁，司机，陕西省西安市莲湖区人，2012 年 4 月 20 日初诊。

主诉：间断睾丸肿痛 10 天。

现病史：患者于 10 天前出现左侧睾丸红肿疼痛有下坠感，行走时牵动尤甚，伴有发热、恶寒、口苦咽干。曾在西安市某医院诊断为急性睾丸炎。服用头孢克肟钠、静脉滴注左氧氟沙星（用量不详），症状未缓解，始来我门诊诊疗。

刻下症见：发热（体温 38.2℃），睾丸红肿疼痛有下坠感，阴囊皮肤灼热，左侧睾丸 3.5 cm×4.7 cm×6 cm，质硬，触痛明显，右侧无异常，少腹拘急，口苦口干，大便干结，小便黄，舌质红，苔黄燥，脉弦数。

西医诊断：急性睾丸炎。

中医诊断：子痈，发热。

辨证：湿热下注，筋脉瘀积。

治法：清热利湿，解毒消肿。

方药：龙胆泻肝汤加减。

龙胆 12 克，栀子 12 克，黄芩 15 克，柴胡 18 克，泽泻 12 克，木通 12 克，甘草 10 克，车前子 12 克（包煎），金银花 30 克，蒲公英 30 克，连翘 30 克，荔枝核 12 克，橘核 12 克，丝瓜络 12 克。

用法：5 剂，上药凉水浸泡 30 分钟，武火煎沸后文火煎 30 分钟，倒出药液；翻煎 30 分钟，2 次药液混合约 500 毫升，分 2 次饭后温服，日 1 剂。

医嘱：卧床休息，清淡饮食，忌烟酒、辛辣、煎炸、油腻等食物。

2012 年 4 月 26 日二诊：患者服上方 5 剂，睾丸肿胀疼痛牵引少腹拘急明显减轻，发热减退（体温 36.5℃），阴囊皮肤灼热感、触痛减轻，左侧睾丸 3.5 cm×4.7 cm×6 cm，质变软，口苦口干、大便干结、小便黄较前改善，舌质红，苔黄，脉弦数。继用上方 7 剂，煎服法、医嘱同上。

2012 年 5 月 4 日三诊：患者未再发热，已无睾丸肿胀疼痛牵引少腹拘急，阴囊皮肤无灼热、触痛感，左侧睾丸大小基本恢复正常，已不口苦口干，二便正常，舌淡红，苔薄白，脉弦滑。继用上方 7 剂，巩固疗效。

【按语】此案患者西医诊断为急性睾丸炎，属中医“子痈”“发热”范畴。肝经湿热下注，气血壅阻，经脉不畅，故睾丸红肿疼痛有下坠感牵引少腹，阴囊皮肤灼热，质硬，

触痛明显；湿热蕴阻肝胆两经，少阳枢机不利则恶寒，发热，口苦口干；大便干结，小便黄，舌质红，苔黄燥，脉弦数，皆为湿热下注、筋脉瘀积之征。治宜清热利湿，解毒消肿，选龙胆泻肝汤加减。方中龙胆泻肝汤清肝胆实火，泻下焦湿热，重用柴胡、黄芩调和退热，加金银花、蒲公英、连翘、荔枝核、橘核、丝瓜络解毒消肿，通络止痛。全方合奏，清热利湿，解毒消肿，收效满意。

四、绣球风——湿热下注，蕴蓄阴囊案

张某某，男，42 岁，干部，陕西省渭南市韩城市人，1997 年 7 月 2 日初诊。

主诉：阴囊及两股内侧潮湿瘙痒 3 个月余。

现病史：患者阴囊及两股内侧潮湿瘙痒 3 个月余，经中西药内服外敷，疗效不佳，始来我门诊诊疗。

刻下症见：面红目赤，阴囊及周围红肿，呈暗红色，略高于正常皮肤，瘙痒时抓之痒更甚，患处有黏液渗出，痒甚夜不能眠，痛苦不堪，伴心烦口渴，劳累和酒后瘙痒加重，大便干燥，小便黄赤，舌红，苔黄腻，脉弦数。

西医诊断：阴囊湿疹。

中医诊断：绣球风。

辨证：湿热下注，蕴蓄阴囊。

治法：清热利湿，解毒止痒。

方药：龙胆泻肝汤加减。

龙胆 12 克，当归 12 克，柴胡 12 克，泽泻 12 克，黄柏 12 克，栀子 12 克，生地黄 12 克，车前子 12 克（包煎），白鲜皮 15 克，苦参 12 克，甘草 10 克，地肤子 12 克。

用法：5 剂，上药凉水浸泡 30 分钟，武火煎沸后文火煎 30 分钟，倒出药液；翻煎 30 分钟，2 次药液混合约 500 毫升，分 2 次饭后温服，日 1 剂。

外用方：地肤子 15 克，蛇床子 15 克，白鲜皮 15 克，苦参 30 克，黄柏 15 克，苍术 15 克。

用法：5 剂，上药煎沸后煎煮 20 分钟，倒出药液，放温，外洗患处。

医嘱：调畅情志，注意休息，清淡饮食，忌烟酒、辛辣、油腻、煎炸等食物。

1997 年 7 月 8 日二诊：患者服上方 5 剂，阴囊瘙痒明显减轻，周围红肿消退，患处不再有黏液渗出，面红目赤、睡眠、心烦口渴明显改善，仍大便干燥、小便黄赤，舌红，苔黄腻，脉弦数。继用上方 7 剂，煎服法、外用、医嘱同上。

1997 年 7 月 16 日三诊：患者未再出现阴囊瘙痒，周围已无红肿，无心烦口渴、面红目赤，睡眠、二便正常，舌淡红，苔薄黄，脉弦。继用上方 7 剂，巩固疗效。

【按语】此案患者西医诊断为阴囊湿疹，中医称之为“绣球风”“肾囊风”。两股内侧及阴囊为足厥阴肝经所属，由于肝经湿热下注，湿毒留恋不解，聚于阴囊部，故阴囊及两股内侧潮湿瘙痒，周围红肿，黏液渗出；肝经湿热，热扰心神，故心烦口渴，面红目赤，痒甚夜不能眠；大便干燥，小便黄赤，舌红，苔黄腻，脉弦数，皆为肝经湿热下注、蕴蓄

阴囊之征。治宜清热利湿，解毒止痒，方选龙胆泻肝汤加减。方中龙胆泻肝汤清热利湿，加白鲜皮、苦参、地肤子燥湿止痒；配合外洗方药解毒祛湿止痒，疗效显著。

五、下疳疮——肝经湿热下注，蕴蓄外阴案

柴某某，男，40 岁，干部，陕西省西安市雁塔区人，2009 年 8 月 3 日初诊。

主诉：下体间断出疹破溃 1 年余，时发时止。

现病史：患者平素嗜好烟酒，喜食辛辣食物，有不洁性生活史。1 年前，阴茎背侧皮肤及龟头上方多处疱疹，灼痒触痛，部分破溃糜烂。曾在多家医院治疗，用阿昔洛韦、干扰素等治疗，外用 0.5% 酞丁安喷剂外喷，愈合后又反复发作数次，为寻求中医治疗，始来我门诊部就诊。

刻下症见：阴茎背侧皮肤及龟头上方多处疱疹，灼痒触痛，部分破溃糜烂，头晕耳鸣，心烦意乱，少寐多梦，咽干口苦，小便黄少，大便干燥，舌红，苔黄燥，脉弦数。

西医诊断：生殖器单纯疱疹。

中医诊断：下疳疮。

辨证：肝经湿热下注，蕴蓄外阴。

治法：清肝利湿，清热解毒。

方药：龙胆泻肝汤加减。

龙胆 12 克，黄连 12 克，黄芩 12 克，黄柏 12 克，栀子 12 克，金银花 20 克，连翘 20 克，紫花地丁 20 克，当归 12 克，赤芍 15 克，牡丹皮 12 克，苦参 12 克，甘草 10 克。

用法：7 剂，上药凉水浸泡 30 分钟，武火煎沸后文火煎 30 分钟，倒出药液；翻煎 30 分钟，2 次药液混合约 500 毫升，分 2 次饭后温服，日 1 剂。

外洗方：蛇床子 15 克，苦参 15 克，黄柏 15 克，苍术 10 克，白鲜皮 12 克，地肤子 12 克。

外洗用法：7 剂，上药水煎煮 30 分钟，每日坐浴 1 次，每次 20 ～ 30 分钟。

医嘱：调畅情志，注意休息和个人卫生，清淡饮食，忌烟酒、辛辣、油腻等刺激性食物。

2009 年 8 月 11 日二诊：患者服上方 7 剂，阴茎背侧皮肤及龟头上方疱疹减少，灼痒触痛、部分破溃糜烂明显好转，头晕耳鸣、心烦意乱、少寐多梦、咽干口苦减轻，小便黄少、大便干燥改善，舌红，苔黄，脉弦数。继用上方 7 剂，煎服法、外洗、医嘱同上。

2009 年 8 月 19 日三诊：患者疱疹及破溃糜烂处痊愈，诸症皆消，舌红，苔薄黄，脉弦数。继用上方 10 剂，巩固疗效，不适随诊。

2009 年 10 月 25 日四诊：患者于 3 天前疱疹再次发作，阴茎背侧皮肤及龟头上方少许疱疹，未见破溃糜烂，伴有轻度咽干口苦，小便黄，大便干，舌红，苔黄，脉弦数。继用上方 7 剂，煎服法、外用方、医嘱同上。

2009 年 11 月 3 日五诊：患者服上方 7 剂，阴茎背侧皮肤及龟头上方疱疹减退，未见破溃糜烂，咽干口苦减轻，小便黄、大便干较前改善，舌红，苔薄黄，脉弦数。继用上方

10剂，外用方10剂，煎服法、外用、医嘱同上。

2009年11月14日六诊：患者疱疹痊愈，诸症皆消，二便正常，舌淡红，苔薄白，脉弦。继用上方10剂，巩固疗效，随访半年未再复发。

【按语】生殖器单纯疱疹为HSV-2疱疹病毒感染所致，愈后易复发，目前没有特效药可治，属于中医"下疳疮""阴疮"范畴。此案患者阴茎背侧皮肤及龟头上方多处疱疹，灼痒触痛，部分破溃糜烂，头晕耳鸣，心烦意乱，少寐多梦，咽干口苦，小便黄少，大便干燥，舌红，苔黄燥，脉弦数，皆为肝经湿热下注、蕴蓄外阴之征。方选龙胆泻肝汤加黄连、黄柏、金银花、连翘、紫花地丁、牡丹皮、苦参清肝利湿，清热解毒，配合外用坐浴，效果良好。

六、男性不育——湿热下注，蕴蓄精室案

张某某，男，32岁，工人，陕西省渭南市临渭区人，2009年5月6日初诊。

主诉：婚后3年不育。

现病史：患者平素嗜好烟酒，2006年4月结婚，婚后3年不育，其妻妇科检查未见异常。运用西药（用药不详）及中药滋阴、壮阳、补肾治疗1年未效。10天前在当地医院检查，B超示脂肪肝，前列腺炎；化验示血脂高，尿酸高，胆固醇高；精液化验示精子数（30～37）$\times 10^9$/L，活动精子百分率35%～49%，活力弱，畸形、死精>25%，白细胞6.2～10/HP，脓球（+）/HP，液化时间45分钟；前列腺液化验示白细胞（++）/HP，红细胞（+）/HP，脓球（+），卵磷脂小体（+）；直肠指检压痛。诊断为精液不液化症、慢性前列腺炎，始来我门诊中医治疗。

刻下症见：形体肥胖，颜面潮红，两胁胀闷不舒，烦躁易怒，口干口苦，腰酸腿困，阴囊潮湿，房事后阴茎疼痛，小便黄赤，时有尿频尿急，大便干燥，舌红，苔黄腻，脉弦滑数。

西医诊断：精液不液化症，慢性前列腺炎。

中医诊断：男性不育。

辨证：湿热下注，蕴蓄精室。

治法：清热利湿，分清化浊。

方药：龙胆泻肝汤合萆薢分清饮加减。

龙胆12克，栀子12克，黄芩12克，泽泻10克，车前子12克（包煎），木通10克，生地黄15克，当归12克，柴胡12克，生甘草10克，川萆薢15克，石菖蒲12克，乌药12克，黄柏12克，生薏苡仁30克，败酱草30克，蒲公英30克，皂角刺12克。

用法：10剂，上药凉水浸泡30分钟，武火煎沸后文火煎30分钟，倒出药液；翻煎30分钟，2次药液混合约500毫升，分2次饭后温服，日1剂。

医嘱：调畅情志，清淡饮食，加强锻炼，忌烟酒及辛辣、燥热之品。

2009年5月17日二诊：患者服上方10剂，两胁胀闷不舒、烦躁易怒、口干口苦较前减轻，仍形体肥胖，颜面潮红，腰酸腿困，阴囊潮湿，房事后阴茎疼痛，小便黄赤，时

有尿频尿急，大便干燥，舌红，苔黄腻，脉弦滑数。继用上方10剂，煎服法、医嘱同上。

2009年5月28日三诊：患者服上方10剂，体重减轻，两胁胀闷不舒、烦躁易怒、口干口苦、颜面潮红、腰酸腿困较前明显减轻，阴囊已不潮湿，房事后阴茎已不疼痛，未再出现尿频尿急，小便黄，大便正常，舌淡红，苔薄黄，脉弦数。继用上方，减川萆薢为12克，败酱草为15克，蒲公英为15克。10剂，煎服法、医嘱同上。

2009年6月9日四诊：患者体重明显减轻，颜面稍有潮红，偶觉口苦咽干、腰酸腿困，小便时黄，大便正常，舌淡红，苔薄黄，脉弦数。此时证属肾阴不足，阴虚火旺，改用知柏地黄汤加减。方药：熟地黄15克，山茱萸15克，山药15克，泽泻10克，茯苓12克，牡丹皮12克，知母12克，黄柏12克，肉苁蓉15克，桑寄生12克，枸杞子12克，生龟甲15克（先煎），麦冬12克，鹿角胶12克（烊化）。15剂，上药凉水浸泡30分钟，先煎生龟甲30分钟，放入浸泡好的药物，武火煎沸后文火煎30分钟，倒出药液；翻煎30分钟，2次药液混合约500毫升，用药液冲服鹿角胶，分2次饭前温服，日1剂，医嘱同上。

2009年6月26日五诊：患者体重明显减轻，颜面已不潮红，未觉口苦咽干，腰酸腿困明显好转，二便正常，舌淡红，苔薄黄，脉弦。复查精液：精子数50×10^9/L，活动精子百分率54%，活力一般，畸形、死精>13%，白细胞4～5/HP，液化时间30分钟。前列腺液：白细胞（+）/HP，红细胞12/HP，卵磷脂小体（+++）。直肠指检前列腺无压痛。继用上方15剂，巩固疗效。本年9月中旬，其妻怀孕，次年足月顺产一男婴。

【按语】患者婚后3年不育，先以中药滋阴、壮阳、补肾治疗1年未效。因前医未辨其平素嗜好烟酒、膏粱厚味，以致肝失疏泄，湿热下注，蕴蓄精室，灼炼精液，致精液稠厚不化。其形体肥胖，颜面潮红为湿热内蕴之象。两胁胀闷不舒，烦躁易怒，口干口苦为湿热阻滞、肝不疏泄所致。腰酸腿困，阴囊潮湿，房事后阴茎疼痛，小便黄赤，时有尿频尿急，大便干燥，舌红，苔黄腻，脉弦滑数，皆为湿热下注、蕴蓄精室之征。故治疗先以清热利湿、分清化浊为法，方选龙胆泻肝汤合萆薢分清饮加减。方中龙胆泻肝汤清热利湿，萆薢分清饮分清化浊，加黄柏以清相火，加生薏苡仁利水渗湿健脾，加败酱草、蒲公英、皂角刺清热解毒。三诊时体重减轻，两胁胀闷不舒、烦躁易怒、口干口苦、颜面潮红、腰酸腿困较前明显减轻，阴囊已不潮湿，房事后阴茎未再疼痛，未再出现尿频尿急，故继用上方，减少川萆薢、败酱草、蒲公英用量。四诊时颜面稍有潮红，偶觉口苦咽干、腰酸腿困，小便时黄，此时湿热已去，证属肾阴不足，阴虚火旺，用知柏地黄汤加减以养阴清热，补肾填精。先祛邪，后扶正，湿热去，气化出，津液复，精液自能液化，前列腺炎、男性不育亦得治愈。

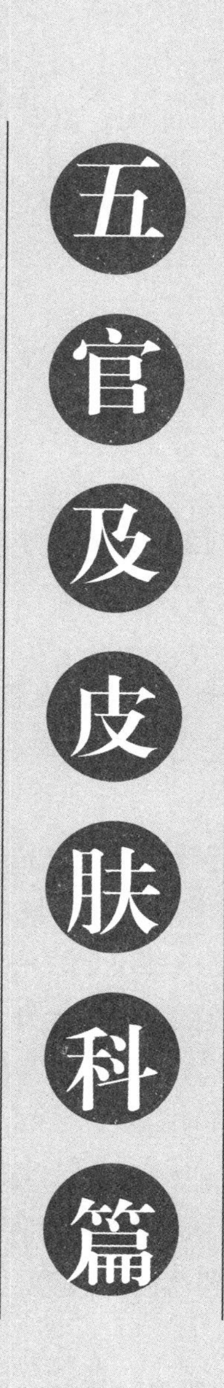
五官及皮肤科篇

一、粉刺——肝郁化火，蕴蓄肌肤案

白某某，女，26岁，银行职员，陕西省西安市莲湖区人，2007年10月19日初诊。

主诉：面部、胸背部痤疮3个月。

现病史：患者3个月前出现胸背部多发痤疮，面颊有少量脓疱和色素沉着，微痒，头晕心烦，夜寐不宁，月经先期，经前痤疮加重，口干口苦，大便干燥，小便黄。曾用维A酸类、牛黄解毒片、头孢克肟，外涂硫磺软膏、红霉素软膏等治疗，症状时轻时重，始来我门诊就诊。

刻下症见：舌质红，苔黄腻，脉弦数。

西医诊断：痤疮。

中医诊断：粉刺。

辨证：肝郁化火，蕴蓄肌肤。

治法：疏肝泻火，清热解毒。

方药：丹栀逍遥散加减。

牡丹皮12克，栀子12克，柴胡12克，当归12克，白芍12克，茯苓12克，白术12克，生甘草10克，薄荷12克（后下），炮姜12克，蒲公英30克，紫花地丁30克，金银花15克，连翘15克。

用法：7剂，上药凉水浸泡30分钟，武火煎沸后文火煎20分钟，放入后下之薄荷煎煮10分钟，倒出药液；翻煎30分钟，2次药液混合约500毫升，分2次饭后温服，日1剂。

医嘱：调畅情志，清淡饮食，忌辛辣、燥热之品。

2007年10月27日二诊：患者服上方7剂，胸背部痤疮轻微发红，面颊脓疱消退，色素沉着变淡，已不发痒，头晕心烦、夜寐不宁较前好转，口干口苦较前减轻，大便干燥缓解，小便黄，舌质红，苔黄腻，脉弦数。继用上方7剂，煎服法、医嘱同上。

2007年11月5日三诊：患者服上方7剂，胸背部仅留少量痤疮，面颊脓疱已完全消退，无色素沉着，头晕心烦、夜寐不宁明显好转，口干口苦明显减轻，大便已不干燥，小便正常，舌质红，苔薄黄，脉弦。继用上方7剂，煎服法、医嘱同上。

2007年11月13日四诊：患者未再出现胸背部痤疮、面颊脓疱，已无头晕心烦、口干口苦，纳食、二便正常，舌淡红，苔薄白，脉弦。此次月经正常，经期痤疮未再复发。继用上方7剂，巩固疗效。

【按语】西医认为痤疮是毛囊、皮脂腺的慢性炎症性病变，多以颜面、胸背部等处皮损为主要症状，属中医“粉刺”范畴。张介宾云：“形劳汗出，坐卧当风，寒气迫之，液凝为皶，即粉刺也，若郁而稍大，乃成小疖，是名曰痤。”此案患者情志抑郁，肝气郁结，气郁化火，蕴蓄肌肤，故胸背部多发痤疮，面颊有少量脓疱和色素沉着，微痒；冲任失调则月经先期，经前痤疮加重；肝火上扰则头晕，口干口苦；火扰心神则心烦，夜寐不宁；大便干燥，小便黄，舌质红，苔黄腻，脉弦数，皆为肝郁化火、蕴蓄肌肤之征。治宜疏肝泻火，清热解毒，方选丹栀逍遥散加减。方中丹栀逍遥散疏肝泻火，加蒲公英、紫花地丁、金银花、连翘清热解毒。全方合用，方证相符，收效显著。

二、肝斑——肝郁血虚，气滞化火案

莫某某，女，43岁，干部，广东省东莞市南城人，2009年7月5日初诊。

主诉：眉额间、两颊部黄褐斑1年，伴胁肋胀痛。

现病史：患者因工作压力过大，心情郁闷，近1年来出现面部黄褐斑，每次因情绪波动及精神不佳时黄褐斑加重，在当地医院检查肝功能正常，诊断为黄褐斑。用谷胱甘肽、维生素C、淡斑霜、祛斑霜等治疗均无明显效果，始来我门诊部中医治疗。

刻下症见：眉额间、两颊部多处黄褐斑，胁肋胀满不舒，口干口苦，月经先期，经量少，不思饮食，夜寐不宁，大便干结，小便黄，舌红，苔薄黄，脉细弦数。

西医诊断：黄褐斑。

中医诊断：肝斑。

辨证：肝郁血虚，气滞化火。

治法：清肝解郁，养阴凉血。

方药：丹栀逍遥散加减。

牡丹皮12克，栀子12克，柴胡12克，当归12克，生白芍12克，白术12克，茯苓12克，炙甘草10克，薄荷12克（后下），炮姜12克，生地黄15克，金银花15克，蒲公英15克，连翘15克，白鲜皮12克，地肤子12克，金蝉蜕12克，白茅根15克。

用法：10剂，上药凉水浸泡30分钟，武火煎沸后文火煎20分钟，放入后下之薄荷煎煮10分钟，倒出药液；翻煎30分钟，2次药液混合约500毫升，分2次饭后温服，日1剂。

医嘱：调畅情志，注意休息，清淡饮食，忌辛辣、油腻、生冷等刺激性食物。

2009年7月16日二诊：患者服上方10剂，眉额间、两颊部多处黄褐斑颜色变淡，胁肋胀满不舒、口干口苦明显减轻，不思饮食、夜寐不宁、大便干结改善，小便黄，舌红，苔薄黄，脉细弦数。继用上方10剂，煎服法、医嘱同上。

2009年7月27日三诊：患者服上方10剂，眉额间、两颊部多处黄褐斑颜色明显变淡，稍有胁肋胀满不舒、口干口苦，纳食增加，睡眠、二便正常，舌淡红，苔薄黄，脉细弦。继用上方10剂，煎服法、医嘱同上。

2009年8月8日四诊：患者眉额间、两颊部多处黄褐斑消失，已无胁肋胀满不舒，口干口苦，纳食、睡眠、二便正常，此次月经正常，舌淡红，苔薄白，脉细弦。继用上方10剂，巩固疗效。

【按语】黄褐斑是一种发于面部的色素沉着性皮肤病，以中年女性为多见，属于中医“肝斑”“黧黑斑”范畴。《医宗金鉴·外科心法要诀》曰：“其源于忧思抑郁，血弱不华，火燥结滞而生于面上，妇女多有之。”此案患者情志不畅，肝气郁结，郁久化热，热伤血络，气血乏源，以致面部皮肤失养，故眉额间、两颊部多处黄褐斑；肝气郁结，气机不畅则胁肋胀满不舒；肝郁化火，热扰心神则口干口苦，夜寐不宁；气滞则血瘀，故月经先期、经量少；肝气横逆犯脾犯胃，脾不健运，胃失和降则不思饮食；大便干结，小便黄，舌红，苔薄黄，脉细弦数，皆为肝郁血虚、气滞化火之征。治宜清肝解郁，养阴凉血，方选丹栀逍遥散加减。方中丹栀逍遥散清肝解郁，加生地黄、白茅根养阴活血凉血，加金银花、蒲公英、连翘、地肤子、白鲜皮、金蝉蜕清热解毒，养血祛风。标本兼治，药证合拍，收效良好。

三、面游风——肝胆湿热，蕴蓄肌肤案

赵某某，男，43岁，陕西省西安市雁塔区人，2009年3月12日初诊。

主诉：面部红斑、瘙痒反复发作1年。

现病史：患者平素嗜食肥甘厚味、辛辣之品，1年前面部出现红斑，反复瘙痒，伴有口苦咽干，饮食无味，大便干燥，小便黄。在西安某医院检查诊断为脂溢性皮炎，外用咪康唑、益康唑、复方乳霜，口服伊曲康唑、复合维生素B等治疗，症状不减，始来我门诊诊疗。

刻下症见：眉弓、额头、面部、鼻尖部散在片状红斑、丘疹，覆有较油腻性鳞屑，口苦咽干，饮食无味，大便干燥，小便黄，舌红，苔黄，脉弦数。

西医诊断：脂溢性皮炎。

中医诊断：面游风。

辨证：肝胆湿热，蕴蓄肌肤。

治法：清泻肝火，化湿解毒。

方药：龙胆泻肝汤加减。

龙胆12克，黄芩12克，泽泻12克，木通12克，车前子12克（包煎），当归12克，甘草10克，栀子12克，柴胡12克，生地黄12克，蒲公英30克，金银花20克，连翘20克，地肤子12克，金蝉蜕12克。

用法：7剂，上药凉水浸泡30分钟，武火煎沸后文火煎30分钟，倒出药液；翻煎30分钟，2次药液混合约500毫升，分2次饭后温服，日1剂。

外用：用颠倒散调成糊状外敷面部，每次1小时，每日2次，连敷1周。

医嘱：调畅情志，清淡饮食，忌辛辣、油腻、煎炸等刺激性食物，用药期间禁用皂类洗脸及用化妆品。

2009年3月20日二诊：患者服上方7剂，眉弓、额头、面部、鼻尖部散在的片状红斑变淡，丘疹变少，已无油腻性鳞屑，口苦咽干、口中味觉改善，大便干燥改善，小便黄，舌红，苔薄黄，脉弦数。继用上方7剂，煎服法、医嘱同上。继续外用颠倒散敷面部，每次1小时，每日2次。

2009年3月28日三诊：患者服上方7剂，眉弓、额头、面部、鼻尖部散在的片状红斑明显变淡，已无丘疹、油腻性鳞屑，口苦咽干明显改善，味觉正常，大便已不干燥，小便正常，舌淡红，苔薄白，脉弦数。继用上方7剂，煎服法、医嘱同上，继续外用颠倒散

敷面部，每次 1 小时，每日 2 次。

2009 年 4 月 6 日四诊：患者面部皮疹消失，诸症皆消，纳食、二便正常，舌淡红，苔薄白，脉滑数。继用上方 7 剂，巩固疗效。

【按语】脂溢性皮炎亦称脂溢性湿疹，属于中医“面游风”“风热疮”范畴。《医宗金鉴·外科心法要诀·面游风》云：“此证生于面上，初发面目浮肿，痒若虫行，肌肤干燥，时起白屑，此后极痒，抓破，热湿盛者津黄水……”此案患者由于过食肥甘厚味、辛辣之品，导致脾胃运化失常，湿热内蕴肝胆、蕴蓄肌肤而发病。治宜清泻肝火，化湿解毒，方选龙胆泻肝汤加减。方中龙胆泻肝汤清泻肝火，清利湿热，化湿解毒，加蒲公英、金银花、连翘、地肤子、金蝉蜕清热解毒，养血祛风，配合颠倒散外敷，面部脂溢性皮炎得以治愈。

四、面疱，胁痛——肝郁气滞，瘀血蕴蓄案

林某某，女，20 岁，大学生，2007 年 7 月 5 日初诊。

主诉：面部痤疮，伴有胁肋胀痛 1 年，加重 1 个月。

现病史：患者面部痤疮，伴有胁肋胀痛 1 年。经西安某医院 B 超检查，肝、胆、脾、胰未见异常，诊断为痤疮、肋间神经痛。用西药抗生素、激素、止痛药治疗，敷面膜和外搽药膏后无明显效果。近 1 个月来面部痤疮明显增多，伴有胁肋胀痛，为寻求中医治疗，始来我门诊就诊。

刻下症见：面部皮损呈红色丘疹、粟粒疹、黑头粉刺，伴心情烦躁，胁肋胀痛，夜寐不安，月经错后，经前腹痛，舌暗红有瘀斑，苔薄白，脉弦细涩。

西医诊断：痤疮，肋间神经痛。

中医诊断：面疱，胁痛。

辨证：肝郁气滞，瘀血蕴蓄。

治法：疏肝理气，活血散结。

方药：柴胡疏肝散加减。

柴胡 12 克，川芎 12 克，赤芍 12 克，陈皮 12 克，枳壳 12 克，香附 12 克，牡丹皮 12 克，甘草 9 克，当归 12 克，桃仁 10 克，红花 10 克，鸡血藤 12 克，益母草 15 克，夏枯草 12 克，蝉蜕 12 克，地肤子 12 克。

用法：7 剂，上药凉水浸泡 30 分钟，武火煎沸后文火煎 30 分钟，倒出药液；翻煎 30 分钟，2 次药液混合约 500 毫升，分 2 次饭后温服，日 1 剂。

医嘱：调畅情志，饮食有节，忌辛辣、油腻、生冷等刺激性食物。

2007 年 7 月 13 日二诊：患者服上方 7 剂，面部红色丘疹、粟粒疹、黑头粉刺较前好转，胁肋胀痛较前减轻，精神状况好转，睡眠改善，舌暗红有瘀斑，苔薄白，脉弦细涩。继用上方 7 剂，煎服法、医嘱同上。

2007 年 7 月 21 日三诊：患者面部红色丘疹、粟粒疹、黑头粉刺较前明显好转，胁肋胀痛较前明显减轻，精神、睡眠明显改善，舌暗红，苔薄白，脉弦细涩。继用上方 7 剂，

煎服法、医嘱同上。

2007年7月29日四诊：患者面部皮损恢复，皮疹消退，未再出现胁肋胀痛，诸症痊愈。此次29天月经来潮，经前未见腹痛，舌淡红，苔薄白，脉滑。继用上方7剂，巩固疗效。

【按语】现代医学认为痤疮与内分泌有关，如雄性激素分泌增多，刺激皮脂腺增生肥大，则皮脂腺分泌增加。中医认为痤疮属“面疱”范畴。此案患者生活节奏快，学习压力大，则肝气郁结，气滞血瘀，以致木火刑金，肺主皮毛，瘀血蕴蓄肺经，故面部皮损呈红色丘疹、粟粒疹、黑头粉刺；胁为肝之分野，肝郁气滞血瘀则胁肋胀痛，心情烦躁，夜寐不安。气滞血瘀，冲任失调，故月经错后，经前腹痛；舌暗红有瘀斑，苔薄白，脉弦细涩，皆为肝郁气滞、瘀血蕴蓄之征。治宜疏肝理气，活血散结，故方选柴胡疏肝散加减。方中柴胡疏肝散疏肝理气，加牡丹皮、当归、益母草、桃仁、红花、鸡血藤活血化瘀，加蝉蜕、地肤子、夏枯草养血祛风散结，切中病机，故而收效。

五、痤疿——肝胆火旺，湿热蕴结案

刘某某，女，21岁，西安市某大学学生，2009年9月2日初诊。

主诉：面部痤疮1年。

现病史：患者1年前面部出现痤疮，症状时轻时重，外用药膏、内服抗生素治疗后有好转，但随后又复发，疮疹由额部逐渐扩散至面部，始来我门诊部诊治。

刻下症见：面额部有密集的小疮疹，局部散在如绿豆大小的红色丘疹，有脓点，周围有红晕，面部潮热，疮疹部有痛感，心胸烦闷，夜寐不宁，口苦口干，大便干结，小便短少，舌边尖红，苔黄腻，脉弦数。

西医诊断：痤疮。

中医诊断：痤疿。

辨证：肝胆火旺，湿热蕴结。

治法：清泻肝火，化湿解毒。

方药：龙胆泻肝汤加减。

龙胆12克，黄芩12克，泽泻12克，木通12克，车前子12克（包煎），当归12克，甘草10克，栀子12克，柴胡12克，蒲公英30克，金银花30克，连翘15克，薏苡仁15克，白蒺藜15克，地肤子15克。

用法：7剂，上药凉水浸泡30分钟，武火煎沸后文火煎30分钟，倒出药液；翻煎30分钟，2次药液混合约500毫升，分2次饭后温服，日1剂。

外用：用三黄膏涂抹疮疹处，每日3次。

医嘱：调畅情志，清淡饮食，忌辛辣、油腻、煎炸等刺激性食物，用药期间禁用皂类洗脸及用化妆品。

2009年9月10日二诊：患者服上方7剂，面额部小疮疹明显减少，局部红色丘疹变小，脓点吸收，周围红晕减退，面部潮热感减轻，疮疹部已无痛感，精神好转，睡眠改善，稍有口苦口干，大便已不干结，小便少，舌边尖红，苔薄黄，脉弦滑数。继用上方7剂，煎服法、医嘱同上，继续外涂三黄膏。

2009年9月18日三诊：患者面额部小疮疹完全消退，诸症皆消，纳食、睡眠、二便正常，舌淡红，苔薄白，脉滑。继用上方5剂，巩固疗效。

【按语】痤疮，中医称其为“痤痱”“面疱”。《外科正宗》曰：“密如撒粟，尖如芒刺，痒痛非常，浑身草刺。”《素问·生气通天论》曰：“汗出见湿，乃生痤痱。”此案患者面部痤疮遍布，潮热且有痛感，心胸烦闷，夜寐不宁，口苦口干，大便干结，小便短少，舌边尖红，苔黄腻，脉弦数，皆为肝经湿热、火热之邪循经上犯于面部而发。方选龙胆泻肝汤加蒲公英、金银花、连翘、薏苡仁、白蒺藜、地肤子清泻肝火，化湿解毒，并以三黄膏外涂，而获捷效。

六、风热疮——肝经湿热，郁闭肌肤案

孙某某，男，22岁，大学生，陕西省西安市莲湖区人，2010年3月6日初诊。

主诉：全身出现红色斑块状皮疹12天。

现病史：患者12天前胸部出现一4 cm×5 cm大小皮疹，呈椭圆形，局部发痒，挠之痒甚，色鲜红，继则皮疹逐渐增多，由躯干向四肢近端扩展，继而遍布周身，皮疹间有融合趋势，痒不堪言。曾在某医院治疗，诊断为玫瑰糠疹。服用氯雷他定、维生素B1、强的松片，外涂醋酸氟轻松软膏治疗，药后症状稍有缓解，复又奇痒难忍，始来我门诊就诊。

刻下症见：面红目赤，背部及四肢近端遍布玫瑰色斑点、丘疹，挠之痒甚、起白屑，头痛发热，口苦咽干，心烦少寐，口舌糜烂，小便灼热，大便干燥，舌红，苔薄黄，脉弦滑数。

西医诊断：玫瑰糠疹。

中医诊断：风热疮。

辨证：肝经湿热，郁闭肌肤。

治法：清肝泻热，祛风止痒。

方药：龙胆泻肝汤加减。

龙胆12克，木通12克，泽泻12克，柴胡12克，车前子12克（包煎），甘草10克，生地黄12克，栀子12克，当归12克，黄芩12克，大青叶15克，蝉蜕12克，地肤子12克，紫草15克。

用法：5剂，上药凉水浸泡30分钟，武火煎沸后文火煎30分钟，倒出药液；翻煎30分钟，2次药液混合约500毫升，分2次饭后温服，日1剂。

外用：用炉甘石洗剂涂抹患处，每日3次。

医嘱：调畅情志，注意休息，清淡饮食，忌油腻、辛辣等刺激性食物。

2010年3月12日二诊：患者服上方5剂，已无面红目赤，背部及四肢近端玫瑰色斑点、丘疹明显减少，发痒减轻，头痛发热、口苦咽干明显减轻，心烦少寐较前改善，口舌

糜烂好转，小便黄，已不灼热，大便干燥改善，舌红，苔薄黄，脉弦滑。继用上方5剂，煎服法、医嘱、外用同上。

2010年3月18日三诊：患者背部及四肢近端玫瑰色斑点、丘疹全部消退，已无头痛发热、口苦咽干、口舌糜烂，纳食、睡眠、二便正常，舌淡红，苔薄白，脉滑。继用上方5剂，巩固疗效。

【按语】玫瑰糠疹是一种常见的急性炎症性皮肤疾病，表现为玫瑰色斑点、丘疹，确切病因目前还难以确定，属中医“风热疮”“风癣”范畴。中医文献对其早有记载，《外科秘录》称“风热疮”，《外科正宗》称“风癣”，如《外科正宗·顽癣第七十六》中记载：“风癣如云朵，皮肤娇嫩，抓之则起白屑。”此案患者背部及四肢近端遍布玫瑰色斑点、丘疹，挠之痒甚，头痛发热，口苦咽干，心烦少寐，面红目赤，口舌糜烂，小便灼热，大便干燥，舌红，苔薄黄，脉弦滑数，辨证属肝经湿热，郁闭肌肤。方选龙胆泻肝汤加大青叶、蝉蜕、地肤子、紫草清肝泻热，祛风止痒，切中病机，效果良好。

七、外痈——肝经湿热，壅聚肌肤案

孙某某，男，36岁，陕西省西安市碑林区人，2011年6月7日初诊。

主诉：全身多发疖肿20天。

现病史：患者于20天前背部出现1个疖肿化脓，经外科手术切开引流，2周后痊愈。7天前腰部与颈部又相继出现3个疖肿、大小不一，经静脉滴注头孢曲松钠3天，未见好转，始来我门诊诊治。

刻下症见：颈部右后侧有1个1.2 cm×1.2 cm大小疖肿，腰部左右两侧各有1个疖肿，大小约为1.6 cm×1.6 cm，红肿发热，触之痛甚，口渴喜冷饮，烦躁易怒，夜寐不宁，大便秘结，小便黄赤，舌质红，苔黄燥，脉滑数。

西医诊断：多发疖肿。

中医诊断：外痈。

辨证：肝经湿热，壅聚肌肤。

治法：清泻肝火，解毒化痈。

方药：龙胆泻肝汤加减。

龙胆12克，栀子12克，黄芩12克，柴胡12克，车前子12克（包煎），当归12克，木通12克，泽泻12克，炙甘草10克，蒲公英30克，金银花30克，连翘30克，紫花地丁30克，牛蒡子12克。

用法：5剂，上药凉水浸泡30分钟，武火煎沸后文火煎30分钟，倒出药液；翻煎30分钟，2次药液混合约500毫升，分2次饭后温服，日1剂。

外用：外贴独角莲膏于患处。

医嘱：调畅情志，注意休息，清淡饮食，忌烟酒及辛辣、油腻、煎炸等刺激性食物。

2011年6月13日二诊：患者服上方5剂，疖肿较前明显变小，红肿发热、疼痛减轻，口渴喜冷饮、烦躁易怒较前改善，夜寐不宁较前好转，大便已不秘结，小便黄，舌质红，苔黄燥，脉滑数。继用上方5剂，煎服法、外用、医嘱同上。

2011年6月19日三诊：患者服上方5剂，疖肿明显变小，红肿发热、疼痛明显减轻，口渴喜冷饮明显改善，已不烦躁易怒，睡眠、二便正常，舌质红，苔薄黄，脉滑数。继用上方5剂，煎服法、外用、医嘱同上。

2011年6月25日四诊：患者服上方5剂，疖肿基本消退，已无红肿发热、疼痛，未再出现口渴喜冷饮感，精神好转，睡眠、二便正常，舌质红，苔薄黄，脉滑数。继用上方5剂，煎服法、医嘱同上。

2011年7月1日五诊：患者颈部、腰部疖肿已消失，诸症皆无，舌淡红，苔薄白，脉滑。继用上方5剂，巩固疗效。3个月后随访，未再复发。

【按语】《灵枢·痈疽》曰："痈者，其皮上薄以泽，此其候也。"此案患者多发疖肿，红肿发热，触之痛甚，口渴喜冷饮，烦躁易怒，夜寐不宁，大便秘结，小便黄赤，舌质红，苔黄燥，脉滑数，属中医"外痈"范畴。肝经湿热，壅聚肌肤为病因病机，故选龙胆泻肝汤清泻肝火，加蒲公英、金银花、连翘、紫花地丁、牛蒡子清热解毒，化痈散结，配合外敷独角莲膏，使得热退痈消，效果良好。

八、发际疮，痈肿——热毒内壅，气血郁滞案

李某某，女，6岁，广东省清远市人，2018年7月15日初诊。

主诉：额头发际处红肿10余天。

现病史：家属描述，患儿半个月前感冒发烧，其祖母在家里自行使用生姜擦其背部及大椎穴附近，随后热退身凉，但不久额头发际正中处隆起一个鸡蛋大小的皮肿，呈红色，经过自行使用草药（具体药物不详）治疗后红肿稍缩小，并开始出现小脓点，日久不愈，遂来本门诊就诊。

刻下症见：额头发际正中处有一硬币大小的红肿，触之质软，内有多个小脓点，疼痛不明显，无发热，但夜间难入眠，纳差挑食，大便日一行、质偏黏腻，舌红绛，苔黄，脉滑数。

西医诊断：皮下脓肿。

中医诊断：发际疮，痈肿。

辨证：热毒内壅，气血郁滞。

治法：清热解毒，行气活血，消痈排脓。

方药：仙方活命饮加减。

金银花15克，连翘15克，当归10克，赤芍10克，乳香6克，没药6克，陈皮10克，皂角刺10克，防风10克，白芷10克，浙贝母10克，天花粉10克，甘草5克。

用法：3剂，上药凉水浸泡30分钟，武火煎沸后文火煎30分钟，倒出药液；翻煎30分钟，2次药液混合约300毫升，分3次饭后温服，日1剂。

医嘱：清淡饮食，忌煎炸、油腻、辛辣等刺激性食物。

2018年7月18日二诊：患儿服上方后，额头发际处红肿及小脓点消退，疼痛不明

显，睡眠改善，仍纳差挑食，大便质偏黏腻，舌红，苔薄黄，脉滑数。继用上方，加蒲公英15克，鸡内金10克，焦三仙各10克。7剂，煎服法、医嘱同上。药后未见复诊，经电话询问其父亲，得知服药后脓肿消退，皮肤结痂，病告痊愈。

【按语】《灵枢·痈疽》载："营卫稽留于经脉之中，则血泣不行，不行则卫气从之而不通，壅遏不得行，故热。大热不止，热盛则肉腐，肉腐则为脓……故命曰痈。"小儿为稚阳之体，易寒易热，感冒发热后使用生姜擦背，虽身热消退，但生姜毕竟属辛温之药，发散太过，热为火之渐，火力虽微，内攻有力，遂成热毒，邪随气血流行而发为本病。额头发际正中处乃督脉循行所过，阳入于阴则寐，难以入眠乃热扰心神之故。纳差挑食缘由素体脾胃虚弱，运化无力。舌红绛，苔黄，脉滑数，是为热毒内蕴、灼伤津液、气血郁滞之象。故以清热解毒、行气活血、消痈排脓为法，方选仙方活命饮加减，而不用大苦大寒之剂伤伐脾胃，切中病机，故而收效。

九、鼻鼽——风寒闭肺，鼻窍不通案

陈某某，男，40岁，厨师，广东省东莞市虎门镇人，2016年12月18日初诊。

主诉：反复鼻塞、打喷嚏、流鼻涕2年余。

现病史：患者2年前开始出现鼻塞，流脓涕，晨起喷嚏不止，每遇冷风吹即症状益重，夜间睡眠时常需张口呼吸，鼻塞日久不闻香臭。多次就诊于当地医院，诊断为慢性鼻炎。运用西药和滴鼻剂（用药不详）治疗，症状时轻时重，为寻求中医药治疗，遂至本门诊部就诊。

刻下症见：鼻塞不通，流浊涕，见风则打喷嚏，嗅觉减退，头痛头晕，口燥咽干，眠差，胃纳如常，二便调，舌红，苔白腻，脉浮紧。

西医诊断：慢性鼻炎。

中医诊断：鼻鼽。

辨证：风寒闭肺，鼻窍不通。

治法：疏风散寒，宣肺通窍。

方药：辛夷散加味。

辛夷花15克（包煎），细辛3克，白芷12克，羌活12克，川芎15克，升麻10克，防风12克，藁本12克，木通12克，苍耳子15克，炙甘草10克，鹅不食草15克。

用法：7剂，上药凉水浸泡30分钟，武火煎沸后文火煎30分钟，倒出药液；翻煎30分钟，2次药液混合约500毫升，分2次饭后温服，日1剂。

医嘱：避免风寒，清淡饮食，忌食辛辣、油腻、煎炸、海鲜等刺激性食物。

2016年12月24日二诊：患者服上方7剂，鼻塞不通、打喷嚏、流鼻涕明显减轻，嗅觉恢复，仍头痛头晕，口燥咽干，眠差，胃纳如常，二便调，舌红，苔白腻，脉浮紧。继用上方7剂，煎服法、医嘱同上。

2017年1月2日三诊：患者服药后自觉呼吸通畅，已无鼻塞、打喷嚏、流鼻涕，嗅觉正常，头痛头晕、口燥咽干减轻，睡眠、纳食、二便正常，舌淡红，苔薄白，脉浮滑。

继用上方7剂，巩固疗效，不适随诊。

【按语】中医之谓“鼻鼽”，西医谓慢性鼻炎、过敏性鼻炎之属。治疗上西医多使用抗过敏、调节免疫的药物，效果多不令人如意。此案辨证属风寒闭肺，鼻窍不通。方选辛夷散用之无疑。《医方考》认为：“鼻者，气之窍，气清则鼻清，气热则鼻塞，热盛则塞盛。故治之宜清其气。是方也，辛夷、细辛、川芎、防风、藁本、升麻、白芷，皆轻清辛香之品也，可以清气，可以去热，可以疏邪，可以利窍；乃木通之性，可使通中，甘草之缓，可使泻热。”《医方集解》认为辛夷散证的病机在于“燥火内焚，风寒外束，血气壅滞”，从药物组成分析，认为“辛夷、升麻、白芷辛温轻浮，引胃中清气上行头脑，防风、藁本辛温雄壮，亦能上入巅顶，胜湿祛风；细辛散热破结，通精气而利九窍；川芎补肝润燥，散诸郁而助清阳，此皆利窍升清、散热除湿之药；木通通中，茶清寒苦，以下行泻火；甘草和中，又以缓其辛散也”，加鹅不食草发散风寒，通鼻窍。全方合奏，风寒散，清阳升，而鼻窍通。

十、梅核气——肝气郁结，痰气交阻案

张某某，女，50岁，教师，陕西省渭南市澄城县人，2007年11月2日初诊。

主诉：咽中异物感5个月。

现病史：患者平素精神抑郁，情志不畅。5个月来咽中有异物感，常觉有一物堵于咽喉部，吞之不下，吐之不出，咯又无痰，自疑食道癌，经五官科及食道镜检查无阳性可见，但症状不见减轻，上腹闷胀，焦虑失眠，急躁易怒，进而食欲不佳，恶心欲吐。在外院用慢严舒柠、多潘立酮、氯氮等药物治疗，时轻时重，始来我门诊诊疗。

刻下症见：咽中异物感，焦虑失眠，急躁易怒，上腹闷胀，纳差食少，恶心欲吐，舌淡，苔白腻，脉弦细。

西医诊断：慢性咽炎。

中医诊断：梅核气。

辨证：肝气郁结，痰气交阻。

治法：疏肝理气，开郁散结，降逆化痰。

方药：柴胡疏肝散合半夏厚朴汤加减。

柴胡12克，炒白芍15克，川芎12克，香附12克，枳壳12克，陈皮12克，半夏10克，厚朴10克，紫苏梗10克，茯苓12克，焦三仙各12克，浙贝母10克，炙甘草6克，生姜6克。

用法：7剂，上药凉水浸泡30分钟，武火煎沸后文火煎30分钟，倒出药液；翻煎30分钟，2次药液混合约400毫升，分2次饭后温服，日1剂。

针灸：针刺天突、内关、神门穴，每日1次，留针15分钟。

医嘱：调节情志，清淡饮食，忌浓茶、咖啡、辛辣、煎炸、油腻等刺激性食物。

2007年11月10日二诊：患者服上方7剂，咽中异物感、上腹闷胀减轻，仍焦虑失眠，急躁易怒，纳差食少，恶心欲吐，舌淡，苔白腻，脉弦细。继用上方10剂，煎服法、

医嘱同上。继续配合针灸，每日 1 次。

2007 年 11 月 21 日三诊：患者服上方 10 剂，咽中异物感、上腹闷胀、恶心欲吐明显减轻，焦虑失眠、急躁易怒较前好转，纳食增加，舌淡，苔白腻，脉弦细。继用上方 10 剂，煎服法、医嘱同上。继续配合针灸，每日 1 次。

2007 年 12 月 2 日四诊：患者稍觉咽中异物感、腹闷胀，已无恶心欲吐，焦虑失眠、急躁易怒明显好转，纳食正常，舌淡，苔薄白，脉弦细。继用上方 10 剂，煎服法、医嘱同上，停用针灸。

2007 年 12 月 13 日五诊：患者已无咽中异物感、上腹闷胀，未再出现恶心欲吐，精神好转，纳食、睡眠正常，舌淡，苔薄白，脉弦细。继用上方 10 剂，巩固疗效，不适随诊。

【按语】吴谦说："咽中如有炙脔，谓咽有痰涎，如同炙肉，咯之不出，咽之不下者，即今之梅核气病也，此病得于七情郁气，凝涎而生。"此案患者情志不遂，肝气郁结，肝旺乘脾，脾失健运，聚湿生痰，痰阻肺气，肺气失宣，使痰气互结，上搏咽喉而致梅核气，故咽中异物感，吞之不出，咽之不下；气郁不疏则焦虑失眠，急躁易怒；脾胃失和则上腹闷胀，纳差食少，恶心欲吐；舌淡，苔白腻，脉弦细，皆为肝气郁结、痰气交阻之征。治宜疏肝理气，开郁散结，降逆化痰，方选柴胡疏肝散合半夏厚朴汤加减。方中柴胡疏肝散疏肝理气开郁，半夏厚朴汤行气散结，降逆化痰。全方合用，切合病机，郁气得疏，痰涎得化，梅核气自除，乃得佳效。

十一、眼胞振跳——肝郁化火，肝阳化风案

从某某，女，44 岁，教师，广东省东莞市南城人，2017 年 6 月 16 日初诊。

主诉：眼睑震颤 1 个月余。

现病史：患者 1 个月前无明显诱因出现眼睑震颤，昼夜不止，心烦意乱，夜寐不宁，乱梦纷纭，月经周期 40 天，经前和经期痛经，经期常有乳房胀痛不适，烦热汗多，纳可，大便调。曾用中药（用药不详）、针灸治疗效果不佳，症状如故，始来我门诊就诊。

刻下症见：舌紫黯，苔薄黄，脉弦数。

西医诊断：眼睑震颤。

中医诊断：眼胞振跳。

辨证：肝郁化火，肝阳化风。

治法：疏肝解郁，散火息风。

方药：丹栀逍遥散加味。

牡丹皮 12 克，栀子 12 克，当归 12 克，白芍 15 克，柴胡 12 克，茯苓 15 克，白术 15 克，炙甘草 12 克，郁金 12 克，炮姜 10 克，薄荷 12 克（后下），白僵蚕 12 克，天麻 12 克，钩藤 12 克（后下）。

用法：7 剂，上药凉水浸泡 30 分钟，武火煎沸后文火煎 20 分钟，放入后下之薄荷、钩藤煎煮 10 分钟，倒出药液；翻煎 30 分钟，2 次药液混合约 500 毫升，分 2 次饭后温服，

日 1 剂。

医嘱：调畅情志，清淡饮食，忌食辛辣、油腻、煎炸、海鲜等食物。

2017 年 6 月 23 日二诊：患者服上方 7 剂，眼睑震颤较前明显减轻，偶有烦躁，乳房胀痛减轻，睡眠较前好转，梦减少，纳佳，烦热汗出亦减轻，舌紫黯，苔薄黄，脉弦数。继用上方 7 剂，煎服法、医嘱同上。

2017 年 7 月 1 日三诊：患者眼睑震颤消失，诸症皆除，舌淡红，苔薄白，脉弦。继用上方 7 剂，巩固疗效，不适随诊。

【按语】此案西医诊断为眼睑震颤，认为该病属神经调节紊乱所致，多用抗焦虑药处理，而效果不佳，中医称为"眼胞振跳"。眼睑为脾所主司，而"肝开窍于目"，目为肝所主司，目又为肌肉之精约束。目属肝，眼睑属脾，常态下两者处于互相平衡互相克制状态，眼睑跳动属风证，《内经》又云"诸风掉眩，皆属于肝"，故从肝论治。患者肝气郁结，郁而化火，引动肝风，风动则眼睑振跳。方选丹栀逍遥散加白僵蚕、天麻、钩藤疏肝解郁，散火息风，方证合拍，眼胞振跳消除。

十二、睑废——气虚血瘀，脾气不升案

苏某某，女，40 岁，教师，陕西省西安市灞桥区人，2006 年 6 月 3 日初诊。

主诉：双上睑下垂，睁开无力 2 个月余，加重 10 天。

现病史：患者工作压力大，生活不规律。平素倦怠乏力，头晕健忘，心烦失眠，自汗，纳差食少。2 个月前出现双上睑下垂，睁开无力，10 天前加重，曾在西安某医院运用神经营养剂（用药不详）治疗，症状无改善，始来我门诊诊疗。

刻下症见：视力右眼 1.0、左眼 1.0，双上睑下垂，睁开无力，双眼睑皮肤无红肿、无压痛，平视时双上睑遮盖角膜约 4 mm，眼球位置正常，向各方转动自如，眼底正常，倦怠乏力，头晕健忘，心烦失眠，自汗，纳差食少，舌质黯，苔少，脉虚无力。

西医诊断：上睑下垂。

中医诊断：睑废。

辨证：气虚血瘀，脾气不升。

治法：补气活血，健脾益气。

方药：补阳还五汤合补中益气汤加减。

生黄芪 50 克，当归尾 10 克，桃仁 10 克，红花 10 克，川芎 10 克，地龙 10 克，赤芍 10 克，白术 15 克，陈皮 12 克，升麻 12 克，柴胡 10 克，党参 12 克，炙甘草 10 克，生姜 10 克，大枣 3 枚。

用法：10 剂，上药凉水浸泡 30 分钟，武火煎沸后文火煎 30 分钟，倒出药液；翻煎 30 分钟，2 次药液混合约 500 毫升，分 2 次饭后温服，日 1 剂。

针灸：针刺睛明、攒竹、丝竹空、鱼腰、太阳、瞳子髎、球后、合谷等穴位。

医嘱：保持良好的心态，注意作息规律，避免用眼过度。

2006 年 6 月 14 日二诊：患者服上方 10 剂，配合针灸，上睑已能明显抬起，精神好

转，睡眠改善，纳食增加，出汗减少，舌质黯，苔薄白，脉虚缓。继用上方10剂，煎服法、医嘱、针灸同上。

2006年6月26日三诊：患者上睑已能正常抬起，精神好转，已无自汗，睡眠、纳食、二便正常，舌质黯，苔薄白，脉虚缓。继用上方10剂，巩固疗效。

【按语】本案患者思虑劳倦，耗伤心脾，脾不健运，气血生化不足，气虚运血无力，血行瘀滞，清阳下陷，眼睑失养，上举无能，弛缓不用，故上睑下垂，睁开无力；心失所养则倦怠乏力，头晕健忘，心烦失眠，自汗，纳差食少，舌质黯，苔少，脉虚无力，皆为气虚血瘀、脾气不升之征。治宜补气活血，健脾益气，方选补阳还五汤合补中益气汤加减。方中补阳还五汤补气活血化瘀，补中益气汤健脾提升中气，气足瘀去，血盈神旺，则升举有力，下垂之眼睑恢复其位。

十三、视歧，消渴病——肝肾亏虚，阴虚气滞案

张某某，男，72岁，陕西省渭南市澄城县冯原镇人，1993年8月12日初诊。

主诉：双眼复视3个月余，加重1个月。

现病史：患者素有糖尿病10年，不规律服用二甲双胍缓释片、格列齐特、阿卡波糖片等降糖药，血糖时高时低。3个月前出现双眼复视，看东西有重影，视一为二，眼干涩，头晕，乏力。经某医院眼科检查诊断为复视。口服西药（不详）治疗，效果不佳。近1个月来复视加重，视物重影模糊，为寻求中医治疗，始来我门诊求治。

刻下症见：形体消瘦，面色无华，双眼复视，视一为二，模糊不清，眼睛干涩，头晕耳鸣，腰酸，精神不振，咽干口燥，舌红，苔少，脉弦细数。

西医诊断：复视，糖尿病。

中医诊断：视歧，消渴病。

辨证：肝肾亏虚，阴虚气滞。

治法：滋养肝肾，疏肝明目。

方药：一贯煎加减。

生地黄15克，沙参15克，枸杞子12克，麦冬15克，当归12克，川楝子10克，密蒙花12克，青葙子12克，菊花12克（后下），谷精草12克，木贼草10克，决明子15克，甘草10克。

用法：10剂，上药凉水浸泡30分钟，武火煎沸后文火煎20分钟，放入后下之菊花煎煮10分钟，倒出药液；翻煎30分钟，2次药液混合约500毫升，分2次饭后温服，日1剂。

医嘱：调节情志，作息规律，避免用眼过度，减少甜食。

1993年8月23日二诊：患者服上方10剂，复视、双眼视物不清好转，稍有头晕耳鸣，眼睛干涩好转，腰酸、精神不振、咽干口燥改善，仍面色无华，舌红，苔少，脉弦细数。继用上方15剂，煎服法、医嘱同上。

1993年9月9日三诊：患者服上方15剂，面色稍红润，复视、双眼视物不清、眼睛

干涩明显好转，偶有头晕耳鸣，腰酸、精神不振、咽干口燥较前明显改善，舌淡红，苔薄白，脉弦细。继用上方15剂，煎服法、医嘱同上。

1993年9月25日四诊：患者面色红润，未再出现复视、双眼视物不清、眼睛干涩，已无头晕耳鸣、腰酸，精神好转，舌淡红，苔薄白，脉细。继用上方15剂，巩固疗效。

【按语】此案西医诊断为复视、糖尿病，属中医“视歧”“消渴病”范畴。《灵枢·大惑论》曰：“故邪中于项，因逢其身之虚，其入深，则随眼系以入于脑，入于脑则脑转，脑转则引目系急，目系急则目眩以转矣。邪其精，其精所中不相比也，则精散。精散则视歧，视歧见两物。”患者年事已高，又患消渴病，肝肾阴虚又兼气滞，精髓不足，目失所养，故见双眼复视，视一为二，模糊不清，眼睛干涩，头晕耳鸣，腰酸，精神不振，咽干口燥，面色无华，舌红，苔少，脉弦细数，皆为肝肾亏虚、阴虚气滞之征。选一贯煎加减，滋养肝肾，疏肝明目，加谷精草、木贼草、密蒙花、青葙子、菊花、决明子清肝明目。诸药合用，肝肾精血旺盛，气机互相协调，则复视得愈，余症皆消。

十四、天行赤眼——肝经湿热案

何某某，女，28岁，教师，陕西省西安市灞桥区人，2016年7月3日初诊。

主诉：目赤肿痛，流泪畏光5天。

现病史：患者5天前出现目赤肿痛，流泪畏光，眼部异物感，有黄色分泌物，口苦咽干，头胀头痛。在西安市某医院检查诊断为流行性结膜炎，口服抗生素，外用环丙沙星滴眼液、利福平眼药水，症状不减，遂来我门诊就诊。

刻下症见：目赤肿痛，流泪畏光，眼部异物感，有黄色分泌物，口苦咽干，头胀头痛，小便黄赤，大便干结，舌红，苔黄腻，脉弦数。

西医诊断：流行性结膜炎。

中医诊断：天行赤眼。

辨证：肝经湿热。

治法：清泻肝胆，利湿解毒。

方药：龙胆泻肝汤加减。

柴胡12克，龙胆12克，木通12克，泽泻12克，栀子12克，车前子12克（包煎），当归12克，黄芩12克，生地黄12克，炙甘草10克，金银花15克，连翘15克，蒲公英15克，金蝉蜕12克。

用法：3剂，上药凉水浸泡30分钟，武火煎沸后文火煎30分钟，倒出药液；翻煎30分钟，2次药液混合约500毫升，分2次饭后温服，日1剂。

医嘱：注意休息，清淡饮食，忌辛辣燥热之品。

患者用药3剂，诸症痊愈。

【按语】流行性结膜炎又称病毒性结膜炎，通过接触传染而导致流行。中医学称之为“天行赤眼”，乃湿热邪毒循肝胆经脉上犯目系所致，湿热下注可见小便黄赤，大便干结，舌红，苔黄腻，脉弦数，皆为肝经湿热之征。故用龙胆泻肝汤清泻肝经湿热，加金银花、连翘、蒲公英、金蝉蜕清热解毒，清肝明目，收效迅捷。

十五、青风内障，眩晕——肝阳上亢，肝风上扰案

林某某，女，52岁，工人，广东省东莞市南城人，2005年9月5日初诊。

主诉：右眼胀痛、头晕头痛、视力减退加重半年。

现病史：患者素有高血压，不规律服用苯磺酸氨氯地平片、吲达帕胺片降压。近半年右眼胀痛、头晕头痛、恶心呕吐、视力减退加重，发现看灯光时在光源周围出现彩虹斑光源。1周前就诊于当地医院眼科，检查视力示右眼0.2，左眼1.0，右眼结膜混合性充血（+++），角膜呈囊状浑浊，前房浅，瞳孔直径约51 mm，对光反射迟钝，右眼眼压48.50 mmHg，左眼眼压19.75 mmHg。诊断为右眼急性充血性青光眼，给予降眼压治疗，症状减轻。停药后症状如故，为寻求中医治疗，始来我门诊就诊。

刻下症见：右眼胀痛，头晕头痛，恶心呕吐，口苦口干，烦躁易怒，夜寐不宁，大便干结，小便黄，舌红，苔黄，脉弦数。血压160/110 mmHg。

西医诊断：右眼急性充血性青光眼，高血压病。

中医诊断：青风内障，眩晕。

辨证：肝阳上亢，肝风上扰。

治法：平肝潜阳，清热息风。

方药：天麻钩藤饮加减。

天麻15克，钩藤12克（后下），栀子12克，黄芩12克，桑寄生15克，川牛膝15克，杜仲30克，首乌藤15克，茯神15克，益母草15克，石决明30克（先煎），夏枯草15克，木贼草12克，密蒙花12克。

用法：7剂，上药凉水浸泡30分钟，先煎石决明30分钟，放入浸泡好的药物，武火煎沸后文火煎20分钟，放入后下之钩藤煎煮10分钟，倒出药液；翻煎30分钟，2次药液混合约500毫升，分2次饭后温服，日1剂。

医嘱：调畅情志，避免熬夜、用眼过度，忌辛辣、刺激性食物。

2005年9月13日二诊：患者服上方7剂，右眼肿胀疼痛、头晕头痛减轻，未再恶心呕吐，仍口苦口干，烦躁易怒，夜寐不宁，大便干结，小便黄，舌红，苔黄，脉弦数。血压150/100 mmHg。继用上方，加大黄10克（后下）。10剂，煎服法、医嘱同上。

2005年9月25日三诊：患者服上方10剂，右眼肿胀疼痛、头晕头痛明显减轻，口苦口干、烦躁易怒、夜寐不宁明显改善，二便正常，舌红，苔薄黄，脉弦滑。血压142/96 mmHg。继用上方10剂，煎服法、医嘱同上。

2005年10月6日四诊：患者稍有右眼肿胀疼痛、头晕头痛，口苦口干、烦躁易怒、夜寐不宁明显好转，二便正常，舌红，苔薄黄，脉弦滑。血压134/92 mmHg。继用上方10剂，煎服法、医嘱同上。

2005年10月18日五诊：患者偶有右眼肿胀疼痛，未再出现头晕头痛，已不口苦口干、烦躁易怒，精神好转，视力明显好转，舌淡红，苔薄白，脉弦滑。血压130/92 mmHg。

继用上方 10 剂，巩固疗效，不适随诊。

【按语】西医认为青光眼通常是指眼压升高，导致视野缺损及视神经损伤，患者视力下降的一种眼病。此案属中医“青风内障”范畴。中医关于青光眼的描述，早在南北朝时期就有记载，其中提到的“黑风”“青风”“绿风”，就是现在的青光眼。隋代巢元方在《诸病源候论·目青盲候》曰：“青盲者，谓眼本无异，瞳子黑白分明，直不见物耳。但五脏六腑之精气，皆上注于目，若脏虚有风邪痰饮乘之，有热则赤痛，无热但内生障，是脏腑血气不荣于睛，故外状不异，只不见物而已。是之谓青盲。”患者右眼肿胀疼痛，伴头晕头痛，视力减退，恶心呕吐，口苦口干，烦躁易怒，夜寐不宁，大便干结，小便黄，舌红，苔黄，脉弦数，辨证为肝阳上亢，肝风上扰。治宜平肝潜阳，清热息风。故选天麻钩藤饮加夏枯草、木贼草、密蒙花平肝潜阳，清热息风。二诊时仍大便干结，故加大黄泻热通便。诸药合用，肝清目明，余症皆消，血压也随之下降。

十六、青盲内障——肝郁气滞，脉络受阻案

赵某某，男，59 岁，农民，陕西省渭南市华县人，1999 年 3 月 16 日初诊。

主诉：视物模糊，头晕耳鸣 6 个月。

现病史：患者长期因家庭不和，情志抑郁，6 个月前出现双眼视物模糊，双眼目视不明，视力下降，伴头晕耳鸣。在当地医院检查：眼外观正常，双眼无光感；眼底视乳头呈灰白色，边缘不清，动脉变细，黄斑中心凹反射可见，网膜色泽略淡；血压、血糖正常；头颅 CT 检查无明显器质性病变。诊断为早期白内障，使用苄达赖氨酸滴眼液、消朦胶囊、复明片等治疗，症状无明显好转，为寻求中医治疗，始来我门诊就诊。

刻下症见：视物模糊，目视不明，头晕耳鸣，两胁胀痛，心烦易怒，口苦口干，纳差食少，夜寐不宁，大便干燥，小便黄，舌红，苔薄黄，脉弦细数。

西医诊断：早期白内障。

中医诊断：青盲内障。

辨证：肝郁气滞，脉络受阻。

治法：疏肝明目，通络退翳。

方药：丹栀逍遥散加减。

牡丹皮 12 克，栀子 12 克，当归 12 克，白术 12 克，白芍 12 克，柴胡 12 克，茯苓 12 克，炙甘草 10 克，薄荷 12 克（后下），炮姜 12 克，地龙 12 克，橘络 12 克，密蒙花 12 克，青葙子 12 克，谷精草 12 克，木贼草 12 克，菊花 12 克（后下），夏枯草 12 克。

用法：10 剂，上药凉水浸泡 30 分钟，武火煎沸后文火煎 20 分钟，放入后下之薄荷、菊花煎煮 10 分钟，倒出药液；翻煎 30 分钟，2 次药液混合约 500 毫升，分 2 次饭后温服，日 1 剂。

医嘱：调畅情志，注意休息，清淡饮食，避免熬夜、用眼过度，忌食辛辣刺激性食物。

1999 年 3 月 27 日二诊：患者服上方 10 剂，视物模糊、目视不明稍有改善，头晕耳

鸣、两胁胀痛减轻，心烦易怒、口苦口干、夜寐不宁较前好转，仍纳差食少，大便干燥，小便黄，舌红，苔薄黄，脉弦细数。上方加莱菔子10克，大黄10克（后下）。10剂，煎服法、医嘱同上。

1999年4月8日三诊：患者服上方10剂，视物模糊、目视不明明显改善，视力有所好转，头晕耳鸣、两胁胀痛明显减轻，稍有心烦易怒、口苦口干，纳食增加，睡眠好转，大便干燥缓解，小便稍黄，舌红，苔薄黄，脉弦细。继用上方10剂，煎服法、医嘱同上。

1999年4月19日四诊：患者视物较前明显清晰，视力明显好转，未再出现两胁胀痛、头晕耳鸣、心烦易怒、口苦口干，纳食、睡眠正常，大便已不干燥，小便正常，舌淡红，苔薄白，脉弦细。继用上方10剂，煎服法、医嘱同上。

1999年4月30日五诊：患者视物较前明显清晰，视力明显好转，已不头晕耳鸣、两胁胀痛、心烦易怒、口苦口干，纳食、睡眠、二便正常，舌淡红，苔薄白，脉弦细。继用上方10剂，巩固疗效，不适随诊。

【按语】肝主疏泄，主藏血，开窍于目，目受血而能视。患者年逾六旬，肝郁气滞，肝血不足，络脉受阻，故视物模糊，目视不明，视力下降；肝气郁结，郁久化热，肝阳上扰则头晕耳鸣，口苦口干；气机不畅则两胁胀痛，心烦易怒；肝郁脾虚则纳差食少；肝火扰心则夜寐不宁；大便干燥，小便黄，舌红，苔薄黄，脉弦细数，皆为肝郁气滞、脉络受阻之征。治宜疏肝明目，通络退翳，方选丹栀逍遥散加减。方中丹栀逍遥散疏肝理脾，解郁养血散火，加密蒙花、青葙子、谷精草、木贼草、菊花、夏枯草清肝明目，加地龙、橘络通络退翳。二诊时仍纳差食少，大便干燥，小便黄，故加莱菔子、大黄健脾消导，通腑泻热。诸药合用，共奏疏肝明目、通络退翳之功，收效良好。

十七、耳疮——肝胆湿热，淫溢耳道案

孙某某，男，46岁，广东省东莞市南城人，2017年6月15日初诊。

主诉：左耳内疼痛，耳道糜烂6天。

现病史：患者平素性情急躁，易动肝火。6天前始觉左耳内疼痛，耳道红肿，张口、咀嚼或牵拉耳廓、按压耳屏时疼痛更甚，遂来我门诊部就诊。

刻下症见：左耳内疼痛，痛连脑齿，耳道糜烂并有黄黏渗出液，口苦咽干，大便秘结，小便短赤，舌红，苔黄腻，脉弦数。

西医诊断：急性外耳道炎。

中医诊断：耳疮。

辨证：肝胆湿热，淫溢耳道。

治法：清泻肝胆，化湿解毒。

方药：龙胆泻肝汤加减。

龙胆12克，车前子12克（包煎），泽泻12克，当归12克，生地黄12克，栀子12克，黄芩12克，柴胡12克，甘草10克，石菖蒲12克，蒲公英30克，金银花30克，连翘15克，大黄12克（后下）。

用法： 5剂，上药凉水浸泡30分钟，武火煎沸后文火煎20分钟，放入后下之大黄煎煮10分钟，倒出药液，翻煎30分钟，2次药混合约500毫升，分2次饭后温服，日1剂。

医嘱： 调畅情志，注意休息，清淡饮食，忌烟酒及辛辣刺激性食物。

2017年6月22日二诊：患者服上方5剂，左耳内疼痛、痛连脑齿明显减轻，耳道糜烂，黄黏渗出液减少，口苦咽干较前好转，大便已不秘结，小便短赤较前改善，舌红，苔黄，脉弦数。继用上方7剂，煎服法、医嘱同上。

2017年6月30日三诊：患者左耳未再疼痛，耳道糜烂痊愈，余症消除，二便正常，舌淡红，苔薄白，脉弦滑。继用上方7剂，巩固疗效。

【按语】 此案患者平时性情急躁，肝火旺盛，湿毒循经蒸灼耳道，壅遏经脉，气血凝聚，遂致耳道红肿疼痛，痛连脑齿，耳道糜烂并有黄黏渗出液；肝火旺盛，少阳枢机不利则口苦咽干，大便秘结，小便短赤，舌红，苔黄腻，脉弦数，皆为肝胆湿热、淫溢耳道之征。治宜清泻肝胆，化湿解毒，方选龙胆泻肝汤加减。方中龙胆泻肝汤清泻肝胆，加石菖蒲、蒲公英、金银花、连翘清热解毒，化湿消肿，加大黄通腑泻热。诸药合用，共奏清泻肝胆、化湿解毒之功。耳内疼痛、耳道糜烂痊愈，余症皆消。

十八、耳疳——肝胆湿热，壅塞耳道案

刘某某，女，13岁，学生，陕西省西安市碑林区人，2017年9月3日初诊。

主诉： 右耳内疼痛、耳道流脓，伴头痛5天。

现病史： 患者5天前出现右耳内疼痛、耳道流脓，伴头痛。3天前在西安市某医院以上感、化脓性中耳炎诊治，未能获效，始来我门诊诊治。

刻下症见： 右侧耳内疼痛，为刺痛，且累及同侧头部，右耳道内流出黄白色脓性分泌物，耳镜检查鼓膜中央穿孔，听力减退，乳突压痛（+），恶心纳差，大便干结，小便黄，舌红，苔黄燥，脉弦滑数。

西医诊断： 化脓性中耳炎。

中医诊断： 耳疳。

辨证： 肝胆湿热，壅塞耳道。

治法： 清泻肝胆，清热解毒。

方药： 龙胆泻肝汤加减。

龙胆12克，黄芩12克，栀子12克，泽泻12克，木通12克，当归12克，柴胡12克，炙甘草10克，车前子12克（包煎），生地黄12克，蒲公英30克，金银花30克，连翘15克。

用法： 3剂，上药凉水浸泡30分钟，武火煎沸后文火煎30分钟，倒出药液；翻煎30分钟，2次药液混合约500毫升，分2次饭后温服，日1剂。

外用： 用过氧化氢清洗耳道，清洗后滴入氯霉素注射液，每日2次。

医嘱： 注意休息，清淡饮食，忌辛辣、煎炸刺激性食物。

2017年9月9日二诊：患者右侧耳内疼痛明显减轻，未再出现头痛，右耳道内分泌

物减少，已无恶心，纳食增加，二便正常，舌红，苔薄黄，脉弦滑。继用上方3剂，煎服法、外用法、医嘱同上。

2017年9月13日三诊：患者右侧耳内疼痛消失，右耳道内未见分泌物，听力、纳食、二便正常，舌淡红，苔薄白，脉弦滑。继用上方3剂，巩固疗效。

【按语】叶天士《医效秘传·耳聋》云："耳聋者，邪传少阳经也。"因足少阳胆经循于耳，且肝胆互为表里，以经络相连，若外感湿热，或湿热内生，蕴结肝胆，邪必蒸动而湿热上冒清窍，壅塞耳道而发为本病。此案患者肝胆湿热，壅塞耳道，故右侧耳内疼痛，并且累及同侧头部，右耳道内流出黄白色脓性分泌物；恶心纳差，大便干结，小便黄，舌红，苔黄燥，脉弦滑数，皆为肝胆湿热、壅塞耳道之征。治宜清泻肝胆，清热解毒。方选龙胆泻肝汤加蒲公英、金银花、连翘清泻肝胆，清热解毒，配合耳道清洗，收效较捷。

十九、耳鸣——肝经实火，循经上扰案

赵某某，女，36岁，教师，陕西省西安市未央区人，2007年6月8日初诊。

主诉：耳鸣伴头痛15天。

现病史：患者15天前觉耳鸣，伴头痛头胀，面红目赤，心烦易怒，口苦咽干，胸胁胀闷，大便干燥，小便黄少。

刻下症见：舌质红，苔薄黄，脉弦数。

西医诊断：神经性耳鸣。

中医诊断：耳鸣。

辨证：肝经实火，循经上扰。

治法：清肝泻火。

方药：龙胆泻肝汤加减。

龙胆10克，栀子12克，柴胡12克，黄芩12克，泽泻10克，白芍15克，生龙骨、生牡蛎各15克（先煎），生地黄15克，当归12克，车前子12克（包煎），磁石15克（先煎），甘草10克。

用法：5剂，上药凉水浸泡30分钟，先煎龙骨、牡蛎、磁石30分钟，放入浸泡好的药物，武火煎沸后文火煎30分钟，倒出药液；翻煎30分钟，2次药液混合约500毫升，分2次饭后温服，日1剂。

医嘱：调畅情志，注意休息，清淡饮食，忌油腻、辛辣等刺激性食物。

2007年6月14日二诊：患者服上方5剂，耳鸣伴头痛头胀明显减轻，面红目赤、心烦易怒、口苦咽干、胸胁胀闷明显改善，大便已不干燥，小便黄，舌质红，苔薄黄，脉弦数。继用上方7剂，煎服法、医嘱同上。

2007年6月23日三诊：患者已无耳鸣，余症皆消，二便正常，舌淡红，苔薄白，脉弦滑。继用上方5剂，巩固疗效。

【按语】此案患者辨证为肝经实火，耳鸣、头痛头胀属肝火循少阳经脉上扰所致。治宜清肝泻火，选龙胆泻肝汤清泻肝火，加磁石、生龙骨、生牡蛎平肝潜阳。药证相符，收

效迅捷。

二十、耳聋——清阳不升，耳窍失聪案

吴某某，男，55 岁，干部，陕西省咸阳市人，1998 年 7 月 3 日初诊。

主诉：耳聋 1 年，加重 3 个月。

现病史：患者耳聋 1 年，时轻时重。近 3 个月耳鸣耳聋加重，听不清对方说话，经多家医院检查，除有轻度动脉硬化外，其他检查未见明显异常，西医诊断为神经性耳聋。曾用糖皮质激素类药物联合使用扩张内耳血管、营养神经药物，并服中药耳聋左慈丸、龙胆泻肝丸等治疗，效果不明显，始来我门诊就诊。

刻下症见：耳鸣耳聋，听力下降，头晕眼花，心悸气短，神疲乏力，失眠健忘，舌淡，苔薄白，脉沉细。

西医诊断：神经性耳聋。

中医诊断：耳聋。

辨证：清阳不升，耳窍失聪。

治法：益气生津，升清开窍。

方药：益气聪明汤加减。

生黄芪 30 克，人参 15 克，炙甘草 12 克，升麻 10 克，葛根 15 克，蔓荆子 10 克，白芍 15 克，黄柏 10 克，香附 10 克，柴胡 12 克，川芎 10 克。

用法：10 剂，上药凉水浸泡 30 分钟，武火煎沸后文火煎煮 30 分钟，倒出药液；翻煎 30 分钟，2 次药液混合约 500 毫升，分 2 次饭后温服，日 1 剂。

医嘱：调畅情志，注意休息，合理饮食，忌白萝卜、绿豆，避免辛辣刺激性食物。

1998 年 7 月 14 日二诊：患者服上方 10 剂，耳鸣、头晕减轻，耳聋稍有改善，仍心悸气短，神疲乏力，失眠健忘，舌质淡，苔薄白，脉沉细。继用上方 15 剂，煎服法、医嘱同上。

1998 年 7 月 31 日三诊：患者服上方 15 剂，耳鸣耳聋明显减轻，心悸气短、神疲乏力、失眠健忘好转，舌质淡，苔薄白，脉沉细。继用上方 15 剂，煎服法、医嘱同上。

1998 年 8 月 16 日四诊：患者偶有耳鸣，耳聋明显好转，心悸气短明显改善，精神、失眠健忘明显好转，舌质淡，苔薄白，脉沉细。继用上方 20 剂，煎服法、医嘱同上。

1998 年 9 月 7 日五诊：患者听力基本恢复，余症消失，舌淡红，苔薄白，脉沉。继用上方 20 剂，巩固疗效，随访 1 年听力正常。

【按语】《灵枢·邪气脏腑病形》云："十二经脉，三百六十五络，其血气皆上于面而走空窍，其精阳气上走于目而为睛，其别气走于耳为听。"《灵枢·决气》云："精脱者耳聋。"此案患者清阳不升导致耳窍失聪，则耳鸣耳聋；头晕眼花，心悸气短，神疲乏力，失眠健忘，舌淡，苔薄白，脉沉细，皆为清阳不升、耳窍失聪之征。治宜益气生津，升清开窍，方选益气聪明汤令精神过倍，元气血益，身轻体健，耳目聪明；加通气散行气活血，开窍通气。方证合宜，效果良好。

二十一、暴聋——肝郁化火，耳窍失聪案

吴某某，男，54岁，干部，陕西省西安市莲湖区人，2009年6月5日初诊。

主诉：突发耳聋10天。

现病史：患者10天前因工作繁忙，睡眠不足，情绪郁闷，又因工作琐事与人争吵，突感耳聋，左耳听力下降，堵上右耳后，对面正常讲话听不清楚，须面对面大声喊叫方能听见，伴有口干口苦，胁肋胀痛，夜寐不宁。遂到某医院耳鼻喉科检查，诊断为突发性神经性耳聋，给予西药654–2、强的松、维生素B1及高压氧治疗，症状无缓解，始来我门诊诊疗。

刻下症见：耳聋耳鸣，头晕头胀，耳道有堵塞感，口干口苦，心烦易怒，胁肋胀痛，夜寐不宁，大便干燥，小便黄，舌红，苔黄腻，脉弦数。

西医诊断：突发性神经性耳聋。

中医诊断：暴聋。

辨证：肝郁化火，耳窍失聪。

治法：疏肝泻火，解郁通窍。

方药：丹栀逍遥散加减。

牡丹皮12克，栀子12克，当归12克，白术12克，白芍12克，柴胡12克，茯苓12克，炙甘草10克，薄荷12克（后下），炮姜12克，川芎12克，香附12克。

用法：7剂，上药凉水浸泡30分钟，武火煎沸后文火煎20分钟，放入后下之薄荷煎煮10分钟，倒出药液；翻煎30分钟，2次药液混合约500毫升，分2次饭后温服，日1剂。

医嘱：调畅情志，注意休息，清淡饮食。

2009年6月13日二诊：患者服上方7剂，左耳听力稍有好转，头晕头胀、耳道有堵塞感减轻，口干口苦、心烦易怒、胁肋胀痛、睡眠较前改善，仍大便干燥、小便黄，舌红，苔黄腻，脉弦数。继用上方7剂，煎服法、医嘱同上。

2009年6月21日三诊：患者服上方7剂，左耳听力明显好转，头晕头胀、耳道有堵塞感明显减轻，稍有口干口苦、心烦易怒、胁肋胀痛，睡眠可，大便已不干燥，小便正常，舌淡红，苔薄黄，脉弦。继用上方7剂，煎服法、医嘱同上。

2009年6月29日四诊：患者左耳听力恢复正常，余症消失，纳食、二便正常，舌淡红，苔薄白，脉弦滑。继用上方5剂，巩固疗效。

【按语】此案西医诊断为突发性耳聋，属中医“暴聋”范畴。患者长期工作繁忙，睡眠不足，情绪郁闷，又因工作琐事与人争吵，肝郁化火，循经上行于耳故突发耳聋耳鸣；肝胆之气上逆则口干口苦，心烦易怒，胁肋胀痛；火扰心神则夜寐不宁；大便干燥，小便黄，舌红，苔黄腻，脉弦数，皆为肝郁化火、耳窍失聪之征。治宜疏肝泻火，解郁通窍，方选丹栀逍遥散加川芎、香附。肝火得泻，耳窍得通，听力恢复正常，余症皆消。

二十二、口疮——湿热上蒸，蚀肉生疮案

赵某某，男，65岁，陕西省西安市灞桥区人，2009年3月3日初诊。

主诉：反复口腔溃疡2年，加重1个月。

现病史：患者口腔溃疡反复发作2年，近1个月加重，溃疡位置不固定，不易愈合，伴有局部肿胀、疼痛，颌下淋巴结肿大。在西安某医院诊断为复发性阿弗他溃疡，用抗菌漱口剂、布洛芬、皮质类固醇含片等治疗，疗效不佳，始来我门诊诊疗。

刻下症见：口腔溃疡反复发作，位置不固定，伴局部肿胀疼痛，颌下淋巴结肿大，口黏口苦，倦怠乏力，纳差食少，夜寐不宁，大便黏滞，小便黄赤，舌红，苔白厚腻，脉滑数。

西医诊断：复发性阿弗他溃疡。

中医诊断：口疮。

辨证：湿热上蒸，蚀肉生疮。

治法：芳香化浊，清热解毒。

方药：藿香正气散合泻黄散加减。

藿香12克，陈皮12克，半夏曲12克，厚朴12克，石膏12克，蒲公英15克，金银花12克，炒白术10克，苍术10克，紫苏叶12克，茯苓15克，炙甘草10克，白芷10克，防风12克，栀子12克，青黛6克（包煎）。

用法：7剂，上药凉水浸泡30分钟，武火煎沸后文火煎30分钟，倒出药液，翻煎30分钟，2次药液混合约500毫升，分2次饭后温服，日1剂。

医嘱：调畅情志，注意休息，清淡饮食，避免进食坚硬、辛辣食物。

2009年3月11日二诊：患者服上方7剂，无新发的口腔溃疡，原有口腔溃疡尚未愈合，局部肿胀疼痛减轻，颌下淋巴结肿大变小，口黏口苦改善，仍倦怠乏力，纳差食少，夜寐不宁，大便黏滞，小便黄赤，舌红，苔白厚腻，脉滑数。上方加枳实12克，知母12克。7剂，煎服法、医嘱同上。

2009年3月19日三诊：患者服上方7剂，口腔溃疡愈合，局部已不肿胀，疼痛明显减轻，稍有颌下淋巴结肿大，口黏口苦、倦怠乏力明显改善，纳食增加，睡眠较前好转，大便已不黏滞，小便正常，舌红，苔白腻，脉滑数。继用上方7剂，煎服法、医嘱同上。

2009年3月27日四诊：患者未再出现口腔溃疡，余症皆消，纳食、二便正常，舌淡红，苔薄白，脉滑。继用上方7剂，巩固疗效。

【按语】复发性阿弗他溃疡是一种常见口腔黏膜病，病程缠绵，不定位，反复发作，属中医“口疮”“口糜”范畴。心开窍于舌，脾开窍于口，心主火，脾主湿，心脾伏热，湿热错杂，故口腔溃疡反复发作；心脾积热，阴虚火旺，故局部肿胀疼痛，颌下淋巴结肿大，口黏口苦；脾不健运，湿热留恋不解，故倦怠乏力，纳差食少，大便黏滞，小便黄赤；火扰心神，故夜寐不宁；舌红，苔白厚腻，脉滑数，皆为湿热上蒸、蚀肉生疮之征。治宜芳香化浊，清热解毒，方选藿香正气散合泻黄散加减。方中藿香正气散芳香化浊，泻

黄散祛湿清热。二诊时仍倦怠乏力，纳差食少，夜寐不宁，加枳实健脾消导使邪有出路，加知母滋阴清热。全方合用，共奏芳香化浊、清热解毒之功。药证相符，溃疡痊愈，余症皆消。

二十三、口舌糜烂——脾胃积热，中焦伏火案

梁某某，男，65岁，广东省东莞市大岭山人，2017年6月20日初诊。

主诉： 口腔溃疡2个月余。

现病史： 患者2个月前出现口腔溃疡，左侧舌边可见明显溃疡面，唇内多个溃疡面，舌头自觉有粗涩感，口渴口干，纳可。口服维生素B2、黄连上清丸，外敷口腔溃疡膜，效果不佳，为寻求中医治疗，遂至本门诊部就诊。

刻下症见： 左侧舌面可见较大溃疡面，唇内多个溃疡面，舌头粗涩感，疼痛不适，难以进食，口干口渴，大便干燥，小便黄，舌红，苔黄稍腻，脉滑数。

西医诊断： 口腔溃疡。

中医诊断： 口舌糜烂。

辨证： 脾胃积热，中焦伏火。

治法： 清脾胃积热，泻中焦伏火。

方药： 泻黄散加味。

生石膏15克（先煎），生栀子15克，藿香12克，防风12克，青黛15克（包煎），甘草10克。

用法： 5剂，上药凉水浸泡30分钟，先煎生石膏30分钟，放入浸泡好的药物，武火煎沸后文火煎30分钟，倒出药液；翻煎30分钟，2次药液混合约500毫升，分2次饭后温服，日1剂。

医嘱： 清淡饮食，忌食辛辣、油腻、煎炸、海鲜等食物。

2017年6月26日二诊：患者服上方5剂，溃疡面较前明显减少，舌根两侧可见绿豆大小溃疡面，口干口渴减轻，纳尚可，大便干燥改善，小便黄，舌红，苔黄稍腻，脉滑数。继用上方加北沙参15克，玉竹15克，麦冬15克，生地黄15克，石斛15克。7剂，煎服法、医嘱同上。

2017年7月4日三诊：患者已无口腔溃疡，已不口干口渴，纳食、二便正常，舌淡红，苔薄白，脉滑。继用上方5剂，巩固疗效。

【按语】 脾属中土，其色为黄，开窍于口，其华在唇，脾胃积热，中焦伏火，则口疮、烦渴诸症由生。本案属泻黄散证无疑，该方既清泻脾中伏热，又可振复脾胃气机，从方中药物组成可知该方独以风药为重，是散火即所以泻火。立此方者，可谓深得《内经》“火郁发之”之微旨。服本方可使脾火清泻而正气无伤，诸症得愈。患者属肺肾阴虚之体，阴虚则易化热，故二诊时患者口舌糜烂已明显好转，在泻黄散基础上加北沙参、玉竹、麦冬、生地黄、石斛，滋养肺肾，标本兼治，乃得收效。

二十四、口舌糜烂——心经火热，移热小肠案

张某某，男，46岁，陕西省西安市莲湖区人，2017年8月2日初诊。

主诉： 口腔溃疡10天。

现病史： 患者10天前出现口舌糜烂，右侧舌边可见明显糜烂面，疼痛难以忍受，心胸烦热，口渴欲冷饮，纳可。为寻求中医治疗，遂至本门诊部就诊。

刻下症见： 右侧舌面可见较大糜烂面，疼痛难以忍受，心胸烦热，口渴欲冷饮，大便干燥，小便黄赤有涩痛感，舌红，苔薄黄，脉滑数。

西医诊断： 口腔溃疡。

中医诊断： 口舌糜烂。

辨证： 心经火热，移热小肠。

治法： 清心养阴，利水导热。

方药： 导赤散加减。

生地黄12克，木通12克，生甘草10克，竹叶12克，大黄10克（后下），黄连12克，麦冬12克，青黛6克（包煎）。

用法： 5剂，上药凉水浸泡30分钟，武火煎沸后文火煎20分钟，放入后下之大黄煎煮10分钟，倒出药液；翻煎30分钟，2次药液混合约500毫升，分2次饭后温服，日1剂。

医嘱： 清淡饮食，忌食辛辣、油腻、煎炸、海鲜等食物。

2017年8月8日二诊：患者服上方5剂，右侧舌面糜烂面减小，心胸烦热、口渴欲冷饮明显减轻，大便干燥改善，小便黄，已无涩痛感，舌红，苔薄黄，脉滑数。继用上方5剂，煎服法、医嘱同上。

2017年8月14日三诊：患者舌面糜烂痊愈，余症皆消，纳食、二便正常，舌淡红，苔薄白，脉滑。继用上方3剂，巩固疗效。

【按语】 患者心经火热，移热小肠，心火循经上炎，故见口舌生疮，心胸烦闷；火热内灼，阴液耗伤则见口渴喜冷饮；心与小肠相表里，心热下移小肠，泌别失职乃见小便黄赤有涩痛感；舌红，苔薄黄，脉滑数，皆为心经火热、移热小肠之征。治宜清心与养阴兼顾，利水以导热下行，使火热从小便而泻，非导赤散莫属。方中生地黄甘寒而润，入心肾经，凉血滋阴以制心火；木通苦寒，入心与小肠经，滋阴制火而不恋邪，利水通淋而不伤阴；竹叶甘淡，清心除烦，淡渗利窍，导心火下行；加黄连、青黛以清心泻火；加麦冬以养阴清热；加大黄通便泻热，釜底抽薪；生甘草清热解毒，尚可直达茎中而止痛，并能调和诸药，还可防青黛、黄连、麦冬、生地黄之寒凉伤胃。诸药合用，口舌糜烂痊愈，余症皆消。

二十五、蛇丹痛——火热伤阴，肝郁气滞，邪毒阻络案

罗某某，男，76岁，退休干部，广东省东莞市东城人，2019年3月6日初诊。

主诉：左腰部带状疱疹后遗神经痛 3 年。

现病史：患者于 3 年前晚上休息时突感左腰部瘙痒、疼痛不适，并见数个如绿豆大小的黄色水疱，疱壁紧张，内容物澄清透明，在东莞市某医院住院诊断为带状疱疹。给予阿昔洛韦等抗病毒、抗感染、营养神经药物治疗，2 周后患处结痂，留有暗红色瘢痕，疼痛消失后出院。1 个月后，又觉左腰部烧灼疼痛，日间活动时疼痛明显，故再次入院治疗 20 天，给予更昔洛韦、布洛芬、甲钴胺、维生素 B1、鼠神经生长因子等抗病毒、抗感染、营养神经、镇痛药物治疗，疼痛仍不缓解，伴有低热、食欲不振等症状。出院后服用中药（用药不详），又用局部封闭、放血、拔罐、艾灸等治疗，效果不明显，症状时轻时重，始来我门诊就诊。

刻下症见：左腰部烧灼、针刺样疼痛，轻触则疼痛加剧，夜间尤甚，伴有低热，脘闷胁痛，神情焦虑烦躁，口苦口干，纳差食少，倦怠乏力，夜寐不宁，大便干结，小便黄，舌紫黯，苔薄黄，脉细数。

西医诊断：带状疱疹后遗神经痛。

中医诊断：蛇丹痛。

辨证：火热伤阴，肝郁气滞，邪毒阻络。

治法：疏肝养阴，清热解毒，通络止痛。

方药：一贯煎合五味消毒饮加减。

沙参 15 克，麦冬 15 克，当归 12 克，生地黄 15 克，枸杞子 12 克，川楝子 12 克，金银花 15 克，野菊花 15 克，蒲公英 15 克，紫花地丁 15 克，紫背天葵子 15 克，细辛 3 克，地龙 12 克。

用法：7 剂，上药凉水浸泡 30 分钟，武火煎沸后文火煎 30 分钟，倒出药液；翻煎 30 分钟，2 次药液混合约 500 毫升，分 2 次饭后温服，日 1 剂。

医嘱：调畅情志，注意休息，清淡饮食，忌辛辣温热、酸涩收敛、肥甘油腻之品。

2019 年 3 月 14 日二诊：患者服上方 7 剂，左腰部烧灼、针刺样疼痛减轻，脘闷胁痛减轻，未再出现低热，仍轻触则疼痛加剧，夜间尤甚，神情焦虑烦躁，口苦口干，纳差食少，倦怠乏力，夜寐不宁，大便干结，小便黄，舌紫黯，苔薄黄，脉细数。继用上方，加大黄 10 克（后下），枳实 10 克。10 剂，上药凉水浸泡 30 分钟，武火煎沸后文火煎 20 分钟，放入后下之大黄煎煮 10 分钟，倒出药液；翻煎 30 分钟，2 次药液混合约 500 毫升，分 2 次饭后温服，日 1 剂，医嘱同上。

2019 年 3 月 25 日三诊：患者服上方 10 剂，左腰部烧灼、针刺样疼痛减轻，脘闷胁痛明显减轻，未再出现低热，轻触时疼痛明显减轻，神情焦虑烦躁、口苦口干、倦怠乏力明显改善，睡眠好转，纳食增加，大便已不干结，小便正常，舌略紫黯，苔薄白，脉沉细。继用上方 10 剂，煎服法、医嘱同上。

2019 年 4 月 6 日四诊：患者稍觉左腰部烧灼疼痛，已不脘闷胁痛，轻触时已不觉疼痛，未再出现口苦口干，精神好转，纳食、睡眠、二便正常，舌暗红，苔薄白，脉沉细。继用上方，去大黄、枳实。10 剂，煎服法、医嘱同上。

2019年4月18日五诊：患者未再出现左腰部烧灼疼痛，诸症皆消，纳食、二便正常，舌淡红，苔薄白，脉沉细。继用上方10剂，巩固疗效，不适随诊。3个月后随访，未再复发。

【按语】此案西医诊断为带状疱疹后遗神经痛，属中医“蛇丹痛”范畴。患者经西医治疗后表面疱疹消失，但疼痛仍不缓解，历时3年之久。根据证候辨证属火热伤阴，肝郁气滞，邪毒阻络。由于邪毒日久，聚而不散，火热伤阴，故左腰部烧灼、针刺样疼痛，轻触则疼痛加剧，夜间尤甚，并伴有低热，夜寐不宁；阴血不足，肝失所养，疏泄失司，肝气不疏，气机不畅，故脘闷胁痛，神情焦虑烦躁；阴虚液耗，津不上承，且有虚火，故口苦口干；木旺克土，脾失健运，胃失和降，故纳差食少，倦怠乏力；大便干结，小便黄，舌紫黯，苔薄黄，脉细数，皆为火热伤阴、肝郁气滞、邪毒阻络之征。治宜疏肝养阴，清热解毒，通络止痛，方选一贯煎合五味消毒饮加减。方中一贯煎滋阴疏肝，五味消毒饮清热解毒，消散透邪，加细辛、地龙通络止痛。二诊时仍纳差食少，大便干结，故加大黄、枳实通腑泻热。四诊时纳食、大便正常，故去大黄、枳实。随症加减，疏肝养阴，清热解毒，通络止痛，故乃痊愈。

二十六、痰核多发——湿痰流注，凝聚肌肤案

安某某，男，46岁，干部，陕西省渭南市人，1996年5月20日初诊。

主诉：胸背、四肢皮肤多发小肿块5年余，加重1年。

现病史：患者于5年前胸背、四肢皮肤多处出现肿块，按之不痛，经某医院诊断为多发性皮脂腺囊肿，切除部分，活检为良性囊肿。近1年来发作愈多，多方治疗少效，始来我门诊诊治。

刻下症见：形体肥胖，胸背、四肢多发囊肿，大小不一，按之不痛、不痒，皮色正常，漫肿无头，酸痛无热，手指触摸可以滑动，舌淡，苔白腻，脉沉细。

西医诊断：多发性皮脂腺囊肿。

中医诊断：痰核多发。

辨证：湿痰流注，凝聚肌肤。

治法：温阳通滞，化痰散结。

方药：阳和汤加减。

熟地黄30克，鹿角胶10克（烊化），肉桂3克，炮姜炭3克，麻黄3克，白芥子10克，甘草6克，地龙10克，夏枯草15克，香附12克。

用法：10剂，上药凉水浸泡30分钟，武火煎沸后文火煎30分钟，倒出药液；翻煎30分钟，2次药液混合约500毫升，用药液冲服鹿角胶，分2次早晚饭后温服，日1剂。

医嘱：调畅情志，注意休息，清淡饮食，忌烟酒及辛辣、油腻、生冷等刺激性食物。

1996年6月1日二诊：患者服上方10剂，肿块酸痛减轻，仍形体肥胖，胸背、四肢多发囊肿，大小不一，漫肿无头，手指触摸可以滑动，舌淡，苔白腻，脉沉细。继用上方，加大白芥子量为15克，加猫爪草15克。20剂，煎服法、医嘱同上。

1996年6月22日三诊：患者服上方20剂，形体肥胖改善，肿块酸痛明显减轻，胸背、四肢多发囊肿较前明显缩小，舌淡，苔白腻，脉沉细。继用上方20剂，煎服法、医嘱同上。

1996年7月12日四诊：患者形体肥胖明显改善，肿块处已不酸痛，胸背、四肢大囊肿较前明显缩小，小囊肿消除，舌淡，苔白略腻，脉沉细。继用上方20剂，煎服法、医嘱同上。

1996年8月3日五诊：患者形体肥胖明显改善，肿块处未再出现酸痛，胸背、四肢大囊肿较前明显缩小，未出现小囊肿，舌淡，苔薄白，脉沉。继用上方，改为丸剂，连服2个月。

1996年10月5日六诊：患者形体已不肥胖，多发囊肿完全消除，纳食、二便正常，舌淡红，苔薄白，脉沉。继用上方丸剂2个月，巩固疗效。半年后随访，未再复发。

【按语】此案西医诊断为多发性皮脂腺囊肿，属中医“痰核”“湿痰流注”范畴。《外科证治全生集》曰：“夫色之不明而散漫者，乃气血两虚也；患之不痛而平塌者，毒痰凝结也。”朱丹溪曰：“结核或在项、在颈、在臂、在身，皮里膜外，不红不肿不硬不作痛，多是痰注作核不散。”患者形体肥胖，胸背、四肢多发囊肿，大小不一，按之不痛、不痒，皮色正常，漫肿无头，酸痛无热，手指触摸可以滑动，舌淡，苔白腻，脉沉细，属湿痰流注、凝聚肌肤所致。治宜温阳通滞，化痰散结，方选阳和汤加减。方中重用熟地黄滋补阴血，填精益髓，配以鹿角胶补肾助阳，益精养血，两者合用，温阳养血，以治其本；佐以麻黄宣通经络，与诸温和药配合，可以开腠里，散寒结，引阳气由里达表，通行周身；甘草调和诸药；加夏枯草、香附行气活血，化痰软坚。补血与温阳并用，化痰与通络相伍，益精气，扶阳气，化寒凝，通经络，温阳补血以治本，化痰通络以治标。二诊时加大白芥子量以增强温化皮里膜外之痰之力，加猫爪草软坚散结解毒。全方合用，使囊肿凝解温化，完全消除。

后记

成江海、罗王乐、李晓超、李亚锋先生促成了本书的编著，我的学生孟秀芳、邱晓、周妮、许红星、王鹏、李树根、叶栋华、李晓云、王钰栋、房斐、吴荣等帮助整理资料、核对文献，广东省东莞市和乐中医研究院、东莞铭瑞堂医疗投资有限公司资助本书出版，作者在此谨致感谢！希望本书能为中医临床工作者及中医理论研究者提供参考借鉴，如有不当之处，还望医界同仁批评指正。